实用健康生活宝典

主　　编：周范林

参编人员：周　浩　邓　妍　袁晓春
　　　　　张勇华　童　琦　童　芹
　　　　　袁　婷　汤丽英　童　沁

东南大学出版社
·南京·

内 容 提 要

养生对人体大有裨益,这一点已成为共识。但养生问题的关键却是在于能否"得法",也就是说能否找到适合个人身体状况并能产生比较明显效果的方法。在寻找到适合自己的方法后,需要持之以恒,把养生当成事业一样来做,才会把自己的身体养好,从而达到预防疾病、延缓衰老、益寿延年的目的。本书由精神情志篇、生活起居篇、饮食养生篇、运动娱乐篇、按摩操练篇和综合养生篇六部分组成,向广大读者较为详细地介绍了 200 余种实用的养生方法,读者可根据自己的实际情况加以取舍修正,摸索出一套适合自己的效果良好的养生方法。

图书在版编目(CIP)数据

实用健康生活宝典 / 周范林主编. —南京:东南大学出版社,2017.1
ISBN 978-7-5641-7008-0

Ⅰ.①实… Ⅱ.①周… Ⅲ.①保健—基本知识
Ⅳ.①R161

中国版本图书馆 CIP 数据核字(2017)第 010450 号

实用健康生活宝典

出版发行:东南大学出版社
社　　址:南京市四牌楼 2 号　邮编:210096
出 版 人:江建中
责任编辑:史建农　戴坚敏
网　　址:http://www.seupress.com
电子邮箱:press@seupress.com
经　　销:全国各地新华书店
印　　刷:丹阳兴华印刷厂
开　　本:787mm×1092mm　1/16
印　　张:15.25
字　　数:390 千字
版　　次:2017 年 1 月第 1 版
印　　次:2017 年 1 月第 1 次印刷
书　　号:ISBN 978-7-5641-7008-0
定　　价:38.00 元

(本社图书若有印装质量问题,请直接与营销部联系。电话:025-83791830)

目　录

精神情志篇

精神作用养生法

不少研究养生者,大多把注意力放在如何吃好、住好、营养好,却忽略了精神作用对人体健康的益处及重要性。首先,精神作用与血液循环的关系。血液,是营养身体的重要物质。血液循行于血管和周身,离不开神经的支配,例如,人受惊吓时,脸色突然苍白;恼怒时,面色立刻红胀。所以精神所注之处,血液亦随之而注于其处。还有经常将精神注意集中在身体某部分肌肉时,过一段时间,其身体某部分肌肉疼者可减,肿者可消;健者,肌肉可出现异常发达且奏效很快。其次,精神作用与消化的关系。人体对食物的消化过程,包括机械的和化学的两个方面。机械消化,主要是通过牙齿的切断、咀嚼和胃肠蠕动等对食物进行机械性加工。化学消化,主要是由唾液腺、胰腺及胃肠黏膜的腺体所分泌的消化酶以及胃黏膜分泌的胃酸等,对食物进行化学分解后,肠黏膜才能把它们吸收进入体内加以利用。但是,如果没有精神作用的协调和辅助,不论机械消化或化学消化,都不能很好地工作,甚至会减弱其消化功能。再次,精神浑厚与养生的关系。精神浑厚者,性情开阔,悠然自得,无欲无私,不计得失,故能形体不衰。其之所以然,主要是由于精神浑厚者乐观情绪的心理作用,使得内脏器官发生生理变化。例如,人在心情愉快时,脉搏、呼吸、血压、消化液的分泌、新陈代谢等都处于稳定而相互协调的状态。而人处于情绪消沉、悲观失望而焦虑的时候,胃肠蠕动减弱,胃液、肠液、胰液、胆汁等分泌减少,同时生物化学调节亦随之而失常。不仅如此,人在情绪非常紧张、恐惧或愤怒时,会出现脉搏加快、呼吸急促、血压升高、消化液分泌突然减少,以至于末梢血管不断收缩而引起手脚发凉等情形。严重者,还会引起休克、脑溢血、中风及心肌梗死等病。以上这些情况,主要说的是人们由于情绪的心理变化,会导致生理的变化。俗话说得好,"浑厚者多福寿",可见福寿是自身创造的,不是上天赐予的。

随着社会环境变化和生活压力的加大,出现心理问题的人越来越多,因此通过自我调养的方法来调理精神状态,使身心健康、延年益寿的养生之道尤为重要。一个人如果精神愉快,性格开朗,对人生充满乐观情绪,就会阴阳平和,气血通畅,五脏六腑协调,肌体自然会处于健康状态,免疫功能也处于正常状态。以下介绍的一些精神养生之法或许对你有所帮助。

1. 知足常乐。要做到少私寡欲,需要注意两方面:一是以理收心,认识到过多的私欲对身心的危害;二是要正确对待个人的荣辱得失。欲海难填,要减少私心,降低过高的物质欲望和对名利地位的追求,淡泊名利,豁达处世,性格开朗,这样有助于心神的清静内守,以保持良好的心理状态,避免危险。

2. 抑目静耳。眼耳是接受外界刺激的主要器官,目清耳静则神气内守而心不劳;若目驰耳躁,则神气烦劳而心忧不宁。老子曾说:"五色令人目盲,五音令人耳聋。"就是说乱视杂听,则会使耳目因过用而耗伤神气。老年人由于阅历颇多,思虑易起,故神更是易动难静。养老之要,耳无妄听,口无妄言,身无妄动,心无妄念,这样对老年人才有益处。

3. 凝神敛思。保持清静的养生方法,并不是无欲、无理想、无抱负,不是人为地过于压抑思想和毫无精神寄托的闲散空虚,因而它与饱食终日、无所用心的懒汉思想绝不相同。从养生角度而言,神贵凝而恶乱,思贵敛而恶散。凝神敛思是保持思想清静的良方,"寡言语以养气、寡思虑以养神"的养心敛神法是有道理的。

4. 和畅情态。"笑一笑,十年少"是大家都知道的道理,笑可增进健康,可使人长寿。情绪乐观,能安神定气,是益寿延年、防病治病的良方。

5. 顺应四时。四时气候的不同变化,使万物形成了生、长、化、收、藏的自然规律。人体寓于宇宙自然之中,只有与四时的变化相适应,才能达到"精神内守"的状态。

6. 谦逊豁达。谦逊豁达是一种心态,一种境界,一种修养,更应是一种生活态度——开朗、乐观、积极向上,不计较得失,得之淡然、失之泰然,使人在嬉笑怒骂中把哀愁和痛苦置之脑后。

7. 量力而为。不要用过高的目标给自己太大的压力,不要与人攀比,不妒贤嫉能,随遇而安。

8. 善于沟通。日常生活中免不了要与周围的人打交道,要设身处地去理解、尊重别人,同时也要把自己的一些想法告诉别人,使周围的人也能理解你。

9. 培养爱好。适当参加运动锻炼或听听轻松的音乐,多培养一些兴趣爱好,多与家人、朋友在一起交流、娱乐、旅游等。

10. 学会包容。日常生活中与同事、朋友和亲人相处难免有矛盾,要学会包容,多一分宽容、忍让,会使事业、友情、家庭更加稳固、长久。如果过分地追求完美,不断指责他人的过错,就会失去朋友和合作伙伴。

11. 调节情绪。如果遇有某一件事或某人使你情绪起伏剧烈,进而出现喜怒无常的现象,甚至容易因一些微不足道的小事而烦恼忧虑不已,不妨立即离开现场,眼不见为净,可以到外面走走,或者干脆去看一部喜剧电影,心情会较明朗轻快,有稳定不安的精神作用。

12. 迅速遗忘。如果总是对于伤心、烦恼之事耿耿于怀,一定会自伤身体,甚至酿成疾病,因此必须学会在最短的时间内将一切烦恼的事、烦恼的情绪从自己的脑海中驱逐出去,并将其忘得一干二净,千万不能让这些坏情绪伤到自己。

13. 及时宣泄。生气是用别人的错误惩罚自己,到头来,伤的还是生气的人。而郁闷加生气,对于身体的损害更大。因此,当有烦恼郁闷时,一定要及时宣泄出来,可找一位最贴心的亲朋好友,把心头之气吐露出来。还可以在无人的地方,大吼几声,以解心头之恨,宣泄心中的郁闷或怒气,从而调理脏腑的阴阳气血,使之趋于平和,则身体无所伤害。

14. 增强自信。自信是一种力量,是一种生命的动力,也是一种调理失衡心态的妙药良方,是驱散烦恼的武器。因此当有烦恼困扰或疾病缠身时,必须增强自信并告诫自己:任何情绪都不能困扰我,我不会让烦恼扰乱我的情绪,我一定会好起来的。只有这样不断激励自己,树立必胜的信念,才能保持健康、幸福。

15. 静神养生。养生必须养神,因为神是生命的主宰。而养神又要以"静神"为首务,养生还要调神,以避免各种情志的过度刺激。只有精神永远保持乐观、开朗,体内气血才能正常运动,须知"百病生于气"。保持神气清静,心理平稳,可保养元气,使五脏安和,并有助于预防疾病、增进健康和延年益寿。反之则怒伤肝、喜伤心、忧伤肺、恐伤肾,以致诱发种种身心疾患。

情志舒畅养生法

人们常说,"笑一笑、十年少,愁一愁、白了头"。忧愁,是精神不悦、思虑不解、情绪低落、意志消沉的表现。忧愁会使人过早衰老。因此,养生必须消除忧愁。

性情是健康的寒暑表,忧愁使人早衰。忧愁的发生,有自内和自外两个方面的原因。自内而生者,或因心胸狭窄、心神怯弱、多愁善感、常常忧伤;或因己所不能,强思成忧;或因神不能受,思虑伤神成忧;或因强思之致使气郁而生忧。自外而发者,或是由于事出突然而不能排解,故而陷入忧伤悲愁之中;或因阅历浅薄、经验不足、应酬无方、失误屡生而随生忧愁。所以说,忧愁是内外因素所致,表现在精神和情绪方面的变化。养生学认为持续的忧愁悲伤必然损伤五脏精气,表现出精神压抑、低沉、消极和颓废,若不能及时摆脱,则会酿成大疾,导致早衰。那么,怎样才能消除忧愁呢?

1. 要做到养性除忧。即要加强思想修养,树立正确的人生观。要正视现实,面对未来,正确地看待自己。"人贵有自知之明",使思想经常处在乐观的状态之中,就不会发生烦恼。具体做法如下:

(1)多予少取。以此为人生规范,以多奉献少索取来宽慰自己,知足常乐,也是避免忧愁的良策,人当努力为之。

(2)宽仁为怀。为人宜以胸怀宽大、容忍、仁爱为原则。凡具有较高道德修养的人,必能爱人谅人。爱人谅人不恨人,更不忧人,待人接物,以宽仁为上,则无忧无虑。否则,遇事斤斤计较,难称心意,必生愁绪,古人云:"要长寿,须仁厚。"

2. 要做到增智排解。社会繁杂,人事纷纭,忧愁焦虑难免,如天灾降临、发生意外、升学失败、工作受挫、恋爱不顺、婚姻破裂、病残伤痛袭击等,任何一件事的发生都会使当事人陷入恐惧、焦虑、沮丧、苦闷、失望和忧愁的复杂情绪中,必须面对现实,克服困难,才能顺利地渡过难关。具体做法是:

(1)思虑有度。在遇到棘手的问题时,吸取他人的经验,理出头绪来,把自己既置于事物之中,又置于事物之外,设身处地,进得去,出得来,则不会有愁丝缠身。

(2)果断处理。在思索有度的情况下,抓紧时机,勇敢而果断地处理问题,是斩断愁绪绕身的利剑。诚然,这样的处理,有时可能不当或有误,但只要错不酿祸,或知错就改,总比拖泥带水、犹豫不决要好些。

(3)顺其自然。大自然的规律是客观有序地发展的,是不以人的意志为转移的。在生活和工作中,绝对不能违背客观规律,悖谬于自然,任我所为,心想事成仅是美好的愿望。否则,抗拒自然规律,必将自讨苦吃。当然,人能改造自然,使之为人类服务,但也只能是在不违背自然科学规律的前提下方可图谋。我们在对待疾病、对待死亡等时也应如此。

综上所述,只有消除忧愁,才能欢乐开怀。要树立乐观主义的人生态度,对社会前途充满信心、充满希望,不要因暂时的困难而牢骚满腹、垂头丧气、多愁善感。

心平气和养生法

俗话说"人逢喜事精神爽",说明人的精神与情绪关系密切。人要保持精神舒畅,就需要在情绪上调和喜怒。

喜为心志,心神愉悦则志喜。正常情况下,喜能缓和紧张情绪,使气血和调,营卫通利,心气舒畅。但是喜乐太过又容易使人心气涣散,精神不能专一,从而影响心神的正常功能,故又把"喜视为致病因素",即所谓"暴喜伤阳"。怒为肝志,怒动于肝,则气逆而上;气逼血升,血随气出,所以暴怒时人的脸色发红,甚则呕血,形成疾病,这时把"怒"看成是致病因素。但是一般情况下"喜"和"怒"是人体正常的情志活动。调和喜怒,也就是要控制情绪,调节情志,既不使其太过,又不使其持久。即喜有度,怒有节,出入有序,藏露有规。如此者,则不伤脏,不损气,阴阳调,气血平,五脏强壮,身体康泰,此为养生保健之要道。要调和喜怒,就必须做到以下几点:

1. 养精、保神、和喜怒,包括善养五脏和不乱费神。养五脏者,首先要养心肾。因为肾藏精、心藏神,心肾满则精神治,精神治则喜怒有节。其次养心肝,心性火而志喜,肝疏气而志怒。心动则火生,肝动则气升,气火升腾,则损精伤神而耗气,神伤气耗,则喜怒无度,故养心肝以保神。不乱费心神,是指思想开朗,精神豁达,考虑问题要符合客观规律,使情志活动保持在适度状态,不过度耗用精神,不为一事过喜,不为小事过怒,时时告诫自己,保养好精气神,少言少语少劳心,如此者则气和志舒、无忧无虑而达到精神舒畅。另外,还要做到处世、举止适宜,要尽量使自己从一些不必要的纠葛中解脱出来,少些烦事缠身。

2. 调心养性控喜怒。调心者,即调其神,调神养性是促进身心健康、祛老延年的妙法。古人十分重视"太上养神"。养神则心健,心健则脏腑有主,五脏精足。肝疏有序,喜怒有节,能"使志若伏若匿"。日常生活中,要时时注意,不图私利,不生妒心。

3. 虚静怡神制喜怒,狂喜暴怒者,动也。静能胜动,故以静胜之。心思清虚宁静,则志无所乱。"神静则宁,情动则乱"。虚静之法很多,如太极拳、导引术及书法、绘画等皆能怡神静心,舒和膻中之气。

4. 心平气和,以和为贵。中医认为怒则气上,喜则气缓,和则气顺。情欲与内脏有直接关系,怒气过盛伤肺充血,暴喜过度气血涣散,思虑太甚弱脾胃。心平气和可平衡阴阳,调和六脉,祛病延年。喜怒哀乐为人之常情,烦恼忧愁难免缠着我们,人生活在这个世界上,不可能一帆风顺,总是要经历些坎坷,要正确对待挫折,提高自己的心理素质,不断修身养性,使自己内心平和,适应环境。一个人如果时时保持心平气和,就会延年益寿。

移情易性养生法

移情易性养生法,又称转移养生法和移情养生法,即通过一定的方法和措施改变人的情绪和意志,以解脱不良情绪的苦痛。有些人患某种疾病后,往往将注意力集中在疾病上,怕病情变更,怕不易治愈,怕因病影响工作、学习和生活,整天围绕着疾病胡思乱想,陷入苦闷、烦恼和忧愁之中,以致内心紧张和恐惧。在这种情况下,分散病人对疾病的注意力,使思想焦点从疾病中转移出去,或改变周围环境,使患者不与不良刺激因素接触,这就是"移情易性"的治疗方法。

"移情易性"的具体方法很多,应用时当根据不同人的心理、环境和条件等,采取不同的措施灵活运用。主要如下:

1. 琴棋书画移情法。《北史·崔光传》说:"取乐琴书、颐养神性。"吴师机又说:"七情之病者,看书解闷,听曲消愁,有胜于服药者矣。"故在烦闷不安、情绪不佳时应听听音乐、欣赏喜剧小品等,这样使得精神振奋,紧张和苦闷的情绪也随之而消。平时应根据自己的兴趣和爱好,从事自己喜欢的活动,如书法、绘画等,用这些方法排解愁绪、颐养心神,有益于身心健康。

2. 运动移情法。李东恒《脾胃论》里说:"劳则阳气衰,宜乘车马游玩。"这是说旅游可驱除烦恼,有利于身体健康的恢复。当思虑过度、心情不快时,应到郊外锻炼或消遣,让山清水秀的环境调节消极情绪,忘却忧烦。在情绪激动与别人争吵时,最好的方法是转移注意力,参加体育锻炼,或进行适当的体力劳动,用肌肉的紧张去消除精神的紧张。

立志养德养生法

明代养生家吕坤说:"仁者可寿,德可延年,养德尤养生之第一要义。"明确提出要把道德修养、品德仁爱作为养生之最高准则。正确的精神调养,必须要有正确的人生观。只有对生活充满信心,有目标、有追求的人,才能更好地促进身心健康。

养生,首先要立志。所谓立志,就是要树立生活目标,对生活充满希望和乐趣,追求生活中的真、善、美,这应是每个人的生活基石和精神支柱。

理想和信念是青少年健康成才的精神保障,有了正确的志向,才会真正促使他们寻找生活的真谛,追求知识,陶冶情操,促进身心全面健康发展。理想和信念又是老年人延长生命活力的"增寿剂",不畏老是健康长寿的精神支柱,产生不畏老精神的重要思想基础就是晚年的理想和追求。

理想和信念是生活的主宰和战胜疾病的动力。现代医学研究发现,人的内在潜力很大,人在得到精神安慰时,体内可产生一种结构与真吗啡相近的化学物质——"内生吗啡",从而对人体产生有益的调节作用。事实证明,意志坚定的人,能够较好地控制和调节自己的情绪,保持良好的精神状态。现代生理学和生物信息反馈疗法研究也证明,坚强的意志和信念能够影响内分泌的变化,如白细胞大幅度升高,改善生理功能,增强抵抗力,故有益于健康长寿。

要有良好的人际关系,这是身心健康的重要条件,与人为善、乐于助人是建立良好人际关系的根本。建立良好人际关系必须从我做起,要热爱生活,宽厚待人,恰当处理好个人与社会的关系,在家庭、单位或日常交往中,妥善解决出现的矛盾和冲突。由于精神愉快,会使人体的各个器官和系统,特别是中枢神经、心血管和内分泌功能处于稳定和平衡,提高肌体免疫功能,增强肌体抵抗力,可预防和减少疾病发生。

要宁静处世,淡泊名利。遇事要顺其自然,时常保持一颗平常心,不斤斤计较,不为物欲所累。现代医学研究表明,那些常常心怀敌意、仇恨和恶性竞争心理的人,容易患高血压,其冠状动脉容易阻塞,中风的危险性也会增加。

要有坦荡的胸怀和良好的心境。美好的心情，比十种良药更能解除生理上的疲惫和痛苦。保持美好的心情有许多因素，其核心就是胸怀坦荡，从人体的生理上来讲，道德高尚，光明磊落，性格豁达，心理宁静，这些都有利于神志安定，气血调和。人体生理功能正常而有规律地进行，能使精神饱满，形体健壮。这说明养德可以养气、养神，使"形与神俱"，健康长寿。

形神合一养生法

形，即人的形体，形体包括构成人体的脏腑、经络、精、气、血、津液，五官九窍，肢体以及筋脉、肉、皮、骨等。神则有广义和狭义之分。广义的神，是指整个人体的生命活动和外在表现，包括表现于外的各种生理或病理征象；狭义的神，即精神、意识和思维活动，包括情绪、思想、性格等一系列心理活动。

形神共养，不仅要注意形体的保养，而且还要注意精神摄养。形体强健、精力充沛，人体就健康无病；形体衰弱、精神不足，则百病丛生。二者相辅相成。形神共养，能使人的身体和精神得到均衡统一发展，达到健康长寿的目的。可见，"养神"和"养形"是养生学的根本。

在形与神的关系中，"神"起着主导作用，有"神明则形安"之说。故中医养生观是以"调神"为主，养生必须充分注重"神"的调养。调神可从以下几方面入手：

1. 怡情畅神法。在精神上经常保持愉快、乐观的人，就不易衰老；反之，时常忧虑、悲观的人，会使衰老提前到来。传说中的伍子胥过昭关，一夜之间白了头，就是一个再典型不过的例子。《三国演义》中有诸葛亮"三气周瑜"的故事：年仅36岁的东吴水陆大都督周瑜，足智多谋、英勇善战，统帅几十万大军火烧赤壁，打得曹操落荒而逃。可他为何又会被诸葛亮"气死"呢？原来周瑜刚愎自用、心胸狭窄，自作主张"讨荆州"，由于惨败巴丘，一气之下，口吐鲜血而亡。临死之前，还仰天长叹："既生瑜，何生亮！"可见他的妒嫉之心，至死不悟。性情不调，百病丛生；调和性情，则可康泰。所以，历代医家都十分重视怡情畅神的养生作用。现代研究认为，人的性情与其他心理过程一样，是脑的机能。它与神经系统多种水平的机能相联系，同时影响到人的一系列生理功能。因此，怡情畅神与养生关系密切。

2. 顺应四季法。在"天人相应"的整体观的指导之下，养生学认为，人体的一切生命活动都必须顺应四时（季）的阴阳消长、转化的客观规律。否则将引起疾病，甚至危及生命。因此，要顺应一年四季阴阳之变调节精神，使其活动与五脏、四时、阴阳关系相协调。

3. 赋闲消遣法。要身体健康就应既懂得工作，也懂得休息，而且能够选择适宜的消遣活动，如琴棋书画、栽花养鸟、旅游垂钓等，从中得到乐趣和启迪。要正确地理解消遣活动在生活中的地位和意义，就要在工作和学习之余，选择有益的赋闲消遣方式，培养自己的兴趣爱好，能使精神有所寄托，并能陶冶情操，从而起到移情养性、调神健身的作用。总之，守神而全形，就是从"调神"入手，保护和增强心理健康以及形体健康，从而达到调神和强身的统一。

形体是人体生命存在的物质基础，有了形体，才有生命；有了生命，才能有精神活动和生理功能。因此，保养形体也是非常重要的方面。所谓"养形"，主要指脏腑、精气血、肢体、五官九窍等形体的摄养。可用药物调补及饮食调养，以保养形体。

综上所述,养神和养形有着密切的关系,因此,养生防老,延年益寿,必须做到形神共养、二者合一。

老年清心养生法

中医认为,人体内阴阳偏盛偏衰、太过或不及均会导致疾病,只有"中和清心"才会百病不生。因而,中医强调天人合一,即人与自然应保持协调,清心寡欲方可养生防病。因此,要掌握中华养生之道,还必须讲究具体的清心之术。

1. 静思冥想法。此法是解除心理疲劳的一种有效手段。一个人可在心烦意乱时,独坐在光线柔和、温度适宜、环境安静的房间里,双目微闭,深吸气后再慢慢呼出,反复几次,让放松的情感传遍身体各部。然后,运用想象让自己置身于一个令人愉快的自然环境中,尽量体验想象环境中的美好,如山水风景、海风轻拂、鸟语花香,使自己从声音、颜色、气味各方面体验出舒适,然后再慢慢睁开眼睛。

2. 聊天健脑法。聊天既是一项神益身心健康的快乐活动,又是获得美好心情的一种有效而愉快的手段。在节假日茶余饭后,亲朋好友相聚,聊聊家常话,无疑是做了一次趣味盎然的脑力保健操,使大脑在和谐氛围里得到一次"健身运动"。聊天还能消除积郁,忘却愁苦,使人得到快乐,而乐能怡情,乐能使人长寿。

3. 精神胜利法。人际交往并非处处都阳光灿烂,总会遇到一些意想不到的不愉快的事,要尽可能学会从光明面看问题,善于为自己找好"下台阶的梯子",要多看到自己的优点,尽量把注意力转移到使自己愉快、轻松、愉悦的方面,使自己变得心安理得,乐观开朗。

4. 治身养神法。中医认为,神为一身之主宰,统帅五脏六腑。神是人体生命活力的总括,对心身健康关系重大。闲暇时不妨养成闭目养神的良好习惯,养神可益寿延年。

5. 情志调节法。七情可以致病,同样也可以治病。情志疗法便是利用这一原理来调节情绪以达到治病的目的。可通过提高患者的认识能力,明白过激情志致病的道理,以达到治疗或预防情志疾病的抑情顺理法;也可运用激情和应激情况下所导致的生理、病理改变,以收到治疗之效的激情刺激法;还可运用情绪的两极性治疗情志疾病的相反情志疗法等。

6. 言语开导法。通过给患者分析病理病机,使其心悦诚服,没有服药,就收到了立竿见影的治病功效。关键是要万事看得开、想得开。

7. 移精变气法。通过语言、行为、舞蹈等形式,调动人的积极因素,转移其对局部痛苦的注意,改变其恶性循环,从而形成良好的精神内守状态,移易精气,变利血气,以调动人体本能的力量来达到治疗疾病的作用。

8. 静坐澄心法。某些疾病可以通过改变环境,用静坐澄心的方法,坚持不懈地达到另一境界,以使疾病自然痊愈。

四气调神养生法

"四气调神"是《黄帝内经·素问》第二篇的篇名,即《素问·四气调神大论》。意为应顺应自然四时气候的变化,调摄精神活动,以适应自然界的规律,从而达到养生防病的目的。

1. 春季调神法。春天是自然界万物推陈出新的季节,此时自然界生机勃勃,万物欣欣向荣,人们又如何养生呢? 具体到精神上,一定要使自己的情志生机盎然。让情志生发,助其畅达,这样做才能使情志与"春生"之气相适应。

2. 夏季调神法。夏季是万物繁荣秀丽的季节,天气与地气上下交合,万物成熟结果。此时,人在精神上易生厌倦,但夏主长气,人气不宜惰,应保持情志愉快不怒,以使体内阳气宣泄,向外开发,这样才能使情志与"夏长"之气相适应。

3. 秋季调神法。立秋后阴气始盛,阳气始衰,气候由热转凉,这时,人体之阳气亦开始收敛,在精神方面要使神气内敛、志意安宁,这就能使情志与"秋收"之气相适应。

4. 冬季调神法。冬天阳气潜藏,阴气盛极,此时,在精神方面,要使志意内藏不外露,又像已有所获而内心愉快,这样就能使情志与"冬藏"之气相应,符合冬季保养"藏"之机的道理。

综上所述,四气调神的养生方法是建立在中医学"天人合一"的整体观念基础之上的,如果违背了自然规律,人就会体弱多病,甚至夭折。

▶ 闲时闭目养生法

养生贵在养神。闭目养神可以平心气护肝脏,静养心神,是一种调养精神的简单方便的保健养生方法。当眼睛感觉干涩时,因无名火生闷气时,记不住事情时,最好的办法是闭目养神。

1. 闭目养心。日常诸事纷扰、紧张头疼之时,找一处清静、空气新鲜之地,正襟端坐,双目闭合,眼睑下沉,意守丹田。几分钟后则头脑清醒,心平气和,心静如水,烦恼、压力渐渐消失,会进入静谧祥和状态,肌体阴阳气血通达顺畅,心理平衡,情绪愉悦。

2. 闭目养气。"人活一口气",就是心气儿,是一种精神状态。老年人常感到气不够用,特别是患有呼吸道感染、气管炎和哮喘病者,闭目静养以培补元气是十分必要的。

3. 闭目行悦。在忧郁悲伤、失望空虚、心烦意乱之时,退避静舍,闭目独坐,神聚头顶,微微仰面昂首,放松思想,默忆能愉悦身心的以往得意欢愉之事,即觉心神平静,信心倍增,悲伤烦乱之情就会逐渐消失。

4. 闭目降气。凡遇愤愤不平或遭受屈辱而暴躁难以按捺时,要理智地尽可能控制感情,离开是非之地,找一寂静无人之处,闭目冷静考虑感情不能理智的后果。同时用食指端轻轻压在眼睑上,微微揉摩,至眼珠发热发胀,便觉胸脘闷塞顿开,肝火胃气下降,躁怒平息,心情和缓。

5. 闭目意驰。当事不如意,若有所失、心中烦闷时,闭目抬头,意想浩渺广阔的天空,或静立于高处,俯视脚下人间万象,闭目心临意驰。人犹如沧海一粟,何堪忧虑,奈何患得患失,即能逐渐精神振作,如释重负。

6. 闭目卧思。人有三种思维形式:一是睁眼思维形式;二是梦的思维形式;三是闭目思维形式。闭目思维是一种"临界思维"现象,即卧而不寐,闭目臆想联翩。在这种"临界"状态下,大脑排除了外界的物象视觉综合干扰,又能处于充血充氧状态,促使大脑细胞的潜能最大限度地发挥作用,可提高思维的深度和广度。

7. 闭目畅游。静坐闭目,给想象插上翅膀,观灵山秀水,望天高云淡,听飞瀑松声,游长江大海,此时人、天、景合一,令人心旷神怡,会有一种身轻如燕的感觉,这种精神畅游非常有利于身心健康。

8. 闭目赏乐。闲暇之时可以坐在椅子上闭目听一些自己喜爱的音乐和戏曲。优美的旋律使人回忆过去愉悦的事情,产生心旷神怡的感觉,对身体健康十分有益。

9. 闭目释烦。在眼睛感觉干涩或因无名火生闷气时尤其要闭目养神。眼不见,心不烦。闭上眼睛不但可养目,消除眼睛的疲劳,而且可静心。心静则神安,神安则灾病不生。

10. 闭目消食。吃完午饭后闭目休息10分钟左右,再去睡午觉、散步或做别的事情。这对肝脏的保养,尤其是有肝病的人是非常有好处的。

11. 闭目解乏。劳逸结合对老年人来说特别重要,当累了,或读书、看报、上网、写字疲乏了,不妨闭目静养片刻,这对迅速恢复精力和养生保健都大有裨益。

12. 闭目强记。老年人随着年龄的增长,记忆力日渐衰退。为此不妨闭目静养几分钟,待全身放松,心平气和,或许会灵机一现,豁然开朗。

13. 闭目静息。老年人常有睡眠欠佳情况,遇到一时睡不着,或半夜醒来再也难以入睡时,千万不要心烦意乱,不妨闭目养神,以静其心。即使不能入睡,静息也可达到养生效果。

14. 闭目冥心。静坐姿势,闭目冥心,舌尖轻舔上腭,调和气息。可感觉舌端唾液频生,当津液满口后分数次咽下,咽时要汩汩有声,直送丹田。此法有助于气血流畅,驱散五脏邪火。

15. 闭目屏气。傍晚时分,找一个安静的地方闭目养神,然后用鼻子深吸一口气屏住,再慢慢吐出。休息2分钟后再重复此动作5～6次。这是中医调气的方法,能调节人的身体功能,改善呼吸,对于治疗急、慢性支气管炎很有帮助。

自寻快乐养生法

长寿是世人之心愿,长生不老更是人类千百年来的梦想,然而长生不老有违事理,而通过愉悦精神、调节情绪、提高生活质量以延长人的寿命则并非天方夜谭。人生在世数十年,谁都希望生活得潇洒快活一点儿。但在实际生活中,许多人往往掌握不了自己的情绪,遇到一丁点儿不顺心的事就解不开疙瘩,闷闷不乐,甚至没有烦恼找烦恼。显然,这对身心健康极为不利。那么,怎样使自己快乐起来呢?这里介绍一些自寻快乐,有利于延年益寿的方法。

1. 天伦之乐。夫妻互敬互爱,兄弟亲热相好,妯娌和睦相处,儿女孝顺父母,长辈关心晚辈。老年人要保持平和的心态,什么事情都看得开一点,经常让属于自己的小天地充满温馨。孩子健康快乐地成长,年轻人积极投入地工作,老年人颐养天年,年节假日老少和睦相聚,一家人尽享天伦之乐。

2. 运动之乐。若要健,天天练,运动是健康的源泉。老年人要参加适当的运动锻炼,莫偷懒,勤活动,才长寿。

3. 聊天之乐。有选择地与人聊天,是一种积极的休息方式。聊天中,古今中外、天南地北,天下大事,社会趣闻,无所不谈,往往能得到书本上得不到的东西。有了忧愁,与人一吐为快,可以减轻痛苦和烦恼。

4. 助人之乐。把帮助别人当作最大的乐事,则心情愉快,胸襟开阔,无疑可以健康长寿。

5. 宽容之乐。对人宽容、气度大，严于律己，宽以待人，为人至诚，豁达乐观，可使人心情舒畅，青春常在。宽则能容，能容必人和，人和生百福，心宽体胖寿自长。人人有秉性，个个有脾气，为人处世，严于律己，宽以待人，豁达乐观。

6. 忍让之乐。气能一忍，方可过后无忧。遇事不要强求，得糊涂处便糊涂，善解人意，不生闷气。加强道德修养，学会冷静、理智地处理问题，在一些非原则的是非面前，学会包容，容人让人。

7. 忘年之乐。忘年是活力的源泉，莫想老常思少，人虽老，忘年之交不可少，人老心不老，自然会产生愉快、轻松、乐观和充满希望的情绪，延缓肌体衰老。

8. 学习之乐。知识是社会的宝贵财富，是人们的精神食粮。活到老学到老，是人类认识世界的精神动力，也是生命中最快乐的追求。多看书、常读报既增知识，长才干，又可驱除寂寞，稳定人的情绪，净化人的心灵，陶冶人的情操，促进身心健康。

9. 养花之乐。老年人适度的参加体力劳动，最简单的就是在阳台上养花种草，这样可使五脏功能能得到锻炼，减缓衰老。

10. 知足常乐。名不贪，利不贪，贫也安然，富也安然，无欲无求，宁静才得以致远，知足赛过长生药。足而生乐，喜则有情，精神焕发，身心健康，康而长寿。对金钱不要看得过重，要淡泊名利地位，要经常回顾过去艰难的岁月，与今天的舒适生活相比较，"忆苦思甜"，就会感到今天的生活来之不易。古诗云："事到知足心常惬，人至无求品自高。"

11. 漫步之乐。老年人每天清晨、傍晚到室外旷野散散步，既可观赏野外风光，又可使腿力和身体得到锻炼，使腿轻身健，如能长期坚持，必可增寿。

12. 平静之乐。静则天地宽，少急躁，沉住气，生活中善于消除忧虑；平心静气，任你东西南北风，我仍稳坐钓鱼船。

自找乐趣养生法

有些人退休后会产生失落感，觉得孤独，对生活失去信心，消极地打发余年，更有甚者，人未老心已老，这样不利于老年人的身心健康。其实，老年人可以活得更潇洒、更有乐趣。

1. 情趣。情趣是一种心态的表现，良好的心态是健康的基础，做到精神饱满，心境开朗，少私寡欲，顺其自然。要让晚年生活过得更有意义，就必须把自己的余热和兴趣融入稳定和谐的家庭和社会生活中去。老有所乐是一种情趣，老有所爱也是一种情趣，老有所学又是一种情趣，老有所为更是一种情趣。多点生活的情趣，会使人的生活丰富多彩，增强生命活力，不仅有利于实现人生价值，而且能愉悦身心，延年益寿。

2. 兴趣。兴趣爱好不仅可以陶冶情操，愉悦身心，使生活充满朝气和生机，而且有助于消除生活的单调、枯燥、战胜寂寞、烦恼，调整心态，振奋精神。有人做过调查：兴趣广泛的老年人健康状况良好的占 82.1％，而没有兴趣爱好的老年人健康状况良好的只占 10.6％。

3. 志趣。古今中外，有许多老年人晚年时期圆了年轻时的梦，可谓"大器晚成"。这种志趣，有理想，有追求，有信念，有毅力，使人从中寻求到精神寄托，避免过于清闲的生活松弛了精神，锲而不舍地动脑、动手则是健康长寿的重要因素。

4. 童趣。把天真活泼的童趣引入老年生活中，保持一种孩子般的心理状态，对老年人来讲是一种福气。人的一生，不顺心的事或想不开的事难以避免，但只要会自我调节，像孩子那样无忧无虑,保持童心,便是一种健康的气质。

5. 谐趣。幽默是一门独特的艺术,是生活中的"去忧剂"。它可以使烦恼化为欢心,使痛苦变为愉快。多与幽默和风趣打交道,从幽默中吸收精神营养平衡心理,开心取乐,一笑了之。这样笑口常开、青春常在能益神健身,使心情更加舒畅,有利于延年益寿。

6. 乐趣。人老了,生活要多姿多彩,活得潇洒、浪漫、超脱一点。要根据自己的爱好特点找点事做,或书法绘画,或养花种草,或下棋玩牌,或驯鸟遛狗,或集邮收藏,或旅行郊游,或跳舞健身,或哼唱老调等,都可以从中得到乐趣,使晚年生活更加充实。

7. 侃趣。人到老年害怕孤独,常与朋友相聚,聊中寻乐,促进健康。谈天下大事与古往今来,开阔胸怀;谈养生秘诀,添寿开窍;说老伴之爱,儿孙之孝,其乐融融。侃而趣,趣而乐,乐而康,康而寿。

8. 俏趣。有些人误认为美容修饰是年轻人的事,人老了只要吃饱穿暖就行。其实,老年人追求美、讲究美,有利于身心健康。因为适当讲究穿衣打扮能给老年人生命带来活力,从而产生一种自我感觉:我并不老,我还年轻。这种心理上的安慰和满足,不仅是健康向上的,而且是幸福生活的写照。它是一种精神调节剂,不仅可以活跃自身的脑细胞,消除中枢神经系统的疲劳,保持心态平衡,还可以起到延缓精神老化、减少疾病和延年益寿的作用。

9. 野趣。越野旅游、踏青郊游是一种领略大自然的情趣。走低谷,登山峰,仰望蓝天,远眺大海,看千峰竞秀,万壑藏云,行走于田野乡村,幽静的环境,清新的空气,和煦的阳光,多姿的花木,绚丽多彩的山光水色,充分领略大自然的风光,会使人心情愉悦,精神振奋,身体轻松,对健康大有裨益。

▶ 笑口常开养生法

对健康长寿者来讲,笑是最优美、最自然、最良好的自我保健运动。现代科学分析,笑是一种有益于人体的活动;笑,可以使人体内的膈、胸、腹、心、肺,甚至肝脏得到短暂的体育锻炼;笑,能使人全身肌体肌肉放松,有利于肺部扩张,促进血液循环,消除大脑皮层和中枢神经的疲劳。难怪美国斯坦福大学的威廉·弗赖依博士说:"笑是一种原地踏步的运动,能使人延年益寿。"

在我国古书中记载以笑驱病、以乐健身的事例很多:"相传北宋时期,有一京官,未及花甲即体虚力衰,告老还乡。一日,他偶听一艺人讲说趣话,被逗得笑声不断,回家路上,顿觉气血平和、精神焕发,走起路来脚步轻快了许多。从此,他经常携老伴听艺人说书,两人都感到受益不少。于是翁妪两人立下一条规矩,谁说了烦心话或做了烦心事,即罚说笑话一个。若说不笑者,加罚绕庭院疾步走三圈。从此,老夫妇身体日渐强壮,均寿高 90 余岁而卒。"

当今世界,对笑更是刮目相看。各种研究笑的机构应运而生。如"笑的天地""笑的联盟""笑城""幽默协会""笑的中心""笑的广场"等等。在我国,20 世纪 50 年代就有人建议在医院里设"相声科",用相声这门笑的艺术给一些疾病进行"笑疗",让病人愉快地笑,在笑声中忘却疾病。

西方谚语说:一个小丑进城,胜过一打医生。这充分说明了笑疗的作用。人大笑时,骨骼肌反复收缩,有助于消除疲劳,缓解紧张情绪而感到轻松、安定,同时还可以加快血液循环,增强呼吸功能。快乐和欢笑,可以使人的情绪乐观舒畅,豁达开朗,它会给人体以适度的良性按摩和调节。医学家说,乐观的情绪可以使人体分泌出一系列有益于健康的激素、酶和乙酰胆碱等活性物质,能调控血流量,兴奋神经细胞,使胃的蠕动有规律,促进唾液和胰岛素的分泌,提高人的免疫功能。人在快乐的思维中,视觉、味觉、嗅觉和听觉都更灵敏,触觉也更细微。

世界很精彩,但有些人在工作事业上、经济收入、物质条件上却有诸多不称心、不如意、不理想,心理上不平衡,怨天尤人,悲观消极。有些人退休后无所事事,寂寞难耐,心情忧郁,平添了几许惆怅,几许烦恼。如何排解内心的抑郁和愁闷,如何消除低落颓丧的心情,应看淡尘世浮云,以求开心人生,多寻欢乐,笑口常开。常言道:忧怒和不满是一切精神疾病的原因,而快乐和欢笑是治疗这些疾病的唯一药方。一笑百病散,是有科学道理的,在笑声中获得健康,笑声也可治病。要达到常开笑口,在生活中随时可取,处处皆有。问题的关键是,要以乐观、大气、淡定的心态,多看些小品相声,多欣赏滑稽喜剧,多阅读幽默漫画,亲朋交谊多谈开心事,不妨也可当当"老顽童"。欢乐和喜悦,不但能使身心健康,一般还比较仁慈、有爱心、乐于助人、乐做好事。这样的人生,就是常开笑口,延年益寿。

不过,话又说回来,笑虽然可祛病健身,但必须适度,必须懂得笑的宜忌:如怀孕期间的女性,大笑时令腹部猛烈抽搐,容易造成早产或者流产,故不宜大笑;小孩在进食时,亦勿逗其大笑,否则食物容易落入气管内,严重的可以引起窒息;有些曾接受过胸腔、腹腔、血管、心脏等外科大手术者,应让其安静休养,一般来说,5～7天内不宜大笑;心肌梗死患者即使没有急性发作,也不宜大笑;患脑血栓、脑溢血症以及蛛网膜下出血的病人,更不可纵情大笑;血压高的病人,如果不加节制大笑,会使血压陡升,从而诱发晕倒;患早期疝气者,如果经常大笑,会导致疝气病加重,难以迅速复元。综上所述,笑必须有节制,必须因人而异,尤其是老年人或有慢性疾患者更不宜大笑。

言语幽默养生法

列宁曾说过:"幽默是一种优美的、健康的品质。"幽默是具有智慧、教养和道德上的优越感的表现,表达了人类征服忧患和困难的能力,它是一种解脱,是对生活居高临下的"轻松"审视。一个浑身洋溢着幽默的人必定是一个乐天派。人们在现实生活中一定会遇到各种困难和矛盾,若以幽默待之,必会增添无穷妙趣。历史上有这样一个以幽默巧避"家庭战争"的故事:古希腊伟大的哲学家苏格拉底的妻子是一位脾气暴躁的人。一天,哲学家正和他的一群学生谈论学术问题,他的妻子突然跑来,不由分说地大骂一通,接着又提起装满水的水桶猛地一浇,把苏格拉底全身都浇湿了。学生们认为老师一定会大怒。出乎意料,苏格拉底只笑了笑,风趣地说:"我知道,响雷过后,一定会下雨的。"大家听了,不禁哈哈大笑,他妻子也惭愧地退了出去。

生活中不能没有幽默诙谐,有了它,生活的质量会上一个新的档次。幽默诙谐能逢凶化吉,化解矛盾,消除尴尬,缓解紧张,改善关系,美化生活,增加情趣。毛主席他老人家就是幽默风趣的大师。据说,一次他深入群众调查民情,在与群众攀谈时,靠近他的一位女性突然打了一个喷嚏,唾沫星子溅到毛主席脸上。顿时,大家有些紧张和尴尬,当时毛主席幽默诙谐地说:"雷声大,雨点小啊!"大家都笑了,一句妙语,化解了紧张和尴尬的局面。

幽默可以使你更健康、更长寿、更快乐，这是挪威科学技术大学发表于2006年的一项研究成果显示的。另据他们证实，具有幽默感的人当患上重大疾病时被治愈或好转的可能性比其他人要高出30%。笑可以使人产生更多的保护性荷尔蒙，调节血压，减小压力，增强免疫系统。鉴于笑能给你带来这么多的好处，让自己多一些笑声，可以使你的寿命增加8岁。法拉第是英国著名的物理学家、化学家，他一心一意扑在科研上，忽视了健康，晚年经常头痛，四处求医却收效甚微。后来，法拉第遇到了一名高明的民间医生。医生详细地询问了法拉第的病情后，给他开了一张特殊的药方：保持幽默乐观。医生的话让法拉第茅塞顿开，于是他彻底改变了自己的生活方式。之后法拉第在科研之余，经常光顾剧院观看小品和相声，每当看到舞台上的精彩演出，法拉第都会大笑不止。久而久之，折磨他多年的头痛病不治而愈。

俗话说，笑一笑十年少，愁一愁白了头。说的是，人要笑口常开，心情舒畅，有助于延年益寿。以幽默的方式处理家庭矛盾，即使对方把弦绷得很紧，也会缓和下来，做出热情的反应。医学研究表明，幽默是一种积极的心理预防形式，善用幽默的人最健康。因为幽默能使人心情舒畅，能够调节人们的神经中枢，有利于排泄积郁，解除疲劳和烦恼。

加强交往养生法

孤独和孤僻会给人带来精神上的空虚和痛苦，必然影响中枢神经系统的正常功能，可使神经—体液的调节失去平衡，免疫系统的防御机能下降。随着肌体内在"防线"的崩溃，病邪的入侵也就有了可乘之机。再者，孤独和孤僻造成的精神上的寂寞和颓废往往带来举动上的自我摧残，或借酒消愁，或以烟解闷。据统计，美国70岁以下的孤居离婚男性的心脏病、肺癌和胃癌的死亡率是非独居者的2倍，肝硬化的死亡率则为后者的7倍，高血压的死亡率大约为后者的3倍。可想而知，茕茕孑立、形影相吊是滋生疾病的根源之一。国外有一心理学家曾进行过孤独对人体影响的实验。应试者在与世隔绝的环境里"坐享其成"，生活两天后均出现呆滞、麻木的表情，且动作的协调灵敏性大大降低。许多调查结果也表明，没有亲密朋友、参加社会活动少的人患病率更高，寿命也更短，而勤于动嘴交谈的老年人身体更健康。因此，老年人应常和他人交谈，以此开阔心胸，舒畅气血，有利身心健康。

避免孤独的方法是交往。医学研究发现，交往不仅对个人的社会化和个性的发展起着至关重要的作用，而且对每个人的生理和心理健康、对生命的延续也起着至关重要的作用。交往，使人们得以彼此交流感情，排遣孤寂；交往，使人增添积极乐观的情绪，产生幸福感与满足感。科学家经过研究证实，人与人的社会交往可抑制大脑后下丘脑区的活动，降低酰胆碱、氢氧基皮质酮（一种肾上腺皮质内分泌素）和儿茶酚胺的分泌率。这些人体的化学物质能使人呼吸加快、心跳加速，并出现相应的生理症状。

事实上，社会关系差对人的健康的影响比吸烟、高血压和肥胖还要大。因为社交能满足人们精神方面的某种需要。人体为了保持身体健康，既需要营养、体育、休息和生理等方面的满足，也需要安全、友谊、成就、信任和尊重等精神方面的满足。得到上述满足，才能保持良好的心理生理平衡。

多结忘年交延年益寿。老年人与年轻人交朋友能增长记性，心情愉快，促进健康。年轻人具有精力充沛、思想活跃、勇于开拓等特点，不少老同志缺少的正是这些。与年轻人交友,好像在沉闷阴暗的屋里开了一扇窗,让阳光和新鲜空气进入室内,老年人的心理状态也会重新活跃起来,以朝气代替暮气,心态变得年轻,心情变得愉快,做到人老心不老,从而恢复青春活力。老年人与年轻人所处的环境不同,对事物也有不同的理解和看法。经常和年轻人在一起聊天交流,老年人既能扩大视野,增长新知识,又能更新思想观念,与时俱进,促进健康。在现实生活中,老年人因受年龄的影响,体力和精力必然会逐步衰退,难免会发生种种困难和问题,尤其是子女不在身边的或是没了老伴儿的,这一矛盾就更为突出。多与年轻人交知心朋友,有了"忘年交",就会有很好的帮手,便于解脱思想上的苦闷和孤独。

忘年交正是防止与延缓心理衰老的有效途径,是帮助老年人重返青春的一剂良药妙方。忘年交可以让"缺少的"和"富有的"经常交流互补。年轻人从老年人的经验中学到应对生活压力的智慧,老年人从年轻人蓬勃的朝气中吸取青春的活力。在这样的老少交往中,老年人调整了心情,忘掉了年龄,忘掉了烦恼,忘掉了生活中一切不愉快的事情,这会使老年人晚年生活过得更愉快、更充实、更美满、更幸福,从而促进了老年人的健康长寿。

专家们认为,人与人之间和谐的互相交往,其良性情绪与信号,肯定对维护心血管功能有益处。心脏病人有人陪伴,可在心脏病猝发时获得他人的救助,使病人心理上有所寄托与慰藉。结伴共同生活并非局限于配偶,只要不孤独、寂寞,对心脏即有裨益。

有些人一下子难以适应退休生活,总感到空虚无聊、无所适从。为了避免孤独,要走出室外,创造条件多与人交流,说新闻、谈形势、聊发展、看未来。不能老是离群寡居,应多交友,特别是单身老年人,要拾起自己年轻时没时间发展的兴趣和爱好,与有相同爱好的朋友切磋交流,使自己的退休生活丰富多彩。对于一些孤僻的老年人,不愿与人交往和接触,不妨养个宠物,玩花鸟虫鱼,欣赏名人字画、雕塑,这样不仅可调节生活情趣,还有稳定血压或使高血压降下来的作用。

良好性格养生法

医学研究证明,人的性格与疾病的关系极为密切。不少人受先天遗传和后天生活的影响,形成了有害于身体健康的某些性格特征,如性情急躁、喜胜好强,这类人易患心脏病。美国斯坦福大学心理学专家索伦森博士说:"改变性格,这对成年人决不是轻而易举的事。不过,一旦他们认真开始改正,很快就会尝到甜头。他们不再终日紧张、忙乱、疲于奔命;他们学着有张有弛、有劳有逸,开始关心周围事物,培养新的兴趣,增多了和妻子儿女接触交往的时间。他们对这种从来没有品尝过的天伦之乐和生活乐趣倍感新鲜和欣赏。同时,眼界开阔了,人与人之间的关系和工作安排也有了明显的改善。许多经过这种适应性改变的老心脏病病人,不仅症状越来越轻,工作和社会关系也越来越好。"

不仅心脏病的产生和变化与性格有关,其他疾病的发展、变化亦同样和性格有关。如癌症不经治疗而自行消失者大多是性格乐观、无忧无虑的人;高血压会因患者性格急躁、容易激动而加剧,也能因患者性格平和、情绪稳定而好转;性格脆弱者会因一次精神上的打击而发生精神病,而性格坚强、凡事处之泰然者则不易得此病。总之,要使人经常保持愉快的心情,首先要养成良好的性格,培养自己成为一个乐观、风趣、幽默、诙谐、性格开朗的人,遇事从大处着想,不因小事而烦恼,不计较个人得失,思想开阔,保持良好的人际关系,事业才能得以发展,身体健康才有保障。

1. 性格不同，养生方法各异。不同的性格与习性，不但影响着对事物的看法和处世之道，而且与个人的身心健康及寿命关系很大。如何针对每个人不同的性格来提高自己的生活质量和确保个人的健康长寿呢？

豁达开朗的人，生性豪爽，言行坦率，毫不掩饰，善于交往，待人真诚。但此性格的人大都会因对事物考虑简单而出现偏差，也很容易被激怒而引发疾病。应该心态平静，少疑虑，不计较得失，无论是正常生活或是面对疾病都有积极意义。

孤傲自尊的人，高傲自大，唯我独尊，英雄逞强，独断专行，性情急躁，易于发怒，极容易患心脑血管方面的疾病，如高血压、冠心病、脑血栓等，会直接影响健康甚至危及生命。不妨多读点书，尤其是养生保健方面的书，汲取其中的精华，拓宽眼界，开阔胸怀，以便能正视自己，客观认识和评价自我，从而平衡人体阴阳气血，增强免疫功能。

多愁善感的人，孤僻消沉，心胸狭窄，离群独居，沉默寡言，自寻忧烦，极易得神经系统与消化系统疾病，如神经衰弱、失眠惊恐、慢性胃炎、应激性消化道溃疡及抑郁症等。最好是常听音乐或适当参加相关的集体活动如跳舞、健身操等，借此除忧解愁，心胸豁朗，缓解紧张情绪，特别对忧郁、焦虑、消沉、妄想、恐惧等症都有一定的效果。

谨小慎微的人，胆小怕事，懦弱多疑，交友甚少，适应性差，应变能力弱，容易加速心理与生理的衰老进程。要强迫自己多与亲朋好友交往，以便扩大视野，学会分清大事与小事，慢慢懂得处理事务的方法。至于一些生活琐事，不必谨小慎微、惶惶不安，要淡然处之，从而减少焦虑和烦恼，增加快慰和宽心。

反应迟钝的人，思维缓慢，不爱活动，遇事很少表态，墨守成规，适应能力较差，最易患抑郁症和痴呆症，而且病体缠绵，久治不愈。要尽情地发泄和倾诉，可以自言自语，或与亲朋好友畅谈，可以发泄内心世界与感情上的压抑，倾吐心中的不满、积怨与愤恨，从而可以获得精神状态和心理状态的平衡协调。

拖拉散漫的人，生活中丢三落四，对事业缺乏相应的目标等。研究证实，自律性、组织性强的人要比意志薄弱的人多活 2～4 年。研究人员认为，能控制自己的人不容易染上抽烟、酗酒的恶习，所以寿命更长。

脾气暴躁的人，每次发脾气都会让心脏的磨损更多一层，给自己的身体增加一份负担。脑中风、心肌梗死等病症的发生，大多因生气、遇到重大压力事件等引起。

忍耐忧郁的人，与脾气暴躁的人不同，有些人遇到事情惯于忍气吞声，把悲愤、生气、郁闷压在心底。这类人不但在社交方面处于劣势，而且身体素质也大打折扣。这种性格的人易患外周动脉疾病，早亡的概率更大。因为他们更易受负面情绪影响而忽略快乐的感受。

钻牛角尖的人，遇事较真，有股不达目的不罢休的劲头。这样的人在科研开发上容易做出一番成就，但如果为鸡毛蒜皮的小事计较，不利于身心和谐，加快衰老。不如凡事多从不同角度想想，给自己和周围的人一个"中间地带"。

多疑嫉妒的人，人际关系大多不是太好，容易孤独、郁闷、惴惴不安，严重的还会产生被害妄想。研究表明，对别人怀有敌意、处处提防的人，内心承受更多的压力，从而导致体内一种蛋白质含量骤升，该蛋白质和心脏病、糖尿病有很大关系。

人的性格迥然不同，养生方法也不一样，但都要以"和"为贵。无论是哪一种类型的性格，都有喜、怒、忧、思、悲、恐、惊的情绪变化，反复产生刺激，心理失去平衡，疾病不期而至。这就需要正确对待人生，提高自身内在素质，使自己与个人"和"，与家人"和"，与亲友"和"，与自然"和",与社会"和"。总之,性格没有绝对的好坏之分,善于发挥性格的长处,扬长避短,使身心愉悦,才能延年益寿,长命百岁。

2. 良好性格有利长寿。长寿与遗传基因、生活习惯等息息相关,性格特征也起到很关键的作用。

做事认真。做事井井有条,深谋远虑,持之以恒,责任心强。认真的人会设立目标并完成目标,因而生活满意度更高。认真固然重要,但千万不要只对某一种行为过于痴迷专注,而忽略了生活的其他方面。

善于交往。充满爱意的人际关系可促进积极情绪,孤僻性格则易导致消极情绪,增加压力、炎症和心血管疾病危险。通过兴趣爱好交友,参加读书俱乐部以及各种文体游艺活动、旅游等,有助于扩大社会交往,有益长寿。

人生乐观。美国叶史瓦大学的尼尔·巴兹莱博士及其同事完成的研究发现,百岁老人虽然生活不同,但都对人生有乐观或者积极的态度。

爱帮助人。美国密歇根大学心理学家萨拉·康拉思博士研究发现,真心实意地帮助他人可以增寿 4 年。但是如果是为了个人利益而帮助他人,则没有增寿效应。康拉思博士表示,给他人无私的帮助可以激发自身体内的"护理行为系统",进而降低压力激素,促进"亲密激素"等有益身体恢复的激素分泌。

勤奋进取。心理学教授霍华德·弗里德曼的研究发现,工作勤奋并在工作中体现人生意义的人寿命最长。过早退休而无所事事不利于延年益寿。事实上,一些退而不休的人更长寿,但是退休后工作不宜太过努力或投入。

适度"神经过敏"。日本东京都立老年医学研究所针对 70 名 100～106 岁东京居民的研究发现,最具神经质的老年人心理健康问题和抑郁症危险更大,但适度"神经过敏",即有点小担心的人更加长寿。

接受新事物。美国一项调查发现,很多百岁老人能够使用电子邮件,通过网络搜索旧日老友,甚至在网上约会。新事物、新科技有助于老年人锻炼大脑,同时增强老年人社交。

对衰老坦然接受。美国耶鲁大学公共卫生学院贝卡·莱维博士最新研究发现,对衰老持积极态度的人更长寿。18 岁之前对衰老表现出负面态度的人,60 岁后发生心血管疾病的危险会增加两倍。

读书知理养生法

在物质生活与精神生活不断丰富的今天,人们不仅越来越重视身体的健康,同时也非常重视思想、心理和精神的健康。锻炼可以增强体质,而读书可以让人在了解历史、了解社会、得到知识的同时,获得精神上的愉悦,达到健身强体的目的。

1. 读书可以养生。古今中外的名人不仅把读书作为获得知识的手段,而且还把读书作为保健养生的重要方法。一本能吸引人的书能把读者带入书中的境界,随着书中的描写尽情遨游,随着书页的翻动感情不断起伏,时而感慨古今,时而激愤不平,时而欣喜若狂,时而拍案叫绝。一本书就是一个世界,能让读者徜徉其间,与大师对话,与博览同行,可以开阔眼界,增加知识,充实生活。

2. 读书可以养心。心为人体之君,养生贵在养心。书要读进去,必须心先静。心静自然平和是延年益寿的良方。读书能够使人净化灵魂,驱散心头的阴霾;畅游书海,可以使人淡化骤然降临的烦恼、彷徨,缓解郁闷和压抑的情绪,保持身心的平衡。读书,还可以帮助校正心理上的偏差,以冷静的眼光和理智的心态去面对各种社会现象,从而在纷繁的世事面前应付自如,泰然处之。读书是老年人保持身心健康的重要方法,不仅有益于脑细胞的新陈代谢,从生理上延缓衰老,更是心理健康的良药。良好的读书习惯可以让老年人的知识与时俱进,跟上时代的步伐,这样不仅心态年轻,而且在与好友以及小辈的交流中有说不完的话题,有利于家庭感情的加深。

3. 读书可以养气。潜下心去读,寂寞、孤独与郁闷都抛之九霄云外,只感到惬意、舒心与享受。至于书中健康长寿的经验之谈,日常的保健方法,防病养生的小常识,更让人受益无穷。

4. 读书可以养老。读书是一种愉悦,一种高尚的精神享受,是中老年人怡情自乐的良好途径。读书可以修身养性,吸取营养,丰富生活,从而保持一种健康、开朗、年轻的精神状态和风貌,更是促进健康的灵丹,延年益寿的妙药良方。

5. 读书可以清心明志。一个人过分的愤怒和恐惧,对健康影响很大。读书教人明理,读过书的人,就能从书中看到一些名人是如何处置社会上的不平事,如何对待那些是非小人的,懂得根本用不着为一些人和事去烦恼和恐惧。

6. 读书可以健脑。人衰老,本质是细胞的衰老,尤其是脑细胞的衰老。大脑用则进,不用则退。经常读书可以延年益寿,这是古今中外人们的共识。读书为什么能延年益寿?现代科学已经证实,这主要是"脑运动"所产生的结果。读书时的思维活动能使大脑产生一种神经肽的高级化学物质,这种化学物质可以增强细胞免疫力,有益于身心健康。读书是大脑的运动,脑子是越用越灵活的,故读书可以推迟大脑衰老,保持思维活跃。虽然随着年龄的增长,老年人思维容易变得缓慢,而读书正是保持大脑活跃的维生素。发挥大脑潜力,保持大脑健康的最好方法,是尽可能多地使用大脑,经常给大脑以良性刺激。读书,即是对大脑产生良性刺激的有效手段。读一本好书,就如同和一位道德高尚的朋友谈话。读书的过程,既是学习的过程,也是想象、思维的过程,在这个过程中,当然离不开大脑的参与。这无疑会使大脑受到良性刺激,等于做了一次脑保健操。读书既可以获得知识,增长智慧与才干,又可以使大脑得到运动。书读得多了,就能开阔眼界、提升境界、陶冶情操,也能自行化解各种忧思和愁绪,心态自然就能乐观起来,达到祛病健身的目的。

7. 阅读增加脑容量。神经系统学家苏珊·格林菲尔德男爵夫人表示,阅读可以帮助儿童延长注意力,提高他们的思考能力。"故事包含开始、过程和结局,故事的走向可以促使大脑按顺序思考,分析其中的起因、影响和意义。孩子读书能增加脑容量,读得越多,就越优秀。"美国密歇根大学研究发现,大学生的同情心减少了48%,尤其是近十年来。读纸质书籍则可以抵消这种状况,改善人际关系。

8. 读书可让人不感到孤独。美国纽约州立大学布法罗分校心理学家希拉·加布里埃尔发现,读书能满足人的归属感,使人融入社会圈子,较少感到孤独。当读到书中描述的风景、声音、气味时,大脑相关领域被激活,联想到生活中的体验。英国苏塞克斯大学研究发现,每天仅阅读6分钟就能减少2/3以上的压力,效果比听音乐或散步还好,这是因为阅读时精神集中,从而缓解肌肉紧张,降低心率。

9. 读书可以防治疾病。读书可以让人沉湎于书中,暂时忘却身体的疾患,使人心神开阔,从而有利于身体的康复。读书最能陶冶人的性情,读上一两本好书,人的心胸也会变得博大,思想豁然开朗,周身气血冲和,从而祛病延年,起到药物难以奏效的作用。美国加利福尼亚大学伯克利分校对平均年龄达76岁的老人大脑进行扫描,发现从小就开始阅读可抑制淀粉蛋白斑块形成,预防老年痴呆。不同类型的书籍,会对人体产生不同的影响。如读优美的诗篇,有利于胃溃疡的愈合;读笑话、喜剧一类的书,有利于防治神经衰弱;读情节曲折、引人入胜的名著,可缓解心烦意乱;读故事生动、幽默风趣的小说,可防治精神抑郁等。从养生的角度来看,读书可以使人获得的知识更多,认识事物的规律更多,医治人的愚昧,从而少做一些暴饮暴食、易怒纵欲的事。读书还要用脑,而脑只有通过运动,才能延缓中枢神经老化,带动血液循环,协调和控制全身功能,达到健康长寿。

10. 大声朗读能改善肠胃功能。大声朗读可以提高氧气的输送能力,以及血液和多种氨基酸到达大脑的能力,活跃前额大脑皮层,加强神经元的数量和神经之间的联系,放松大脑,降低血压,心情也就随之变好了。朗读还可以通过深呼吸带动背部肌肉,改善腰酸背痛,使胃肠的血液循环更加流畅。朗读时,应运用腹式呼吸,促使肺吐纳更多的空气,尤其是朗读长句子时,肺会彻底排空,有助于吸入更多的新鲜空气。

说理开导养生法

《黄帝内经》里说:"人之情,莫不恶死而乐生,告之以其败,语之以其善,导之以其所便,开之以其所苦,虽有无道之人,恶有不听者乎。"此谓说理开导养生法的起源。说理开导养生法的主要内容是:

1. "告之以其败",即向患者指出疾病的性质、原因、危害以及病情的轻重,以引起病人对疾病的注意,使病人有认真对待疾病的态度。

2. "语之以其善",即向患者指出,只要与医务人员配合,治疗及时,措施得当,是可以恢复健康的,以增强病人战胜疾病的信心。

3. "导之以其所便",即告诉患者如何调养和治疗疾病的具体措施。

4. "开之以其所苦",即帮助患者解除紧张、恐惧、消极的心理状态。"说理开导"就是正确地运用语言这一工具对患者启发诱导,宣传疾病知识、分析疾病的原因与机制、解除患者的思想顾虑、提高患者战胜疾病的信心,使之主动地配合治疗,从而促进患者疾病的康复。

心理开导最常用的方法是解释、鼓励、安慰、保证。"解释"是说理开导法的基础,施行解释须向患者讲明疾病的前因后果,解除其思想顾虑,密切医患关系,从而达到康复的目的;"鼓励"和"安慰"是在患者心理受到挫伤、情绪低落之时实行的康复方法;"保证"则是在患者出现疑虑、忧愁时,医者以充足的信心做出许诺,担负责任,以消除病人紧张和焦虑的心情。

一个人在生活中受到挫折或遭到不幸时,可找自己的知心朋友、亲人倾诉苦衷,或向亲朋好友写信诉说苦闷,以便从亲人、朋友的开导、劝告、同情和安慰中得到力量和支持。

学会三理养生法

我国古代中医保健养生侧重生理养生;近代主要讲生理和心理养生;当代则特别强调

生理、心理和哲理养生。这"三理"养生，反映了中医养生不同层次的效应观。

1. 生理养生。古人养生包括动养之道（适度的锻炼，可活动筋骨，疏通气血）；静养之道（必要的休息，可减少消耗，怡神健体）；食养之道（均衡的营养，可使饮食有节，二便通畅）；居养之道（合理的起居，可使精神愉快、情绪安定）。能做到这四个方面，如能"不妄作劳"、慎房事、节情欲、避外邪、重内调、辅以必要的自我保健和药物治疗，则可以健康长寿，度百岁乃去。

2. 心理养生。包括养志、养德等内容，其核心是进行心理调适，实现动态平衡。德比于上，利比于下，即奉献要与比自己奉献多的人比，索取要与比自己索取少的人比。这样，就能使负性情绪发生良性变化：始而淡化，继而消化，终而转化（化愁为乐，化凶为吉）。这里说的养志，就是情志，即中医所说的"喜、怒、忧、思、悲、恐、惊"七情，它是人受外在环境各种刺激所引起的反应，既是生理反应，也是心理反应。通常情况下人不会引起疾病，但过于激烈或持久，或自身过于敏感，都会导致疾病。如喜伤心，思伤脾，怒伤肝，悲、忧伤肺，惊、恐伤肾，所以要重视调摄情志，保持心境平和。养德，就是道德行为。"有大德必得其寿""有德则乐，乐则能久"。可见，人的情志活动和道德修养，对人的身心健康关系极大。

3. 哲理养生。包括辩证唯物论等内容，其最主要的是掌握对立统一规律，一分为二地想问题、看万物、办事情。对立统一规律是宇宙的根本规律，因而也是养生保健必须遵循的根本规律。在按规律健身延年方面，如果有"上策"就能得"上寿"（120岁），有"中策"就能得"中寿"（100岁），有"下策"就能得"下寿"（80岁）；但如果"无策"乃至"失策"的话，就只能失健失寿了。对此，明末清初著名的思想家、哲学家王夫之的"六然"和"四看"保健养生观就很符合哲理养生。六然：自处超然（超凡脱俗，超然达观）、处人蔼然（与人为善，和蔼可亲）、无事澄然（澄然明志，宁静致远）、处事断然（不优柔寡断）、得意淡然（不居功自傲，忘其所以）、失意泰然（不灰心丧志，轻装奋进）。四看：大事难事看担当（能担当得起）、逆境顺境看襟怀（能承受得了）、临喜临怒看涵养（能宠辱不惊）、群行群止看识见（能去留无意）。只有这样，才能做到知足不辱，知止不耻，当行则行，当止则止。这种哲理养生，可以说是高层次的保健养生境界。

由此可得出，生理养生是基础，心理养生是关键，哲理养生是根本。

适时想象养生法

想象养生，就是通过各种不同的想象来达到调节精神、愉悦身心的目的。借由想象自己所喜爱的地方，如大海、高山等，放松大脑，把思绪集中在想象物的"看、闻、听"上，并渐渐入境，由此达到精神放松的目的。

由于各人生活经历不同，所想象的事物虽然相同，但产生的结果却不尽相同。因此，各人可结合自己的体会，尽量想象能愉悦身心的事物，以利于调节和放松精神，从而达到养生的目的。

想象养生一方面有利于身心放松，有益于左右脑平衡使用，给人的肌体健康"充电"；另一方面，沉思冥想能让大脑的左侧从语言活动中解脱并处于休息状态，让右脑充分发挥其直观的形象思维能力，从而使善于语言思维和用右手劳作者容易发生的左脑疲劳获得消除。冥思遐想具体方法如下：轻轻按摩头部、面部，尤其是眼睛四周与太阳穴，播放节奏舒缓的轻音乐,用耳塞轻轻堵住双外耳,并闭目;然后在尽量减少外界刺激的情况下,任凭大脑做非主动的缓慢游思。专注地呼吸,或将意念集中于两眉之间或丹田的位置,此时脑中若有杂念出现,不必刻意不去想,只要专心致志,杂念便会自然溜走。

注重静默养生法

美国哈佛大学的一项实验表明,通过静默的方法可以降低人的血压,并对高度发达的工业社会给人带来的压力有抵御作用。最明显的是心跳和呼吸频率变慢,肌肉紧张度和氧消耗下降,血脂也会下降。所有这些都表明人体处于松弛状态,即改善了健康状况。这种方法不会改变健康人的血压,而只对高血压患者有用。每天进行这样的练习,可使严重的高血压患者得到治疗。

人们在日常生活中会产生由于种种原因引起生理上的反射性紧张和激动的心绪。但是,正如人们会发怒、兴奋一样,也会用静默这个生来就有的机制来改善这种状况。下面介绍一种消除这种状况的练习方法。

选择一个静谧的环境,坐在一个舒适的位置上,使自己产生一种即将入睡的意向,但不要躺下。闭上双眼,使自己安静下来。放松全身肌肉,从足部开始向上直到面部。用鼻子进行有意识的呼吸,在呼吸时要默念"一",即吸气一呼气,念"一",以防止思想分散。呼吸时要自然放松,保持一定的节律。持续约10～20分钟后,睁开眼睛看一下时间,切不可使用闹钟或其他提醒装置。完成动作后,再闭目静坐几分钟。

此练习每天1～2次,时间的选择取决于个人的生活习惯。必须注意的是,此练习不宜在饭后两小时内进行,因为消化过程不利于效果的发挥。伴随练习而出现的反应因人而异,大多数人会感到心绪平静,精力恢复。

学会静坐养生法

静坐是我们中国人特有的传统养生方法之一。静坐可以澄清思虑,心静神安,是祛病延年的妙法。《黄帝内经》载:"恬淡虚无,真气从之,精神内守,病安从来。"可见静坐清心防病治病之妙。科学研究证实,静坐不仅能修身养性,调节和增进大脑功能,而且对养血安神、逐渐消除失眠引起的神经衰弱也很有效。静坐可使脑电波稳定,大脑功能迅速得到恢复。能量消耗静坐比安静休息时减少20%。人心情舒畅时,可分泌一些有益的激素、酶和乙酰胆碱等,这些物质能把血流量及神经调节到最佳状态,从而增强免疫系统功能,提高抗病能力。静坐能使人体阴阳平衡,经络疏通,气血调和,扶正祛邪,从而达到健身益寿的作用。经常练习静坐,能使人的神经和肌肉得到放松,血流畅通。在静坐过程中,大脑皮层和交感神经受到良性抑制,因而对防治高血压、冠心病、神经衰弱、失眠及胃溃疡等疾病有良好的治疗功效。这里将静坐养生法简略介绍一下。

静坐的椅子应与静坐者的小腿同高。静坐时大腿要平,小腿要直,头颈正直,下颏微收,胸部微含,背部自然伸直,两肩下垂,两手放于膝部,两脚分开与肩同宽,平踏于地。两眼微闭,注视鼻尖,口唇闭合,舌尖舐上腭,全身不僵不懈,用鼻自然呼吸。

静坐时要排除杂念,全身放松。放松包括:一是形体放松。静坐的姿势摆好后,气向下沉至丹田(脐下 5 厘米左右处),当气息平静后,用意念由上向下地引导放松,松面、松肩、松臂、松肘、松腕、松背、松胸、松腹、松腰、松胯、松腿、松膝、松脚。二是精神放松。在形体放松的基础上,进一步收精敛神,即"凝神",寻找似醉似迷、悠悠荡荡的感觉。

静坐的"入静"是指在觉醒的状态下求得安静,让大脑得到很好的休息,消除疲劳,储备能量。入静一般可由浅到深。"浅入静"是指在放松的同时,排除各种杂念,使精神逐渐集中,并以一种有益的意念来代替其他杂念。这就是所谓的"万念归一",心平气和。"深入静"是指大脑皮层进入较深的抑制状态,从而使大脑得到充分的休息。要达到"深入静",关键在于彻底清除杂念,功到自然成,切忌紧张和急躁。在排除杂念、放松、入静、凝神的过程中,练功者会逐渐进入呼吸绵绵无尽、虚无缥缈、若有若无的境界。

静坐完毕,慢慢使精神清醒,待精神完全清醒后,即可站起来活动腰腿,做些轻微的身体活动。

自我调息养生法

所谓自我调息,就是自我调整、控制呼吸达到自然状态。通过调息锻炼,改胸式呼吸为腹式呼吸,改浅呼吸为深呼吸,充分发挥呼吸肌的最大作用,以达到祛病保健的目的。调整呼吸对腹腔器官可以起到按摩作用,有利于内脏功能的强健及病变部位的修复,还能增强消化功能和营养物质的吸收能力。

古人认为调息呼吸的形态有风、喘、气、息"四相"之说。前三种为不调相,第四种为调相。鼻息出入,自觉有声音,是"风相",初练功者往往有之。出入之息虽然没有声音,但有结又有停滞而不通畅者,是为"喘相"。呼吸虽然没有结滞,也不通畅,但是呼吸出入不细,是为"气相"。呼吸无声,不结不粗,出入缓慢细匀,绵绵不断,若有若无,自己感到很舒服,是"息相"。古人认为:"守风相则心散,守喘相则心结,守气相则心劳,惟守息相则心定。"前三者为"假息",后者才是气功锻炼时所需要的"真息"。要想练好气功,就要从调息法入门,使意识有所寄托,意念与呼吸相互结合。这是调息法的要点。呼吸的方法有很多,下面介绍的是几种比较常用的方法。

1. 自然呼吸。它是每个人出生后就具备的生理呼吸,丝毫不加意念支配。由于男女生理上的差异及人们习惯的不同,出现了以自然胸式呼吸为主者和以自然腹式呼吸为主者。但不管是哪种,均取自然状态,呼吸自然、柔和、均匀。

2. 顺腹式呼吸。吸气时,用意念轻轻使腹肌放松,腹部自然隆起;呼气时,用意念轻轻使腹肌收缩,腹部自然下落。通过一段时间的锻炼,腹肌起伏逐渐地、自然地加大。切忌勉强用力。

3. 逆腹式呼吸。与顺腹式呼吸相反,吸气时用意念支配腹肌收缩,腹部凹下,胸部隆起;呼气时用意念支配腹肌逐渐放松隆起,胸部凹下。通过一段时间的锻炼,这种呼吸就成为练功过程中的一种自然的逆腹式呼吸了。它比顺腹式呼吸的运动幅度和强度为大。逆腹式呼吸锻炼逐渐熟练后,可配合提肛动作,即呼气时肛门微缩,前阴微收;吸气时肛门及阴部同时放松。

4. 鼻吸口呼法。一般人的正常呼吸是鼻吸鼻呼。但当呼吸道有疾病,内腔变狭,呼吸不畅时可采用此法。

5. 潜呼吸法。它是经过长期的气功锻炼所形成的一种高度柔和状态下出现的呼吸。特点是:吸气绵绵,呼气微微,呼吸时人用手试之于鼻,没有明显的感觉,故又称"潜息法"。

6. 胎息。它是一种比潜息更柔和的腹式呼吸,腹部几乎不动,从外表上看呼吸好像停止了,但实际上仍在脐部呼吸。此乃功夫极高阶段。

潜息和胎息是练气达到高度熟练时自然出现的呼吸状态,不可强意追求。

最后谈一下呼吸锻炼中几个要注意的问题:呼吸所要达到的总体要求是深、长、细、匀,这种呼吸功夫是长期修炼所形成的,在锻炼时,不可故意将呼吸拉长、硬压。不论哪种呼吸法,每练 10～20 分钟后,都要改为自然呼吸法,以免呼吸肌过于疲劳,发生麻痹,使人憋闷。因此,练气功必须练养结合,即练呼吸与养呼吸相结合。练呼吸要在柔和自然的前提下,逐步做到深、长、细、匀。练动功或静功开始时主要练姿势,使姿势动作熟练、全身放松、思想宁静、神清气爽后,再配合练呼吸,否则易导致呼吸紧迫、情绪紧张、胸闷、头昏等。在开始练呼吸前,要选择空气新鲜的地方,待姿势站定后,定心凝神,意想体内浊气随呼气呼出,随后再行纳气。共呼吸 9 次后,再使其自然,并用意念慢慢引到所要练的呼吸方法。

搅海咽津养生法

搅海咽津是一种口腔功法,历来受到人们的重视。前人讲,"舌宜常舐""津宜常咽""赤龙搅水津,鼓漱三十六,神水满口匀,一口分三咽"。这就是传统的搅海咽津。赤龙,指舌头。

唾液,古人极为珍视,视为人身至宝,称之为"玉液""金津""甘露""神水"等等。现代科学研究表明,唾液确实是宝贵的东西,它除水分外,还含有淀粉酶、溶菌酶、黏液蛋白、乳酸胆铁、磷酸钙、氨基酸以及少量的无机盐等。其中淀粉酶能把食物中的淀粉分解成人体容易消化吸收的麦芽糖,溶菌酶有解毒杀菌的功能,可以阻止口腔细菌的繁殖,防止口腔内、牙龈、咽喉的一些炎症。唾液入胃后可降低胃酸的浓度,有利于溃疡病的防治,还可刺激味觉,使人吃食物更香甜。总之,唾液不仅能帮助消化,促进食欲,而且具有解毒、杀菌和抗衰老的作用。

搅海咽津养生法就是吞下口腔中的唾液,方法也很简单。无论坐着站着,首先要全身放松、面带笑容,面带笑容就预示着你心里愉快了,然后嘴唇轻闭,这是准备动作。首先是叩齿:上下牙齿轻轻叩动 36 次。其次是搅海:舌头在口腔中轻轻搅动,顺时针搅 9 次,逆时针搅 9 次,周而复始,共 36 次。通过叩齿和搅海,口腔中就会分泌唾液。如果开始练时唾液分泌不多,你要像漱口一样轻轻地含漱到唾液满口。再次是咽津:将唾液分三小口咽下。咽时要汩汩有声,像吞咽食物一样,并以意念导引,目内视,将唾液送到脐下丹田。最后要意守丹田 3 分钟。开始练时唾液不多没关系,练的时间长了,你只要脑子一想这件事情,舌头一动,唾液就满口,不必局限于次数。经常练习咽津,可以灌溉脏腑,濡润四肢,面色红润,轻身不老。

以情制情养生法

以情制情养生法,又叫情志制约养生法,是根据情志及五脏间存在的阴阳五行生克原理,用互相制约、互相克制的情志来转移和干扰原来对肌体有害的情志,藉以达到协调情志的目的。这一养生原则以我国古代的著名医学家张子和的《儒门事亲》最有代表性。使用以情制情养生法须在患者有所预感时实施,不要在病人毫无思想准备之时突然地进行;要掌握病人对情志刺激的敏感程度,以便选择适当方法,避免太过或不及。

1. 喜伤心者,以恐胜之。以恐胜之,又叫惊恐疗法,适用于神情兴奋、狂躁的病症。《洄溪医书》里记载一例喜病恐胜之的例子。某人新考上状元,告假返乡,途中突然病倒,请来一位医生诊视。医生看后说:"你的病治不好了,七天内就要死,快赶路吧,抓紧点可以回到家中。"新状元垂头丧气,日夜兼程赶回家中,七天后安然无恙。其仆人进来说:"那位医生有封信,要我到家后交给您。"只见信中讲到:"公自及第后,大喜伤心,非药力所能愈,故仆以死恐之,所以治病也,今无妨矣。"

2. 思伤脾者,以怒胜之。以怒胜之,是利用发怒时肝气升发的作用来解除体内气机之淤滞的一种疗法,适用于长期思虑不解、气结成疾或情绪异常低沉的病症。《四川医林人物载》里记述了一例郁病怒激泄的病例:"青龙桥有位姓王的儒生,得了一种怪病:喜欢独居暗室,不能接近灯光,偶尔出来则病情加重。遍寻名医而屡治不验。一天,名医李健昂经过此地,家人忙请他来诊视。李氏诊毕,并不处方,却索取王生昔日之文,乱其句读,高声朗诵。王叱问'读者谁人'? 李则声音更高。王气愤已极,忘记了畏明的习惯,跑出来夺过文章,就灯而坐,并指责李氏:'你不解句读,为何在此高声嘶闹?'儒生一怒之后,郁闷得泄,病也就好了。"

3. 悲伤心者,以喜胜之。以喜胜之,又称笑疗,因神伤而表现的抑郁、低沉的种种病症皆可使用。在《医苑典故趣拾》中有这样一则笑话:清代有位巡按大人,抑郁寡欢,成天愁眉苦脸,家人特请名医诊治。当名医问完其病由后,按脉许久,竟诊断为月经不调。那位巡按大人听罢,嗤之以鼻,大笑不止,连连说道:"我堂堂男子,焉能月经不调,真是荒唐到了极点。"从此,每回忆及此事,就大笑一番,乐而不止。此便是名医故意以常识性错误引起病者发笑,而最终达到治病的目的。

4. 恐伤肾者,以思胜之。以思胜之主要是通过"思则气结",以收敛涣散的神气,使病人主动地排除某些不良情绪,达到康复之目的。《晋书·乐广传》记载:尝有亲客,久阔不复来。广(乐广)问其故,答曰:"前在坐,蒙赐酒,方欲酒,见杯中有蛇,意甚恶之,既饮而疾。"是时河南听事壁上有角弓,添画作蛇,广意杯中蛇即角影也。复置酒于前处,谓客曰:"酒中复有所见不?"答曰:"所见如初。"广乃告其所以,客豁然意解,沉疴顿愈。"杯弓蛇影"这一成语所讲的故事说明因恐惧引起的疾病可以用"深思"的方法来解除其恐惧、紧张的心理状态,从而使疾病消除,恢复健康。

5. 怒伤肝者,以悲胜之。以悲胜之是根据《黄帝内经》中的"悲则气消"和"悲胜喜"的论述,想法使病人悲哀,达到康复身心目的的一种疗法,对于消散内郁的结气和抑制兴奋的情绪有较好作用,最适于病人自觉以痛苦为快的病症。《儒门事亲》中载:张子和治妇人病,问病人曰:"心欲常痛哭为快否?"妇曰:"欲如此,余亦不知所谓。"张又曰:"少阳相火,凌灼肺金,金受屈制,无所投告。肺主悲,但欲痛哭为快也。"于是,张子和鼓励病人尽量痛哭,遂其病得以康复。此病例为木火灼伤肺金,肝肺气郁,故以哭出为快。

在运用"以情制情"疗法治疗情志因素所导致的病变时,要注意刺激的强度,即治疗的情志刺激要超过致病的情志刺激,或是采用突然强大的刺激,或是采用持续不断的强化性刺激。总之,后者要超过前者,否则就达不到以情制情的治疗目的。

以静制躁养生法

人只要在清醒状态，客观事物总是感应于心，如人们常说的"心想""心说"，使人的心神日理万机，动而难静。如果心神由于客观或主观某些原因的侵扰，过于躁动，神不内守，必然扰乱脏腑，耗气伤精，容易招致疾病，使人早衰寿短。

现代医学认为，心理活动失衡，常使人产生一种焦虑反应，即忧虑、恐惧和焦灼兼而有之的情绪反应，往往出现交感神经系统的机能亢进、失眠、头痛等症状。国外现在形象地把高血压性心脏病称为"经理病"，意思是当经理的人时常处在精神高度紧张的状态之下，所以这种病在担任经理的人群中发病率很高。其实与精神和神经过度紧张有关的疾病种类极多，焦虑反应与特定的疾病是相伴而生的，如冠心病、胃及十二指肠溃疡、甲状腺功能亢进和神经性皮炎等。因此清静养神在养生学中有着重要的意义。

清静养神是以养神为目的，以清静为大法。只有清静，神气方可内守。清静养神的运用归纳起来有三点：一是以清静为本，无忧无虑，静神而不用，真气即可绵绵而生；二是少思少虑，用神而有度，不过分劳耗心神，使神不过用；三是常乐观，和喜怒，无邪念妄想，用神而不躁动，专一而不杂，可安神定气。

清静养神、以静制躁也是促使身体健壮、延缓衰老的重要条件。为什么静能强身抗衰呢？《淮南子》指出："静而日充者以壮，躁而日耗者以老。"就是说，心神安者，其精气日渐充实，形体随之健壮，而心神躁动者，精气日益耗损，形体必然过早衰老。这就是"静者寿，躁者夭"之理。

以上谈到的是内要心静，要维持心神内守，还应注意避免外界事物对心神的不良刺激。眼耳是心神接受外界刺激的主要器官，其功能受心神的主宰和调节。人生活在社会中，人事相处，耳目所触，都要反映到大脑里，影响心神。

噪音对人身心健康十分有害，常使人头痛、失眠，倦怠乏力；也使人心烦意乱，脾气暴躁；噪音使动脉血管收缩，心脏跳动加快；使肌肉紧张，瞳孔散大。长期受噪音的影响，可促使人体内脏器官功能失调，特别对哮喘、胃及十二指肠溃疡、心血管疾病影响较大。噪音的危害已被列在废水、废气之后，被称为城市环境污染的第三大公害。那么，怎样才能排除噪音的干扰，使人的心神宁静呢？首先，要保持愉快乐观的心理状态。研究发现，人在心情愉快的时候，对噪音的心理反应较小；心情不佳时则对噪音的心理反应就大。其次，要搞好环境绿化，可通过灌木丛减低声音的分贝，草坪和菜园也有减低噪音的作用。当然，如有条件，最好选择噪音在30分贝以下的环境中生活。

小声说话延年益寿。有人在土库曼斯坦发现了一个叫尼科内伊夫的小村庄，村内人均寿命达到了103岁，长寿秘密之一是小声说话，故有"低语村"之誉。村内男女老幼讲话的声音均很低。没有人大声喊叫，也没有人吵架，人们说话时总是贴近对方的耳朵，故罹患高血压和心脑血管疾病的人极少，祛病延年。

节制七情养生法

喜、怒、忧、思、悲、恐、惊七种情绪变化，是人们对外界客观事物的反映。历代养生家非常重视情志与人体健康，主张调和七情，延年益寿。自古以来，中医都很重视七情，七情会扰乱五脏六腑的功能,使脏腑功能失调,比如过喜或过惊会伤心,过怒会伤肝,过度思虑会伤脾,过悲或过忧会伤肺,过恐会伤肾。相对应的,如果脏腑功能失调也会导致情绪的异常反应,如肝气虚则恐、实则怒、心气虚则悲等。

和喜怒。喜怒之情人皆有之,古人认为喜贵于调和,而怒宜于戒除。喜也应适中适度,不宜太过。怒是历代养生家常忌的一种情绪,对人体健康危害最大。人一旦发怒,可用转移、吐露、忘却、想象、让步、避免等制怒方法,恐克喜,悲克怒,以求平和。

去忧悲。老年人由于精气亏虚,心气不正常,常易生忧悲之苦,忧悲不已又会进一步损伤神气,加速衰老,所以老年人特别应当杜绝忧悲。喜克悲,去忧悲。

节思虑。人不可无思,唯过则有害,思虑过度可出现头昏、心慌、失眠、多梦、痴呆等症状。怒克思,以制思虑。

防惊恐。惊恐往往导致心神失守,肾气不固,而易出现惊慌、失眠,二便失禁,甚至精神失常等方面的病症,可见突然而来的剧烈惊恐,可以使人体气机逆乱、血行失常、阴阳失衡而导致疾病发生,甚至发生生命危险。所以老年人应当注意避免惊恐。思克恐,以防惊恐。

情绪与健康的关系引起了国内外学者高度重视,一般认为七情之中以愤怒、忧郁、悲伤、惊恐对人体的影响和危害最大,一切对人不利的影响中,最能使人短命、死亡的就是不好的情绪和恶劣的心境,如忧虑、颓丧、惧怕、贪求、怯懦、妒忌和憎恨等。

只有善于避免忧郁、悲伤等不愉快的消极情绪,使心理处于怡然自得的乐观状态,才会对人体的生理起到良好的作用。如能提高大脑及整个神经系统的功能,使各个器官的功能协调一致,不仅焦虑、失眠、头痛、神经衰弱等轻度的心理疾病可避免,即使是像精神分裂症等严重的心理疾病,也会减少发病的机会。所以要保持良好的心态,凡事顺其自然,不强求,永远保持一颗平常心,这样我们的身心才会和谐,身体也才会健康。

释放忧郁养生法

人来到这个世界上,风风雨雨几十年,不顺心的事很多,不可能都尽如人意,一帆风顺。愁事憋在心里时间长了,自然会生发出病来。巴西老年病专家戈麦斯说:"长期处于忧郁状态的人,会引起过多的肾上腺素和皮质类固醇的产生,它除了降低肌体的抵抗力外,还会加速产生单胺氧化酶,加快衰老进程,造成躯体的麻木、沮丧、疲倦。"说明忧郁是人生的一个隐形杀手。人要养生、长寿,就必须消除这个隐形杀手。而消除这个隐形杀手的最好方式是将长期积郁在胸的忧愤释放出来。释放忧郁的方法很多,下面就介绍三种。

1. 忘记过去法。人到了老年要学会自我解脱,要做到对过去的事不耿耿于怀,不纠缠不休。须知谁对谁错已是过眼烟云,再翻那些陈芝麻烂谷子只有耗神费力,毫无意义。要使自己达到忘我境地,以求心静。而心静则是养生长寿之一大要诀。

2. 知足常乐法。此法是释放、治愈忧郁的一剂良药。世上的路万千条,一个人的一生只能走一条,不可能条条都走到。只有不左顾右盼、不瞻前顾后、不搞"五子登科"攀比,只管心地坦然走自己的路,你才会做到怡然自乐。

3. 广交朋友法。人老了最怕孤独,个人独处时虽然也可以搞点感情转移,于无人处喊上几嗓子,以消除胸中郁闷,但远不如广交朋友。闲来时可以和朋友们一起搓搓麻将、下下棋(但时间不可过长);烦闷时可以和朋友们一起侃侃"三国",唠唠家常;高兴时可以和朋友们一起高歌同乐，手舞足蹈，孤独和忧愤便自然会离得远远的了。

酌情疏泄养生法

古人曾说："不如人意常八九，如人之意一二分。"一般来说，人的一生中处于逆境的时间大大多于处于顺境的时间。那么，心情不愉快时怎么办呢？

事实证明，酌情疏泄养生法可使人从苦恼、郁结的消极状态中得以解脱。祖国医学认为，"郁则发之"。郁，即郁结，主要指忧郁、悲伤等使人不快的消极情绪；发，即疏发、发泄，当情绪不佳时，千万不要自寻苦恼或把痛苦、忧伤闷在心里，一定要使其发泄出来。现代医学研究发现，因感情变化而流出的眼泪中含有两种神经传导物质，这两种传导物质随眼泪排出体外后，可缓和悲伤者的紧张情绪，还可减轻痛苦并消除忧虑。美国圣保罗市精神病学研究室主任威廉·弗列有个有趣的实验，在受试的 200 名男女中，有 85% 的女性和 73% 的男性在因痛苦而哭泣后，自我感觉都比哭之前好得多，健康状况也有改善。

现已证实，结肠炎、消化性溃疡病、过敏性结肠炎、神经衰弱、失眠及一般胃疼等均与情绪压抑有关。男性患消化性溃疡病多于女性，其原因之一即与"男儿有泪不轻弹"有关。所以，想哭时，不必强力压抑自己，而要尽可能地使泪水流淌排放出来。当然，也不宜过悲久哭，因为"大悲伤肺"。

具体说来，疏泄缓解不良情绪、缓解身心疲劳的主要方法有：

在得了感冒发烧等小毛病后，自然出现的流涕、咳痰、呕吐、腹泻、发汗等症状，其实也是一种泄，有助于将体内的不良物质排出。只要顺应自然病程，在医生的指导下适当用点药，多喝开水，多休息，让身体来一次"吐故纳新"。

体内应该及时排出的糟粕之物，长时间留存只会伤及脏器，及时排泄才能捍卫健康。生活中最好多喝水、勤小便，养成定时大便的习惯。

适当出汗不仅可以帮助人体调节体温平衡，还有助于排出人体内的毒素、控制血压、促进消化等。要注意加强身体锻炼，适当地流点汗对人体是有好处的。

向别人倾诉自己内心的痛苦和烦恼，既能减缓精神上的苦闷情绪，也可避免因精神忧郁导致的神经衰弱、内分泌功能紊乱和月经失调等。遇到困扰或烦心的事时，要多与家人、朋友沟通，理清思路、解开心结是很好的疏泄方法。在沟通的同时，还有助于增进彼此的感情，化解不必要的误会。

受了委屈、怒气升腾时，如果能在郊外高声喊叫一番，可在长啸中宣泄愤懑，敞开胸怀。心情不好去 KTV 放声高歌，这与呐喊类似，同样有助于疏泄压力，但娱乐减压要有度。

身心俱疲的年轻女性可到舞厅和迪厅疯狂一把，在喧嚣中，使长期抑制的大脑皮层得到彻底缓解。

旅游不但可使处于抑制状态的大脑皮层兴奋起来，还可活跃人体多巴胺系统，使丘脑-垂体得以协调。

吟诗抒情，不仅可给人的听觉器官以美的享受，更有荡涤肺腑、宁神忘痛的心理效应。哪怕不懂诗，顺口溜出几句打油诗也会让自己乐而忘忧。

心乐祛病养生法

精神乐观是健身的要素、长寿的法宝。正如《黄帝内经》里所说："内无思想之患，以恬愉为务，以自得为功，形体不敝，精神不散，亦可以百岁。"我国广西马瑶族自治县是著名的长寿之县，那里的长寿老人有一个共同的特点，就是乐观开朗。

那么，为何乐观者长寿呢？孔子在《论语》中说："知之者不如好之者，好之者不如乐之者。""发愤忘食，乐以忘忧。"《黄帝内经》认为，乐观与心神的关系较为密切："膻中者，臣使之官，喜乐出焉。"其意为：乐为心主，出自膻中，心神舒畅，乐意外达。清代的《祛病歌》非常耐人寻味："人或生来血气弱，不会快乐疾病作，病一作，心要乐，心一乐，病都祛。心病还须心药医，心不快乐空服药，且来唱我快活歌，便是长生不老药。"

常听到人们说的一句口头禅："活得好累！"当今社会是生活节奏日益加快，竞争激烈的信息时代，人们的脚步像上了发条似的，不停地向前跑。人的心理承受能力是有一定限度的，如长期处于过度的精神紧张状态，日积月累，难免产生过度焦虑、烦躁、恼怒、抑郁等不良情绪，导致心理障碍，从而引发高血压、心脏病、消化性溃疡、糖尿病、妇科病，甚至癌症，影响健康。

怎样才能做到心乐而不累呢？一是静心。人生在世，要有"淡泊以明志，宁静以致远"的高雅境界。二是清心。退休之后要跳出红尘的扰攘，荣辱升降已成过眼烟云，将外界一切干扰拒之门外，自得其乐。三是宽心。历经坎坷的老年人，胸襟要像大海那样宽阔，即使遇到一些不顺心的事，也要达观对之，自我化解。四是忍心。百事忍为上，能忍亦豪杰，容忍大度既可排解自己恶劣的心境，又能促进良好的家庭和人际关系，人也自然乐在其中。五是用心。人老了不能光想养尊处优，无所事事，而要多动脑筋，多些兴趣爱好，读些净化心灵的书报，可陶冶情操，心身康泰，活得潇洒，过得自由自在。

善于忘却养生法

研究发现，在人类思维的发展过程中，遗忘占据了很大一部分，遗忘也是人生不可避免的一种行为，是非常有必要的。养生保健时采取遗忘的方法，不但可以达到使得身心平衡的状态，还可以使得神经系统处于舒缓的最佳状态，达到防衰老及延年益寿的功效。

遗忘养生法能使注意力得到分散，如听轻音乐、爱好收藏、观赏花草树木等，能使得不良的情绪、神经官能症及机械性创伤疼痛等患者的注意力得到分散，从而更好地达到调节情绪及治疗疼痛的效果。通过这种遗忘养生法能使得我们的身心更能处于平衡状态。

学会忘却。人生活在复杂的人际关系与社会环境中，难免遇到一些不顺心的事，将这些不顺心的事统统记在心上，频频激发"应激反应"，既加快衰老，又是疾病的祸根。故应及时忘掉该忘的事，轻轻松松地生活，以减少对大脑保卫系统的恶性刺激。会忘且善忘者，才能真正达到延年益寿的目的。

1. 忘形。重视修身养性可以使自己忘却形体的存在，这对养生十分重要。即使身患疾病，也多能泰然处之，不焦不虑，不消极，自然有利于战胜病魔，使身体健康。

2. 忘怀。内心恬淡，不依恋身外之物和名利，不追怀往日荣宠，不计较过去恩怨，将心中所牵挂的事物一一抛开，全都忘却，这样你的心境定会开阔，生活才有阳光。

3. 忘劳。能够任劳任怨地参加一些适当的、有节奏的工作或劳动，并把它看做是生活的一大乐趣，这有益于健康。相反，过于追求舒适，四体不勤，怕苦怕累，只会有损健康和寿命。

4. 忘情。情总有变化，但这类精神活动过度强烈或持久，容易成为一种致病因素。有言道"忘情则无烦"，就是说，面对喜怒哀乐之事，要淡然若忘，使神情超脱。

5. 忘年。老年人如能忘掉年龄，多想自己还年轻，这对延缓心理衰老大有益处。事实证明，老年人常参加社交活动，尤其与年轻人多交往，可收到忘年的效果，使自己觉得青春永驻。

6. 忘机。要涤净与他人计较的心机，要心无杂念，养成纯真的意念。用沟通达到宽容，宽容是消除隔阂、沟通感情的法宝。报复虽然能发泄怒气，痛快一时，但会陷入更深的矛盾之中。因此，解决的最好办法是宽容，对恶意不屑一顾。

老年心理养生法

专家预计，心理养生将成为 21 世纪的健康主题。所谓心理养生，就是从精神上保持良好状态，以保障肌体功能的正常发挥，来达到防病健身、延年益寿的目的。人到老年，日常生活中除了注意身体锻炼和饮食营养外，保持心理健康对延年益寿尤为重要。中医认为，生者，重在养心。随着人们对身体健康的日益重视，大多数人尤其是老年人对饮食和身体方面的养生非常重视，而忽略了甚至根本不知道情志，即心理方面的养生。科学研究表明，病由心生，76%的疾病与情绪相关。

世界卫生组织定义健康是躯体上、精神上以及社会适应上的完好状态。合理膳食、适量运动、戒烟戒酒和心理平衡是人体健康的四大基石。也就是说，养身不是养生的全部内容。心理平衡是健康的金钥匙，养生要重视养身，更要重视养心。养心就是维护心理健康。医学专家明确指出，心理健康会直接影响到生理健康。对于心理不健康的人，即使肌体完全康健，也会招致百病丛生。

美国心理卫生学会曾提出了 10 条要诀，即对自己不苛求、对亲人的期望不要过高、不要处处和人争斗、暂离困境、适当让步、对他人表示善意、找人倾诉烦恼、帮助别人做事、积极娱乐、知足常乐。

1. 自我转移法。每当遇有不顺心的事而受到困扰时，可先将其暂放一边，通过外出旅游、游艺活动、运动来转移排遣心中的郁闷。中医认为养生的第一要务在于养神，而静坐正是养神的最好方法。静坐也是一种现代流行且易学的放松法，可以缓解焦虑，增加自己的内控程度，改进睡眠状况。

2. 难得糊涂法。日常生活中，对一些非原则性的问题采用"糊涂"一点的态度，可以增强心理承受能力，避免不必要的精神痛楚和心理困扰，以平和的心境对待生活中的琐事，使自己经常保持乐观豁达的心理状态。

3. 精神胜利法。在生活中遇到的各种各样不如意的事，不妨用精神胜利法来调适自己失衡的心理，自我开脱、自我安慰，这样可以营造一个祥和、豁达、坦荡的心理氛围。

4. 随遇而安法。生活中不管遇到什么样的困难,总要好好活下去。生老病死、天灾人祸都会不期而至,而用随遇而安的心境去对待发生的一些事情,正确面对现实生活,就会拥有一片安静清新的心灵天地。

5. 幽默给力法。幽默可润滑人际关系,消除紧张,减轻生活压力,使生活充满乐趣。当自己受到挫折或处于尴尬时,可用幽默化解困境,维持心态平和。

6. 发泄疏导法。当在生活中遇到不顺心的事时,及时向亲朋好友讲出来,从而得到疏导和排解。如果有的事不便说出来,也可写进日记里,不要憋在心里。

7. 学会宽容法。宽容是心理养生的调节阀。人们在社会交往中,吃亏、被误解、受委屈的事总是要不可避免地发生。面对这些,最明智的选择是学会宽容。宽容不仅包含着理解和原谅,更显示着气度和胸襟、坚强和力量。一个不会宽容,只知苛求别人的人,心理往往处于紧张状态,从而导致神经兴奋、血管收缩、血压升高,使心理、生理进入恶性循环。要想开拓健康之坦途,首先要学会宽容。

8. 良好品德法。人的健康与否,不仅与锻炼、饮食、生活规律有关,同时也与品德有密切关系。德是养生之本,是保证个人消灾灭祸的要诀。善养品德的人,等于为健康投了一份保险。

9. 心存善良法。曾有一项调查发现,所有的健康老年人都有一个共同的特点,就是心胸开阔、性格随和、心地善良。心存善良,就会以他人之乐为乐,乐于扶贫帮困,心中就常有欣慰之感;心存善良,就会与人为善,乐于友好相处,心中就常有愉悦之感;心存善良,就会光明磊落,乐于对人敞开心扉,心中就常有轻松之感。总之,心存善良的人,会始终保持泰然自若的心理状态,这种心理状态能把血液的流量和神经细胞的兴奋度调至最佳状态,从而提高肌体的抗病能力。

10. 乐观向上法。乐观是一种积极向上的性格和心境,是心理养生的不老丹。它可以激发人的活力和潜力,解决矛盾,逾越困难;而悲观则是一种消极颓废的性格和心境,它使人悲伤、烦恼、痛苦,在困难面前一筹莫展,影响身心健康。

11. 淡泊名利法。淡泊是心理养生的免疫剂,是一种崇高的境界和心态,是对人生追求在深层次上的定位。有了淡泊心态,就不会在世俗中随波逐流;就不会对身外之物得而大喜,失而大悲;就不会对世事、他人牢骚满腹,攀比嫉妒。淡泊心态使人始终处于平和状态,保持一颗平常心。

12. 调节情绪法。不良情绪是疾病的催化剂,会波及心理的失衡,进而导致生理疾病。要消除不良情绪,首先要学会静心。养心贵在静心,使心态保持平和,就好像人的体温保持正常一样,会对身体机能产生良好影响。以平常心对待身边的人和事,做到心中无所恐惧,为自己尽早卸下不必要的心理重负,这样就可以摆脱诸多无谓的烦恼。其次要心境愉快。不管心情是否高兴,尝试着保持微笑。笑可以使内脏得到有益的活动,使神经、肌肉和骨骼得到放松,且减轻精神压力,进而提高肌体的免疫力。再次要胸襟豁达。在人际关系方面态度真诚和善,以宽厚的态度待人处世。第四要情绪稳定。努力适应周围的自然、社会环境,控制情绪,适应生活中的各种不良刺激,尽快恢复心理平衡。第五要热爱生活。充分发挥自己的能力,做自己想要做的或喜欢做的事,并从中获得乐趣。

中年心理养生法

"健康的一半是心理健康",这是世界卫生组织早已向人们提出的忠告。新的研究发现,人到中年之后,会产生比青少年更多的精神上和心理上的问题。这是因为,一是中年人肩负着事业与家庭两副重担:在事业上是承上启下的中坚力量,担负着极为繁重的工作任务;在家庭中又是生活车轮的中轴,既要照顾父母,又要教养子女,衣食住行,内外杂务,事事都得劳神操心,弦绷得紧,是人生心身负担最为沉重的时期。二是中年人由于事业和工作上的不称心,就会造成心灰意懒,丧失信心和希望;或因为家庭不和睦,子女的升学和就业等问题使自己心理压抑;中年人还往往对自己的成功认识不足,对自己的过失或失败过多地抱怨和懊悔。三是到了四十多岁之后,他们进入到了向老年过渡的更年期,内分泌功能发生变化,对精神因素的刺激格外敏感。沉重的心身负担和如此种种的不良精神和心理刺激,可加速或加剧人体生理功能的退化速度和程度,甚至直接导致精神崩溃而产生精神障碍,或是各种疾病,尤其是高血压、心脏病、恶性肿瘤。因此,有关专家呼吁:人到中年更要注意心理保健。中年心理保健概括起来就是要用好四个字,即"加""减""乘""除"。

1. "加",即扩大业余爱好,充实生活内容,陶冶情操,增加生活的乐趣。中年人的体力、精力都今不如昔,若终日只是单调地劳作,迟早会把身体压垮,疾病便会乘虚而入。因此,在紧张繁重的工作之余,应积极参加一些文体活动,如下棋、钓鱼、养花、体育锻炼及闲聊等,以放松思想,做到有劳有逸、有张有弛,体质增强了,劳动效率也自然会提高。

2. "减",即果断、坚决地排除心理压力及烦恼,步出名利怪圈,终止一切有损心理健康的活动,进入康寿乐园。人生不可避免地要遇到各种困难、坎坷或挫折,也势必会引起不良情绪和产生心理压抑,这时可采用"释放"(把心中的委屈、忧愁、烦恼向知心朋友、亲人等倾诉)、"转移"(用其他活动转移对不良情绪刺激的注意力,如看电影、散心解闷或走亲访友等)、"升华"(化悲痛为力量,力争在工作中取得优异成绩,用胜利的欢乐、成功的喜悦冲淡痛苦)等方法排遣和减轻心理压力。同时,还要戒除吸烟、酗酒、赌博等不良嗜好,以免深受其害。

3. "乘",即扩大社会活动,同享友情之乐。人生最美好的东西是友情。中年人若长期囿于某种工作,很少与人交往,天长日久便易产生孤独感,烦闷、苦恼、自私等不良心理便会找上门来,影响心身健康,甚至有可能染上严重的疾病。因此,在工作之余,应走出家门,主动结交一些志同道合的知心朋友,互相关心、互相帮助、互相爱护,取长补短;既可在高兴时海阔天空地畅谈,也可在烦闷时倾诉衷肠,这样对心身健康大有神益。

4. "除",即化干戈为玉帛,化烦恼为动力。遇到不愉快的事情,要学会谅解、宽恕别人,站在对方的立场上设身处地替别人想想,就容易想得通。减少火气,消除怨气,谅解别人的过错或消除相互之间的误会,这样有利于保持良好的人际关系和愉快的情绪。工作不顺心或情绪低落时要学会换个角度看自己,看到自己的长处,看到自己的成绩,增强自信,树立生活的信心和勇气。平时要淡名利,少欲望,不斤斤计较个人得失,每当遇到烦恼、忧愁、挫折时,应积极地进行自我调节,冷静地应付各种情况,保持心理平衡,保持乐观向上的心态。

在竞争日益激烈、诱惑日趋繁多的社会里,只要坚守心理养生,一切有损身心健康的因素都将被击退。

中年时期养生法

中年人在心理、生理上都将有一个与过去完全不同的感觉,为保证身体健康,平日生活一定要注意养生保健。因为此时人体各脏腑尚未衰老,只要养生得当,就可延缓衰老的到来,预防或延缓疾病的发生,收到事半功倍的效果。

1. 生活要有规律。每天安排要形成良好的规律,如起居有常,根据每个人习惯早睡早起,或晚睡早起,以不睡懒觉为好。可根据一年四季适当调整起居饮食时间,也就是中医所说的"顺应四时"。生活有规律可以使人体各个系统功能较为正常,有利于营养的消化吸收,使人有充沛的精力去工作。

2. 保持良好心态。中医认为,七情(喜、怒、忧、思、悲、恐、惊)太过可以致病。而七情致病又较为难治。由于生活节奏过快,生活、工作压力过大,尤其是中年人上有老下有小,面对各种竞争,精神高度紧张,长期如此自然心情不好,情绪喜怒无常,处于亚健康状态,甚至发生"情志疾病"。中年人因工作或因家庭,思想负担太重,容易多愁善感,这种情绪很容易催人衰老。为此,中年人要做到遇事学会排解,泰然处之,不要动不动就愁肠百结,保持良好的心态非常重要。遇到问题时要换位思考,多想积极向上的一面,还要善于倾诉,以便排解烦恼,使心情更加舒畅。

3. 节制饮食。少年长骨,青年长肉,中年长膘,这是人体生长发育的规律。中年人为了预防身体发胖,除经常运动外,要防止心脏和血压出毛病就必须控制饮食,尤应注意少吃高脂肪、高糖类的食物,晚餐不要吃得太饱,避免大吃大喝。有些人由于工作、社会交往频繁,经常外出就餐,这样极易造成饮食的不合理。如暴饮暴食、食无定时、食无节制、挑食偏食,日久就会造成营养过剩或营养素的不均衡,从而出现高血脂、高血压、糖尿病、肥胖等多种饮食不合理造成的疾病。所以要想饮食合理,最好的办法就是在家吃饭,因为家里可根据身体情况做到营养合理,荤素搭配,食量适度。人到中年后,要多吃蔬菜、水果及高蛋白(如牛奶、鸡蛋等)、低脂肪的食品,这样可以预防心脑血管疾病或延迟一些中老年疾病的发生。

4. 适当运动。"树老先老根,人老先老腿"。人到中年,常觉得两腿沉重,腰酸腿痛,因而不爱运动。中年人要根据自己的身体和工作情况,经常从事一些力所能及的体育运动和体力活动。如何运动,运动量多大为宜,却不是每个人都能科学把握的。其实最好的运动是散步,这是大多数人都容易做到、容易坚持的,可根据每个人的体质等因素选择步行的长度。一般来讲,路程以3 000米左右为宜。晨起或晚饭后均可进行。散步是有氧运动,好处很多:有助于消化系统消化吸收,对慢性胃炎可起辅助治疗作用;防止腿脚的退化;提高心肺功能;降低血压;可以使人精力充沛、提高工作效率、改善睡眠质量等。要想增强体质、提高抵抗力,还是要选择易掌握、易坚持的运动项目。另外,适当做些家务劳动,既美化了居住环境,也不失为一种很好的锻炼。

5. 劳逸结合。不要长期超负荷工作,要学会休息与放松。中年人肩挑工作、家庭两副重担,而人体能承受外界的压力是有限的,若超过了一定的限度,就会积劳成疾。因此,中年人要保证充足的睡眠,不要劳累过度。另外,人到中年为避免未老先衰,只可有情,不可多欲。房事过度,会伤神损寿,影响健康。

6. 追求时髦要有自知之明。追求时髦固然无可厚非,可是要有自知之明,像腿和膝部以下太肥、太瘦,穿迷你裙就不是聪明的做法。岁月不饶人,硬要去扮年轻,绝对吃力不讨好。

7. 头顶发少属正常。男性的头发日益减少,秃头迹象日益明显;女性的发丛中也出现一撮撮灰色或白色的头发,惊慌之心在所难免。但医生说,没有 40 岁人的发质及发量与 20 多岁的人一样的,除非病态,脱发该是正常的。偶尔戴戴帽子,既可增风度又可加强信心。

8. 定期洗牙与整补。很多人不知道牙齿的魅力有时能胜过脸上的笑容。年过四十,剩下来的牙齿不再如往昔。因此,牙齿的保健是非常重要的,定期洗牙与整补非常必要。

9. 该配戴眼镜就戴。大约有 55% 以上年过 40 岁的人,眼睛开始退化,老花是普遍现象,这时就要为自己配一副合适的眼镜。美国眼科协会的统计资料表明,到 50 岁的时候,配戴眼镜的人口会高达 75%。因此,切勿为了爱美或表现年轻,伤害自己的视力。

生活起居篇

日常起居养生法

　　古人认为,人要保持强健的体魄和旺盛的精力,就必须对生活中的坐、立、行、卧、视特别讲究,因为它们直接影响着人的工作效率和休息的好坏,休息好了,精神自然旺盛;精神旺盛了,工作效率自然就高。这五种方式在人的生活中是缺一不可的。因此,立、行、坐、卧、视在这里就有一个时间概念,也就是都应该有一个节制的问题,即凡事都不能太过分。《内经》中说:"五劳者,久视伤血,久卧伤气,久坐伤肉,久立伤骨,久行伤筋。"由此看来,在人的日常起居中应注意以下几点:

　　1. 不可久坐。"坐"是人在日常起居中最基本的活动之一,也是消除疲劳的一种休息,但由于学习、工作的需要,坐在人生活中的地位就显得特别突出了。有时由于人们长时间久坐,忽视了其他活动,日积月累,人体及各器官受到不同程度的损害,会使肌肉松弛、加速肌肉的衰退与萎缩,易患慢性消化道疾病以及腰肌劳损、颈椎病、冠心病、痔疮,还会使前列腺负担加重。久坐既伤肉又伤脾损心,气滞血淤,脊柱肌肉瘦弱,臀部皮肤分泌腺受堵,易生疾病,特别是年龄较大的人,由于各内部组织器官功能减退,血液循环速度减慢,心脏负荷增大,由此久坐危害严重。坐一段时间后,站起来散散步,活动活动四肢,弯弯腰,扭扭腿,伸伸臂,转转脖子,以舒展肌肉和关节。一定要经常锻炼,注意全身运动。

　　久坐工作推门框扩胸法。许多人需伏案工作并久坐,再加上睡眠及工作姿势不良,常感背痛,骨科临床在排除内脏疾患及骨质病变以后,多诊断为胸椎棘上韧带炎或棘上韧带劳损。棘上韧带是位于脊椎正中的一条黄韧带,局部软组织较少,血运欠佳,一旦受损自身修复较慢,多造成慢性疼痛。如此,可采用"推门框扩胸法"治疗和预防。具体做法是选择卫生间或厨房较窄的门,双手抬起与肩同高撑住左右门框,站在门前10厘米处,身体尽量向门内伸,这时你会有背部肌肉舒展感。每遍反复做10～20次,每日2遍。此法可有效改善背肌的血液循环,促进棘上韧带处的组织新陈代谢,比一般的扩胸运动幅度大,比俯卧撑省力,老少皆宜。

　　老年人久坐后扩胸法。每坐1～2小时后,站起来,双臂展开,做扩胸活动。每次舒展胸部3～5分钟。做的次数、强度和频率应根据自己身体状况而定。扩胸的同时,可上下左右,缓缓活动颈部,自由自在地耸抬双肩,侧侧腰身,做深长呼吸,并不时捶打或按摩腰部肌肉。整个过程要放松自然,这样才能使心肺功能增强,改善老年人易出现的脑缺氧状况,达到松弛大脑神经、振作精神的作用。同时,由于扩胸运动时需要站起来,这样一个站立的小动作还可以使腿部肌肉收缩,令下肢的血液回流至心脏,能有效预防深静脉血栓的形成。

　　久坐上班族三叩养生法。中医认为,久坐族可通过叩击掌根、脚跟及八髎等穴位,对穴位起到刺激按摩的作用,进而改善气血不通,促进血液循环。一叩掌根。手掌根是泌尿生殖系的反射区,双手十指交叉,让两个掌根相叩20~30遍,直到掌根发红发热,可以促进盆腔的血液循环。二叩脚跟。脚跟的内侧也是泌尿生殖系的反射区,对于女性来说,这里联系着子宫和卵巢,所以也叫子宫穴,空闲时,让两个脚跟内侧碰上20~30遍,直至脚跟微热,这样可以促进盆腔的血液循环。三叩八髎。八髎位于下腰部尾骨上面、腰椎下面的骶骨区(是上髎、次髎、中髎、下髎的合称)。叩完掌根和脚跟,站起来,敲八髎20~30遍,这样可以更充分地活血化瘀,轻松消除疲劳,保持健康。

2. 不可久卧。人的一生,大约有三分之一左右的睡眠卧床时间。若长时间卧床,容易造成精神不振、身倦乏力、动则气喘的气虚症。应顺应四时,在春夏应"夜卧早起",秋季要"早卧早起",冬季要"早卧晚起",切不可没事就躺卧不起。由于人处于睡眠状态,身体各感觉器官、神经器官及一部分内部组织器官都处于休息状态,如果久卧不起就会使人气血阴滞,损伤脏腑。对体弱多病的老年人来说,久卧尤其有害,因为老年人本来身体各器官的功能就大大降低,如果不注意睡眠时间长短,不经常锻炼身体,就会严重损害身体,甚至有可能危及生命。70岁左右的老年人一天的睡眠时间一般在6小时左右,每个人都应该把握好自己的睡眠时间。

3. 不可久行。步行是人类最基本的运动,适当和适量、适时的行走,有利于气血流动、畅达气机、活动关节、祛病防老。但是如果长久步行锻炼,跋山涉水,超越应有的负荷,不仅有损气血,还会损伤各组织器官,容易导致脚筋扭伤、脚痛、膝关节痛、跌倒,有可能引发心脏病、脑血管病。慢步行走,能够锻炼人的身体,这是众所周知的。慢步行走不仅活动了全身,还可以呼吸外界的新鲜空气;在慢走中观看公园、路边的花草树木,能够很快地恢复因一天工作所带来的身体疲劳,同时还可调节紧张的心情。

4. 不可久立。人的一举一动,都要消耗气血精神。特别是老年人,如果站立长久不动,会影响气血的运行,使部分组织细胞营养失调,出现气滞血凝,发生下肢静脉血液回流不畅,导致腿软、足麻、脚背浮肿、下肢静脉曲张和腰膝关节发炎等疾病,严重影响健康。"立"也是人类一个最基本的活动。《黄帝内经》中说"久立伤骨"是有一定道理的。因为久立可造成人体下肢静脉曲张,腿部血液难以回流到心脏。如果老年人立的时间过长,不仅会感到肢体酸麻,而且还会引起呼吸困难。因此,无论年轻人还是老年人都不应久立。

5. 不可久视。久视会伤血耗气,引起肝血不足,目失所养,产生头晕目眩等症。因此,看电影、看电视、看书报的时间不宜过久,应每隔一定时间闭目养神,以免视觉疲劳。用眼过度会造成近视、视力模糊、眼干等多种问题。关键是活血。每小时远望5分钟,最好能做眼保健操。也可以把掌心搓热,捂住眼睛,反复做5~10次。

讲究睡眠养生法

常言道:"药补不如食补,食补不如睡补。"长期坚持睡眠养生,可以产生神奇效果。睡眠是平衡人体阴阳的重要手段,更是消除疲劳、走出亚健康的养生第一良方。人的一生约有三分之一的时间是在睡眠中度过的,觉醒和睡眠就像白天和黑夜一样交替进行,构成了人类生活的基本节律,这个周期性节律一旦终止,生命也就结束了。难怪古人说,"眠食二者为养生之要务","能眠者,能食,能长生"。还特别指出,"一夕不卧,百日不复",意思是说，如果一个人晚上不睡觉，那么往后一百日的调养也不足以恢复由此对健康造成的损害。因此，人们一定要重视睡眠，采用合理方法和措施，以保证睡眠质量，恢复肌体疲劳，从而达到强身益寿的目的。那么怎样才能达到高质量的睡眠呢？历代医家和养生学家有很多论述，概括起来，有以下几个方面：

1. 保证足够的睡眠时间。睡眠应安排在每天相对固定的时间，一般情况下，都以夜间睡眠为主，晚间就寝不要太迟，以 22 时前为好。子午觉是古代睡眠养生法之一，即每天中午 12 时和 24 时要入睡，以达到颐养天年之目的。睡眠的机理是阴阳交替的结果，子午之时，阴阳交接，人体内气血阴阳极不平衡，必欲静卧，以候气复。现代研究也发现，清晨 0～4 时，肌体各器官功率降至最低；中午 12～13 时，是人体交感神经最疲劳的时间，因此，子午睡眠是消除疲劳、恢复体力的最佳时间，符合养生之道。关于睡眠时间的长短，一般来说，年龄越小，睡眠时间越长，次数也越多。初生儿每天睡约 20 个小时，1 岁睡约 13 个小时，2～3 岁睡约 12 个小时，4～5 岁睡约 11 个小时，6～13 岁睡约 10 个小时，青壮年睡约 8 个小时。老年人睡眠不实，又需要较多的休息，尤以午睡最为重要。

2. 睡眠应有良好的环境。促使人入睡的环境要安静，光线要幽暗，卧室内应保持空气流通，冬暖夏凉，湿度适宜。床不宜太高，以便于上下，如果有条件，以一人一床为好，同床异被居次。床上用品要与四季气候相宜。床上理想的垫物最好是硬床上铺以软硬适中的床垫，可保持人体脊柱处于正常的生理状态。被子不能太厚太重，否则会使身体处于一定的压力之下，有碍休息。枕头只要能使头部比身体稍高一点即可，一般枕头高度在 9～15 厘米之间，可选用菊花、绿豆、茶叶、芦花、防风等做枕芯的药枕；有条件者也可使用玉枕、磁性枕等保健枕。

3. 睡前不可饱食，亦不可饥饿。晚饭和睡眠之间应间隔一段时间。晚饭最好安排在 17～18 时为宜。晚上进食、喝水都不宜太多，胃中饱胀对睡眠不利，中医有"胃不和则卧不安"之说。晚饭不宜吃得过饱，宜吃些清淡易消化且能养心阴的食物，如冰糖百合莲子羹、小米红枣粥等，因为人睡觉后，心脏仍在辛苦地工作，在五脏中，心脏最辛苦，所以适当地补益心阴将有助于健康。晚饭不吃或少吃油腻等刺激性食物，晚饭后不要饮浓茶、咖啡，以免兴奋而难以入睡。

4. 睡前要安静，情绪平和。在睡前半小时应保持情志平稳，心思宁静，摒弃杂念。睡前应注意减慢呼吸节奏，可以适当静坐、看慢节奏的电视、听低缓的音乐、闭目养神等，使身体逐渐入静，静则生阴，阴盛则寐。由于足部穴位和反射区非常丰富，若能养成每天睡觉前用温水洗脚泡脚，按摩脚心和脚趾，可起到促进气血运行、阴阳恢复平衡状态的作用。因此泡脚对于养生保健特别是预防高血压、冠心病、糖尿病、心梗等症具有非常积极的意义，尤其适合老年人和失眠患者。睡前刷牙比早晨更重要，对安稳入睡有很大帮助；看完电视后，洗洗脸、擦擦身，以保护皮肤清洁，使睡眠舒适轻松。睡前应进行自我皮肤摩擦，凡是能用手摸到之处都应干擦一遍，每次花时不多，日积月累，必见佳效。

5. 睡眠要讲究姿势。"卧如弓"，是前人对睡眠姿势的形象比喻。即以侧位为主，右侧位为多取，配以左侧卧，身体自然屈曲，适当配合仰卧位。屈曲如弓的卧姿能使肌肉筋膜完全放松，使体内脏腑保持自然位置，利于消除疲劳、保持气道和血脉畅通。另外，睡觉时胸腹部不要承受重压，也不要将手搭于胸口，更不能以被蒙头大睡。

6. 不同季节的睡眠养生。人的肌体犹如庄稼，也分春生、夏长、秋收、冬藏。夜晚，人体气血相对衰竭,是需要收藏的时候,睡眠不好则可能引起多种疾病。相反,良好的睡眠不仅是一种休息,也能修复身体的各项机能,对所有疾病的治疗都有帮助。春季,万物推陈出新的季节,应该入夜即睡,早一些起床,到庭院中散散步,舒展形体,使情志活泼,充满生机。夏季,万物繁荣秀丽的季节,应该晚些睡觉,早些起床,应该精神愉快,不要发怒,使体内阳气能够向外宣发。秋季,早睡早起,像雄鸡一样,天黑就睡,天亮就起,使意志安逸宁静,来缓和秋天肃杀气候对人体的影响。不让意志外驰,使肺气保持清静,如果违反了,就要损伤肺气,到冬天容易生病。冬季,万物生机潜伏闭藏的季节,不要振动阳气,应该早些睡觉,晚些起床,最好等到日出后再起床,使意志好像埋伏般地安静,避严寒,保温暖,不要使皮肤开泄出汗,以免损伤肾气。

7. 多晒太阳有助睡眠。科学家认为,阳光开启整合人体的生物钟,阳光中的紫外线可增强肾上腺的含量,使人体的自主神经得到放松,从而提高睡眠质量。人类在深度睡眠中制造生长激素,若深度睡眠时间缩短会导致生长激素分泌减少,那么衰老就无法避免。研究表明,人类在40岁以后总的睡眠时间会逐年减少,醒来后清醒的时间随年龄的增长而延长。白天多晒太阳,有利于增加夜晚深度睡眠的时间,由此产生的生长激素,有利于减缓人到中年时出现的衰老迹象。

晨起前后养生法

"一年之计在于春,一日之计在于晨。"清晨是人体精神最旺盛的时刻,也是益气养神、体育锻炼的最佳时机。可有的人,因贪恋床榻而耽搁了这美好时光,会给人体带来危害。

容易引起人的惰性。人在夜间的休息时间最好在8小时左右,过多、过少都会对人体产生危害。因为人体经过休整后,基础代谢处于最低水平,大脑却需要消耗大量氧、葡萄糖、氨基酸等物质能源,由此人体不补充能量来达到基本平衡,就会造成供给大脑营养不足、乏力、精神萎靡,使人产生惰性,长此以往,人的身体会衰弱下去。

对呼吸系统的危害。由于人在夜晚睡觉时大都关门闭户,拉紧窗帘,整个屋子就犹如一个笼子。人要生存,吸进的是氧气,呼出的是二氧化碳。因为门窗紧闭,外面的空气不能进来,里面的空气不能出去,由此屋里的病原微生物质的含量逐渐增加,经过一昼夜的睡眠过后仍卧床不起,这些病原微生物质会危及人体,从而会造成感冒、哮喘等疾病的发生。

降低人体的免疫能力。为什么经常锻炼的人很少生病,就是因为经过锻炼,各器官的免疫力增强了,对于病原体的侵入有较强的抵抗能力,因此不容易生病。

对生物钟的扰乱。对于生活起居讲究的人,由于生活有节奏,其生物活性物质的分泌量相对平衡且有规律,对于人体的健康是有裨益的;而经常睡懒觉的人,扰乱了人体的生物钟,从而影响了人体器官的正常运转。

每天早晨起床前后,养成良好的生活习惯并坚持做几个简单易行的动作,不但有助于使全天精力充沛,提高工作效率,而且有利于增强身体素质,愉悦心情,保持青春、活力与美丽,促进身心健康和延年益寿。

1. 起床前。

赖会儿床。早上起床,最好是睁开眼睛后先不起身,躺在床上活动一下四肢和头部,5分钟后再起来。因为晨醒猛起会使血往上冲,造成血压突然变动,引起头晕等症状。

做深呼吸。清晨睡醒后，不忙起床，静卧 5 分钟后，先左侧卧，再右侧卧，最后仰卧，其间共伸 3 次懒腰，使关节充分舒展。然后起床，伸臂踮足连续进行 10 次深呼吸。随后放松全身肌肉，调理气息。最后走到户外，大口呼气。

用手搓脸。早晨睁开惺忪睡眼后，先用双手中指同时揉擦两个鼻孔旁的"迎香穴"数次，然后上行搓到额头，再向两侧分开，沿两颊下行搓到颊尖会合，如此反复搓脸 20 次。具有促进面部血液循环，增加面部肌肤抗风寒能力和醒脑、预防感冒等作用。天长日久，还有减少面部皱纹、永葆青春容颜之益。

搓胸揉腹。平卧在床，以双手掌根部依次从上至下、从外至内，搓热前胸及两肋，以达到宽胸理气的效果。再用双手掌心交替，顺时针方向轻摩脐周各 20 次，有助于改善各脏腑机能。经常坚持揉按肚脐，可以健脑、补肾、帮助消化、安神降气、利大小便。

平卧挺腹。平卧，伸直双腿，做腹式深呼吸。深吸气时，腹部有力地向上挺起，呼气时松下。反复挺腹十多次，可增强腹肌弹性和力量，预防腹壁肌肉松弛，脂肪积聚腹内，并有健壮胃肠消化吸收功能的作用。

十指梳头。坐在床上，十指代梳。顺着经络方向，从前额正中开始，以均匀力量，向头部、枕部、颈部梳划，然后再梳两侧，动作不要太快。可以按摩刺激大脑皮层，消除大脑皮层紧张，促进新陈代谢，改善头部发根的血液营养供应，减少脱发、白发，促进头发乌亮，并有醒脑爽神、降低血压的作用。

手指弹脑。坐在床上，两手掌心分别按紧两侧耳朵。用手指轻轻弹击后脑壳，可听到咚咚声响，每晨弹三四下，有解疲劳、防头晕、强听力、治耳鸣的作用。

伸屈四肢。躺平，头略后仰，两脚和两手做伸屈运动，打开一夜睡眠后僵硬的关节。通过伸屈四肢活动，还可使存留四肢的血液迅速回流心脏，供给心脑系统足够的氧与血，可防急慢性心、脑血管疾病，并可增强四肢关节的灵活性。

蹬摩脚心。仰卧，以双足跟交替蹬摩脚心，使脚心感到温热。蹬摩脚心后可促使全身的血液循环，有活经络、健脾胃等功效。足底中心部位的涌泉穴是足少阴肾经的起点，该穴有安神、醒脑、通关开窍和固真气等功效。

左右翻身。在床上轻轻翻身。翻身时，人体的肩、臀、腰部同时运动，可以使脊柱大关节和腰背部肌肉得到充分的活动，解除背部肌肉僵硬，使肌肉活动协调，长期坚持能够增强肌肉力量。

猫身拱腰。趴在床上，伸开双手，伸直合拢双腿，翘起臀部，像猫儿拱起脊梁那样用力拱拱腰，再放下高翘的臀部，如此反复十多次，可锻炼腰背、四肢的肌肉和关节，促进全身气血流畅，并有防治腰酸背痛的作用。

两腿盘坐。两手十指交叉前伸，保持上体端正，双手尽力前伸，保持 5～10 秒钟，重复练习 10 次。然后，双臂缓缓上举至头上方，尽力向上伸展，上体和腰、背部均要挺直，保持 5～10 秒钟，重复练习 10 次。

起床姿势。做完以上动作以后，可以缓缓起身离床。先将身体由卧位变为半卧位，再慢慢转身，臀部、大腿坐至床边，双手支撑床面，双小腿下垂，然后全身下地，直立，头颈部肌肉缓缓绷紧。

2. 起床后。

掀开被子。人体本身也是一个污染源，在一夜的睡眠中，人体的皮肤会排出大量的水蒸气,使被子不同程度地受潮,如不让其散发出去,起床就立即叠被,那种潮湿温暖的环境就会滋生大量的螨虫及细菌,所以,起床后要先把被子掀开让它透透风之后,再叠齐或者铺平。

活动全身。双肩尽量后拉,挺起胸腔,然后轻轻呼气;双手背后紧扣,双臂挺起下伸;呼气,慢慢向前弯腰,举起身后互扣的双臂,尽可能高过头顶。试将头靠近双膝,如双膝感疼痛,膝可稍弯一些。这样活动不仅能使你立即精神抖擞,而且还能消除颈部和双肩的紧张和僵硬感。

深层清洁。早上起来,会发现脸上油油的很难受,这是皮肤在睡眠时的代谢旺盛,排除的废物,所以应该好好洗脸。刷牙后,用洗面奶,轻轻地按摩脸部,彻底清洁,然后再用爽肤水镇肤,最后才上妆。

按摩头部。每天清晨用5分钟轻轻按摩头部和面部,最后延续到颈部,按压锁骨上方凹陷处,能够延缓衰老。养成这样的好习惯,不仅能排水消肿,纤巧脸型,还能细嫩肌肤,提神醒脑。做完头部按摩,可以轻轻舒展四肢,特别是脚踝,因为很多白领女士要穿一整天的高跟鞋,舒活脚踝让你的脚没有那么容易受伤。

转睛远眺。闭目,眼球从右到左再从左到右各转5次,然后突然睁眼;平静端立或坐定,用眼依次注视左、右、右上角、左上角、右下角、左下角,反复5次。也可以立定,两眼平视,先向东远眺;然后,半闭目低头、转身再向南远眺;再进行半闭目低头,转过身向西远眺;最后,半闭目低头向北远眺。也可先闭目,用双手拇指背侧末节从内眼眦向外眼眦摩擦眼球10次,再从外眼眦向内眼眦摩擦10次。可以锻炼眼肌,提高视神经灵活性,增强视力和减少眼疾。

轻揉耳轮。耳朵就像一个倒立在子宫中的胎儿,耳垂代表头眼部,耳外缘为躯干及四肢,内侧是内脏器官。揉按耳朵的不同部位,就能对其所对应的躯体或内脏器官起到保健作用。中医讲"肾开窍于耳",因此,做好耳部保健,对强肾效果更好。用双手拇、食二指捏耳上部往上提揪,直至该处充血发热。然后以拇、食二指沿耳轮上下来回按压、揉捏耳轮,轻揪耳垂,使之发热,然后再向外拉耳朵。双耳有很多穴位,按摩能起到疏通经络、运行气血、调理脏腑功能的作用。

上下叩齿。晨起叩齿,牙齿强健身体好。每天早晨上下牙齿反复相互咬叩60次以上,再将口内津液一口咽下。这样不仅能强健牙齿,对身体其他器官也有很好的锻炼。经常叩齿,能使经络畅通、强肾固精。坚持每天叩齿还可以促进面部血液循环,增加大脑的血液供应,提高牙齿抗龋能力及咀嚼功能,使皱纹减少,起到延缓衰老的作用,对提高听力、预防耳鸣都有一定的好处。

收腹提肛。收腹,慢慢呼气,同时有意识地向上收提肛门,当肺中的空气尽量呼出后,屏住呼吸并保持收提肛门3秒钟,然后全身放松,让空气自然进入肺中,静息3秒,再重复上述动作10次;同样尽量吸气时收提肛门,然后全身放松,让肺中的空气自然呼出。

排净晨便。早起排泄,这个好习惯一经养成,你会终身受益。要养成这个习惯,平时可以多吃高纤维食品,如白菜、白薯等粗粮,并且在早上起来后不管有没有都去厕所,久而久之,习惯自会养成。这样将前一天体内的毒素排出,保持一天的通畅。

喝杯温水。早上起床,应该认认真真地喝一杯温开水。因为经过一夜的睡眠,没有一滴水的摄入,人很容易脱水,这个时候喝上一杯温开水,不仅补充水分,还能冲刷肠胃、促进排便,降低血液黏稠度,促进血液循环,防止心脑血管疾病的发生。

洗温水澡。早上洗澡有助于促使血液循环更加旺盛,并且清洁的感觉和浴液的芬芳本身就可以调整心情,使精神更加饱满。如果有时间选择泡澡,水温不宜太高,时间也别拖太长,选一些含有柑橘味的沐浴品,对于提振精神是最好的。假如是淋浴,可在肩上披上毛巾,毛巾的热度要适宜,恰好是皮肤可以忍受的温度。然后用莲蓬头水柱(水温稍热但不宜过高)冲打双肩,每次10分钟左右,每周3次以上,具有消除肩膀肌肉酸痛的效果。

吃好早餐。一日三餐早餐最重要,长期不吃早餐会造成营养不良、贫血、抵抗力降低,并会产生胰、胆结石,所以早餐一定要吃。吃早餐的最佳时间是在7～8点,因为这时人的食欲最旺盛。

心理暗示。每天出门前对着镜子微笑,磨砺最美的角度与微笑的弧度,并且告诉自己"我很漂亮"。这么做不是自恋,而是对自己的鼓励。自信的女人才会美丽,才会神采飞扬。

晨通七窍养生法

冬季调节七窍很关键,如果七窍通了,脏器功能加速运转,就能改善冬季身体的不舒展。每天早晨花5分钟做一遍,一天轻松。

1. 开鼻窍。两个拇指点着迎香穴,吸气时,揉动一侧鼻腔,揉完使劲呼气,然后换另一侧。两侧鼻腔都揉完之后,吸气,从迎香穴顺着鼻翼往上推到内眼角,呼气,顺着鼻翼往下推到嘴角。

2. 护口腔。口腔非常重要,如果有吊线风(面瘫),会嘴歪眼斜,还有可能发展成偏瘫。按摩地仓穴、人中穴和承浆穴,可预防面神经瘫、音哑。两拇指按着两侧的地仓穴,吸气,一侧不动,另一侧开始揉,揉完以后用嘴呼气,再换另一侧。两侧都做完后,开始推。吸气时向嘴角位置推,呼气时向远离嘴角位置推。然后吸气,用食指按摩人中穴,呼气停止,吸气,用另一个食指按摩承浆穴,呼气停止。吸气,同时按摩两个穴位,呼气停止。

3. 养耳腔。冬季是调节耳病的重要季节。如果是右耳听不清,拇指尖按着左耳的耳听穴,一边发出"啊啊"的声音,一边揉动右边耳朵。然后松开右耳,看是否有效。

4. 揉眼部。将手搓热,用两手掌心捂着眼睛,呼气时揉眼睛;拇指和食指按着睛明穴,闭眼,吸气时按住,呼气时揉动;用两个拇指按着瞳子髎穴,吸气时不动,呼气时揉按;按攒竹穴,吸气时不动,呼气时上下推动(两侧同时推,一侧上推,一侧下推);按鱼腰穴,吸气时上下推动,呼气时左右推动;用两手的拇指和食指按丝竹空穴和瞳子髎穴,吸气时按着不动,呼气时按揉;吸气时不动,呼气时按揉阳白穴和四白穴,先上下按,后左右按。

劳逸结合养生法

劳与逸必须结合,既不能太劳,又不能太逸,只有有劳有逸才能健康长寿。怎样使劳与逸较好地结合起来呢?

1. 防"星期天综合征"。所谓"星期天综合征",就是不用星期天来一个大休整,而是还要拼命工作,加班加点;或伏案工作,一写就是几个小时;或业余讲课,一讲一个上午或下午;或把一星期来的家务全部集中到星期天来做,以致累得腰酸背疼。总之,星期天比平日还忙,本末倒置,以至于星期一上班无精打采、疲惫不堪,久而久之,积劳成疾。星期天一定要以休息为主,人们在星期天一定要调剂一下生活,搞一点自己喜爱的业余活动。如久居城市,可到郊外旅游,既能增长见识、开阔眼界,还能充分享受大自然恩赐的"空气维生素",领略大自然的神奇和秀美,获得精神上的松弛和宁谧。如果是体力劳动者,星期天可多睡一会儿,过过文化娱乐生活,使精神彻底松弛下来,充分享受人间的欢乐。当然,工作很忙、任务又紧迫者,星期天也不妨抽一点儿时间加班。但应记住,不应日复一日总是如此加班,稍有闲暇,就要充分休息。

2. 劳逸结合应因人而异。所谓因人而异,是说人们因职业不同,其劳逸结合的具体方法也应不同。如果是体力劳动者,下班后一般应以静的休息为主,累了躺下就睡;有条件的,参加职工夜校以及有关讲座等。若是脑力劳动者,下班后应多做些体力活动,如种植瓜果蔬菜、整理花草树木、采购日用品,当然,最好的方式是参加体育锻炼。

定时排泄养生法

排泄大小便,是人体生理活动的必然过程,对养生也至关重要。正常情况下,大便每日一次,小便大约每1～4小时一次,夜间入睡后因新陈代谢缓慢而减少。

平时要养成排晨便的习惯。早起排泄,这个好习惯一经养成会终身受益。食物在人睡眠的过程中,一直待在身体里面,经过一夜的消化,如果不及时排出去,积聚在体内会对肠胃功能造成负担。没这个习惯的话可以努力去培养,比如平时可以多吃白菜、白薯等高纤维食品,并且在早上起来后不管有没有便意都去如厕,久而久之,习惯会成为自然的。

"便秘"是指大便干燥、坚硬,超过正常排泄时间而不易排除的现象。中年人,随着年龄的增加,发生便秘的可能性不断增加,中年后期,患慢性便秘的病人不少。长期慢性便秘会给人造成较大的烦恼和痛苦,不但会影响消化、睡眠和造成精神障碍,而且还会因此而诱发心、脑血管疾病的急性发作。便秘有时也是肠道器官疾病的一种信号,如结肠肿瘤、炎症等都可以反射性地引起结肠痉挛,因而出现便秘;肠道外的肿块(腹腔肿瘤、子宫肌瘤、卵巢囊肿等)对肠道压迫也可引起便秘。为此,患慢性便秘的人应警惕诱发其他疾病的可能性。

便秘的原因较多,多数人便秘是功能性的。部分肠功能紊乱的病人,常出现腹泻与便秘交替现象;有的因进食太少或饮食过于精细,或饮水太少,也会出现便秘;久坐或长期卧床的患慢性病的病人,正常排便反射受阻,也可能发生便秘;过于肥胖、体弱多病的人,同样会造成便秘。

现介绍一种对习惯性、功能性便秘有很好防治效果的养生功法。具体做法如下:

1. 仰卧床上,两膝屈成90度。

2. 揉脐。用右手掌心贴神厥穴(即肚脐)。左手压在右手背上,做顺时针旋转揉动2～3分钟。

3. 平推小腹。继续用上法,以右手之大鱼际着力,从肚脐向下平推至耻骨联合处50～100次。

4. 抓拌腹壁。用右手五指将自己小腹部的皮肤抓起拌动3～5次后再松开,连抓3次。

5. 按揉承山穴(小腿后侧腓肠肌两肌腹之间凹陷之顶端)。两手大拇指和其余四指相对分开,大拇指压在承山穴处,四指紧贴小腿胫骨,按承山穴1分钟。

6. 掐按合谷穴(双手背的第一、二掌骨之间,约在第二掌骨中点处)。用右手拇指掐按左合谷穴1分钟,然后交换按右侧。

7. 腹式呼吸法。吸气(鼻吸)时舌尖轻抵上腭,口齿轻闭,将气缓缓引到小腹,腹部缓慢突起,呼气时腹部内收、均匀细长,连续做 10～15 分钟,每天做 1～2 次。

小便不畅,或称尿潴留,即尿液在膀胱内潴留,不能随人的意识而排出体外。医学上分为阻塞性和非阻塞性两种。阻塞性尿潴留常因尿道梗阻,包茎、前列腺肥大、膀胱颈部狭窄、膀胱肿瘤或结石等疾病引起;非阻塞性尿潴留多因大脑及脊髓受伤,产后或下腹部、会阴部及肛门等处手术后引起。

尿潴留除小便排泄障碍外,常伴有下腹胀满,耻骨上区膨隆、触之有波动感。自我按摩对非阻塞性尿潴留有较理想的疗效,对阻塞性尿潴留也有一定作用。具体做法如下:

1. 按摩中极穴(肚脐下 13 厘米左右)。将右手中指按在中极穴上,由轻到重按摩 2～3 分钟。

2. 弹拨阴陵泉穴(位于胫骨内髁下缘凹陷中)。患者坐位或仰卧位屈膝,用拇指头在阴陵泉穴处反复弹拨或者按揉 1～2 分钟即可排尿。

3. 平推下腹。将右手掌平放肚脐部,左手压在右手背上。以右手大鱼际为着力点,向下推至耻骨,反复平推数十遍,动作宜缓慢。

4. 拿腹肌。用双手拇指和食指捏拿住平脐处的腰部两侧大筋(或肌肉)半分钟,并用力提一次。

5. 腹部呼吸法。吸气时腹部凸起,呼气时腹部内收,鼻吸鼻呼,均匀细长,连续做 10～15 分钟。

明代沈仕《摄生要录》告诫:"书云:忍尿不便成五淋,膝冷成痹;忍大便成五痔;努(用力)小便,足膝冷;呼气,努大便,腰痛自涩。"因此,平时切不可憋忍大小便,也千万不可用力解大、小便,否则会造成严重后果。

古今养生学家,在大小便时均闭口固齿,若持之以恒,能固人体之肾气,可解牙齿疼痛、松动之忧虑。

科学五水养生法

坚持五水养生法,可使人吃得味香,睡得踏实,血液流畅,面色红润,少生病痛,受益匪浅,长期坚持对女性的健康和美丽都有益。

1. 早晨起床后喝一杯温开水。早晨起床先喝一杯温开水,使黏稠的血液得以稀释,有助于预防心脑血管疾病的发生,有利于改善血液循环和供血,还有利于肾代谢,可以消毒和清洗肠胃,软化大便,润滑肠道,使排便自然通畅,促进新陈代谢有序进行。

2. 用温水漱口刷牙。若长期坚持饭后用温盐水漱口,不仅可以防止口臭,还能清除口腔异味。用温水刷牙,可保护牙齿健康,少生牙病,牙齿不致因受过冷过热的刺激而遭损害。

3. 早上用冷水洗脸。长年坚持每天早上起床后用冷水洗脸,再用毛巾使劲擦脸至皮肤有微热感为止。用冷水洗脸,不仅会让脸部血管一松一弛,循环加快,与外界温差不明显,能让皮肤血液运行保持正常,改善面部皮肤的弹性和色泽,头脑清醒,眼睛明亮,还可增强身体的抗寒能力,预防感冒、鼻炎。

4. 晚上用热水洗脸泡脚。每天晚上倒一盆 50℃ 左右的热水,可在热水中加少许食醋或食盐,盐可消毒杀菌,醋可祛除脸上的黑斑,护肤美容。将毛巾浸泡在热水中,捞出拧干迅速捂在脸上,用鼻子吸热气,凉了再放入热水中烫洗,这样反复几次,能起到熨眼、熨脸、熨鼻的作用。鼻孔吸热气可以防感冒,治疗鼻炎和鼻出血;熨眼可治疗眼疾;熨脸可治疗老年黑斑,使皮肤更富有弹性。洗完脸后再将双脚在热水(水温控制在 42℃左右)中泡 20 分钟左右。泡脚时可用手搓脚面,或双脚互相搓约 10 分钟,最后用毛巾将脚擦干,用手按摩双脚。按摩时右手劳宫穴对准左脚涌泉穴,搓揉 50 下,抓住脚趾摇动 50 次,再用左手劳宫穴对准右脚涌泉穴搓揉 50 下,抓住脚趾摇动 50 次。中医认为,足部是足三阴经、足三阳经的起止点,与全身所有脏腑经络均有密切关系,用热水泡脚,可以起到调整脏腑功能、增强体质的作用。足底各路经脉汇聚一体,所以"脚寒全身寒,脚暖全身暖"。经常热水泡脚的女性,能温通全身血脉,提升火力,让气血流通加速,看起来就会脸色红润、气色好。

5. 每天要喝几杯水。喝好水是由内养颜最有效而经济的方法。对于女性来说,摄入足够的水分,能维持细胞水分,保持细胞弹性,皮肤会光泽饱满,皱纹也就难以形成了。为了保持体内有足够的水分,每天要喝 6～8 杯水,不能怕夜尿多而不敢喝。喝水要定时定量,如早晨起床空腹喝,两餐之间喝,晚上睡觉前喝,夜间起身后喝,每杯水大约 200 毫升,冬天喝不下水可多喝稀粥。

▶ 掌握泡脚养生法

人的双脚上存在着与各脏腑器官相对应的反射区,当用温水泡脚时,可以刺激这些反射区,促进人体血液循环,调理内分泌系统,增强人体器官机能,取得防病治病的保健效果。同时,热刺激会使足部微循环加快,使得水中的药物成分快速地被吸收,直接进入人体血液循环,使泡脚治病的效果更胜于口服给药。但是泡脚有益的前提是正确地泡,包括水温、时长等等。此外,泡脚也不是百无禁忌的,一些特殊人群和某些特殊情况下不宜泡脚。

1. 泡脚最佳时长。泡脚时间以 30～45 分钟为宜,每天或隔一天泡一次即可。虽然沐足对肩背腰腿关节疼痛、失眠、皮肤瘙痒和咳喘等当季常见病、多发病的保健效果不错,但要注意根据个人体质和疾病控制好浴足时间,一味用热水长时间浸泡对身体健康并没有好处。很多人喜欢从水很烫泡到水全凉了,甚至有的不停地添加热水,持续泡一两个小时,这是错误的做法。还有中药足浴方法:每次足浴前先在水里放入煎煮过的药液(可兑水稀释),然后按普通足浴的方法进行。

2. 泡脚最佳水温。泡脚的水温不宜过热或过凉,一般维持在 38～43℃为宜。如果有条件,可以先将脚放入 38℃左右的水中,然后让浴水逐渐加热至 42℃左右即可保持水温,足浴时水通常要淹过踝部,且要时常搓动。有些人认为只要在自己的承受范围内水越烫越好,其实这是一个误区。因为水温过高容易导致烫伤、引发心慌等。

3. 晚上 9 点泡脚最养肾。之所以选择在晚上 9 点泡脚补肾,是因为此时是肾经气血比较衰弱的时辰,此时泡脚,身体热量增加后,体内血管会扩张,有利于活血,从而促进体内血液循环。同时,白天紧张了一天的神经,以及劳累了一天的肾脏,都可以通过泡脚在这个时候得到彻底放松和充分的调节,人也会因此感到舒适。热水泡脚不但可以起到滋肾明肝的作用,还有利于提高睡眠质量。泡完脚后,再适当做几分钟足底按摩,对身体的血液循环更好,脏腑器官也更能得到进一步的调节。泡脚后,建议不再进行其他活动,隔数分钟即入睡,补肾效果更佳。

4. 上班族早上泡脚精力充沛。之所以选择早上泡脚,是因为夜间睡眠长时间保持同一姿势,血液循环不畅,早上泡脚,正好可以促进血液循环,调节自主神经和内分泌系统。脚掌上的神经末梢与大脑相连,洗脚时用双手在温水中按摩脚心、脚趾间隙,能使大脑感到轻松、舒畅,使神清气爽,精力充沛。早上泡脚方法很简单,水温控制在 40℃ 左右,以舒适不烫为宜,浸泡 5 分钟左右。双手食指、中指、无名指三指按摩双脚涌泉穴各 1 分钟左右,再按摩两脚脚趾间隙半分钟左右。为保持水温,可分次加入适量热水,重复 3～5 次。如果时间不充裕,仅进行 1 次即可,或者仅做按摩,不用热水浸泡。

5. 夏季泡脚养脾胃。有人认为,冬季泡脚是为了把脚泡热,更容易入睡,而夏季则不需要了。这种观点是错误的,泡脚是一年四季都应有的养生保健项目。人体阳气在夏天最旺盛,此时用温水泡脚能更好地刺激经络,振奋人体的脏腑机能,所以先天脾胃不好的人更适合夏天泡脚。脾胃好了,就不易被湿气侵犯。从经络角度来说,双脚是人体穴位最密集的部位之一,脾、胃、肝、肾等重要脏腑的经脉都经过此处,泡脚时通过经络传导,也能达到脏腑保健效果。

6. 选用合适的盆具。中药泡脚最好采用木盆或搪瓷盆,不宜使用金属盆。因为金属盆的化学成分不稳定,容易与中药成分发生反应,使药物的疗效大打折扣。

7. 泡脚小偏方。盐泡:温水中加入两大匙盐巴,盐有消炎杀菌、通便的效果;姜泡:温水中加入几块打扁的老姜,姜有散寒、除湿的作用;酒泡:温水中加入一瓶米酒,或用其他酒类,可促进血液循环;柠檬泡:温水中加入两片柠檬,可顺气提神,预防感冒;醋泡:温水中加入 3 大匙白醋,可中和体内的酸,滋润皮肤。

8. 泡脚的禁忌。太饱太饿时都不宜泡脚。泡脚时,避免在过饱、过饥或进食状态下,因为沐足会加快全身血液循环,容易出现头晕不适的情况。饭后半小时内不宜泡脚,会影响胃部血液的供给,长期如此会导致营养不良。

严重心脏病、低血压病人当心晕厥。身体健康的人泡脚、泡温泉都没问题,但特殊人群要注意。如心脏病、心功能不全患者、低血压、经常头晕的人,都不宜用太热的水泡脚或长时间泡温泉。因为用热水泡脚或泡温泉后,会导致人体血管扩张,全身血液会由重要脏器流向体表,这必将导致心脏、大脑等重要器官缺血缺氧,对于有心脏病、低血压的人群来说,会增加发病的危险。

糖尿病患者千万留意水温。因为这类患者末梢神经不能正常感知外界温度,即使水温很高,他们也感觉不到,容易被烫伤,从而引发非常严重的后果。

脚气患者要小心感染。患有脚气的人,病情严重到起疱时不宜用热水泡脚,因为这样很容易造成伤口感染。足部有炎症、皮肤病、外伤或皮肤烫伤者也不宜泡脚。

老年人泡脚不要泡太久。老年人泡脚时间过长会引发出汗、心慌等症状,所以,老年人每日临睡前泡脚 20 分钟为佳。

婴幼儿没必要泡脚。小孩是"纯阳之体",本身就容易发热,爱上火,如果再用较热的水泡脚、发汗,会热上加热。每天用温水把小脚好好洗洗就行,洗完后,可以轻轻捏捏脚,达到舒活筋骨的目的。

利用阳光养生法

人生活在地球上从出生到生长发育,正像苗绿花红、江河奔流、四季交替一样,都是在太阳能的影响下发生的,而太阳的能量对人类健康来说,居于首要的是它的光亮,这就是日常的、自然的太阳光。阳光和水、空气一样,都是大自然赋予人们的极其重要的保健手段。

1. 阳光的"营养"。人类骨骼的主要成分是钙,当骨骼中钙含量不足时,小儿易得佝偻病,成人易患骨软化症。钙、磷的正常代谢,有赖于维生素 D 的参加。如果体内缺乏维生素 D,即使食物里有足够的钙、磷物质,它们也不能被充分吸收利用,反而被排出体外。平时,体内维生素 D 除靠食物补充外,还要靠有关物质在皮肤里进行合成。人体皮肤中含有固醇类物质,这种物质经阳光中的紫外线照射可变为维生素 D。维生素 D 进入血液后能改善钙、磷代谢,有抗佝偻病和防治骨软化症、老年骨质疏松的作用。人体接受一定量的紫外线照射后,皮肤细胞的蛋白质分解,使组胺酸变成组织胺和类似组织胺的特殊物质,它能使胃液增加,食欲增进,血流加速,代谢加强。另外,人体受紫外线照射后,不但中枢神经系统活动能加强,身体代谢功能增进,而且能提高对疾病的抵抗能力,还能刺激造血器官更好地工作,使体内的红细胞、白细胞、血色素增加,抗病力增强。

2. 天然的"灭菌剂"。阳光不但能间接地供应给人类"营养",它还是一种有效的天然"灭菌剂"。阳光中的紫外线具有强大的杀菌作用,许多细菌、病毒、霉菌在阳光的直接照射下很容易死亡。例如结核杆菌,经阳光直接照射2~4小时,大部分可被杀灭;流感病毒对阳光也十分敏感,因此,在呼吸道传染病流行期间,要经常打开窗户让阳光照射进来;衣服、被褥经常晒晒,就能有效地减少传染病的发生。紫外线像一把悬在空中、不断为人类健康"斩妖除魔"的"金刚神剑",如果空气中缺少它,像流感、流脑、麻疹一类借空气传播的疾病就会肆无忌惮,异常猖狂,后果不堪设想。

3. 日光浴。"日光浴"可促进血液流通,增强骨关节功能。日光浴最好在室外开阔处进行,如果室内隔着玻璃,紫外线透过不足 50%。日光浴的时间要随地区和季节差异有所不同,气温在 18~22℃之间最为理想。一般说来,夏季可在上午 9~11 时,下午 4~6 时进行;春秋季节的北方地区,以上午 11~12 时较为适宜。在城市中,日光浴最好选择清洁平坦、干燥、绿化较好、空气流通、向阳并避免强风吹袭的地点进行。冬季室外气温很低,可打开门窗在室内进行,无风天气,也可在室外向阳避风处进行;在高山区,大气尘埃少,日光在空间被吸收反射的机会也少,所以比平地日光强,紫外线多,宜于进行日光浴;在海滨、湖边或靠近江、河天然水源的地方,由于空气温润,借水面反射作用,射线充足,也宜于进行日光浴。

日光浴时要严格掌握时间,遵守循序渐进的原则,逐步增加照射的时间和强度,以免因照射过度而使皮肤灼伤或引起中暑等反应。在日光浴时,要注意保护头和眼。因为阳光中的红外线过于强烈时,能穿过头颅骨,刺激脑膜和脑组织,引起"日射病",使人感到头晕、目眩、恶心、呕吐、倦怠,甚至失去知觉。为此,日光浴时,要戴草帽、白帽或用毛巾盖头。阳光中的紫外线能刺伤眼睛的结膜、角膜,使结膜充血,角膜水肿,眼睛发生红肿、刺激痒、流泪、疼痛、视力降低的现象。因此,日光浴时最好戴上墨镜。

日光浴时不宜空腹、饱腹，也不可入睡。如果身体过度疲惫，机能就会显著降低，这时不仅日光浴效果不佳，也易发生不良反应。

注重暗示养生法

某男子向来只相信神灵能够治病，而对现代医学治病的效果表示怀疑。一次，他得了病，不得已上医院救治，但不见好，这更加深了他以往的偏见。以后，他得了病，再也不到医院去看了。后来他得了一场大病，行走都很困难，大有一病不起之势。这时，他听得千里之外有一座观音庙，凡生病的人若在观音菩萨像前烧三炷香，头碰地连磕几回头，便能祛除病害、延年益寿。于是他要求家人把他送到这个地方去。家人无可奈何，只得满足了他的愿望。他如愿以偿地行完对观音菩萨的大礼后，对病愈很自信，脸上露出了生病以来少有的喜色。几天以后，他的病果然减轻，一月之内居然痊愈。此后，他逢人便讲是观音菩萨救了他，那些从不迷信的人也被他说得疑惑起来。

难道真是菩萨救了他吗？科学的回答肯定是：不。那么，是谁救了他呢？救他的人不是别人，正是他自己，原因是自我积极暗示。

暗示是指人们不加批判地接受或相信某种观念，并使这种观念有意无意地对其行为产生影响。像"望梅止渴""杯弓蛇影"等成语所讲的就是一种暗示的作用。

研究表明，暗示对人的心理和健康会产生重要的影响。消极的暗示可能使人的心理及生理机能发生紊乱而造成疾病，而积极的暗示可以改善人的心理及生理机能而增进健康。以前面讲的那个例子来看，某男子对医生的偏见属消极暗示，对菩萨的信任则属积极暗示。

在医疗中，暗示的作用已受到广泛的重视。所用暗示疗法一为他人暗示疗法，一为自我暗示疗法，当然是积极的他人暗示和积极的自我暗示。催眠疗法是直接利用了暗示的作用，而气功的某些治疗方法也与暗示有关。

暗示治疗属于一种心理治疗。它通过语言或某些"药物"或某些操作来达到治疗疾病的目的。如果使用得当，自我积极暗示也可以成为一种行之有效的养生方法。

要使自己更愉快、更自信、更漂亮、更健康，可在每天出门前对着镜子微笑，磨砺最美的角度与微笑的弧度，并且告诉自己"我很漂亮""我最愉快"。要知道，自信的女人才会美丽，自信的男人才会潇洒。

衣物穿着养生法

衣服是人类在生存过程中发明和创造出来的，最初它只是作为防寒保温，保护肌体，防御外界物理、化学、生物性因素的侵袭，是抵御疾病和外伤的人工屏障。但随着人类文明的发展，衣服又成了人们物质生活和精神世界的外在表现。

人们受社会文化、风俗习惯的影响，逐渐忽略甚至忘记了穿衣的本意，有的人甚至为了时髦和争奇斗艳，无视身体健康或者有损健康，去追求虚荣的"漂亮"，只要风度不要温度。从养生长寿的角度来看待穿衣问题，无疑应该是重视人类创造发明衣服的本来用意，即防寒保温、防止疾病和外伤的作用。为此，从延年益寿的角度看，应该注意以下几点：

1. 注意防寒保温。寒则增衣，热则减衣，这是人们为了顺应四时气候寒暖变化习以为常的事情。春天乍暖还寒,气候多变,衣服要逐步地减,切不可骤然脱掉。入冬之初时增衣御寒,也不能一下添加得过急过快,要以恰到好处为宜。对小孩和老年人要适当地注重衣着偏暖,因为他们体温调节机制比较差,所以要特别注重保暖。天冷时有许多女性为了追求美而穿得过少,不注重腰腹部和足部保暖,导致寒气侵入体内,加重肾的负荷,进而加快衰老的步伐。因此女性要特别注意身体的保暖工作,不能因为美丽而伤害健康。而其他健康人则应衣着偏寒,"身带三分寒",一方面可以提高肌体的新陈代谢,另一方面可以减少汗腺的分泌。

2. 衣服颜色与养生。我们要用保护健康的观点来选择衣服的颜色。衣料颜色不同,吸收太阳辐射的强度也不同。一般说来,由弱至强的顺序是:白、土黄、米灰、绿、红、褐、青、黑。白色衣服吸热能力最弱,适宜于夏季穿用;黑色衣服吸热性最强,适宜于冬季穿用。中国老年人习惯穿深色衣服,多数是受到了传统观念的影响,似乎长者就应该在小辈面前表现得严肃,要有长辈样。但深色调给人最直接的视觉刺激是严肃和庄重,长期处于这种影响下,老年人心情容易变得压抑、沉重,甚至呆板封闭,不易与人沟通交流,从而导致孤独、寂寞等负面情绪的产生。如果老年人能够经常换一些亮丽一点的颜色穿,比如红色、绿色、黄色或几种色彩混合起来的花色等,不仅让自己看起来眼前一亮,心情不由自主变得开朗、轻快外,也会让别人感觉你年轻了许多,在这种好心情的驱使下,老年人会变得更积极向上,主动与人沟通交流,心态也会变得年轻。

3. 衣料质地的选择。衣料质地的选择与健康也有关系。在 15℃时,麻纱衬衣的放热量大约为 60%,一般毛织品不到 20%。散热度最小、保温力最强的要算是毛皮了。衣料的保暖作用还和其本身的干湿度有关,如果衣料湿润,则由于水分蒸发时带走了体温,所以散热力强而保温低。丝绸织品易和湿皮肤粘合而散热,适宜夏装;毛织品因富弹性不粘皮肤,保温力强,适宜冬装。棉布适合做内衣,因为它吸水性强,有利于吸收并蒸发汗液,予人清爽的感觉。

4. 衣服式样与养生。衣服式样的选择与人体的健康也有密切的关系。窄衣裤因紧束或压迫身体的某一部分,会使血液循环受到阻碍,影响身体的发育和成长。部分女性有束胸、束腰的习惯,危害更大,因为束胸日久会使乳房发育不良,乳头内陷,影响哺乳和胸廓发育,使肺活量降低。束腰日久妨碍腹式呼吸,产生胃肠功能、血液循环,甚至子宫移位、肾脏游走等疾病;更使人难堪的是,膀胱会被压向前下方,使尿道与膀胱连接处的后角增大变直,这样不利于排尿的控制,在咳嗽、大笑、喷嚏或弯腰时,尿液就会不自主地自行流出。穿衣太紧,不透气,病就爱上身。温热不透气,中老年女性就容易感染尿道炎,尤其是糖尿病患者,更易发病。而对于男性来说,前列腺也是最怕热的。又紧又厚的冬衣,也会给前列腺炎的发作提供良好的环境。服装的款式同样能够影响老年人的心情。如一些身材较胖的老年人穿一些细长的服装,可以显得苗条,给自己带来好心情;一些较瘦的老年人,穿一些宽肥的衣服,可以让自己显得魁梧一些,给自己带来自信。

总之,衣着舒适是有益于健康的。所谓衣着舒适,是指穿着服装不但要求美观大方、新颖时髦,还要求不论在哪个季节里或处于什么情况下,都要给人以轻松的感觉,并防止人体过多地失去热能,以防止不利气候对人体的影响。

注重药物养生法

人们都盼望着能够延年益寿,其中一个重要方法就是要常年坚持药物养生法。所谓药物养生,就是通过服用药物,促使人体气血旺盛、阴阳协调、脏腑功能健全,从而增强肌体抗病能力,焕发生机,达到延缓衰老的目的。

我国劳动人民在长期的生产实践中,早就懂得了用药物养生的道理。据唐朝李翱记载:在顺洲南河县,有个叫何田儿的人,生来就虚弱多病,58 岁时还没有娶妻生子。一天他在山野间,忽然看见两株苗蔓相交的藤子,因为叫不出这种植物的名字,就去问乡里的百姓,大家也都不认识。后来,一位山间老人告诉他,把这种植物的块根轧成粉末,用黄酒送下,对人体有好处。于是,何田儿按老人叮嘱的方法坚持服了数月,奇怪的是,他感觉自己身体比以前强健了,因而服药的劲头更足,并且有意识地增加了药量。又过了一个阶段,他不但身体健康,精神矍铄,头发变得乌黑,容颜显得年轻,旧的病痛也全消失了;后来又娶妻,还得了儿子。他把自己的名字改做"能嗣",替儿子取名叫"延秀"。父子二人坚持服用何首乌,都活了 160 多岁。延秀为纪念这种植物,给自己的儿子取名"首乌",他的儿子也活了 130 多岁。后人为了纪念这家采药人,就将这个植物定名为"何首乌"了。事实证明,何首乌是一种良好的滋补、强壮剂,有乌须发、悦颜色、健筋骨、延年抗衰的功效。现代医学认为,何首乌之所以有延年的作用,是因为它含有卵磷脂的缘故。这种卵磷脂对人体的生长有着密切的关系,可强壮神经,降低血脂,并能缓解动脉粥样硬化的形成。像何首乌这样能延年的药物,中药里还有许多。

众所周知,大枣是滋养血脉、强健脾胃的常用中药。古有"良枣""美枣"之称,被列为上品之药。《神农本草经》说它"久服能轻身延年"。名医张锡纯曾高度评价它:"枣虽为寻常之品,用之得当,能建奇功。"他曾用大枣治疗过多例虚弱病人,都收到满意效果。在医圣张仲景创制的三百多个方子中,其中有近 60 个方子里用到了枣。不仅如此,国外学者也对大枣发生了兴趣。如英国有位医生在 163 例虚弱患者中做对比实验,凡是连续吃枣的,其健康恢复的速度比单纯吃维生素类药物快 3 倍以上。民间流传的"一日吃三枣,终生不显老",实属养生经验之谈。

传统中药确实能够起到增强体质、纠正阴阳气血偏差、协调脏腑、疏通经络的作用,在一定程度上也可达到防病延年的目的。但是在具体使用时,一定要用之得当,必须遵循如下原则:

1. 不无故进补。补药并非人人都可吃,无病体健之人一般不需服用。倘若一见补药,以为对人体皆有好处,贸然进补,很容易导致肌体的气血阴阳平衡失调,不仅无益,反而有害。进补应在医生指导之下进行。

2. 要因人进补。这里指要根据人的年龄、性别、体质乃至生活习惯等不同特点,有针对性地选用补药。如少年儿童,纯阳之体、生机旺盛,但气血未充,脏腑娇嫩,不胜补药,恐有拔苗助长之虑。如屡见报载,有儿童滥服人参、蜂皇浆之类的补品,出现早熟现象,就是小儿误服补药的结果。然禀赋不足,生长发育迟缓者,亦可稍进补品壮根基。青壮年时期,肌体发育成熟,大多无须进补,即使用补,亦以平缓少量为宜。人到老年,精血亏耗,必须进补,但选择补药一定要对症,并注意少量频用,持之以恒,切忌重剂骤补,或一曝十寒。

3. 要因时进补。药物养生要根据四季阴阳盛衰消长的不同而采取不同的方法,这是因四时不同,肌体的新陈代谢水平也不同。如春天进补,可适当服以辛散升提之品,但南北不同,北方可服肉桂、当归、熟地、人参等;南方可服玉竹、生地、沙参等。夏天天气热、汗液多,可选用一些性微凉、有益气生津、健脾胃的滋补品,如菊花、藿香、佩兰、西瓜、绿豆等,也可以根据人体虚弱情况,选用人参、党参、黄芪、白木耳、山药、白术等,但不宜选用过于温热的药物及厚腻的滋补品。秋天燥气盛行,易伤津液,故秋季进补,宜以滋阴润燥为主。如沙参、石斛、玉竹、百合等。冬季是进补的最好时机,北方气候严寒,宜用温补,如鹿茸、龙眼、肉桂等;南方冬季严寒而干燥,进补宜用温润之品,如熟地、菟丝子、桑寄生、人参等。

4. 要对症进补。这里是指气虚补气,血虚补血,阴虚补阴,阳虚补阳,切不可乱补。不要补之太过,如虽属气虚,但一味大剂补气而不顾其他方面,补之太过,反而导致气机壅滞,所以补勿过偏,适可而止,这是进补应注意的。

5. 虚不受补。这是指脾胃虚弱的人在受补时,当先健运脾胃,因脾胃不健,可致气机壅滞,如重脾胃之虚,致使药力难行,体虚愈甚。故此时用补,当以健脾为先,即使补脾,亦当用来补不滞之品。

总之,药物养生是益寿延年的法宝,但一定要遵循进补的原则,切不可乱补。无病进补,既增加开支,又伤害自身,导致血中胆固醇增多,诱发心血管疾病;滥服人参会导致过度兴奋,烦躁激动,血压升高及鼻出血;对症进补用药才能补益身体,否则适得其反;进补过度对身体也有害,因此进补要适量;重药物轻食物是不科学的,药补不如食补。

环境舒适养生法

很难想象,恶劣的自然环境和社会环境能使人心情愉快。要经常保持乐观的情绪,必须要创造优美、舒适的自然环境和良好的社会环境。

大城市奇特的高大建筑使人精神振奋,乡间林中的瓦房小院给人以幽静、安逸之感。这些都会对人的心理健康产生积极有益的影响。

气候对人的情绪变化也有很大影响。现代医疗气象学的研究表明,在乌云密布、浓雾笼罩、下雨或下雪的时候,人们的精神常较懒散,甚至无精打采、萎靡不振、意志消沉;在万里晴空、阳光灿烂的日子里,人们易精神抖擞,兴奋爽快。

居住环境亦能影响人的情绪。若居住在一个阴暗、潮湿、肮脏、凌乱、充满刺激的环境里,人们会显得心烦意乱、劳神费力;而在一个光明、整洁、井然有序的环境里,人们会心情舒畅、精神倍增。

此外,良好的社会道德、朴实的民风与和谐的人际关系也是心理健康、精神愉快的基础。研究心理卫生绝不能离开社会环境。因为时代不同,世道各异,社会的道德风尚、生活方式、精神风貌、心理状态也不一样。

高温环境养生法

据不完全统计,我国至少有近千万人经常在高温环境中工作,如果是在炎热的夏天,恐怕有近亿人在高温、高湿、强烈的热辐射等不良环境条件下劳动。因此,探讨高温作业劳动者的养生具有非常重要的意义。

1. 饮食养生。菜和菜汤中要适量加盐。由于高温下大量出汗,体内有相当量的盐分随汗排出,如不及时补充,可引起水盐代谢紊乱,从而出现食欲不振、恶心等症状。盐的供给数,包括普通饮食中的食盐在内,每日有 20～30 克即可,不能太多。

要多喝点饮料。一般认为,高温作业人员每天至少应补充 2 000～5 000 毫升水,这是由于在高温环境中,肌体大量出汗,成年人每天出汗量可达 5 000～10 000 毫升。但饮水需注意多次少量饮用,每次不超过 300～500 毫升。清凉饮料温度以 10℃ 为宜。茶叶、可可、咖啡、绿豆汤、乌梅汤等除能补充水分外,还有轻度兴奋作用,有助于解除疲劳、改善食欲。在夏天,最好吃点儿西瓜,又解渴,又消暑。

适当补充维生素。应首先考虑维生素 B_1、维生素 B_2 和维生素 C 等水溶性维生素。一般认为,每日饮食中最好含有维生素 B_1 0.5 毫克、维生素 B_2 0.3～0.5 毫克,维生素 C 50～200 毫克。

高温条件下宜多食水果、蔬菜、瘦肉、动物内脏、鸡、鸭、蛋等。相反,脂肪的供应量应适当减少,若饭菜过于油腻,就会引起厌食。在饮食中要注意色、香、味,并适当吃些粗粮。酸味和辛辣的调味品,有增进在高温环境下工作人员食欲的作用。

2. 睡眠养生。高温环境工作者体内物质和能量高消耗,因此,睡好觉就显得十分重要,经过睡眠可以把一天活动所消耗的能量补偿回来,为次日活动储备新的能量。相反,若长期睡眠不佳,对健康就会有很大损害,表现在神经系统过度疲劳,以至可能发生神经衰弱,体力和脑力劳动效率降低,精力不足,记忆力减退,出现头晕脑涨、眼花耳鸣,全身乏力,严重者还影响心血管系统、呼吸系统、消化系统的功能。故而在高温环境下的工作者一定要睡好觉。

3. 节制性生活。由于高温作业,大量出汗。而汗,中医认为是人体津液所化,津液又是阴精所生,性生活过度会损伤人体阴精。这就要求高温环境下的工作者更要节制性欲,少过性生活;另一方面,必须要睡好觉,而性生活频繁可影响睡眠。所以,节制性生活对于高温环境下的工作者显得更为重要。

节制心劳养生法

人们要认识客观事物、处理问题,就必须进行思考,而思考就必须用脑。心劳,又称劳神过度,即过度的脑力劳动。现代医学研究证明,长期从事脑力劳动,大脑高度紧张的知识分子,易患心脑血管疾病和消化道溃疡病,这和中医学的"思虑损伤心脾"的理论是一致的。在人们的日常生活中经常可以见到思虑过度的人容易脱发谢顶、头发早白,实际上这就是衰老的表现。因此,要节制心劳。要节制心劳,减少思虑太过,应做到以下几点:

1. 清心寡欲,思而不怠。"无求便是安心法,不饱真成却病方。"这副养生联把"不饱"作为养生的法宝,认为限食可增强人体免疫力,防止疾病发生,从而延缓衰老,延年益寿;把"无求"当做安心法,即只有做到不过多地贪求,清心寡欲,才能减少思虑和愤懑,使人体气血畅通,脏腑功能协调,就不会轻易得病。要排除一切杂念,使心地清纯如镜,没有过多的贪求,才能减少"妄求",避免想入非非而减少思虑,不致损伤心脾。人不可能无所思,心不可能无所用。若不超过正常范围,则有利而无害;但思虑又不可过度,空怀想象,则常常导致疾病的发生。因此,"思"要有节制,能为者则为之,不能为者即舍之。如果平日思虑伤神、劳心过度,又缺乏运动,脸上没有血色,精力也不是很旺盛,甚至偶尔还会出现心悸的毛病,平时又非常贪睡,时不时地感觉头重如裹,心中又异常空虚,可食用薏米、红豆、百合、莲子煮的粥。

2. 合理用脑,保持生活有规律。对于伏案劳神的脑力劳动者来说,用心思虑的时间不宜太长。当看书、写文章持续时间过长,精神不集中时,要适当休息,注意脑力劳动与体力劳动的交替转换。工作1～2小时后要做些轻微的活动和运动,如早操、工间操、太极拳等。如此,可解除持续思虑后的紧张和疲劳。晚间不宜熬夜太过,养成按时作息的好习惯。实践证明,对于脑力工作者,适当活动和体育锻炼是解除精神疲劳的最好方式,也是防止心劳最积极有效的措施。总之,勤用脑,合理用脑,科学用脑,是老年人健脑的重要方法之一。

近年来,有人总结出"用脑过度的信号",认为凡有如下情况出现,则不宜再继续用脑:头昏眼花,听力下降;四肢乏力、打呵欠,嗜睡或瞌睡;注意力不集中,记忆力下降;思维不敏捷,反应迟钝;食欲下降,出现恶心和呕吐的现象;出现性格改变,如烦躁、郁闷不语、忧郁等现象;看书时看一大段,却不明白其中的意思;写文章时,掉字、重复字增多等。

家庭和睦利养生

家庭是人们生活的主要场所,与每一个人的生命过程紧紧相连,因此,家庭人际关系状况,对人的身心健康和寿命影响很大。科学家在经过种种验证后提出,在以夫妻为核心的小家庭中,家庭和睦可延长寿命,反之可减少寿命。有研究表明,人的忧愁、沮丧、焦躁心境可导致头痛、失眠、反应迟钝、肌肉疲劳、消化功能降低、免疫力下降等现象。如果家庭成员之间口角频繁、风波不休,或气氛沉闷,就会感到忧愁、焦躁,吃不香,睡不安,这种情绪会使人增加患病的可能。美满和谐的家庭生活,能让人保持良好的心态,从而维护中枢神经的正常功能,提高肌体的免疫力,延缓组织器官的衰老。在温暖幸福的家庭中生活,人的精神就会愉快,而人在精神愉快时又能促使身体分泌出有益于健康的激素、酶等物质,能起到调节血液流量与细胞兴奋的作用,使人的器官系统处于良好状态。

家庭不和导致长期的精神失调,直接影响到身体内分泌失调,营养状态和免疫状况趋向低下,因而增加了人体对癌症的易感性。家庭不和,使人恼怒、怨恨、抑郁、恐惧、忧伤,造成精神上的刺激和创伤,还会促使人体脏腑器官老化,加剧早衰。

1. 要达到家庭和睦,首先是创造一个美满而和谐的家庭气氛。这种气氛,就是家庭心理环境,包括两个方面内容:一是指家庭的自然环境。如居室整洁、陈设悦目、纯朴清静的家庭自然条件令人心情舒畅。二是指家庭成员间的心理沟通状况。家庭成员间感情、兴趣、爱好、谈吐等,若能互慰互谅,自然交流或达到默契,则使人相处融洽,家庭中充满温暖感。

2. 要创造良好的家庭自然环境,就要合理地解决家务分工、经济收支两大问题。在快乐的家庭中,家务劳动是共同分担的互酬性劳动,创造出家人共同分享的物质生活和宁静舒适的家庭自然环境。家庭成员若能自觉地各尽所能,遇事不等待和依赖对方,遇乱不指责和迁怒对方,则可以避免许多不和谐的因素。家庭中的经济收支状况,最直接地关系到家庭的物质生活和自然环境,间接地影响到家庭的精神生活。无论是富裕或不太富裕的家庭,都要注意消费必须得到家人的同意和支持,量入为出。

3. 要创造良好的家庭气氛,家人间的心理沟通至关重要。心理上的交流不畅,是破坏家庭气氛的一个主要因素。家庭成员之间心理上的沟通,一是思想观念上的交流,二是情感上的交流,三是生活情趣相融性的交流。要互相理解,遇事商量,求同存异,夫妻恩爱,尊老爱幼,才能达到家庭和睦、有益健康的目的。

夫妻恩爱利养生

从医学观点看,独身或禁欲同样不利于健康长寿。资料显示,夫妻恩爱者与离婚者相比,男性寿命平均增加 12 岁,女性寿命平均增加 5 岁,而丧偶者因病死亡的几率比同龄人高 10 倍以上,这表明夫妻亲和能延长寿命。纵观全球长寿的老人,终生独身很少,而大部分百岁以上的老寿星,有着多年正常的夫妻生活,真可谓白头偕老。

爱情是心理调适的天平,是男女双方在心理活动上的一种相互补充,这种心理转化为生理上的效应,又使双方体内分泌出一些有利于健康的代谢物质和激素,酶、乙酰胆碱等,从而促进人体健康,延年益寿。

中老年人如果身体条件允许,可适当过和谐的性生活,有利于清除紧张情绪。在性爱过程中,人的心跳加速,呼吸变得急促,血液循环增快,减少疾病产生。对女性来说,性生活能减轻甚至完全消除腰痛和月经前的综合征。积极而又和谐的性生活有一定预防癌症的作用,没有或少有性生活的女性很容易患上乳腺癌、子宫癌和卵巢癌。规律、健康的性生活可以满足人体的正常生理需求,使内分泌功能旺盛,提高免疫力。进入老年期后,人的生殖器官逐渐衰老,激素水平逐渐降低,反应逐渐减退。许多老年人受社会对老年夫妻生活的偏见和错误性心理因素的影响,逐渐压抑自己的性欲,甚至停止了夫妻生活。这种做法是不正确的。正常的夫妻生活可使老年人精神安定、情绪乐观。在心理平衡的同时,促进血液循环,使骨骼肌内富有弹性,扩张血管,保持内分泌平衡,防止脑老化,使已逐渐衰退的代谢机能保持旺盛。特别是 P-内啡呔分泌的增加,神经免疫机能的增强,使自然杀伤细胞和巨噬细胞活力增加。进入老年期以后,只要性功能正常,老年夫妻的性活动就不应该停止。从心理学观点看,老年人正常、规律、适度、和谐的夫妻生活,对于消除孤独、抑郁、惆怅、失落感和不良情绪都有益处。一个性心理、生理均健康的老年人,其寿命会相对延长。

由此看来,健康长寿与夫妻恩爱关系密切。那么,怎样才能做到夫妻关系融洽呢? 每一对夫妇都要注意日常生活中的精神调适,才能使幸福的情感不断得到发展和更新。应注意以下几点:

1. 个性调适。古人说:"江山易改,禀性难移。"是说一个人的个性一旦形成,便具有相对的稳定性。人与人之间的个性是不会完全相同的,由此夫妻之间的个性调适就非常必要。夫妻间"锅碗碰炒勺"的事常会发生,但只要求同存异、互相理解、取长补短,经过不断地"磨合"还是可以顺利解决的。

2. 兴趣调适。这里主要指业余兴趣。婚前,恋人间完全一致无二的兴趣爱好是不多见的,多数夫妻之间的业余兴趣或多或少地存在差异。这样,夫妻间在安排业余生活时,就会出现分歧。球迷因为看球引起的夫妻离异并不少见。对此类问题,就要求夫妻双方相互尊重和适应对方的兴趣,培养共同的爱好。宋代词人李清照与其丈夫、金石学家赵明诚的兴趣调适堪称典范。李喜动,赵喜静。李爱下棋,且规定输了棋要填词,赵棋艺不高,填词也不如李。但为了照顾到妻子的兴趣,赵总是热情相陪。反之,当赵明诚潜心于方寸之石,李也能控制自己不去打扰。由于双方都能尊重和适应对方的兴趣,故其爱情才能深笃真诚。李清照许多婉约深沉的词句,大多反映了其爱情的至深至远。

3. 情绪调适。当人们身心愉悦时,大脑中会产生一种化学物质内啡肽,这是一种人体受到积极的刺激后产生的"快乐的兴奋",对人体机能非常有益,而和睦的婚姻会使内啡肽分泌得更多。另外,夫妻间的亲密举动还会让脑中的修复细胞分泌一种抗衰老、抗压抑的激素,从而增强免疫功能。男女间组成家庭,既是爱人也是朋友,更是亲人,平时可以经常进行情感交流。美好的感受通过交流可以放大、增强,而工作上、人际交往上遇到麻烦,通过交流,可以使负面情绪得以释放。日常生活中人的情绪活动总是随着生活场景的变迁而发生变化的,当夫妻间一方或双方同时因家庭内外的环境变化而引起情绪波动时,相互间的调适是十分重要的。这种调适一是指情绪平稳的一方对情绪低落的一方要尽可能地体贴和安慰,设法逗对方兴奋或帮助脱离引起情绪低落的环境。二是双方情绪均不佳时,要注意进行心理置换。即当发现对方情绪不好时,要尽量做到暂时放弃自己的烦恼,去体验对方的心情并帮助其振奋起来。三是当生活中有了值得高兴的事情,感到特别兴奋时,不要忽略了对方的情绪变化,要让对方与自己一起分享生活中的欢乐。四是当情绪不好的因素是因对方的不慎而带来的,要选择在对方心情愉快时进行交流,力避马上暴发或在对方正忙于家务、疲劳等情况下表示自己的不满。

春季和气养生法

常言道:一年之计在于春。春如人之年少,如一日之晨,给养的好坏,会极大地影响人这一整年的健康状况,所以春季养生甚为重要。在明媚的春天,繁花似锦,春游不仅能使大脑得到充分休息(因为这是一种积极的休息方式),而且也可使心理得到稳定和平衡,烦恼、郁闷一扫而空;春天还能使人们更贴近大自然,陶醉于满目美景,呼吸到新鲜空气。如此环境最有利于精血化津气,充实人体的组织器官。此外,春游还能陶冶情操,使人开朗,给人以精神上的享受,使人们更加热爱生命,热爱生活,这对于振奋精神、养生保健是大有益处的。

精神养生方面,既要力戒暴怒,更忌情怀忧郁,要做到心胸宽阔、豁达乐观,保持心境恬静的好心态,努力做到不着急、不生气、不发怒。因此,春季应注意精神养生,保持乐观开朗的情绪,以使肝气顺达,起到防病保健、增强免疫力的作用。在春光明媚、风和日丽、鸟语花香的春天,应该多到户外活动,使自己的精神情志与春季的大自然相适应,充满勃勃生机,以利春阳生发之机。

起居调养方面,春回大地,人体阳气渐趋于表,皮肤舒展,末梢血液供应增多,汗腺分泌也增多,身体各器官负荷加大,而中枢神经系统却发生一种镇静、催眠作用,肢体感觉困倦。这时千万不可贪图睡懒觉,它不利于阳气升发。为了适应这种气候转变,在起居上应早睡早起,经常到室外、林荫小道、树林中去散步,吸取新鲜空气,与大自然融为一体,顺应春季的生发之机,促进体内外的气体交换和吐浊纳清,有助于人体的新陈代谢,使人体精力充沛,从而使心情愉快,意志畅达。在衣着上,由于早春气温乍暖还寒,气温变化又大,过早减掉冬衣,一旦气温下降,可能难以适应,会使抵抗力下降,病菌乘虚袭击,容易引发各种呼吸系统疾病及冬春季传染病。立春时节气温还未转暖,老年人不要过早减掉冬衣。

饮食调养方面,春季为人体五脏之一的肝脏当令之时,宜适当食用辛甘发散之品,清淡可口(如黄豆芽、绿豆芽、百合、山药、香菜、柑橘、大枣、瘦肉、鱼类、蛋类、花生、黑芝麻、蜂蜜之类),尽量不要吃油腻、生冷、黏硬之物,以免伤害脾胃,顺应春季阳气之升畅。由于冬季新鲜蔬菜较少,摄入维生素不足,积聚一冬的内热要散发出去,所以还要多吃些新鲜蔬菜,如春笋、春韭、油菜、菠菜、芹菜、荠菜等。这对于因冬季过食膏粱厚味导致内热偏胜者,还可起到清热泻火、凉血明目、消肿利尿、增进食欲等作用。春天应该多吃些甜味食物,少吃酸味食物。因为,酸性食物入肝,甜性食物入脾。食用菌是春天天然保健营养品,可以添加黑木耳、银耳、蘑菇、香菇等作为菜肴。为了预防肝旺伤脾,还可多吃一些性味甘平的大枣。春季适宜的食疗粥主要有补血明目、养肝健脾的猪肝粥,清肝明目、解毒利水的芹菜粥,疏肝养血、润肠明目的菠菜粥,清肝明目、凉血解毒的菊花粥,疏散风寒、理气温中的葱豉豆腐汤和健脾补气、养胃和中的山药红枣糯米粥等。另外,由于春季风大,气候干燥,水分缺乏,应多喝白开水补充体液,增强血液循环,促进新陈代谢。多饮水还可以促进腺体,尤其是消化腺、胰液和胆汁的分泌,以利消化吸收和废物的排除,减少代谢产物和毒素对肝脏的损害。

运动调养方面,由于在寒冷的冬季里,人体的新陈代谢藏精多于化气,各脏腑器官的阳气都有不同程度的下降,因而入春后应加强身体锻炼。春季绿色植物增多,空气中的阴离子倍增,在这样的环境下锻炼,有助于提高生理机能和健康水平,还有利于调节情绪,因此,宜多做些户外活动,到空气清新之处,如公园、广场、树林、河边、山坡等地散步、踏青、跑步、打拳、打球、放风筝、跳绳、做操等,形式不拘,各取所好,都可以改善血液循环,提高心肺功能,更可以使脑组织得到较多的血液和氧气,从而更好地适应季节性血液循环的变化。实践证明,春季经常参加锻炼的人,抗菌防病能力强、思维敏捷、不易疲劳、办事效率高。但要注意的是运动适量,以免大汗淋漓而伤阳气,应以运动后感到精神健旺、身体松快舒适为度。还要注意安全,以免发生意外。

防病保健方面,初春由寒转暖,温热邪毒开始活动,致病的微生物细菌、病毒等也随春暖而生长繁殖。因而风湿、春温、温毒、瘟疫等,包括现代医学所说的流行性感冒、肺炎、麻疹、流行性脑膜炎等传染病多有发生或流行。预防措施,一要讲卫生,消灭传染源;二要多开窗户,使室内空气流通,保持空气清新,阳光充足;三要加强健身锻炼,提高肌体的防病抗病能力。另外,根据民间经验,在农村可以实施在饮水中浸泡贯仲,取未经加工的贯仲一大块,约500克重,洗净,放置于水缸或水桶之中,每月换一次。在城市中可以在住宅内放置一些薄荷油,任其慢慢发挥,以净化空气。还可以用食醋加入少许水加热熏蒸,关闭窗户,每周2次,对春季传染病有一定预防作用。

夏季宣精养生法

夏季的三个月,从立夏到立秋前,包括立夏、小满、芒种、夏至、小暑、大暑六个节气。夏季烈日炎炎,雨水充沛,万物竞长,日新月异。夏季是自然界万物繁茂秀美的时令,此时,天气下降,地气上腾,天地之气相交,植物开花结果,长热日盛,人们应该在夜晚睡眠,早早起身，不要厌恶长日，情态应保持愉快，切勿发怒，要使精神之英华适应夏气，以成其秀美，使气机宣畅，通泄自如，精神外向，对外界事物有浓厚的兴趣，这就是适应夏季的气候，保持长养之气的养生之道。

夏季的暑热天里，酷暑外蒸，人体的气血趋向体表，形成了阳气在外、阴气内伏的生理状态。夏季养生在精神、起居、饮食、防暑诸方面，都必须顺应夏季阳盛于外的特点，注意宣精通气，着眼于一个"长"字。人体要全面适应夏季气候，就必须做好保健，增强体质，以提高人体适应能力。

精神调养方面，在赤日炎炎的夏季，人的心神易受到扰动，出现心神不宁，因此，要重视心神的调养，加强对心脏的保养，尤其是老年人不可有过激行为，应该保持愉快的情绪，安闲自乐，切忌暴喜伤心，保持神清气和、心情愉快的状态。著名古代养生学家嵇康说："夏季炎热，更宜调息静心，常如冰雪在心。"这里指出了"心静自然凉"的夏季养生法，值得借鉴。

起居调养方面，夏季作息，以晚些入睡（22:00～23:00）、早些起床（5:30～6:30）为宜，以顺应自然界阳盛阴衰的变化。夏季多阳光，不要厌恶日长天热，仍要适当活动，以适应夏季的"养长"之气，早早起床接受阳光和晨起清新的空气，对肌体大有裨益。由于夏季晚睡早起，相对睡眠不足。尤其是老年人，有睡眠不实、易醒的特点，更易出现疲劳之感，因此夏日午睡是养生健身的重要方法，既能避炎日之势，补偿夜间睡眠的不足，调整身心，保持精力，更能顺应人体生理特点的养护需要。午睡时间一般以1小时为宜，并注意睡眠姿势，可平卧或侧卧，并在腹部盖上毛巾被，以免胃腹部受寒。午睡虽然短暂，但它有利于补足必需的睡眠时间，使肌体得到充分休息，使神经机能恢复，体力增强，疲劳消除，增强肌体的防护功能，更有效地工作和劳动。夏季"暑易伤气"，即炎热的天气易伤人体之气，令人头昏胸闷，心悸口渴、恶心，甚至昏迷。所以，在劳动或运动时，要避开烈日炽热之时，并注意加强防护。另外，夏季炎热，人体腠理开泄，易受风寒湿邪侵袭，故睡觉时不宜吹风扇，更不宜夜晚露宿。在有空调的房间，注意不要让室内外温度相差太大。纳凉时不要在房檐下、过道里，且应远离门窗缝隙。可在树荫下、水亭中、凉台上纳凉，但不要时间太长，以防贼风吹入而得阴暑症。由于天热多汗，衣服要薄一些，衣衫要勤洗勤换。久穿湿衣、汗衣，刺激皮肤，会引起多种疾病。

饮食调养方面，必须注意保护人体阳气，忌贪凉而过食生冷，每次进餐须有热食才适宜。谚语说："天时虽热，不可贪凉；瓜果虽美，不可多吃。"夏季饮食宜选清淡爽口、少油腻易消化的食物，可适当选择酸味食物，以增强食欲。年老体弱者主食以稀为宜，如荷叶粥、绿豆粥、莲子粥等，能帮助体内散发热量，补充水分、盐和维生素，起到清热解暑的作用。夏季是瓜果蔬菜上市旺季，适量吃些营养丰富的新鲜瓜果、蔬菜及粗粮，可增加纤维素、维生素B、维生素C的供给，能起到预防动脉硬化的作用。白天如要进行户外活动或工作，则要防止出汗较多而产生的低钠血症或低钾血症，适当饮用淡盐水和含钾较高的食品及饮料。

运动调养方面，夏天气候炎热，对人体消耗较大，若长时间在阳光下锻炼可能引起中暑。锻炼健身最好在清晨或傍晚较凉爽时进行，场地宜选择公园、河湖水边、庭院空气新鲜处。锻炼项目以散步、慢跑、太极拳、气功、游泳、健身操为好。夏日外出旅游，尤其是海滨和山区，既可以消夏避暑，令人心旷神怡，又可以达到疗养、锻炼，促进身体的健康。夏季运动要把握分寸，不要过度疲劳，不宜做过于剧烈的运动，因为剧烈运动可致大汗淋漓，汗泄太多，不仅损伤人体阴津，也耗伤阳气。运动时最好穿宽松、透气好的衣服，注意及时补充足够的水分,运动前要做好准备活动,运动结束时做些放松调整活动。

防病保健方面,夏天中暑是经常发生的事情,为了防止中暑发生,要把防暑降温措施落实到位,如外出要打遮阳伞或戴遮阳帽,避免阳光直射;要适当备一些藿香正气水等防暑药品。如果老年人外出旅游,海边是很好的避暑地方,但如患有心脑血管疾病,要备好急救药品,以防发生意外。夏天在防暑的同时也要避免着凉,不要只图贪凉将空调温度打得很低,最好在26～28℃。如果开着空调睡觉,注意在腰腹部盖毯子,以免着凉生病。中医认为,夏季养生宜养阳、养心、养脾。老年人对环境变化适应能力较差,加之夏天出汗多,外出活动少,抵抗能力下降,稍不注意很容易患病或旧病复发,如心脑血管疾病等。所以充分休息对中老年人来说尤为重要,特别是中午,尽量不要出门。另外,要注意饮食卫生。夏天是细菌、霉菌大量孳生的时期,食物、餐具极易受到污染,故饮食方面尚须留心消毒,生熟刀砧、案板须分开,外购熟食宜加工、加热后食用。

夏末秋初养生法

夏末秋初之时,气候特点是多湿。这个季节多雨潮湿,水汽上升,空气中湿度较大,加之或因外出雾露,或因汗出沾衣,或因涉水淋雨,或因居处潮湿,以致感受湿邪而发病者最多。现代科学研究证实,当热环境中空气相对湿度大时,有碍于肌体蒸发散热,而高温条件下蒸发是人体的主要散热形式。空气中大量水分使肌体难以通过水分蒸发而保持产热和散热的平衡,因而出现体温调节障碍,常常表现为头重如裹,精神萎靡,身倦乏力,难以正常工作和学习。

夏末秋初防湿,首先居住环境要避免潮湿。由于湿的形成往往与大地的湿气上蒸有关,故其伤人也多从下部开始。如常见的下肢溃疡、湿性脚气、下肢丹毒、下肢关节疼痛等症,往往都与湿邪有关。因此,在长夏季节,居室一定要避免潮湿,尽可能做到空气流通。

其次,饮食要清淡,要易于消化。湿为阴邪,易伤阳气。因主运化的脾脏喜燥而恶湿,所以此时节湿重最易伤及人体脾脏,一旦脾阳被湿邪所遏,则可导致脾失健运而气机不畅,人体就会出现脘腹胀满、食欲不振、四肢不温、口甜苔腻脉濡等症状。因此,夏末秋初时节最好少吃油腻食物,多吃清淡易于消化的食物。另外,夏季是肠道传染病高发季节,一定要把好"病从口入"这一关。不吃腐烂变质食物,不喝未经消毒的水,生吃瓜果蔬菜一定要洗净,应多食清热利湿的食物,使体内湿热之邪从小便排出。常用清热利湿食物以绿豆粥、荷叶粥、红小豆粥最为理想。夏末秋初,尽管气温有所回落,但气压较低,人容易产生闷热不安和困倦烦躁,在这个时候,饮食方面仍要继续以清淡和易于消化为主,少用厚味及辛辣上火之物。夏季天气炎热,许多老年人因此食欲不振,进食少而消耗大。在进入夏末秋初之际,老年人身体尚处在超支阶段,应注意在此时进行饮食调养,补充夏季身体损耗的营养,为秋季养生提供重要的营养来源。但饮食调养应讲究科学膳食,避免过度进食引起秋膘。

夏末秋初防湿的关键在于要保养人体阳气。只有阳气充足,湿邪才不易侵犯。盛夏酷暑,天气炎热,人们的保健应以防暑降温为中心。古人在这方面已经积累了丰富的经验。如室外劳动或活动要头戴草帽遮阳,身着浅色真丝或纯棉织物,住房要高大、通风等。

人们在使用空调防暑降温时,要注意定时,夜间睡觉最好不开,经常保持通风,不要把温度调得太低,不要在空调屋内吸烟,老年人最好少用空调,防患"空调病"。

每到炎热的夏季,北方总要有那么几周,在南方也有那么几个月,气温较高,湿度超过90％,这时人们会感到闷热不舒,汗流不畅。如果出现全身明显乏力、头昏、胸闷、心悸、注意力不能集中、大量出汗、四肢发麻、口渴、恶心等症状,这些都是中暑的先兆,应立即将病人移至通风处休息,给病人喝些淡盐水或绿豆汤,若用西瓜汁、芦根水、酸梅汤,则效果更好。人们在生活实践中总结出预防中暑的方法:合理安排工作,注意劳逸结合;避免在烈日下过度曝晒;注意室内降温;睡眠要充足;讲究饮食卫生。对症使用防暑良药也十分重要,人丹是用薄荷脑、姜、小茴香和桂皮等配制而成的,能防治中暑,对晕车、晕船都有较好的治疗作用;十滴水是用樟脑、薄荷油、大黄、桂皮、姜、小茴香等配制而成的,具有防治因中暑引起的头晕、恶心、呕吐和腹痛。清凉油是由樟脑、薄荷油和桉叶油等配制而成的,对中暑引起的头晕、头痛有较好的疗效。

夏末秋初时节需要提醒老年人注意自身养生保健,避免心脑血管疾病、肠胃疾病、慢性病等各种疾病秋季找上门来,威胁老年人的身体健康。夏末秋初虽然气温还好,但是老年人应注意保暖了,避免进入秋季昼夜温差大,一时无法及时适应便会出现口干舌燥、胸闷、头晕头痛、气管炎等疾病的发作。夏季天气炎热,容易造成老年人睡眠质量差、睡眠不足,这个阶段老年人应合理养生,及时补充睡眠,为秋季养生保健打下坚实的身体基础。

秋季收敛养生法

秋季,从立秋到立冬前,包括立秋、处暑、白露、秋分、寒露、霜降六个节气。气候由热转寒,是阳气渐收,阴气渐长,由阳盛转变为阴盛的关键时期,是万物成熟收获的季节。秋高气爽,天地间阳气日退,阴寒日生,气候逐渐转凉,阳气渐收,阴气渐长。人体阴阳的代谢也开始向阳消阴长过渡。因此,秋季养生,凡精神情志、饮食起居、运动锻炼,皆以养收为原则。

精神养生方面,秋季养生首先要培养乐观情绪。秋季草枯叶落,花木凋零,秋风秋雨易使人感到萧条、凄凉,勾起忧郁的心绪。尤其是老年人容易产生情绪低落,多愁善感,这时应重视心理交流,加强人际交往,密切自己与子女的关系,既要联系老朋友,又要善交新朋友,经常和好友聊天谈心,交流思想,多参加集体活动,在人际交往中取长补短,汲取生活营养。

起居调养方面,秋季自然界的阳气由疏泄趋向收敛,起居作息要相应调整。人们要早点睡觉,早点起床。因为,秋天晚风凉肃,人由夏时而来尚不能完全适应,故而早睡,既顺应阳气之收,又避凉气入中;早起,适当做一些晨练,既可以呼吸一些清新的空气,促进新陈代谢,又有益于肢体功能活动的锻炼,使肺气得以舒展,有助于身体的健康,还可减少血栓形成的机会,对于预防脑血栓等缺血性疾病发病有一定意义。秋季气温逐渐下降,早晚温差较大。在此季节,老年人既要注意防寒保暖,又不能过早、过多添加衣物,只要不是过于寒冷,就要尽量让肌体保持凉爽状态,让身体得以锻炼,增强抗御风寒的能力。但是,秋季气候变化无常,要根据天气情况及时增减衣服,防寒保暖。

饮食调养方面,酸味收敛补肺,辛味发散泻肺,秋天宜收不宜散,要"少辛增酸"。秋季天高气爽、气候干燥,秋燥之气易伤肺。因此,秋季饮食宜清淡,少食煎炒之物,多食新鲜蔬菜水果。蔬菜宜选用大白菜、菠菜、冬瓜、黄瓜、白木耳;肉类可食兔肉、鸭肉、青鱼等;多吃一些酸味的食品,如广柑、山楂等。适当多饮水,多吃些萝卜、莲藕、香蕉、梨、蜂蜜等润肺生津、养阴清燥的食物,尽量少食或不食葱、姜、蒜、辣椒、烈性酒等燥热之品及油炸、肥腻之物。体质、脾胃虚弱的老年人和慢性病患者,晨起可以粥食为主,如百合莲子粥、银耳冰片粥、黑芝麻粥等,可多吃些红枣、莲子、百合、枸杞等清补和平补之品,不能猛吃大鱼大肉,瓜果也不能过食,以免伤及肠胃。另外,要特别注意饮食清洁卫生,保护脾胃,多进温食,节制冷食、冷饮,以免引发肠炎、痢疾等疾病。

运动调养方面,金秋天高气爽,是开展各种运动锻炼的好时期,但因人体生理活动处于"收"的阶段,阴精阳气处在收敛内养状态,故运动养生也要顺应这一原则,即运动量不宜太大,以防出汗过多,阳气耗损。秋冬季节坚持适度的体育锻炼,不仅可以调养肺气,提高肺脏器官的功能,而且有利于增强各组织器官的免疫功能和身体对外界寒冷刺激的抵御能力。运动时不要穿得过少,身体发热时不宜一下脱得太多,切忌穿汗湿衣服在冷风中逗留,以免着凉。秋季应多进行"静功"锻炼,当然也可以根据个人具体情况选择动功锻炼。这里介绍《道藏·玉轴经》中所载秋季养生功法,即秋季吐纳法,对延年益寿有一定好处。具体做法:每日清晨洗漱后,于室内闭目静坐,先叩齿36次,再用舌在口中搅动,待口里液满,漱炼几遍,分3次咽下,并意送至丹田,稍停片刻,缓缓做腹式深呼吸。吸气时,舌舔上腭,用鼻吸气,用意将气送至丹田,再将气慢慢从口呼出,呼气时稍闭口。如此反复30次。坚持练此功对健肺有特殊功效。另外,由于秋季空气干燥,早晚温差较大,易引起呼吸道疾病,是慢性支气管炎和哮喘病的高发季节。因此,老年人在参加体育锻炼的同时要注意保暖。

防病保健方面,秋季气候变化较大,若不谨慎起居,则容易使一些慢性病在秋季发作。尤其是老年人,体温中枢的调节功能减弱,对外界寒热的刺激反应较迟钝,若不及时增减衣服就很容易患病。如支气管哮喘的患者,适应不了气候的变化,加上花粉、雾霾、尘埃、煤气、冷空气等过敏因素的刺激而使哮喘发作。慢性咽炎患者,由于秋天气候干燥雨少,容易诱发咽炎。因此,老年人在秋季一定要注意防病保健,尤其是一些慢性病要防止在秋季复发。祖国医学认为,肺应于秋,开窍于鼻。如果鼻的通气功能受到影响,将影响肺脏的功能,甚至诱发呼吸系统疾病。因此,在秋季宜多做些健鼻操,即用两手拇指外侧相互摩擦,在有热感后,用手拇指外侧沿鼻梁、鼻翼两侧上下按摩30次左右,接着,按摩鼻翼两侧的"迎香穴"(鼻翼外缘中点旁开约0.5寸,鼻唇沟中)15~20次。每天摩鼻3~4次,可大大加强鼻的耐寒能力,亦能治疗伤风、鼻塞不通。若能坚持于每天清早或傍晚时用冷水浴鼻,效果会更好(将鼻浸在冷水里,闭气不息,少顷,抬头换气后,再浸入水中,如此反复10次左右)。秋季是肠炎、痢疾、疟疾、乙型脑炎等病的多发季节,预防工作显得尤其重要。要搞好环境卫生,消灭蚊蝇。注意饮食卫生,不喝生水,不吃腐败变质和被污染的食物。取板蓝根、马齿苋等煎剂,对肠炎、痢疾的流行可起到一定的防治作用。

冬季藏精养生法

冬季的三个月,从立冬到立春前,包括立冬、小雪、大雪、冬至、小寒、大寒六个节气,是一年中气候最寒冷的季节。人们应该早睡晚起,等到日光照耀时起床才好。不要轻易地扰动阳气、万事操劳,要使神志深藏于内,要躲寒冷,求取温暖,这就是适应冬季气候,保养人体闭藏机能的养藏之道。

　　精神养生方面,总的原则是要保持精神安静自如,含而不露,要掌握"暖身先暖心,心暖则身温"的要诀。心神旺盛,气机通畅,血脉顺和,全身四肢百骸才能温暖,方可抵御严冬酷寒的侵袭。因此,冬季可通过适宜的活动和娱乐来保持心情舒畅,使体内的气血和顺。冬季要以安定清静为根本,以保持精神上的愉快和情绪上的稳定,应避免各种不良情绪的干扰和刺激,让心情始终处于淡泊宁静的状态,遇事做到含而不露,秘而不宣,使心神安静自如,让自己的内心世界充满乐观喜悦的情绪,这样便可养精蓄锐,有利于来春的阳气萌生。科学证明,冬天确实会使人身心处于低落状态。最好的方法是根据自身健康状况选择一些诸如散步、慢跑、唱歌、跳舞、垂钓、养花种草等感兴趣的活动,这些都是消除烦闷、调养精神的良药。

　　起居调养方面,养生学主张,不应当扰动阳气,因此要早睡晚起,日出而作,以保证充足的睡眠时间,因为早睡可养人体阳气、保持温热的身体,迟起能养人体的阴气。至于防寒保暖,要做到恰如其分。衣着过多过厚,室温过高,则既耗阳气,又易感冒患病。俗话说"寒从脚起,冷从腿来",人的腿脚一冷,全身皆冷。因此,入睡前以热水洗脚,能使血管扩张,血流加快,改善脚部的皮肤和组织营养,降低肌张力,改善睡眠质量。家里可以定时开门窗换气,但是不需要一直开大门窗了,留有适当的通风口就可以。另外,冬季节制房事,养藏保精,对于预防春季温病具有重要意义。

　　饮食调养方面,既不宜生冷,也不宜燥热,最宜食用滋阴潜阳,热量较高的膳食,如木耳、藕、芝麻等物都是有益的食品。为了避免维生素缺乏,应摄取新鲜蔬菜,如胡萝卜、油菜、菠菜及绿豆芽等。古代养生家多提倡深冬晨起宜喝些热粥。《饮膳正要》中认为冬季宜服羊肉粥,以温补阳气。如若在粳米粥中加点大枣、红小豆,可使人觉周身温暖,精力倍增。冬季还是饮食补养的最好季节,民间有"冬季进补,开春打虎"的谚语,尤其是冬至日后进补最好。因为冬至是冬三月气候转变的分界线,从冬至之后阴气开始消退,阳气逐渐回升,在闭藏中含有活泼的生机。乘此进补,药力易于蕴藏而发挥效能,是虚弱之体调养的最好时机。冬季进补,多以羊肉、鹅肉为主,鸡肉与鸭肉亦可。对于老年人来说,脂肪摄入量不能过多,以免加重老年人的其他疾病,但应摄入充足的含蛋白质的食物,如瘦肉、鸡蛋、鱼类、乳类、豆类及其制品等,这些食物所含的蛋白质,不仅便于人体消化吸收,而且富含必需氨基酸,营养价值较高,可增加人体的耐寒和抗病能力。

　　运动调养方面,俗话说:"冬天动一动,少闹一场病;冬天懒一懒,多喝药一碗。"适当活动,微微出汗,既可以增强体质,又能提高耐寒能力。冬季运动时间选择应与春秋夏季有异,冬季空气干燥,特别是持续晴天之后,早晚雾霾较重,空气污浊。如果这个时间锻炼反而适得其反,因为随着人体运动量的增加,人的呼吸势必加深、加快,会更多地吸入雾气中的有害物质,从而诱发或加重支气管炎、呼吸道感染、咽喉炎、眼结膜炎等诸多病症。还有在冬天的早晨,由于冷高压的影响,往往会发生逆温现象,即上层气温高,地表气温低,大气停止上下对流活动,工厂、家庭炉灶等排出废气,不能向大气层扩散,使得户外空气相当污浊,能见度大大降低,这对于在室外锻炼的人来说是有害无益的。锻炼应选择向阳、避风的地方;运动前一定要做准备活动,如伸展、弯腰、下蹲等,避免关节、韧带扭伤。

　　防病保健方面,冬季是流行性感冒、腮腺炎、肺炎等疾病的高发季节,除了注意精神、饮食、运动锻炼外,还可用中草药预防。如板蓝根对流感、腮腺炎有预防作用;黄芩可以预防肺炎。冬季要适时增加衣服,注意防寒保暖,到人群聚集之地尽量戴口罩,勤洗手,预防感冒;每日饮水不应少于1000毫升。有内热的人,常吃一些梨、荸荠、萝卜、藕、山药等食物,以清热养阴,预防"上火"。对于中老年人来说,要保持有规律的生活、充足的睡眠,使肺气得以舒展,消除疲劳,增强免疫力。还应注意预防冬天高发疾病,如心绞痛、心梗、脑梗、肾病、肺炎等。天气寒冷时人的气血运行缓慢,所以有"三高"或已患有心脑血管疾病的老年人,冬天需要特别注意防寒保暖,多晒太阳,出现任何不适,最好马上就医。

顺应自然养生法

顺应自然是养生的最高境界。那么如何才能发现自己是否顺其自然了呢?其实这太简单不过了,身体不舒服或者生病了,那就是违背自然了。要做到顺外面大自然的自然,还要顺自己内在命运的自然,这两者是不可或缺的。一方面,人体生命的自然过程是不为人的意志所改变的,只能以平常的心态去面对,即所谓"顺其自然"。另一方面,个体的健康或衰病、长寿或夭折,不仅取决于先天因素,还与后天环境气候的变化及自我心身调养的水平有关,需要主动采取适当的措施,趋安避害,改善生活行为,养护身体,调整心态,以后天的调养来弥补先天的亏耗,有效应对环境、气候的变化和疾病的发生,防止生命的早衰和夭折,以达到延年益寿的目的。

春季,自然界万物萌生,生机勃勃,人的新陈代谢日趋旺盛,肝脏的生理活动也随之相应增加。所以,春季是肝脏机能活动旺盛的季节。养生原则就是要注意保养肝脏,如果肝脏的机能正常,就可以适应春季的变化而健康无病;反之,就会出现由于肝脏失调而引起一些病症。

夏季,新陈代谢旺盛,血液循环加快,因而心脏的负担较重。夏季要保持心脏机能旺盛。"心主火",夏季气候炎热,易使人急躁不安,故在精神方面,要保持乐观、稳定的情绪;要注意在烈日下工作时间不宜过长,并宜多喝水。饮食上,宜多食青菜,少食燥热性食品,不宜过分食用寒凉食物,以免损伤胃肠。有心脏病的患者,在夏季尤其要注意护养心脏,以免病情复发。

秋季,由暑转凉,万物结实,气候干燥,一切生物的新陈代谢机能开始由旺盛而转为低潮。人也如此,要适应外界气温的变化,首先是体表肌肤及担负呼吸机能的肺脏,稍有不慎,便会发生感冒、咳嗽。哮喘病患者往往在秋季病情开始加重,因而秋季宜注意保养肺脏,随气温变化而增添衣服。

冬季寒冷,万物潜藏,人体新陈代谢水平相应较低,因而要依靠生命的原动力——"肾"来发挥作用,以保证生命活动适应自然变化。人体能量和热量的总来源在于肾,就是人们常说的"火力"。"火力"旺,则肾脏机能强,生命力也强;反之,生命力弱。因而,冬季要注意对肾脏的保养,这是十分重要的。

总之,人们必须注意"因时摄生",遵循自然界气候变化规律,适应一年四季的气候才能健康长寿。

在环境养生方面,自然环境的优劣直接影响人的寿命长短。《黄帝内经》早就提出,居住在空气清新、气候寒冷的高山地区的人多长寿;居住在空气污浊、气候炎热的低洼地区的人常短寿。自古僧侣、皇族的庙宇行宫多建筑在高山、海岛、多林木的风景优美地区,说明我国人民对于理想养生环境的选择是早有认识的。

那么,人类适宜的自然环境,应具备哪些条件呢?综合古今研究结果,大致应具备以下几点:洁净而充足的水源,新鲜的空气,充沛的阳光,良好的植被以及幽静、秀丽的景观等。这种适宜的自然环境,不仅应满足人类基本的物质生活需要,还要适应人类特殊的心理需求,要与不同的民族风俗相协调。

我国广西的巴马瑶族自治县百岁老人多,全县有 62 名,相当于 10 万人中就有 23 名百岁老人,其比例是目前世界上最高的。原因何在?就是因为该县地处西南山区,清澈的小溪盘绕着苍翠的山崖潺潺流过,景色幽静优美,犹如世外桃源。常年气候凉爽宜人,空气极为清新,水质纯净,食物丰富。

但是,绝大多数的人不可能居住在广西巴马瑶族自治县那样的环境中,特别是大城市,人口密度大,空气污染严重,怎么办呢?这就要通过植物绿化,建造街心花园、喷泉,保证楼群间的适当空旷地带以及营造假山等,形成人工景观。生活在城市中的人要经常到公园、风景区游玩,以求回归大自然。

顺应时间养生法

顺应时间养生法,是一种适应人体内部规律的生物钟养生法。其原理是:人体各种生理活动都具有周期变化的节律,此谓"生物钟"。生物钟运转紊乱,会导致疾病、衰老和死亡,因而,要想健康和长寿,一要顺应生物钟,二要"保养"生物钟。

顺应生物钟,是指人的一切活动要与体内的生物钟运转合拍、同步。大脑皮层是人体各种生理活动的最高指挥,它的基本活动方式就是"条件反射"。人们长期定时进行各项活动,就会形成良性的条件反射,生理学上称之为"动力定型"。动力定型一旦形成,便有适应性和预见性,比如,每天定时进餐,届时消化系统的消化腺就会自动分泌消化液,每天定时大便,可以预防便秘等,这对于增进身体健康极有好处。由此,顺应生物钟,就是要维护动力定型,而不是随意打乱它。打乱动力定型就意味着破坏了生命的原有节律,对健康有害,对于一些老年人来说,意味着加速他们的衰老和死亡。英国施罗普郡有位 152 岁的寿星,身体很健康。英王查理一世闻知想见他一面,王命难违,老人从乡下来到皇宫,并按照国王的好意吃喝玩乐,长期形成的使他长寿健康的动力定型被打乱了,结果不到一周,老人就死了。

保养生物钟,是指消除干扰、破坏体内生物钟正常运转的因素,以保持生物钟的正常运转。比如,急躁发怒会使肾上腺素分泌增多,导致心脏跳动加快,血压升高,这种不良情绪会干扰生物钟的正常运转,因而应当克制、发泄或转移。此外,其他不良情绪,如忧愁、惊慌等也会影响生物钟的正常运转,因而必须加以有效的控制。

生物钟养生法从人体内部的节律入手,探讨健身的方法,代表着健身运动发展的新方向,应当引起我们足够的重视。这里附一个资料,可以看作是对普遍人体生物钟奥秘的揭示,仅供参考。

3～4 时,夜班人士的操作最不灵巧,故称为出错时间。

4～5 时,人体的血压最微弱,称之为疲乏时间。

8 时左右,性激素最旺盛,为爱情时间。

9 时左右,皮肤对注射的反应最为迟钝,为就医时间。

9~10时,手的握力最有劲,为接触时间。

10~12时,脑筋最活跃,为创造性时间。

13时左右,胃酸分泌最丰富,称为消化时间;而肌肉能力也最强,故又为体操时间。

15~16时,人的手指最灵巧,这是手工制作时间。

16~18时,肺呼吸最活跃,为健康时间。

17~19时,味觉、听觉及嗅觉最敏感,为感觉时间。

18~20时,皮肤的渗透性最强,为美容时间。

20~22时,孤独是最难忍耐的,称为夫妻时间。

22时左右,人对传染力的抵抗能力最强,为免疫时间。

24时至凌晨4时,大多新生命降临人间,因而被称为分娩时间。

十二个月养生法

1. 孟春正月(约公历2月)。这时气候虽冷,但开始转暖,草木即将萌发,自然界充满生机,有利于人体肝的生理活动。但毕竟气候仍冷,老年人尤应注意保暖。到"立春"这天,宜服蔓青汁,以预防春季传染病。

2. 仲春二月(约公历3月)。此时阳光和煦、春意盎然、气候暖和、阳光灿烂。老年人宜多晒太阳。但本月有"乍暖还寒"的特点,不可骤然脱掉棉衣,应随气候冷暖而适当增减衣服,即所谓"二四八月乱穿衣"。此时大自然生气勃勃、百花争妍、桃红柳绿,可选风和日丽的日子,邀亲朋去郊外春游。此时肝气旺盛,老年人易于动怒,要注意情绪神志的调摄,随时保持心气平和,不妄动肝火,否则肝气升腾太过,易患眩晕、中风之病。春分这天,可用枸杞煎水擦身洗面,能使人肌面肤光泽不老;还可采集桃花阴干,研成细末,日服0.5克,能使人容美颜红。

3. 季春三月(约公历4月)。草木欣欣向荣,应早卧早起,练功习拳。此时天气开始变热,切不可练得大汗淋漓。老年人津液本亏,大汗反会伤身。清明可采大蓼(蓼科植物水蓼),以预防肠道病的发生。谷雨日采茶备用。老年人饮茶不但可以解热止渴,还可防病延年。

4. 孟夏四月(约公历5月)。天气已热,植物茂盛,大地一片翠绿。这样的气候环境有利于人体心脏的生理活动。老年人要注意衣薄被单。若感冒,不可轻易用发汗之药,汗出过多会损伤心血。老年人气血易滞、血脉易阻,本月每天清晨可吃少许葱头,喝少量酒,使气血流通,心脉无阻,便能防止心病发生。情志宜开朗畅怀,安闲自在,切忌暴怒伤心。

5. 仲夏五月(约公历6月)。气候炎热、禾苗苗壮、果实青青。老年人不要贪凉而露天睡卧,不要大汗而裸体吹风,不要吃鸡、羊肉等生火助热的食物。饮食宜清淡,心情宜恬静。5月5日端午节,宜用艾叶、菖蒲悬挂门上;或用贯仲放入饮水缸内,以预防夏季传染病。

6. 季夏六月(约公历7月)。炎暑季节,暑气逼人,宜避暑纳凉,居通风空敞之处,水亭林荫之中。老年人不宜卧霜月星下,宜净心调息,常觉冰雪在心,自然浑身清爽。老年人不宜吃冰水、雪糕,更忌肥腻食物;老年人肠胃虚弱,最易受伤,而且常是内寒外热,所以高龄老人夏天反倒宜服温和平补的"金匮肾气丸";口渴可用乌梅泡开水当茶饮,祛暑解渴。

7. 孟秋七月(约公历8月)。收成季节,田野一片金黄。早起早卧,练功舞剑预防脾病。

本月昼热夜凉,温差较大,雨水多,温热重,老年人多不思食,宜吃荷叶粥,芳香化湿,开胃健脾。立秋日可吞服赤小豆14粒,预防痢疾。

8. 仲秋八月(约公历9月)。气候转凉,暑气全消,人觉清爽。"一场秋雨一场凉"。老年人应及时增添衣服,防止秋凉感冒。仲秋当心冷风来,冷风来时有哮喘病的老年人常在此时发作,应练呼吸气功,增强肺气,减少发作。

9. 季秋九月(约公历10月)。重阳佳节,天高气爽,老年人可在9月9日重阳节登高观景,赏菊吟诗,畅抒情怀;切不可见秋风落叶,产生垂暮之感。秋天气候干燥,老年人多血枯津燥,宜服蜂蜜、芝麻以养血润燥。

10. 孟冬十月(约公历11月)。北风吹来,天气变冷,霜降大地,草木凋零,虫鸟伏藏。老年人宜着棉衣以御风寒。早卧晚起,必待阳光。老年人阳气本弱,晨起可面向太阳,练吸日精之功以助身之阳气;亦可在阳光下打太极拳,练八段锦。本月人体的肾气始旺,宜少吃咸味食物以保护肾脏。冬天更宜"清心寡欲",节制性生活,以保护肾精。肺肾相生,肾精充盛,咳喘之病可免。若肾精亏虚,阳气不足,寒潮袭来,常诱发老年人咳喘等病,应及时防治。立冬之日可采槐子,每服21粒,能补肾明目、乌发延龄。

11. 仲冬冬月(约公历12月)。水冰地坼、大雪封山、鸟兽迹绝。老年人怕冷,须避寒就温,宜毛衣贴身,棉软着体。手脚易冻,尤宜保暖。但炉火不宜太旺,室内不宜太热,更不可闭户燃炉而卧,谨防煤气中毒。冬天宜练按摩功以取暖,练易筋经以助热。老年人饮食宜温暖熟软,切忌黏硬生冷,冬至日可吃当归炖羊肉,或饮狗肉汤等药膳。借自然界阳气萌动,以补人体阳气,增强御寒防病能力。

12. 季冬腊月(约公历1月)。仍须防寒,更防冬温。高龄老年人骨弱肌薄,极易外感风寒,早起可服人参、黄芪酒一小杯,防风御寒,免患感冒;但又恐老年人内热伏藏,晚宜服杞菊地黄丸或清水化痰丸,清降痰火。

十二时辰养生法

每天不同时辰,都应该有不同的养生方式和调解方法,如果能对应不同时辰进行相应的调解,并保持健康的生活规律,那么养生将变得事半功倍。

《黄帝内经》指出了一天阳气的变化规律,并要求人们按照这个规律作息。

1. 子时(23:00~1:00)。中医认为,这是一天内阴气最盛之时。此时是胆经最旺的时辰,是胆汁新陈代谢的时间,胆的主要生理功能是储藏和分泌胆汁,胆汁需要新陈代谢,人应在23:00点之前入睡,胆才能较好地完成代谢。中医认为胆是做决策的器官,这个时候休息好了,头脑清醒,做事就有决断力。所以最好在23:00时前睡觉,这样才能慢慢地把这点生机给养起来,晨醒后头脑清新、气色红润,没有黑眼圈;反之,常在子时内不能入睡的人气色青白,眼眶昏黑。人的睡眠与人的寿命有很大关系,睡觉就是在养阳气。由于胆经通过两耳上部,经常熬夜的人胆经受伤,两鬓容易出现白发。胆经养不好,还容易患厌食、感冒、失眠、落枕、头痛、耳聋耳鸣、癫痫、牙痛、呕吐、脚气、妇科疾病等病症。敲胆经可以使血气流畅,气血充盈。胆经是一条从头到脚的经络,其中多数经络都和其他经络相邻,唯独在大腿外侧的一段,只有一条胆经。你可以尝试攥紧拳头,在大腿外侧稍用力敲打胆经,每天敲左右大腿各200下,敲的时候可平躺放松肌肉。由于大腿肌肉和脂肪都很厚,因此力道不能太小,而且以每秒大约两下的节奏敲,才能有效刺激穴位,促进胆汁的分泌,提高人体的吸收能力,提供人体造血系统所需的充足材料。但如果失眠,则不宜晚上敲打,可尝试拔罐。

2. 丑时(1:00~3:00)。丑时是肝经最旺、最强的时候,也是肝的排毒时间,我们能做的只有睡眠,为肝创造良好的工作环境。人体的机能活动需要血液支持才能完成。丑时血都进入肝中,肝吐旧纳新,会将死血、流动缓慢的血以及衰老的血代谢掉,并生成新鲜的血,然后将新鲜的血逐渐释放到身体中。如果天天熬夜到凌晨1时多,肝养不了血,有毒的血排不掉,新鲜的血生不成,人体脏腑得不到气血的补养,极易失衡而致病。所以,丑时应该深深入睡,肝气充盈,疏泄如常。

人体各个部分的生理活动均要靠血支持,这种代谢通常在肝经最旺的凌晨1时至凌晨3时完成。此时还没有入睡的人,往往容易面色青灰,脾气急躁,比一般人更容易生肝病。对于容易出现"大动肝火"的人,可以按压太冲穴,能把肝气、肝火消散。具体方法是:从脚背上大脚趾与二脚趾结合的地方向脚脖子方向推,推到两个骨头连接的尽头就是太冲穴。按揉太冲穴之前,可以先做几次深呼吸,扩扩胸,然后坐下来用拇指肚按压脚上的太冲穴,缓缓加力,按住1分钟后再缓缓放开,如此反复指压太冲穴3~5次即可。另外,按压后可以喝少量的水,以助代谢。

3. 寅时(3:00~5:00)。寅时气血流注肺经之时,阴阳开始发生转化,由阴转阳,人体也进入阳气渐盛阶段。肝脏把血液推陈出新之后,将新鲜血液供给肺,通过肺送往全身。人睡得最沉的时候也应该是3:00~5:00,这个时间段也是人从静变为动的开始,这个转化的过程需要深度的睡眠来进行。若是在寅时熬夜的话,就会因与身体的气血运行相违背,会有一种度日如年、特别难熬的感觉。在夜间各个时段中,寅时熬夜对身体损害最大。因此,不管有多忙,千万不要熬通宵,尤其是避免在寅时熬夜。有些老年人在寅时快结束时就起床锻炼了,需要注意的是,心脏功能不太好的老年人不提倡早锻炼。有心脏病的人一定要晚点起床,而且要慢慢地起,也不主张早上锻炼。有些老年人在寅时容易醒,实际上是气血能量已经不够了。如果此时醒来小便的话,说明身体比较虚;如果此时醒来,同时又大汗淋漓,就要高度注意了,可能因为气血不足导致心脏病的发生。这也是为什么凌晨三四时心脏病人容易死亡的原因。所以寅时醒来后,要是实在睡不着,不妨披衣静坐,做几个练气的动作,坚持一段时间后就会有良好的睡眠。具体方法是:坐姿(或散盘或单盘或双盘均可)让自己舒服就行。练功时,口眼微闭,舌尖轻抵上腭;头顶要与会阴穴(即阴部和肛门之间的穴道)呈一直线,心情放松,全身肌肉放松,思绪宁静,意念轻微地集中在小腹下丹田穴;呼吸柔和自然。鼻吸鼻呼或鼻吸口呼均可(忌口吸口呼),先呼后吸。呼吸时想象天上的日、月、星辰随着自己的吸气动作从头顶正中央处垂直下行经胸部膻中穴、过鸠尾穴(脐上7寸)至脐下的下丹田处,并缓慢充满整个下腹部。吸气的同时,柔和地提肛(收缩肛门),呼气时放松。不要做其他想象或意守。如此一呼一吸地练习,一般半小时后即可收功。

4. 卯时(5:00~7:00)。见晨光即披衣坐床,叩齿300次,转动两肩,活动筋骨。先将两手搓热,擦鼻两旁,熨摩两目六七遍;再将两耳揉卷五六遍;然后以两手抱后脑,手心掩耳,用食指弹中指,击脑后各24次。然后缓慢起床,到室外晨练。这对于老年人和体质虚弱者更为合适。卯时是大肠经最旺的时辰,大肠的功能是传输、转化糟粕,大肠经利用得到的阳气清理体内废物。大肠经与膀胱经都是排毒的经络,但膀胱经是通过汗液、尿液等载体排出液态的毒素,而大肠经主要是排便。早晨5~7时,大肠的蠕动是最快的,如果此时排便,就顺应了身体的自然规律，所以古人倡导晨便是有道理的。每天按时排便，可减轻大肠负担，达到通肠排毒的养生效果。有便秘习惯的人，起床后喝一杯温开水，有明显的排便效果。所以，如果在卯时没有上厕所的习惯，也应慢慢养成这种习惯。

5. 辰时(7:00～9:00)。起床晨练后，饮一杯白开水，用木梳梳发百余遍，有醒脑明目作用。洗脸漱口，早餐。早餐宜食粥，宜淡素，宜饱。饭后，徐徐行走百步，边走边以手摩腹，老年人脾胃虚弱、轻微活动和按摩腹部可促进肠胃蠕动，增强消化。辰时气血流注于胃经，此时人体的胃肠消化吸收最强，是营养能输送到各器官滋养脏腑的最佳时刻。所以最好的养胃方法是吃好早餐。医学认为，不吃早餐危害很大。因为早饭是大脑活动的能量之源，如果没有进食早餐，体内无法供应足够血糖以供消耗，便会感到倦怠、疲劳、脑力无法集中、精神不振、反应迟钝。尤其是上班族，不吃早饭会影响一天的工作质量。不吃早餐，胃中没有食糜充填，胃长时间处于饥饿状态，会造成胃酸分泌过多，侵蚀周围组织，容易造成胃炎、胃溃疡等疾病。夜间分泌的胆汁聚积在胆囊中，如果早上不吃饭或对付一口，长此以往容易诱发胆结石。而且，早上不进食，就不能弥补夜间丧失的水分和营养素，使血黏度增加，不利于夜间产生的废物排出，从而增加了患结石以及中风、心肌梗死的危险。一些女性为了减肥，早上有意不吃早饭，恰好相反，不吃早饭，还会使午饭和晚饭吃得更多，瘦身不成反而更胖。早餐要吃热的食物，如吃冷的饮食必定会影响微循环，导致血流不畅，长期如此会伤及肌体的免疫能力。

6. 巳时(9:00～11:00)。此时是大脑最具活力的时候，是人一天当中的第一黄金时段，心脏充分发挥功能，大脑最活跃，精力充沛，富有创造性，最适合进行创意活动；是工作和学习效率最高的时候，也是老年人锻炼身体的最好时候。巳时脾经最旺，血气流注于脾脏，此时是人体气血最旺时期，因此不宜食用燥热及辛辣刺激性食物，以免伤胃败脾。中医认为，脾主肌肉，久坐伤肉。如果脾的功能很好的话，肌肉就会很发达。脾的运化功能是否正常，往往会通过嘴唇表现出来。脾的运化功能很好，嘴唇就很滋润、丰满；反之，嘴唇就会发瘪、干枯。有些老年人的眼皮耷拉下来了。其实眼皮也是为脾所主的，眼皮耷拉下来，说明脾主肌肉的功能出现问题了。如何保养好脾经呢？可以按压足部，踩按大脚趾，或用脚趾做抓地动作。还可以搭起"4"字腿，即坐在椅子上，把其中一条腿搭在另一条腿的大腿上，按揉敲打大腿内侧。疲倦时即闭目静坐养神，或叩齿咽津数十口。不宜高声与人长谈，因为说话耗气，老年人本来就气弱，所以须"寡言语以养气"。

7. 午时(11:00～13:00)。午餐应美食，不是指山珍海味，而是要求食物暖软，不要吃生冷坚硬的食物。只吃八分饱。食后用茶漱口，涤去油腻，然后午休。午时是阳气最旺的时候，气血流注于心经，中午不宜剧烈运动，因心经气血充盈时，造成血脉运行紊乱，血不归经，此时应适度休息。午时是养心的时间，正常人在此时能睡片刻，对于养心大有好处，心气养好，能推动血液运行，达到养神、养气、养筋的效果；能使人心情更舒畅，下午至晚上精力更充沛；可消除疲劳，增强记忆力，能提高免疫力，降低心脑血管病发病率。因此，午睡不仅可以防病保健，也符合养生之道，是延年益寿的良方。当然，要想切实获得午睡的好处，必须注意：午饭后最好休息 20 分钟左右再睡；午睡时间不宜过长，一般以 30～60 分钟为宜；最好是平躺着睡，这样可以让大脑和肝脏得到血液，有利于大脑养护。

8. 未时(13:00～15:00)。此时血气流注于小肠经，是小肠经进行清浊及吸收的时刻，营养吸收到体内，浊物送到大肠待消化及排出体外；小肠经在此时对人一天的营养进行调整。此时应多喝水、喝茶,这个时辰喝的水可称为"美容水",有利小肠排毒降火。饮食从口进入人体,并不断地添加消化液(口水、胃酸等),不断进行磨碎、分解工作,尤其是经过胃部充分磨细、乳糜化之后,推送入小肠,就可进行消化、吸收与分类。可以说人体所吸收的养分,一半以上都在小肠完成,其重要性可想而知。因此,午饭要吃好,营养要丰富一些,并在13:00前吃完,这样才能在小肠精力最旺盛的时候把营养物质都吸收进入人体,有利于养生。在未时,要多按摩腹部,做到"腹宜常摸"。此外,小肠经的经脉循行经过颈肩部,有肩周炎或颈椎病的人最好在此时治疗,能起到事半功倍的效果,久坐的人最好能在此时多做肩颈部位的活动。

9. 申时(15:00~17:00)。此时血气流注于膀胱经,膀胱为肾之腑,两者均属水,因此这段时间要多补充水分,有助于膀胱排除体内废物,以促进泌尿系统代谢,对身体很有好处。如果患有肾结石者,在这个时段多喝水,利于结石排出体外。午饭后肌体吸收了营养物质并把它输送到全身,血糖开始升高,此时手指灵活,工作能力提升,是人体的第二个黄金时段。申时不仅是人体新陈代谢的高峰时段,也是运动的最佳时间。科学家研究发现,申时人肺部的呼吸活动非常活跃,加上此时人体的阳气仍处于沉降初期,弱而不衰,膀胱经又是人身上最重要的阳经,是阳气的仓库,所以此时形神皆佳、精力充沛,非常适合身体活动,尤其是到户外锻炼身体身上出汗,这样有利于人体泻火排毒,强身健体的效果很显著。膀胱经是人体中阳气最盛的一条经,肾经与膀胱经经气在足部相接,所以可以同时按摩膀胱经和肾经,一阴一阳互为补充。可左右转动身体五六次,双脚自然地前后摆动数十次,将手掌搓热,置于背后膀胱经背俞穴上,上下摩擦,直至腰部发热为止,此法可补养五脏六腑。

10. 酉时(17:00~19:00)。酉时肾经最旺,是气血流注肾经的时段,所以是人体贮藏精华、调养肾脏的最佳时机。此时也是肾脏排毒时间,如此时活动一下身体,再补充一杯水,对肾脏和膀胱进行一次清理,将残余的垃圾废物全部清除干净,这样就能大大降低残留的毒素废物对肾脏、膀胱的危害,维护肾和膀胱的"长治久安",而且不易罹患肾结石等病症。酉时适宜吃晚餐,因为此时按时吃饭会对人的肾气有很大保护作用。晚饭越清淡越好,适宜多吃一些对肾有好处的食物,主食中可加上黑豆,也可吃些坚果等。晚餐宜少,可饮一小杯酒,但不可醉。肾为先天之本,决定人的寿命。有肾病或者肾亏的人,可以静心呼吸,然后用舌头搅拌舌下的唾液,并徐徐下咽,这是补肾的一个妙法。

11. 戌时(19:00~21:00)。戌时是心包经与脑神经活跃的时间,也是一天当中的第三个黄金时段,是看书的最佳时机。也可以去散步,去锻炼身体,然后饮用一杯茶水或开水,补充阴液,并让血管保持通畅。戌时是"阴气正盛,阳气将尽"的时段,属于调养生息的最佳时机。从养生角度看,此时正是睡前准备阶段,可以做一些轻微的活动。看电视、聊天时,一边用两手互换着从腋下开始,自上而下捏揉心包经的行走路线,沿着胳膊、手腕、手掌,最后到中指尖。每侧捏揉10分钟左右。在捏揉过程中,全身要放松,心情要平静,手上稍微用点力,动作慢一点,一下一下地揉,如果揉到某一个地方时,感觉跟其他地方明显不一样,有酸、痛、麻木之感,就要加以重点关注。也可以做拍手运动:首先两手掌心、手指分别相对,相互击打,跟平时鼓掌差不多,连续拍打5分钟,主要目的是为了激活整个手掌;其次拍手背,先用左手掌拍右手背2分钟,然后再用右手掌拍左手背2分钟,交替拍3次,主要作用在于激活手背;最后拍手指尖,两手五指张开,略微弯曲,五指指尖相对,互相拍打3分钟,重点在于激活手指尖。拍手时要保持内心平静和愉悦,全身放松,眼睛微闭,注意力始终集中于两手掌心,以做到"意力"同用。还可用力握拳,吸气时放松,呼气时紧握,可连续做六次来调节手部气血。当用力握拳时,可起到按摩掌心劳宫穴的作用,劳宫穴为心包经火穴,有清心火的功效。

12. 亥时(21:00～23:00)。亥时三焦经最旺,三焦指连缀五脏六腑的那个网膜状的区域,也就是人体内部的那个大腔子,皮肤、肌肉、骨骼所围成的大空腔,分为上、中、下三个部分就叫三焦。三焦一定要通畅,不通则生病。亥时是人体免疫系统休息与滤毒的时间,睡觉是天下第一大补,亥时入睡最能养阴。亥时也是一天中承前启后的关键时刻,阴气极旺将衰,阳气已尽将生,而此时也是人结束一天的生活,开始孕育新的生命周期的时刻。在亥时前入睡,可得到最好的休养生息,晨醒后头脑清晰、气色红润,没有黑眼圈,对身体养生保健和美容有益。

保养胃气养生法

在医学中,胃气是脾胃功能的总称,而脾胃是人体最重要的器官,是气血生化之源。人体的生长发育及维持生命的一切营养物质都要靠脾胃供给;若脾胃功能减弱,则人体的生长发育、新陈代谢就会受到严重影响。我国古代著名的医学家华伦曾说:"胃者,人之根本;胃气壮,五脏六腑皆壮也……"《黄帝内经》说:"人无胃气曰逆,逆者死。"总之,要养生,要延年益寿,必须要保养胃气。具体措施如下:

1. 饮食有节。首先要注意饮食的量。吃得太多了,会损伤脾胃功能。对于老年人来说,应少食多餐,既保证营养充足,又不伤脾胃。其次,饮食宜清淡。中老年人不宜多吃肥腻、油煎、过咸的食物,一定要限制动物脂肪的摄取,可多吃一些豆类食品和新鲜蔬菜、水果。再次,早餐要吃温食。胃经是多气多血的经脉,温食有助于脾胃的阳气旺盛,特别是早晨对人体而言是充满生气的时段,吃温热食物会让人一整天都充满朝气。尽量避免寒凉饮食,以免损害胃气。老年人由于牙齿松动,宜食用软食,忌食黏硬、不易消化的食物。

2. 避免不良情绪的刺激。中医养生学认为,忧思伤脾,即过分的忧愁或思虑,会损伤脾的消化吸收功能。正如《黄帝内经》里所说:"愁忧者,气闭塞而不行。"这里的气,即指脾气。脾气郁滞不行,不能运化,水谷精微就达不到四肢,会造成身体滞重、倦怠。俗话说:"只有睡得着,才能吃得香。"这是因为良好的睡眠能使中枢神经系统兴奋与抑制的功能更加协调,而神经系统功能良好,支配胃肠功能的副交感神经才能发挥应有的作用。焦躁、忧虑、悲伤、沮丧、抑郁等不良情绪都可能使消化功能减弱,或刺激胃部制造过多胃酸,其结果是胃气增多,"腹胀"加剧。人在情绪轻松愉快时,脉搏、血压、新陈代谢等各项指标都处于平稳协调状态,体内的免疫活性物质分泌多,抗病能力较强。相反,不良情绪可以导致高血压、冠心病、溃疡病甚至癌症的发生。因此,要学会在各种压力之下自我调节情绪,正确对待发生的心理冲突,有不良情绪时要学会用聊天、旅游等其他方式宣泄出来。

3. 常叩齿咽唾。牙齿和唾液对人体的消化吸收功能(即对脾胃)有极大作用。很难想象,一个牙齿不好、唾液缺乏的人,其脾胃功能会不受影响。因此,健脾胃,要保持牙齿功能正常和正常分泌唾液。晋代著名养生学家葛洪说:"清晨叩齿三百过者,永不动摇。"具体做法是:摒除杂念,全身放松,口唇轻闭,然后上下牙齿有节律地互相轻轻叩击。唾液,古称为"金津玉液",自古流传着"白玉齿边有玉泉,涓涓育我渡长年"的谚语,认为口中津液充盈,是健康长寿的保证。咽唾的方法是:晨起漱口之后,宁神闭口,先使上下牙齿有节律地叩击36次,然后咬紧牙齿,用舌在口腔中四下搅动,不拘次数,以津液满口为度,再分三次缓缓咽下,具有保护牙齿和促进消化等作用。

4. 饭后摩腹散步。不要吃饱饭就躺在床上。唐代大医学家孙思邈说:"平日点心饭讫,即自以热手摩腹,出门庭行五六十步。"若能长期坚持,对调整胃肠功能、促进食物的消化及吸收、防止消化不良和胃肠道慢性疾病大有益处。食后按摩腹部,既可促进胃肠蠕动和腹腔内血液循环,有益于增强胃肠功能,又可作为一种良性刺激,通过神经传入大脑,有益于中枢神经系统功能的调节,起到健身防病的作用。以脐部为中心,以掌心摩腹,慢而轻柔地顺时针按摩,以腹部微微发热为度。

▷ 保养肾气养生法

中医养生学认为,人体的生长发育、衰老与肾气关系密切。可以说,衰老与否、衰老速度、寿命长短,在很大程度上决定于肾气强弱。肾气旺盛,人就不易衰老,衰老速度缓慢,寿命就长;反之,肾气衰,衰老就提前,衰老速度也快,寿命就短。这里介绍两种保养肾气的方法。

1. 常做养肾功法。(1)屈肘上举。端坐,两腿自然分开,双手屈肘侧举,手指伸直向上,与两耳平。然后,双手上举,以两胁部感觉有所牵动为度,随即复原,可连做10次。(2)抛空。端坐,左臂自然屈肘,置于腿上,右臂屈肘,手掌向上,做抛物动作3~5次。然后,右臂放于腿上,左手做抛空动作,与右手动作相同。每日可做5遍。(3)荡腿。端坐,两腿自然下垂,先慢慢左右转动身体3次,然后两脚悬空,前后摆动10余次。此动作可活动腰、膝,有益肾强腰功效。(4)摩腰。端坐,宽衣,将腰带松开,双手相搓,以略觉发热为度;再将双手置于腰间,上下搓摩腰部,直至腰部感觉发热为止。搓摩腰部,实际上是对腰部命门穴、肾俞、气海俞、大肠俞等穴的自我按摩,而这些穴位大多与肾脏有关。待搓至发热之时,可起到疏通经络、引气活血、温肾壮腰的作用。(5)"吹"字功。直立,双脚并拢,两手交叉并上举过头,然后弯腰,双手触地,继而下蹲,双手抱膝,心中默念"吹"字音,可连续做10余次。本功属于"六字诀"中的"吹"字功,常做可固肾气。

2. 叩齿咽津翕周法。每天早晨起床后叩齿100次,然后舌舔上腭及舌下、齿龈,含津液满口之后再咽下,意送至丹田,此为叩齿咽津。然后收缩肛门,吸气时将肛门收紧,呼气时放松,一收一松为1次,连续做50次,此即翕周。此法有滋阴降火、固齿益精、补肾壮腰的作用,能防治性功能衰退。

3. 拉耳保健法。用右手绕过头顶向上拉左耳14下,再用左手绕过头顶向上拉右耳14下。此法简便易行,效果良好,如再辅以按、摩、搓、揉、点、捏等手法,则更能强身健体,敷养肾元。

4. 食补肾气法。中医认为,核桃、桑葚、黑芝麻、何首乌、栗子、木耳、桂圆、香菇、黄豆等都可保养肾气,平时宜多食用。尤其老年人,除应吃些养肾气食物外,还应在医生指导下常服养肾气的中成药,如六味地黄丸、金匮肾气丸、人参固本丸等。

调和脏腑养生法

脏腑的生理,以"藏""泻"有序为其特点,五脏(心、肝、脾、肺、肾)是以化生和贮藏精、神、气、血、津液为主要生理功能,六腑(胆、胃、大肠、小肠、膀胱、三焦)则是以受纳和传化水谷、排泄糟粕为其生理功能,奇恒之腑则以藏为主,不直接触及水谷,似脏非脏,似腑非腑,故称奇恒。藏、泻得宜,肌体才有充足的营养来源,才能保证生命活动的正常进行,若任何一个环节发生了故障,都会影响整体生命活动而发生疾病。

五脏藏精气,以藏为主,六腑传化物,以通为顺,各司其职。和调脏腑在生理上的重要意义决定了其在养生中的作用。从养生而言,和调脏腑是通过一系列养生手段和措施来实现的。和调的含义大致有两点:一是强化脏腑的协调作用,增强肌体新陈代谢的活力。二是纠偏,当脏腑间偶有失和,及时予以调整,来纠正其偏差。这两方面内容,作为养生的指导原则之一,贯穿在各种养生方法之中,如:四时养生中强调春养肝、夏养心、长夏(农历六月)养脾、秋养肺、冬养肾;精神养生中强调情志舒畅,避免五志(指五种情志的变动,肝志为怒、心志为喜、脾志为思、肺志为忧、肾志为恐)过极伤害五脏;饮食养生中强调五味(即辛、酸、甘、苦、咸)调和,不可过偏等,都是遵循和调脏腑这一指导原则而具体实施的。又如运动养生中的"六字诀""八段锦""五禽戏"等功法,也都是以增强脏腑功能为目的而组编的。所以说和调五脏、通畅六腑在养生中十分重要。下面简单介绍一些有关脏腑养生保健的要点:

1. 心。在人体中起着重要主宰作用,因此,预防心血管系统疾病的发生,是人类延年益寿的关键所在。中医认为"心主血脉""心主神明",说明了心不仅是血液循环的"泵",也是精神意识和思维活动的中枢,因此,预防心血管系统疾病的发生,须从预防"泵"的功能衰退和思维活动的退化着手。重点在于精神调养,要热爱生活,充满乐观,这样才能排除"七情"的干扰,保证心的正常功能,另外,在饮食上少吃动物脂肪及高胆固醇食物,这样才能有效地防止动脉硬化,保持心脏"泵"的正常功能。

2. 肺。"主宣发肃降""司呼吸""通调水道""肺朝百脉",通过宣发、肃降功能,治理调节呼吸及全身气、鼻、津液的输布、运行和排泄。从现代医学的角度看,中医所指的肺脏功能可概括为呼吸功能、物质氧化、推动血液循环、参与体液平衡及部分免疫功能。保健重点在于顺应自然,适时增减衣服,保暖御寒,"虚邪贼风,避之有时",防止感染各种呼吸道疾病,适当参加各种适宜的体育锻炼,改善呼吸功能,可增强体质。

3. 肝。在生理上主要特征是体阴用阳(指肝脏本身属厥阴,而功用以阳气功能为主),易动难静,性喜条达,气主升发,恶抑郁而畏恼怒。其实质及功能范围与现代医学解剖学上的肝脏有本质的区别。重点在于保养精神,避免情志刺激对于肝病预防来说十分重要。加强自身修养,有丰富的精神文化生活,与人处世,心平气和,做到"忍怒"或达到"无故加之而不怒"的境界,则可使许多肝系疾病得以避免发生。另外还要注意慎重用药。

4. 脾、胃。互为表里,脾喜燥恶湿主升,胃喜润恶燥主降,脾主运化,胃主腐熟,脾升胃降共同完成水谷消化吸收和输布的生理功能。重点在于节饮食,把住"病从口入"关。

5. 肾。藏精,主发育与生殖,主水,主纳气,与人体的骨、髓、脑、耳、齿、发有着密切的关系。重点在于节欲养生,历代医家均予以高度重视,认为其对防病治病、健康长寿有着极为重要的意义。

正气为本养生法

"正气"是指人体正常的生理功能以及抗病、康复能力,与"邪气"相对而言。"邪气"是指损害人体正气的各种致病因素。养生学特别重视保养人体正气,增强生命活力,提高适应自然界变化的能力,以达到健康长寿的目的。

正气是生命的根本。人体疾病的发生和早衰的直接原因,就在于肌体正气的虚衰。正气旺盛,是人体阴阳协调、气血充盈、脏腑经络功能正常的象征,是肌体健康的根本所在。因此,历代医家和养生学家都非常重视人体的正气。人体诸气得养,脏腑功能协调,使肌体按一定规律生生化化,则正气旺盛,人之精力充沛,健康长寿。有人总结出长寿人的表现应为:说话声音洪亮,呼吸不急促,体态匀称,瘦小型,体不胖,牙齿好,腰腿灵,脉搏舒缓而有力,头发多;不易疲劳,不贪食,消化好,大小便正常;好交往,胸怀宽广,轻蔑病痛。反之则正气虚弱,精神不振,多病早衰。一旦人体生理活动的动力源泉断绝,带有能量的正气衰竭,那么生命运动也就停止了。因此,保养正气乃是延年益寿的根本大法。

人体正气又是抵御外邪、防病健身和促进肌体康复的最根本要素。中医非常重视人体的正气,认为正气可以决定疾病的发生、发展与转归。一般情况下,人体的正气旺盛,气血充盈,邪气(病邪)就不易侵入,人体也就不会发生疾病。

综上所述,中医养生学所指的"正气",实际上是维护人体健康的脏腑生理功能的动力和抵抗病邪的抗病能力。若正气充盛,便可以保持人体内阴阳平衡,也就能更好地适应外界变化,所以说保养正气是养生的根本任务。

平和体质养生法

1. 体质特点。体态适中,面色、肤色润泽,头发稠密有光泽,目光有神,鼻色明润,嗅觉通利,唇色红润,不易疲劳,精力充沛,耐受寒热,睡眠良好,胃纳佳,二便正常,舌色淡红,苔薄白,脉和缓有力。性格随和开朗,不会轻易郁闷或动怒。对自然环境和社会环境适应能力较强。

2. 养生原则。平和体质,重在维护。不伤不忧,顺其自然。

3. 养生方法。精神调养。平和体质的人情绪稳定,性格平和,喜、怒、忧、思、悲、恐、惊七情较为适度,思维不偏激。中医认为,心态平和是人向平和体质靠拢的制胜法宝。平和体质,最重要的就是内心,内心平和了身体各部分才能协调,生命才能健康。注重调摄精神,使形体强健,精神更加充沛。

环境调摄。生活、心态都简单的人,容易促生平和体质。生活应有规律,不要过度劳累。饭后宜缓行百步,不宜食后即睡。作息应有规律,应劳逸结合,保持充足的睡眠时间。如果认为自己身体棒,通宵工作或玩游戏,白天打蔫或醋睡,或慵懒安逸,或饮食不节,长此以往,平将不平。如果每天能够按时作息,饮食新鲜多样,坚持锻炼,那么不用刻意追求补养或调理,便能长期保持这种体质的最佳状态。

体育锻炼。根据年龄和性别参加适度的运动,如年轻人可适当跑步、打球,老年人可适当散步、打太极拳等。

饮食调养。要养成良好的饮食习惯,定量定餐,细嚼慢咽。饮食应有节制,不要过饥过饱,不要常吃过冷过热或不干净的食物,粗细粮食要合理搭配,多吃五谷杂粮、蔬菜瓜果,少食过于油腻及辛辣之物。注意戒烟限酒。

药物治疗。可选用补阳祛寒、温养肝肾之品,常用药物有鹿茸、海狗肾、蛤蚧、冬虫夏草、巴戟天、淫羊藿、仙茅、肉苁蓉、补骨脂、胡桃、杜仲、续断、菟丝子等。建议不要乱进补。

气虚体质养生法

1. 体质特点。形体消瘦或偏胖,经常觉得身体疲倦乏力,面色苍白;性格一般内向,情绪不够稳定,不爱说话,语声低怯,声音低沉;由于身体防御能力下降,肌体免疫功能和抗病能力都比较低下,所以很容易感冒,得病后也缠绵难愈;容易无故出汗,一旦运动就更加严重;寒热耐受力较差,腰膝酸软,胸闷气短,精神不振,头晕目眩,失眠健忘,食欲不振,目光少神;舌头颜色偏白,舌边有齿痕,脉象虚弱。这种体质的人,要是患病了就会诸症加重,或伴有气短懒言、咳喘无力,或食少腹胀、大便稀溏,或脱肛、子宫脱垂,或心悸、精神疲惫,或腰膝酸软、小便频多。男性气虚滑精早泄;女性气虚白带清稀、白带增多,严重的甚至会造成不孕,孕妇则有可能引起流产。肺气虚,走一点点路就容易累,气喘,如果是上坡,不适感更容易加重;心气虚,表现为容易失眠,无缘无故地感到害怕;脾气虚主要是影响到消化功能,胃口不好,消化不好,不能吃冷的,有的会出现便秘,有的则会出现腹泻或大便稀溏;肾气虚的人容易出汗,容易过敏(这是因为过敏最主要的原因是免疫功能下降,而气虚的人身体都比较弱,免疫功能较为低下)。造成气虚的原因很多,先天不足、营养不良、年老虚弱、久病未愈、大手术后及疲劳过度都是比较常见的。但随着现代社会竞争的激烈化,由过度劳累、过度减肥、生气、熬夜引起的气虚所占的比例正逐渐加大。

2. 养生原则。补益脾胃,温补肺肾。气虚当补气,但脾胃为"气生化之源",肺主一身之气,肾藏元气,所以气虚体质的人,脾、胃、肺、肾都应该进行适当温补。

3. 养生方法。精神调养。如果脾气虚弱,可见记忆力减退、不耐思考等意念的虚弱症状,故应采取清静养神法。又因"心气虚则悲""肝气虚则恐",所以气虚之人要努力避免不良情志之刺激,培养豁达乐观的心态,多参加有益的社会活动,多与别人交流、沟通。不可过度劳神,过劳也会损伤脾气;避免过度紧张,保持稳定平和的心态。脾为气血生化之源,思则气结,思虑太多就会伤脾;悲则气消,悲忧伤肺,要做到精神愉快、开朗乐观。

环境调摄。尤其要注意顺应自然界四时阴阳消长的规律去养生。春夏之时,阳气升发,万物生机盎然,此时应该保护体内阳气,使之充沛,凡有耗伤阳气及阻碍阳气的情况皆应避免;秋冬之季,由于万物敛藏,此时养生当顺应自然界收藏之势,收藏阴精,使精气内聚。起居勿过劳,起居宜有规律,夏季午间应适当休息,保持充足睡眠,平时注意保暖,避免劳动或激烈运动时出汗受风,不要过于劳作,以免损伤正气。

体育锻炼。气虚体质的人适合散步、慢跑及舞蹈等运动,也适宜练八段锦、打太极拳、体操、五禽戏等中医养生功。养生功:屈肘上举,端坐,两腿自然分开,双手屈肘侧举,手指伸直向上并与两耳平;然后,双手上举,以两肋部感觉有所牵动为度,随即复原,可连做10

次。本动作对气短、吸气困难者有缓解作用。"吹"字功：直立，双脚并拢，两手交叉上举过头；然后弯腰，双手触地；继而下蹲，双手抱膝，心中默念"吹"字音。可连续做10余次，属于"六字诀"中的"吹"字功，常练可固肾气。抛空锻炼：端坐，左臂自然屈肘，置于腿上，右臂屈肘，手掌向上，做抛物动作3～5次；然后，右臂放于腿上，左手做抛空动作，与右手动作相同。每日可做5遍。荡腿锻炼：端坐，两脚自然下垂，先慢慢地左右转动身体3次；然后，两脚悬空，前后摆动10余次。本动作可以活动腰、膝，具有益肾强腰的功效。摩腰养生：端坐，宽衣，将腰带松开，双手相搓，以略觉发热为度。再将双手置于腰间，上下搓摩腰部，直至腰部感觉发热为止。搓摩腰部实际上是对腰部命门穴、肾俞、气海俞、大肠俞等穴进行自我按摩，这些穴位大多与肾脏有关。待搓至发热，即可起到疏通经络、行气活血、温肾壮腰之作用。

饮食调养。气虚体质主要表现为脾肺功能偏弱，养生原则主要是补脾、健脾。饮食养生要求细水长流，不要吃生冷的食物。对于想要补气的人，可从日常饮食着手，食补胜于药补，平时多吃些土豆，土豆主要入脾经和胃经，能够很好地补充脾胃之气；有"神仙之食"美称的山药，建议胖人多吃，山药不热不燥，性味平和，很适合气虚者食用。可常食粳米、糯米、小米、黄米、大麦、黄豆、白扁豆、籼米、莜麦、大枣、桂圆、蜂蜜、胡萝卜、红薯、香菇、韭菜、豆腐、鸡肉、鹅肉、兔肉、鹌鹑、牛肉、狗肉、青鱼、泥鳅、鲢鱼等。若气虚甚，当选人参莲肉汤、人参桂圆粥补养。少食具有耗气作用的食物，如空心菜、生萝卜等。尽量不要常吃生冷寒凉食品，如西瓜、香瓜、水梨、葡萄柚、椰子、橘子、杨桃、柿子、香蕉、桑葚、猕猴桃、苦瓜、茭白、笋、豆芽、紫菜、海带、豆豉，以免损伤人体阳气。

药物治疗。脾气虚，宜选四君子汤或参苓白术散；肺气虚，宜选补肺汤；肾气虚，多服肾气丸；平素气虚之人宜常服金匮薯蓣丸。常用的补气药物可选用人参、黄芪、茯苓、山药、灵芝、五味子、大枣等。山药、黄芪都是补气的中药，可以将山药榨汁喝，或煎水喝。平时也可适当服用一些有补气功效的中成药。常自汗、感冒者可服玉屏风散预防。最好不要吃清热的药，感冒药不能随便吃。现在很多感冒药都具有发汗作用，但这是气虚体质的人的大忌，因此感冒了一定要到医院就诊，在医生的指导下服药。

阳虚体质养生法

1. 体质特点。阳虚体质是一种阳气不足的体质状态，换句话说，就是生命之火不够旺盛。阳虚体质形体白胖或面色淡白无华；平素怕冷喜暖，喜热饮食，四肢清冷，精神不振，小便清长，大便时稀；常自汗出，脉沉乏力，舌质淡胖；性格多沉静、内向。此为内伤久病或因年老体衰导致生理机能低下及热能不足的主要表现。若病则畏寒蜷卧，四肢厥冷；或腹中绵绵作痛，喜温喜按；或身面浮肿，小便小利；或腰脊冷痛，咳喘心悸；或夜尿频多，小便失禁。如果是肾阳不足，男性会表现为遗精、阳痿、早泄、关节疼痛，女性则表现为白带增多、月经延长。

2. 养生原则。补阳祛寒，温补脾肾。阳虚者关键在补阳。由于阳虚不能制阴，常表现为阳虚阴盛的虚寒症，故应补阳以制阴并佐以祛寒。五脏之中，肾为一身阳气之根，脾为阳气生化之源，所以应当将补肾作为重点。

3. 养生方法。精神调养。《黄帝内经》说："肝气虚则恐。"意思是肝脏功能差的人，在精神上容易恐惧;又指出:"心气虚则悲",这是说心脏功能低下者精神上时常表现出悲哀的情绪。祖国医学认为,阳虚是气虚的进一步发展,故而阳气不足者常表现出情绪不佳,易于悲哀,故必须加强精神调养,要善于调节自己的情感,和喜怒、去忧悲、节思虑、防惊恐,消除或减少不良情绪对心理和生理产生的影响,多听音乐,多交朋友。阳虚者多性格沉静、内向,要善于自我排遣或向他人倾诉,心胸要舒展、宽广,以愉悦解悲哀。

环境调摄。此种人多形寒肢冷,喜暖怕凉,耐春夏不耐秋冬,较常人总是多着衣被,适应寒暑变化之能力差,稍微转凉即觉冷不可受。因此,阳虚体质者尤应重环境调摄,要注意培补阳气,提高人体抵抗能力,为适应冬季的严寒气候做好准备。阳虚的人最需要的就是阳光,不要戴帽子,因为头顶上有百会穴,如果能在夏季进行 20～30 次日光浴,每次 15～20 分钟,可大大提高冬季的耐寒能力。对于老年人及体弱者,起居要保暖,居住环境应空气流通,秋冬注意保暖。阳虚体质的人,秋冬季节要适当暖衣温食以养护阳气,尤其要注意腰部、下肢、脚以及小腹、丹田部位的保暖;要尽量避免强力劳作,大汗伤阳,但也要防止出汗过多,不可在阴冷潮湿的环境下长期工作和生活,在阳光充足的情况下适当进行户外活动。夏季切不可在室外露宿,睡眠时不要让电扇直吹;有空调设备的房间,要注意室内外的温差不要过大;避免在树荫下、水亭及过堂风很大的过道中久停。因为老年人气血虚弱,再加上夏季人体阳气趋向体表,毛孔、腠理开疏,如果不注意防寒,只图一时之快,就很容易造成手足麻木不遂或面瘫等中医所谓的"风痹"病的发生。

体育锻炼。"动则生阳",故阳虚体质之人要大力加强体育锻炼,春夏秋冬,坚持不懈,每天进行 1～2 次,具体项目因体力强弱而定,如散步、慢跑、太极拳、五禽戏、八段锦、健身操、球类活动以及各种舞蹈活动等;亦可常做日光浴、空气浴,强壮卫阳。气功方面应坚持做强壮功、动桩功、保健功、长寿功。夏天不宜做过分剧烈的运动,冬天避免在大风、大寒、大雾、大雪及空气污染的环境中锻炼。

饮食调养。阳气虚弱宜适当多吃一些温肾壮阳的食物,常用补阳的食物可选用羊肉、猪肚、鸡肉、带鱼、狗肉、麻雀肉、鹿肉、黄鳝、虾(龙虾、对虾、青虾、河虾等)、刀豆、核桃、栗子、韭菜、红枣、桂圆等,这些食物可补五脏,添髓,强壮体质。饮食养生要多食温热,少食生冷。可适量食用生姜(能温胃开胃,适宜阳虚体质偏胃阳不足、食欲减退的人食用)以及韭菜(具有温中行气、补肾助阳的功效,适宜阳虚体质的人食用)等温阳之品。根据"春夏养阳"的原则,夏日三伏,每伏可食附子粥(先将附子 10 克加水煎 30 分钟,取其汁与粳米 150 克同煮至熟)或羊肉附子汤(先将附子 15 克加水煎 30 分钟,取其汁与焯好的羊肉 500 克同炖至熟,加少许食盐调味)一次,配合天地阳旺之时,以壮人体之阳,最为有效。在饮食习惯上,即使是在炎热时节,也应尽量少食用寒凉食品,如冰水、冰淇淋、冰西瓜、梨、荸荠、脐橙、螃蟹、酸奶、苦味食物等。

药物治疗。常用药物有鹿茸、海狗肾、蛤蚧、冬虫夏草、巴戟天、淫羊藿、仙草、肉苁蓉、补骨脂、胡桃、杜仲、续断、菟丝子等,均可随症选用。平素调补应服用金匮肾气丸、右归丸或全鹿丸。其中,右归丸最佳,阴阳并补,又益精血,是阴中求阳之方,长期服用亦无副作用。若偏心阳虚者,宜用桂枝加附子汤;其兼眩晕心悸者,则以桂枝甘草汤加肉桂常服,虚甚者可加人参;若兼水湿泛滥,见浮肿、小便不利者,宜用真武汤或济生肾气丸,温阳化气行水;若偏脾阳虚者,选理中汤或附子理中汤。

阴虚体质养生法

1. 体质特点。形体消瘦,面色苍暗或潮红;平素口燥咽干,心中烦闷,手足心热,夜晚容易失眠,便秘,尿黄;耐受不了暑热,经常感到眼睛干涩,总想喝水,性情急躁,外向好动,活泼;脉象细数,舌头偏红舌苔偏少。这种体质多因高热大汗、吐泻失血等症导致全身正常物质消耗过多而引发功能过亢。若病者上述诸症加重,或伴有干咳少痰,潮热盗汗(此为肺阴虚体质);或心悸健忘,失眠多梦(此为心阴虚体质);或腰酸肾痛,眩晕耳鸣,男子遗精,女子月经量少(此为肾阴虚体质);或肋痛眠涩,视物昏花(此为肝阴虚体质);或虽口渴而不欲饮,小便秘结(此为肾阴虚体质)。

2. 养生原则。补阴清热,滋养肝肾。阴虚体质者关键在补阴。由于阴虚不能制阳,常表现为阴虚阳无的虚热证,故在补阴的同时还须佐以清热;五脏之中,肝藏血,肾藏精,同居下焦,所以,阴虚体质的人要将滋养肝肾作为养生的关键。

3. 养生方法。精神调养。阴虚体质的人性情较急躁,常常心烦易怒,这是阴虚火旺、火扰神明之故。平素加强自我修养,自觉养成冷静、沉着的习惯。在生活和工作中,对非原则性问题,少与人争,以减少激怒,要少参加争胜负的文娱活动。

环境调摄。此种人形多瘦小,而瘦人多火,常手足心热、口咽干燥、畏热喜凉、冬寒易过、夏热难受。故在炎热的夏季应注意避暑,有条件者应到海边、高山之地旅游。"秋冬养阴"对阴虚体质之人更为重要,特别是秋季气候干燥,更易伤阴,居室环境应安静,最好住朝南的房子。

体育锻炼。着重调养肝肾功能,太极拳、八段锦、内养操等较为适合。气功宜固精功、保健功、长寿功等,着重咽津功法。避免熬夜、做剧烈运动,锻炼时要控制出汗量,及时补充水分。

饮食调养。尽量少食温燥的食物,多吃酸甘的食物,对阴虚体质很有好处。饮食调理的原则基本上是保阴潜阳,宜清淡,远肥腻厚味、辛辣燥烈之品。可多吃些芝麻、糯米、蜂蜜、乳品、甘蔗、蔬菜、水果、豆腐、鱼类等清淡食物,并着意食用沙参粥、百合粥、枸杞粥、桑葚粥、山药粥;条件许可者,可食用燕窝、银耳、海参、淡菜、龟肉、鳖肉、冬虫夏草炖老雄鸭等。葱、姜、蒜、韭、薤、椒等辛味之品则应少吃。阴虚体质的人在调节胃火时,应当遵循清热、清滞的原则,要饮食节制,过热的、甜腻的食物少吃,饮食上应增加黄绿色蔬菜与时令水果,以补充维生素和无机盐的不足,其中特别推荐南瓜(有解毒、保护胃黏膜、帮助消化、防治糖尿病、降低血糖、促进生长发育、防治妊娠水肿和高血压、消除致癌物质等功能)、荸荠(能清热生津、化痰明目、消积,用于治疗温病消渴、咽喉肿痛、咳嗽多痰、口腔炎、黄疸、热淋、高血压、肺热咳嗽、消化不良、大小便不利等病症)、芹菜(能平肝降压、清热除烦、利水消肿、凉血止血、镇静安神、利尿消肿、养血补虚、清热解毒、防癌抗癌)、萝卜(含有能诱导人体自身产生干扰素的多种微量元素,能增强肌体免疫力、抑制癌细胞生长、促进胃肠蠕动、降低血脂、软化血管、稳定血压,预防冠心病、动脉硬化、胆石症等疾病)四种食物。

药物治疗。女贞子、山茱萸、五味子、旱莲草、麦门冬、天门冬、黄精、玉竹、玄参、枸杞、桑葚、龟板诸药均有滋阴清热之作用,可依症情选用。常用中成药方剂有六味地黄丸、杞菊地黄丸、大补阴丸等。由于阴虚者又有肾阴虚、肝阴虚、肺阴虚、胃阴虚等之别,故应随其阴虚部位和程度而调补之。肺阴虚者宜服百合固金汤;心阴虚者宜服天王补心丸;脾阴虚者宜服慎柔养真汤;肾阴虚者宜服六味地黄丸;肝阴虚者宜服一贯煎。著名老中医秦伯未主张长期服用首乌延寿丹,认为本方有不蛮补、不滋腻、不寒凉、不刺激四大优点,服后有食欲增进、睡眠酣适、精神轻松愉快的效果。

节制性欲。精属阴,阴虚者当护阴补阴。性生活太过伤精,故应节制性生活。

痰湿体质养生法

1. 体质特点。形体肥胖(虚胖),腹部肥满松软,身体沉重如有物裹;面部皮肤油脂较多,面色暗黄,眼睑浮肿,精神倦怠、不爱动、嗜睡;多汗且黏,胸闷,痰多;平素嗜食肥甘厚味之食物,口中黏腻,大便泻泄,脉象濡滑,舌体胖,苔滑腻;性格偏温和、稳重,多善于忍耐;对外界环境尤其是对梅雨季节及潮湿环境适应能力差。此体质多因饮食失节、过量烟酒肥腻而成。若病则胸脘痞闷,咳喘痰多;或食少,恶心呕吐,大便溏泄;或四肢浮肿,按之凹陷,小便不利或浑浊;或头身重困,关节疼痛,重者肌肤麻木不仁。女性痰湿者,白带增多,带黄、有异味,外阴潮湿,容易患盆腔炎;男性则容易诱发前列腺炎,出现下腹坠胀等不适。除了遗传之外,痰湿体质多是由于饮食不当或疾病困扰而导致的。爱吃生冷食物、酗酒、抽烟、爱吃肥腻食物都是导致痰湿体质的罪魁祸首。

2. 养生原则。祛湿化痰,温药调补。痰湿体质乃痰湿停滞所为,故养生之道在于驱逐多余之痰湿,因痰由湿聚而成,湿为阴邪,故当以温药和之。健脾祛湿,口味清淡,适当吃姜,特别是夏天要多吃姜;少用空调,衣服宽松;药物养生要注意健运脾胃,兼去湿痰,冬少进补。由于"痰湿之生,与肺脾肾三脏关系最为密切",所以重点在于调补肺、脾、肾三脏。

3. 养生方法。精神调养。由于痰湿体质的人性格偏温和,多善于忍耐,所以要以疏肝理气为主,调养的重点应在春季和冬季,要从情绪、饮食、运动等方面疏发肝气,适当参加有意义的形式多样的文体活动,促进气血畅达。

环境调摄。保持居室干燥,不宜居住在潮湿的环境里,夏季尤其是梅雨季节要注意湿邪的侵袭。当然,搬家也许不太现实,但可以准备一些对人体没有伤害的干燥剂,在做家务时也一定要注意将抹布、拖布等拧干和开窗通风。洗澡、洗脚之后要尽快将身上擦干。平时多进行户外活动,衣着应透气散湿,经常晒太阳或进行日光浴。

体育锻炼。痰湿体质者多形体肥胖,身重易倦,故应长期坚持体育锻炼,如散步、慢跑、健身操、舞蹈等较为轻缓的运动或郊游、做游戏等趣味性较浓的运动。坚持一段时间后,运动量可视情况适当增加,让疏松的皮肉逐渐变成结实、致密的肌肉。适合的运动为急走、慢跑、球类、游泳、武术、五禽戏、街舞等。另外,胳膊、腿的外侧分别为手、足少阳经的循行部位。经常拍打胳膊、腿的外侧,有利于痰湿等体内垃圾的清除,达到疏通经络的目的,可有效预防痰湿体质带来的不适。也可在腹部涂少量按摩膏,以肚脐为中心,由内向外顺时针方向全掌摩腹约 3 分钟。主要将腹部的脂肪层推动起来,肉动大于皮动,直至局部有温热感。

饮食调养。暴饮暴食容易导致消化系统紊乱,是痰湿体质者的大忌。少食肥油腻甘厚味之食物,勿过饱,酒类也不宜多饮;平素多吃些蔬菜、水果,尤其是一些具有健脾利湿、化痰祛痰的食物,如白萝卜、荸荠、紫菜、海蜇、洋葱、杏子、芥子、梨、枇杷、猪肺、白果、大枣、扁豆、薏仁、红小豆、蚕豆、包菜等。冬瓜有利尿、祛痰的功效，夏季常食还可以清热解毒。如果是寒湿，可多吃荔枝、桂圆和红糖姜水。生湿的东西是千万不能吃的，豆腐、豆花、魔芋、醪糟都是非常容易起湿热的食物。痰湿体质的人常伴有阳虚，因此不宜过度清热，即使是在夏季，苦瓜、西瓜、菊花茶都要适可而止。

药物治疗。痰湿之生与肺、脾、肾三脏关系最为密切，故重点在于调补肺、脾、肾三脏。若因肺失宣降、津失输布、聚液成痰者，当宣肺化痰，方选补肺汤或二陈汤；若因脾不健运而湿聚成痰者，当健脾化痰，方选六君子汤。茯苓、白果、红枣、薏米等中药有健脾除湿的功效。如果用这些中药做成药膳，如薏米粥，常吃可以化解体内的痰湿。黄芪可以提气，也能除湿，有痰湿的人可多吃。对于痰湿堆积的人，建议多吃干姜、半夏、陈皮、党参、白术、白芥子，再佐以化湿及健脾和胃的药物或食物，如茯苓、冬瓜皮、荷叶、山药、扁豆、海藻、海带、黄瓜、丝瓜、冬瓜、芋头、南瓜等。

湿热体质养生法

1. 体质特点。湿热体质的人性格急躁，外向活泼，常易心烦动怒；面色发黄、发暗、油腻；舌红苔黄，牙齿比较黄，牙龈、口唇比较红；皮肤容易生以脓包为主的痤疮，红肿疼痛较为明显；经常口干、口苦并有异味，汗味大、体味大；大便燥结或者黏滞不爽，异味大、臭秽难闻；小便经常呈深黄色，异味也大。湿热体质的男性阴囊总是潮湿多汗，女性带下色黄，外阴异味大，经常瘙痒。湿热体质的人特别容易出现筋骨肌肉的疲劳，容易腰酸背痛，较难适应潮湿环境或气温偏高，尤其是夏末秋初的湿热交蒸气候。

2. 养生原则。湿热体质的人调养方面应以健脾去湿、疏肝利胆为主。春季气温回升，湿热体质的人要以清热为主，谨防温病，夏天则要注意祛湿。保证肝胆疏泄畅达，通畅祛除湿热的渠道，截断滋生湿热的源头。

3. 养生方法。精神调养。湿热体质的人情绪过激耗血伤阴，易于加重湿热体质。因此，要注意心理的自我调适，应安闲淡定以舒缓情绪，学会正确对待喜怒苦乐，静养心神，疏肝利胆。出现不良情绪时，根据情况分别采用节制、疏泄、转移等不同的方法，使不良情绪得到化解或释放，达到心理平衡，提升心理素质。长期的情绪压抑也会形成湿热体质，尤其是情绪压抑之后又借酒浇愁，这是很常见的现象。

环境调摄。避免居住在低洼潮湿的地方，居住环境宜干燥、通风。盛夏暑湿的梅雨季节，减少户外活动的时间。长期熬夜或疲劳紧张伤阴最甚，容易加重湿热状态，进而向阴虚火旺的状态发展。因此，湿热体质的人应当规律作息，早睡早起，早晚睡前静心调神，保持充足而有规律的睡眠。勤换衣被，勤洗澡。湿热体质的人皮肤特别容易感染，最好穿天然纤维、棉麻、丝绸等质地的衣物，尤其是内衣更要注意，不要穿紧身的。烟、酒易加重湿热体质的不良状态，因此应当努力戒除烟酒等不良嗜好。每天清晨喝一小杯淡盐水或蜂蜜水，以润肠保持二便通畅，防止湿热聚集。

体育锻炼。湿热体质阳气充足，内有蕴热，适合做强度较大、运动量较大的体育项目，如对抗性较强的球类比赛、游泳、爬山、长跑、骑自行车、武术、拳击等。大运动量、高强度的训练可以消耗体内过多热量和脂肪，帮助湿热之邪泻出体外。运动锻炼注意舒展筋骨关节，增加身体的柔韧度，尽量使筋骨关节柔软。因为筋骨关节的僵硬、涩滞，不利肝胆的疏泄,会加重烦躁、紧张、焦虑等。

饮食调养。湿热体质的人要想改变湿热内蕴的体质状态,宜食用清凉泻火、化湿利水的食品,如薏米、莲子、赤小豆、蚕豆、绿豆、绿豆芽、猪瘦肉、鸭肉、鲫鱼、鲤鱼、海带、紫菜、田螺、牡蛎、海蜇、虾、冬瓜、丝瓜、苦瓜、黄瓜、西瓜、白菜、卷心菜、空心菜、芹菜、苋菜、莲藕等。少食韭菜、大蒜、生姜、辣椒、胡椒、花椒及火锅、烹炸、烧烤等辛温助热的食物。忌食动物内脏、狗肉、鹿肉、牛肉、羊肉、银耳、燕窝、雪蛤、阿胶、蜂蜜、麦芽糖、石榴、荔枝、芒果、大枣、柚子等食物。最忌暴饮暴食和进食速度过快,要限制食盐的摄入,否则会加重湿热。一日三餐的饮食要以清淡为主,可将荸荠、藕和芹菜一起榨汁喝,或将马齿苋用开水焯一下后加调味料凉拌吃,均有很好的清热利湿作用。另外,不要随便进补。

药物治疗。日常可服六一散、清胃散、甘露消毒丹。如果是一个湿热体质者,且感觉身体肿胀,脸上也总是油腻腻的净出脓包,经常喝煮的薏米赤小豆粥,有祛湿健脾的功效。如果是个年轻白领,晚上经常烦躁、失眠,而且脸上又经常起红疹和痘痘,则可以在煮薏米赤小豆粥时加入几片生姜。薏米和赤小豆都是去湿的,但其本身并不含湿,所以它们怎么熬都不稠,汤再熬也是清的,中医就是利用了它这种清的性质把人体内的湿除掉的。另外,还可将泥鳅500克去鳃及内脏,冲洗干净后放入锅中,加清水和料酒等调味料煮至半熟,再加豆腐250克以及少许食盐,炖至熟烂后食用。对于女性而言,按摩阴陵泉、三阴交和水分这三个穴位,是排除湿热、养颜美肤的最好"化妆品"。

血瘀体质养生法

1. 体质特点。血行不畅,面色、肤色晦,眼眶暗黑,眼睛常有红丝,皮肤常干燥、粗糙,容易生色斑;易烦,健忘;平素红缕赤痕,瘀斑、肿块、刷牙时牙龈易出血、舌紫暗、瘀点、脉涩。跌打损伤可气虚而运血无力,或因寒邪、热邪侵入血分等皆可导致血瘀。若生病则胸、肋、小腹或肢体等处刺痛且固定不移、口唇青紫;或腹内有症瘕积块;或女性痛经、经闭,经色紫黑有块,崩漏;或有出血倾向,吐血、便黑等。不小心磕到身体某部位,其他人没事,但有些人被磕的部位却很快起了一大块乌青,在中医体质学上此种人一般就属于血瘀体质。

2. 养生原则。活血祛瘀,补气行气。血瘀体质者养生之道关键在于畅通气血,勿使滞塞,内外兼施,缓慢调理,改变体质状态。人之所以疼痛的部位不同,患的疾病不同,就是因为不同地方被瘀血及寒滞堵塞。把这些瘀血及寒滞疏通,气血通畅,清除杂质,人体各器官恢复了正常功能,病痛就会自然消失,各器官得到所需的营养就能够达到延缓衰老的目的,人自然就会变得健康美丽,青春常驻。

3. 养生方法。精神调养。瘀血常常是气滞的后果。反映在精神状态上,一般说来容易性情急躁,心情易烦,健忘,易怒,内心不敞亮,有的甚至还会表现出狂躁不安、忧虑、苦闷、颓丧。据不完全统计,有不少精神病患者,均为血瘀体质。此种体质者在精神调养上要培养乐观的情绪,多与一些开朗、看事乐观的人接触,保持心理平衡,以调整自己的心态。只有精神愉快才能气血和畅、营卫流通、精神畅达。经络气血的正常运行,有利于血瘀体质改变,反之苦闷、忧郁会加重血瘀倾向。

环境调摄。不可过于安逸,以免气机郁滞而致血行不畅。作息时间要有规律,保持足够的睡眠,宜早睡早起多锻炼,培养一些诸如跳舞、慢跑等爱好,促进身体内的循环。平时不做家务、不爱运动的人，很多都是血瘀体质。因此最好是坚持能够站就不坐，能坐公交车就不打车，能走路就连公交车也不要坐。

体育锻炼。多做有益于心脏的活动。各种舞蹈活动、太极拳、八段锦、动桩功、长寿功、内养操、保健按摩等能使身体各部都活跃起来，是有助于气血运行的运动项目。因"心主血脉"，故可多做有益于心脏的活动。具体做法如下：双手攒拳。端坐，两臂自然放于两股之间，调匀呼吸；然后两手握拳，吸气时放松，呼气时紧握，可连续做6次。本功法具有调节气血的作用，随呼吸而用力，对于调气息及血液循环有好处；当用力握拳时，可以起到按摩掌心劳宫穴的作用，具有养心的功效。上举托物。端坐如前，以左手按于右腕上，两手同时举过头顶，调匀呼吸；呼气时，双手用力上举，如托重物，吸气时放松；如此做10～15次后，左右手交换，以右手按于左腕，再做一遍，动作如前。本动作能疏通经络，行气活血，活动上肢肌肉关节。手足争力。端坐如前，双手十指交叉相握，右腿屈膝，踏于两手掌中，手脚稍稍用力相争；然后放松，换左腿，交替做6次。本功法宽胸理气，活血祛瘀。闭目吞津。端坐，两臂自然下垂，置于股上，双目微闭，调匀呼吸，口微闭，如此静坐片刻，待口中津液较多时，将其吞咽，连吞3次；再上下牙叩齿10～15次，此法能养心安神、健目、固齿。

饮食调养。血瘀体质的人饮食上宜多吃一些行气活血、活血化瘀的食物，如山楂、醋、玫瑰花、金橘、番木瓜、桃仁、黑豆、慈姑、油菜、韭菜、黑木耳、竹笋、紫皮茄子、菇类、海带、紫菜、萝卜、胡萝卜等。山楂能活血化瘀，红糖可以活血补血，二者配合对于调理血瘀有不错的效果。如果痛经明显、经血暗黑、月经血块多，可适当地饮一些红糖水或糯米甜酒。对于非饮酒禁忌的人可适当饮黄酒、白酒、葡萄酒，对促进血液循环有一定的益处。少食肥肉等滋腻之品。

药物治疗。应随瘀血之部位而遣方用药，并配以补气行气药。若头部瘀血，用通窍活血汤；胸部瘀血，选用血府逐瘀汤；腹部瘀血，用膈下逐瘀汤或少腹逐瘀汤；躯干四肢瘀血，选身痛逐瘀汤；肋下痞块，用鳖甲煎丸。待瘀血大部去后，即投补气养血扶正之剂，以利善后，防止瘀血复生。也可选用一些活血养血的当归、川芎、丹参、地黄、地榆、五加皮等煲汤。

气郁体质养生法

1. 体质特点。形体消瘦或偏胖，面色苍暗或萎黄；神情抑郁，情感脆弱，烦闷不乐，性格内向不稳定，敏感多虑；或忧郁寡欢，胸闷不舒，时欲太息，舌淡红，苔白，脉弦。此种体质多为脏腑组织功能障碍。若病则胸胁胀满或窜痛；或乳房少腹胀满，月经不调，痛经；或咽中梗阻，如有异物；或颈项瘿瘤；或胃脘胀痛，泛吐酸水，呃逆嗳气；或腹痛肠鸣，大便泄利不爽；或气上冲逆，头痛眩晕，昏仆吐衄。女性易产后抑郁症，月经不调，痛经，经前期紧张综合征，乳腺增生，月经不调等。人体的各种生理活动，实质上都是气在人体内运动的具体体现。当气不能外达而结聚于内时，便形成"气郁"。气郁多由忧郁烦闷、心情不舒畅所致。长期气郁会导致血液循环不畅，严重影响健康。

2. 养生原则。应疏肝、理气、解郁。因肝主疏泄，故气郁体质养生的关键在于疏理肝气之郁。以情志调节和运动为重点。

3. 养生方法。精神调养。引起气郁的原因很多，但归根结底，最重要的是情绪因素。

长期忧郁烦闷、心情不舒畅,就会引起气郁。气郁体质的人最重要的表现还是心情烦躁,精神状态不好,爱生闷气。许多疾病的发生都是和气的变化有关,大怒使气向上逆行,大喜使气涣散,大悲使气消损,大恐使气下沉,受惊使气紊乱耗损,思虑过度使气郁结。由此可见,人的情绪波动过大,对健康不利。长期的心烦气躁,将严重影响人的身体。气郁体质的人性格多为内向,缺乏与外在的沟通,神情低沉,心胸狭隘,多愁善感,触事忧虑,心常苦闷,神情常处于抑郁状态。根据《黄帝内经》"喜胜忧"的原则,应主动寻求快乐,如多参加社会活动、集体文娱活动;常听相声、看小品、看喜剧、看滑稽剧以及富有鼓励、激励的电影、电视,勿看悲剧;多听轻快、开朗、激动的音乐;多读积极、富有乐趣、展现美好生活前景的书籍。可在不伤害到他人的情况下进行适当的发泄;在感到心烦气躁时,多做几个深呼吸,会感觉舒服很多。多出去旅游,行走于山水间,以培养开朗、豁达的性格。不计较名利的得失,知足常乐。

环境调摄。要舒畅情志,宽松衣着,尽量增加户外活动和社会交往,以放松身心,和畅气血,减少抑郁情况。饭后宜散步或逛街,松弛身心。冬季作息应早睡晚起,起床时间最好在太阳出来之后。增强日照,多做户外活动;居室应保持安静,禁止喧哗,保证睡眠。气郁的人容易上火,不过在清热的时候要注意,不能太凉。睡前避免喝茶、喝咖啡等提神的饮料。

体育锻炼。体育和旅游活动均能运动身体,流通气血,既欣赏了自然美景,调剂了精神,呼吸了新鲜空气,又能沐浴阳光,增强体质。如跑步、游泳、打球、武术、下棋、打牌、气功、瑜伽、打坐放松、太极拳、五禽戏、摩面、叩齿等。气功方面以强壮功、保健功、动桩功为宜,着意锻炼呼吸吐纳功法,以开导郁滞。

饮食调养。对于非饮酒禁忌(如肝功能不全)的人可以少量饮酒,以促进血液运行,提高情绪。气郁体质者,平时可以多吃些白萝卜、金橘、山楂等解郁的食物,对疏散郁闷之气很有好处。多食一些具有行气、解郁、消食、醒神作用的食物,如黄花菜、海带、山楂、玫瑰花、茉莉花、红枣、百合、莲子、佛手、橙子、柑橘、橘皮、荞麦、韭菜、茴香菜、大蒜、火腿、高粱米、刀豆、鱼、瘦肉、乳类、豆制品等。可用莲米、百合泡水代茶饮或煮粥。不可食用羊肉、狗肉、火锅、烧烤以及辛辣、咖啡、浓茶等刺激品,少食肥甘厚味的食物。

药物治疗。气郁体质者可常用香附、乌药、川楝子、小茴香、青皮、郁金等善于疏肝理气解郁的药为主组成的方剂,如越鞠丸等,若气郁引起血瘀,当配伍活血化瘀药。肝气郁结,应疏肝理气解郁,宜用柴胡疏肝饮。气滞痰郁,应化痰理气解郁,宜用半夏厚朴汤。此药方中紫苏、厚朴均含有挥发油,煎煮时以清水浸泡半小时,而后煎15分钟即可,时间不宜过长。心神失养,应养心安神,宜用甘麦大枣汤。心肾阴虚,应滋养心肾,宜用补心丹和六味地黄丸。预防肝火上升或是清肝火是解决气郁化火最主要的办法。清肝火最简单的办法就是到药店买一定量的夏枯草、桑叶、菊花,然后取适量夏枯草和桑叶用水浸泡半小时之后,再煮半小时,最后加入菊花煮3分钟即可。

特禀体质养生法

1. **体质特点。**特禀体质是一类体质特殊的人群,也就是过敏体质的人,有的人即使不感冒也经常鼻塞、打喷嚏、流鼻涕,容易患哮喘,容易对药物、食物、气味、花粉、季节过敏,有的人皮肤容易起荨麻疹,皮肤常因过敏出现紫红色瘀点、瘀斑,皮肤常一抓就红,并出现抓痕。过敏体质者对外界环境尤其是易致过敏季节适应能力差。

2. 养生原则。益气固表,养血消风。人的体质的构成来源于父母之精血,当父母是过敏性体质时,其子女有70%的遗传机会;若只有父亲是过敏性体质,其子女有30%的遗传机会;仅母亲是过敏性体质,子女有50%的遗传机会。如果能认识到自身是过敏体质,那么就可以改变自己的体质,从根本上改变过敏状态。

3. 养生方法。精神调养。对于先天畸形或生理性缺陷者,要多参加户外集体活动,克服生理缺陷带来的心理阴影。

环境调摄。居室宜通风良好。保持室内清洁,被褥、床单要经常洗晒,可防止对尘螨过敏。室内装修后不宜立即入住,应打开窗户,让甲醛等挥发干净后再搬进新居。春季室外花粉较多时,要减少室外活动时间,可防止对花粉过敏。秋季是植物成熟的季节,也是许多草本植物花粉的传粉时节,对于过敏体质的人来说,秋季应尽可能地避免外出旅游。如果要出行,少去那些花草树木茂盛的地方,尤其要避免进入菊花、百合、桂花、月季、秋海棠等过敏原多的景区。不宜养宠物,以免对动物皮毛过敏。起居应有规律,保持充足的睡眠。

体育锻炼。积极参加各种体育锻炼,增强体质。天气寒冷时锻炼要注意防寒保暖,防止感冒。

饮食调养。饮食宜清淡、均衡,粗细搭配适当,荤素配伍合理。多食益气固表的食物,少食荞麦(含致敏物质荞麦荧光素)、蚕豆、白扁豆、牛肉、鹅肉、茄子、酒等辛辣之品,更应避免腥膻发物及含致敏物质的食物。忌食生冷、肥甘油腻及各种"发物",如鲤鱼、虾、蟹、辣椒、肥肉、浓茶、咖啡等,以免引发宿疾。

药物治疗。最新研究表明,过敏体质的形成,以及过敏的发作,都与肌体内"健康杀手"——与自由基过多地堆积有关。而日趋严重的环境污染、化学品滥用及辐射问题,都会直接造成自由基在体内的堆积。国外研究过敏机构指出,通过服用松花粉,可有效清除自由基,调节肌体免疫,达到逐步改善过敏体质,使过敏原与肌体的不良免疫反应降到最低限度。过敏体质的人首要的调体之法是益气固表,所以过敏体质的人可选用黄芪。如用黄芪15克泡水代茶饮,也可将黄芪20克、当归12克和乌梅15克一起放入砂锅内加水煎开,再用小火慢煎成浓汁,取出药汁后,再加水煎开后,取其汁与粳米100克煮成粥,加冰糖趁热食用,可养血消风,扶正固表。此法对于过敏体质,有过敏性鼻炎、过敏性哮喘、荨麻疹等人都可以选用。

瘦人增重养生法

众所周知,一个人过胖或过瘦皆不利于身体健康。中医学认为胖人多气虚,多瘦湿,易患中风、消渴病;而瘦人多火,易患劳嗽。过瘦,可能是肌体营养不足,消耗太大,储存太少;也可能是某些疾病带来的后果,如糖尿病等,即使是老年人,也并非"千金难买老来瘦"。国外曾对5 000多名居民长达30多年的追踪观察发现,无论是胖人还是瘦人,其死亡率都大大高于不胖不瘦的人,而那些体重最轻、身体最瘦的人,其寿命也最短。因此,一定要努力使自己恢复到正常体重。

所谓正常体重,即身高(厘米)减去105后,再乘以2。若体重低于正常体重20%,即为过于消瘦。引起消瘦的原因较多,除遗传因素外,一般与营养、脾胃的吸收、消化功能、情绪、疾病、睡眠、体育锻炼等因素有关。瘦人要恢复正常体重,应该注意以下几点:

1. 营养需充足。因为人体内所需要的能量,都是从外界摄取营养物质经过消化吸收转换而来的,若营养物质摄取不足,就会消瘦。平时可适当多吃一些含蛋白质丰富的食物,如豆制品、肉类、鱼类、牛奶等。营养要全面,不能想吃什么就吃什么,不想吃就不吃,若是那种食物对身体有益,即使不想吃,也要吃。

2. 要健脾益胃。中医学认为,脾胃是后天之本,人体的生长发育、维持生命的一切营养物质,都要靠脾胃供给。若脾胃功能减弱,人体的生长发育、新陈代谢就会受到严重影响。因此,健脾益胃,是体瘦之人必须重视的。若能吃,但消化吸收不好,责之于脾,可吃点补脾气的药。如补中益气丸之类,并注意平时不要吃寒凉或油腻的食物;若不能吃,责之于胃,要注意补胃气,可吃些香砂六君子丸之类的药;若既不能吃,又消化不好,则须脾胃双补。

3. 要重视睡眠。因为睡眠时,人体基础代谢率降低,体内合成增加。经常夜不能寐的人,往往是体瘦者。因此,身体瘦的人,一定要睡好觉,注意保证睡眠充足。

4. 精神应轻松。俗话说"心宽体胖"。平时精神上不要太紧张、太兴奋,因为交感神经高度兴奋可导致副交感神经抑制,致使胃肠功能低下,食欲欠佳。

5. 锻炼讲分寸。锻炼太多,会使肌体消耗太多,瘦上加瘦;而不锻炼,又影响食欲和消化吸收。因此,体瘦者锻炼要适宜,要选择运动量小的项目,如散步、打太极拳等。

知识分子养生法

知识分子属于脑力劳动者,有些人认为,知识分子坐在屋里看书写字,风吹不着,太阳晒不着,非常舒适,何来艰苦? 其实不然,大脑功能活动与人体各个器官的功能活动相比较最为旺盛,所需供应的血液量最多,单位脑组织耗氧量也最高。再说知识分子大多不爱运动,所以脾胃不好,脾胃不好,消化系统就不好,容易拉肚子、便秘等,易患抑郁症,中年后易得糖尿病。由此可见,知识分子必须根据自身的工作特点制定出切实可行的养生措施,以保证身体健康、精力充沛。

1. 重点在养脑。知识分子是使用大脑进行精神思维活动和从事工作的。大脑长期处于紧张状态,可致脑血管紧张度增加,脑供血常常不足,从而产生头晕、头痛的症状,而经常昼夜伏案,久而久之,则易产生神经衰弱症候群。这些都说明,知识分子养生的重点在脑。

养脑、健脑,首先要求有良好的工作环境。如必须具备流通的新鲜空气,因为充足的氧气可使大脑持续兴奋的时间延长,增强其判断力。据测定,1克脑组织耗氧量相当于200克肌肉的耗氧量。良好的采光、明暗适中的自然光有助于注意力集中,阳光中的紫外线还可帮助消除身体疲劳。而强光和弱光则会对视力产生损害,破坏大脑兴奋抑制过程,降低工作效率。此外,办公室还要保持安静,尤其是注意防止噪音干扰,因为噪音除能引起听力减退外,还可以引起头晕、头痛、耳鸣、失眠、记忆力减退,甚至精神错乱。室内温度高低对于脑功能亦很重要,实验证明,16℃左右的室温最有利于大脑保持清醒状态。

其次要注意合理营养。脑神经细胞本身没有制造和贮存能量的能力,它的全部能量来源是靠血液输送。而人体的能量主要来自膳食,所以,加强营养对合理用脑极为重要。经研究,对大脑有益的有下列食物:植物性的食物有核桃、黑芝麻、金针菜、小米、玉米、枣子、海藻类、香蕈、南瓜子、西瓜子、葵花籽、杏仁、榛子、栗子、花生、豆制品等；动物性的食物有猪、兔、羊、鸭、鹌鹑、牡蛎、海螺、乌贼、鱼、虾等。此外，我国自古有"以脑补脑"之说，人吃动物的脑是有益的。

2. 要积极参加运动。体育活动对知识分子来说，具有特殊的意义。因为运动是保护大脑最积极、最有效的办法。运动可使大脑皮质的兴奋和抑制得到调节，使神经细胞的疲劳获得缓解，加强神经系统的稳定性和灵活性。此外，运动时血液循环加快，呼吸变快加深，肺部能几倍或几十倍地增加呼吸量，同时还可供给大脑足够的氧气、蛋白质、糖类等，作为新陈代谢的废物，如尿酸、尿素及二氧化碳等，也能被迅速排出体外。这样，大脑、内脏各器官就像机器经过检修加油一样，机能加强，工作能力便可得到提高。所以每天有两三次 15 分钟的活动，对保护大脑是极为有利的。在选择体育运动项目时，倒立可以有效地增加脑血流量，迅速消除耳鸣、眼花及脑缺氧状态；倒行则活动背部的肌肉韧带、调节脊神经功能，可以有效地防治脑力劳动者的常见病，如颈椎病、腰腿关节病、肩周炎等。

3. 注意睡眠。睡眠可以帮助消除疲劳，还清一天身体活动中的"氧债"，调节各种生理机能，稳定神经系统的平衡，它是生命之中重要的一个环节。所以，良好的睡眠有利于保障健康，使人延年益寿。如果有谁想用缩短睡眠来增加时间，那是得不偿失的。长期睡眠不足，对健康的损害首先表现在神经系统过度疲劳，以至可能发生神经衰弱、脑力劳动效率降低、精力不足、记忆力减退，出现头晕脑涨、眼花耳鸣、全身乏力等症状，轻者只要注意劳逸结合，一般都可以恢复；严重者还影响心血管系统、呼吸系统、消化系统的功能，进而导致器质性病变或早衰。这说明睡眠是维护健康所必不可少的手段。

实用减肥养生法

1. 肥胖的原因。在肥胖症的治疗及预防前，必须对造成肥胖之原因有深刻的了解与认识。从表面上看，肥胖是因摄取的热量多于所消耗的热量，于是剩余的热量转变为脂肪贮存于体内，造成脂肪的堆积，就产生了肥胖。但如深究其因，可能还有以下几个因素：

（1）遗传因素。人类肥胖症的发生可能有家族性的遗传。根据调查报告，父母体重正常者，其子女肥胖率仅占 40%；父母中有一位肥胖者，其子女肥胖率占 70%；如父母均肥胖者，其子女肥胖率将高达 80%。同时发现体型与遗传有关。一般而言，圆而软体型的人较易肥胖，而扁而硬体型的人则反之。

（2）饮食习惯。饮食习惯的养成往往受家人影响。例如过量饮食的摄取、对高热量甜点的偏爱以及暴饮暴食等。另外，对食物的认识不够，无形中在看电影、电视或交际应酬时吃了许多高热量的点心、零食，喝了许多饮料等，以至于热量摄取过多造成肥胖。

（3）心理因素。很多人在寂寞、孤独、无聊、忧郁、有挫折感、遭受压力、无法面对现实或适应环境时，常以吃作为补偿。

（4）内分泌因素。由于内分泌腺与代谢失调所造成肥胖的发生率较小。肾上腺疾病或甲状腺功能低下等都会造成肥胖。

2. 减肥方法。

（1）食物。研究人员发现，如果在饭前 30～40 分钟先吃一些水果或饮用一杯水果汁，有利于减肥。因为水果含的果糖能降低身体对热量的需求，进餐时吃进的食物自然会减少。番茄热量低,多吃番茄不会增加过多热量而引起肥胖。番茄含有丰富的有机酸,可促进消化,并分解体内脂肪,起到消脂减肥的功效,可每天早晨选1～2个鲜熟番茄空腹蘸白糖吃。红薯是很好的低脂肪、低热能食品,还能有效阻止糖类变为脂肪,有利于健美。如果每天适量吃些红薯,可有效减少其他食物的进食量,进而达到减肥的目的。另外,日常适量食用豆类、黄瓜、冬瓜、芹菜、山药、莲藕、木耳、海带、薏米、山楂等有利于减肥的食物,饮用荷叶茶和茶叶茶也有较好的减肥效果。

(2)敲腿。每天平均敲大腿外侧的胆经和大腿内侧的肝经(不能很轻,只要自己感觉不疼就可以),不仅对肝胆有好处,能促进排毒,还能起到瘦腿效果。此法在晚上11点后不宜再敲,否则会导致肝火旺盛,容易失眠。

(3)按摩。在希望减肥的部位进行按摩。这是通过低频率刺激,从而加快血液循环,促进新陈代谢。

(4)推拿。顾名思义,用力捻动脂肪堆积的部位,使脂肪消失;也可以涂上食盐进行按摩。

3. 减肥养颜防衰操。(1)双手在胸前合拢,呼气。(2)吸气。将手臂举过头顶,向后屈身,膝盖和胳膊肘伸直,将双臂放到双耳旁。(3)呼气。向前弯腰,双掌保持并拢,胳膊肘弯向两旁。将手移向地面,分别放在双脚旁。尽量让前额触碰膝盖,膝盖伸直。如果手触不到地面,弯曲膝盖。(4)双手保持不动,抬头,向后伸右腿。吸气,让右膝着地,头向上伸,左腿弯曲成直角。(5)呼气。双手直立撑地,左脚向右脚靠近,臀部离地,手指指向正前方,收紧腹部肌肉。初学者可弯曲膝盖。(6)屏住呼吸。将膝盖、胸部和下巴着地,翘臀。初学者可以先让膝盖触地,然后让胸部触地,最后让下巴触地。(7)吸气。让身体向前滑动,直到臀部放平,腹部触及地面。双臂直立,向后屈体,挺胸抬头,让腹部和腿继续着地。(8)脚掌着地,手脚位置不动,抬起臀部,双臂前伸,然后低头,让整个身体呈三角形。(9)重复第(4)步。但这次向前迈出右腿,把它放在双手之间,左膝着地。吸气。(10)呼气。重复(3)。(11)吸气。伸展,向后屈体,同(2)。(12)双掌并拢,回到第(1)步。呼气,整轮动作完成。这是一套简单连贯的动作,12种姿势可以锻炼全身每一个部位,具有减肥、养颜、防衰老的作用,并让人保持年轻的状态。可选择在早晨空腹时或晚餐后两小时练习。

4. 实用减肥运动。准备一张软垫或厚一点的毛毯,每天腾出20分钟,便足以消除腰间、腹部及四肢的赘肉。

(1)收缩腹部。面朝上躺下,双手平放两侧,屈膝,臀部与双足保持距离;双手向前伸直的同时,收下颚,奋力坐起;缓慢地躺下(默数3下),但是勿使头部触及垫子。再重复,反复10遍。

(2)消除腰间赘肉。躺下,双手平放两侧,屈膝,臀部与双足保持距离;双手向侧面伸直,同时收颚,奋力坐起;缓缓躺下,勿使头部触及席垫(向左、右侧各反复10次)。

(3)健美臀部、腿部。侧卧,腿部伸直,以手肘撑起上身;吸气,并举起大腿;徐徐放下腿部(默数3下);当腿快要触及另一条腿时,立刻再举起(如此做法左、右侧反复10遍)。

(4)修饰手臂线条。双脚微张站好,将重心置于腰部,双膝略微曲弓,臀部朝前轻收;举起手臂由前往后,尽最大可能画一圆圈;左右手交换各一次,进行时间为90秒钟左右。这项运动除了能减肥外,还有增益身体柔软度、强化心脏压缩的功能。

掌握房事养生法

房事是人类的一种本能,属于正常的生理需求。和谐而适度的房事生活不仅是夫妻交流感情的重要组成部分,而且也有利于双方的身心健康。古今医家对此皆有明训,如《玉房秘旨》所说:"男女相成,犹天地相生也,天地得交接之道,故无终竟之限,人失交接之道,故有废折之渐,能避渐伤之事,而得阴阳之术,则不死之道也。"说明注意房事养生,可以避免房劳损伤。临床上由房事不节引起的疾病,不乏其例。因此,掌握房事养生方法对于增进夫妻感情,提高生活质量,乃至延年益寿都富有积极的意义。

1. 性爱利养生。夫妻间的性爱不仅是繁衍后代的手段,也是一种正常的生理和心理活动。正常、适度、美满和谐而规律的性爱活动,不仅使夫妻生活幸福,也有利于健康长寿。长期拥有美满性爱,还能延长寿命。

(1)性爱功能激发潜能,舒缓压力。人的一生离不开性,"性福"是夫妻双方一直努力的追求。虽然不同年龄段,对性的认识、体验会有区别,但美满的性爱对健康是十分有益的。而长期的性压抑,对人的生理心理发展都会产生消极影响,直至损害身心健康。

从生理角度看,性是人的本能的追求,既是一种发泄,也是欲望的满足。愉快的性爱过程,能调动身体的各个机能,激发潜能,刺激内分泌,特别是性激素分泌,加快新陈代谢,延缓大脑退化,让人有一颗不老的心。

美满性爱还是舒缓压力的最好渠道。现代社会,生活节奏快,工作、家庭、子女,无论哪方面压力都大,长期累积的压力没有宣泄,会加速衰老,导致多种疾病。和谐美满的性生活可缓解生活压力,放松神经。若能长期享有幸福、规律的性爱,寿命也会延长。

(2)有利于保持年轻美丽,窈窕迷人。性爱能让人变得年轻。一项对 3 500 人进行的研究发现,每周性生活达到 2 次的人,看上去会比实际年龄年轻 7 岁或更多。而每周有 3 次性爱的人,看上去要比实际年龄年轻 12 岁。这或许是因为性生活能减轻压力、满足感更强和睡眠质量更好。

女性在 35 岁左右骨骼开始疏松,性爱可以调节胆固醇,保持骨骼的密度,减缓骨质疏松,使整个人看上去步态轻盈,身体的灵活性也强。

性爱时,性荷尔蒙与肾上腺素会加速分泌,而性荷尔蒙可以增加女性的魅力,肾上腺素会让皮肤看起来更加光亮、透明。

一个热吻燃烧 12 卡路里,十分钟的爱抚燃烧 50 卡路里,即使最和缓的性爱每小时也消耗 200 卡路里,因此,性爱有助于保持好的身材。

皮肤血液循环不良会导致粉刺、暗斑等皮肤病,而适度的性爱会加速血液循环、均衡新陈代谢,让皮肤光洁细嫩,并起到防治皮肤病的作用。

日本的医学研究表明:"用进废退"的性萎缩,也适用于缺乏性爱的人,适度的性爱有助于保持脑年轻,防止脑老化和促进新陈代谢。

(3)有利于延缓衰老,健康长寿。性爱积极的老年人,精力更旺盛,记忆力也较强。统计资料显示,婚姻美满的人较单身和离婚者更长寿,而美满的婚姻也包含美满的性爱在内。

爱尔兰贝尔法斯特女王大学的研究人员对 1 000 名中年男性进行了为期 10 年的跟踪调查后显示,每周都进行性生活的男性的长寿几率和死亡率是那些性生活次数不频繁男性的 2 倍。在性生活过程中，人体会释放出让人感到快乐的激素（内啡肽），应激激素分泌量急速下降，出现肌肉变得更强壮、呼吸变深、血液循环量增加和慢性疼痛减轻等一系列生理反应。每次性生活还能燃烧掉约 200 千卡的热量，相当于进行了一次中等强度的有氧锻炼。

性爱是最好的锻炼，可以改善循环系统和肌肉活力，延缓衰老进程。性爱 1 小时可燃烧一杯红酒或两块饼干所含的热量。研究还发现，中年女性每周性爱 1 次，其体内保护骨骼的雌激素水平是其他女性的两倍。改变性爱姿势有助于提高性爱乐趣和增加性爱运动量。如将女下位性爱姿势改成女上位姿势，可提高性爱时的心率。

拥抱伴侣不仅有益性爱，还有助于释放更多的"亲密激素"——催产素。英国的一项研究表明，催产素可显著提高长寿几率。该国一项调查还发现，每天拥抱两次以上的夫妻比从不拥抱的夫妻平均寿命多 7 年。因此，出门前、性爱前后最好相拥一会儿。

夫妻双方一起达到性高潮是夫妻的共同追求，也是衡量性爱品质的标准之一。高潮与健康的关系历来是性学专家感兴趣的话题。一次猛烈的性高潮相当于注射了一剂安定，有助于缓解压力，放松身心，同时可使体内抗炎细胞增加 20%。经常获得性高潮会使男人长寿几率增加两倍，使女性寿命增加 8 年。另外，女性每周获得两次性高潮，心脏病几率降低 30%。

研究表明，在 70 岁的人群中，50% 的男性和 40% 的女性有性生活需求。性生活过程中，男女双方身体和精神得到全面兴奋，身体同时会分泌相关激素，这能锻炼心脏、美容养颜、促进睡眠。国外研究资料表明，与没有性生活的老年人相比，性生活积极的老年人记忆力更强。

与没有性生活的男性相比，有规律性生活的男性寿命要长数年，性生活不和谐的女性寿命会缩短数年。调查统计，中年丧偶或独身未婚的人，其寿命比有温暖家庭和正常性生活的人要短得多。在高加索的长寿村里有位叫拉斯丽娜的 137 岁的女寿星，其性生活一直维持到 90 多岁，由此可见，中年女性维持正常的性生活对健康与长寿大有裨益。

老年人适度的性生活，不仅可以避免生殖器官废用性萎缩，而且对心血管系统、运动系统、神经系统等都是有益的。尤其有助于延缓大脑老化，使身心健康，智能晚衰。有关资料记载，恩爱夫妻与体质及生活条件大致相同的鳏夫寡妇比，前者能延长 5～6 年寿命。

（4）有利于提高免疫系统的抗病能力。现代文明生活反而让人们的免疫系统比以往更加脆弱，感冒、高血压、各种溃疡经常是躲也躲不过，适度的性爱可以使肾上腺素均衡分泌，肌肉先收缩，再放松，从而形成良性循环，使免疫系统能保持在较好的状态。

每周做爱 1 次有助于维持激素水平和保持心脑健康。日本的最新研究发现，男性每周做爱 1 次以上，可使心脏病或中风危险减少 50%。经常性爱有助于增加大脑中内啡肽的水平，有助于缓解压力。

性生活可以抵抗感冒。研究显示，性爱能够增强人体的免疫能力。每周一两次性生活，可以使人体自身的抗病毒入侵能力提高 30%。

从男性来说，性爱可降低前列腺癌的发病率，强壮前列腺，保持生殖器官的健康。

对女性而言，性生活能降低乳腺癌发病率。性生活正常的女性，其性器官由于不断受到触摸、挤压等良性刺激，有利于防止性器官萎缩，维持良好的功能。

性爱有规律的女性，能够保持良好的血液循环系统的结构和功能，雌激素水平比偶尔做爱的女性要高得多，从而使卵巢的生理功能加强，月经正常，还可推迟更年期，而且每一次性爱都会使阴部分泌物增加,防止阴道黏膜干燥。

德国学者研究发现,在男子的精液中有一种可以与青霉素媲美的抗菌物质——精液胞浆素,实验表明,精液胞浆素可以杀灭葡萄球菌、链球菌、肺炎球菌等致病菌。有正常性生活的女性,由于丈夫的精液有规律地排入其阴道,随之通过子宫逐渐流入子宫腔、输卵管等处,可起到消毒杀菌,防止或减少阴道炎、子宫内膜炎、输卵管炎的发生。

女性在月经前的5～7天内,流入骨盆的血液增加,有可能引起肿胀和痉挛,导致腹胀或腹痛。而性爱中的肌肉收缩运动,能促使血液加速流出骨盆区,进入血液总循环,从而减轻骨盆压力和腹部不适。

(5)有利于保持身心保健,提高身体素质。人们都渴望有个深沉、甜美的睡眠,由于各种各样的原因导致的失眠经常困扰着大家,特别是女性,更容易失眠。而当经历一次和谐的性爱后,肌肉兴奋而紧张,事后就会倍感放松,因而有助于睡眠。而且性生活越是美满,事后也越容易入睡。由于性爱会提高心跳与血压,因此可以刺激与活化心脏、血管机能。

性爱可以让骨盆、四肢、关节、肌肉、脊柱更多地活动,促进血液循环,增强心脏功能和肺活量。拥有和谐性生活的人发生心脏病的危险比性生活不和谐的人至少减少10%的风险。和谐的性爱对关节炎、胃痛、背部神经痛、头痛、偏头疼、牙痛等具有不可思议的止痛效果。健康适度的性爱,可使男性的睾酮分泌量增多,使男性的肌肉更发达,提高了骨髓造血功能,而且还能减少体内脂肪的积存。

(6)有利于提高自信心,消除不良情绪。正常的性生活可使人精神饱满,情绪愉快,食欲增加,睡眠良好,心理处于一种奋发向上的状态。深情的做爱过程让自己感到被爱、被宠、被需要、被重视,因而让自己觉得很有吸引力,也更有自信心。在性爱时,肌肤相亲,肌体体表广泛得到按摩,呼吸和心跳增加一倍以上,血压也上升1/3左右,可以使肌体由外到内得到一次锻炼。

性生活还能帮助老年人保持积极乐观的心理。很多人到了晚年,因为身体的衰老、周围环境的改变,会有伤感、抑郁的倾向。坚持性爱则能使老年伴侣得到心理满足,增加自信心,获得精神上的愉悦。尤其是空巢老年人,性爱能让夫妻感情更和睦,产生相互依存的亲密感,对心理健康十分重要。

虽然性爱益处良多,但也要注意,不是越多越频繁就好,要因人制宜。不可纵欲,也是中医养生学的基本内容之一。

2. 古代房事养生法。房事养生是中医理论中养生方法的一种,即运用各种养生疗法和谐夫妻生活,调节房事活动,以达到强壮复健、祛病延年的目的。

(1)以静为强,心毋怵荡。性爱贵在宁心静气,排除恐惧、慌乱、烦躁等情绪。这可谓是性爱的心理准备阶段。

(2)先戏而乐,神合意感。前戏是一种乐趣,是性爱不可或缺的一部分,能激起春情,提高性欲。

(3)先肾后心,弗欲强之。任何一方未达到良好状态时,均不可勉强。男子不可自力不胜而强举妄为,更不可强迫女性。性爱要先有性的生理冲动,而后再根据心理冲动来实施,这就叫先肾后心。

(4)五欲达交,三五至合。这说明性前戏要求男女达到最佳状态,即男子"三至"、女子"五至"呈"五欲"之征。"三至""五至"是指一种适合性爱的状态。对男性来说,就是阴茎充分勃起(肝气至)、阴茎粗大发热(心气至)、勃起坚硬持久(肾气至)。对女性来说,包括脸、口、唇、眉间红润(心气至)、眼睑湿润、含情脉脉(肝气至),低头不语、鼻部微汗(肺气至),依偎男性、躯体依人(脾气至),阴户开辟、阴液浸溢(肾气至)。"五欲"即男方激发女方性欲的五种方法:一是缓缓呼气和亲吻,使女方面部发热;二是轻柔拥抱紧贴;三是舌尖相互吮吸,使口内津液增多而滑润;四是轻柔抚摸敏感区域;五是紧抱对方并缓缓摇动,使女方咽部感到干燥而吞咽口水。

(5) 徐徐迟久,以和为贵。从容安徐、抽送和洽、不疾不暴、柔舒持久,这是古人定义的实质性爱的理想状态和要求。

(6) 乃观八动,审察五音。古人一向强调,相爱双方都应该获得满足。达到性高潮时,女性会有八种反应动作和五种呻吟声,可供爱侣观察。

(7) 讲求法式,疗病益身。古代房中术包括许多性爱姿势,据说能治疗某些疾病。

(8) 弱入强出,行气补脑。性爱后,男性应该在生殖器还呈硬态时拔出,不能全部疲软后再拔出。

3. 四季房事养生法。随着自然界气候的变化,房事养生也应不同。如果气候平和、温度适宜,环境舒适,身心舒畅,则有利于房事养生。

(1) 春季。阳气上升,万物欣欣向荣。在这样的季节里,人也应和万物一样,勿使思想意识和身心活动受到任何压抑,应让其充分地发生,尽量使身心保持一种畅达的状态。此时,房事次数应当较冬季有所增加,至少不对其加以过分的制约,这样才能有助于肌体各组织器官的代谢活动,增强生命的活力。

(2) 夏季。各种植物繁荣秀丽,人们也应该心情愉快,使体内的阴阳不受任何阻碍地向外宣通发泄。因此,此季房事亦应是随其意愿,不过度约束,使肌体在"阳气浮长"之际保持茁壮旺盛之势。需要注意的是,大热天气,人体脏腑功能相对减弱,暑气易进入人体阳气,此时房事应适量减少。

(3) 秋季。天气转凉,万物萧瑟,人也该宁神静志,收敛精气。此时性生活应加以收敛,克制欲望,减少性生活的次数,使体内的阴阳不再向外发泄。

(4) 冬季。百虫蛰伏,阳气藏封。此时,人们的性生活要加以严格控制,尽可能减少性生活的频次。如果在此季屡屡恋情,频频纵欲,则容易导致气弱肾虚,难免于病。

4. 提升男性性能力的养生法。(1)小便时踮脚尖。男性小便时双足与肩同宽,用力踮起脚尖,然后放松,可以重复 3~5 次。平时也可以练习。男性小便时踮脚尖能使排尿更流畅,保护前列腺,对于患有慢性前列腺炎及前列腺肥大的男性尤其有帮助;能够通畅足三阴经,达到益肾壮阳的效果;能使双侧小腿后部肌肉收缩,挤压出的血液量,可促进下肢血液回流,增强盆底肌肉的强度,从而提高阴茎硬度和维持勃起时间。(2)按摩小腹。靠在椅子上,手掌自然伸开,附着于小腹中间,以腕关节为中心进行旋转运动,动作要缓和而协调,频率每分钟 120 次左右,按摩可持续 5 分钟。按摩腹部可以促进血液循环,放松身心,帮助男性提升性能力。(3)蹲马步 15 分钟。两腿开立,与肩同宽,两脚平行正对前方,大腿尽量与地面平行。在性生活过程中,臀部、腹部、骨盆深部和大腿肌肉的协调控制最为关键。蹲马步这个动作能充分锻炼到这些部位的肌肉。每天练习 15 分钟,可以让男性在性生活时支撑力更强,不易疲劳,还能改善对射精的控制。

5. 保住女性肾气美容养生法。肾是人体生长发育和各种功能的物质基础,人的生、长、壮、老与肾中精气的盛衰密切相关,因为人体衰老与寿命的长和短取决于肾气的强弱。肾亏精损是引起功能失调、产生疾病的重要因素之一,而精的充实与否,亦是决定人们延年益寿的关键。精气流失过多,会直接缩短人的寿命。

一提到肾,大多数人都会联系到男性,其实肾对于女性一样十分重要。"肾藏精,主生长、发育与生殖",肾气充足,女性就会面色红润、肤质细腻、唇红齿白;如果肾气不足,女性就会皮肤粗糙、没有光泽,眼圈发黑,脱发、掉发,腰膝酸软。可以说,肾是女性健康与美丽的发源地,是女性永葆青春的源泉,肾对于女性的养生和美容来说起着至关重要的作用。一般来说,如果女性手脚冰凉,黑眼圈严重,有贫血症状,皮肤面如菜色,没有光泽,腰膝酸软,神疲乏力,夜尿多、尿急,那么就可以初步确定为肾阳虚。

如果女性在年幼时期肾气不足,发育就会较同龄人迟缓;如果在青年时期肾气不足,月经初潮就会推迟,之后的月经也会紊乱,还有可能导致不孕;如果在中老年时肾气不足,生殖生长机能就会受到抑制,肌体免疫力就会下降,就容易患病。可见,无论是从控制生长发育来讲,还是从调节内分泌以及生育能力来讲,肾都是女性的重要脏器之一。这里介绍几种科学补肾的方法。

(1)固精。这是几千年来都备受女性推崇的养生方法之一,意即要节制性生活。性生活适宜可促进激素的分泌,有益身心,但过度就会耗伤人体肾气,出现月经不调、带下过多、腰膝酸软、眩晕耳鸣、精神萎靡等症状。

(2)穴位按摩。涌泉穴。位于足前部凹陷处第2、3趾趾缝纹头端与足跟连线的前1/3处,是肾经的首穴。按揉涌泉穴能治疗神经衰弱、精力减退、高血压、晕眩、焦躁、糖尿病、过敏性鼻炎、更年期障碍、肾脏病等。按摩方式:用拇指稍用力按压两侧底足涌泉穴,左右各旋按30次。

三阴交穴。三阴交穴位于内踝尖直上三寸,胫骨后缘。按揉三阴交穴能治疗经期不顺、白带异常、月经过多或过少、经前综合征、更年期综合征,还能健脾益血、调肝补肾、帮助睡眠。按摩方式:用拇指稍用力按压两侧三阴交穴,左右各旋按20次。

太溪穴。太溪穴是人体足少阴肾经上的主要穴道之一。位于足内侧,内踝后方与脚跟骨筋腱之间的凹陷处。经常按揉此穴,可治疗肾病、牙痛、喉咙肿痛、气喘、支气管炎、手脚冰凉、女性生理不顺、关节炎、精力不济、手脚无力、风湿痛等病症。按摩方式:用拇指稍用力按压左右踝太溪穴,左右各旋按20次。

商阳穴。该穴位于人体的手食指末节桡侧,距指甲角0.1寸。按揉商阳穴能起到补充肾气、养肾防衰的作用。

(3)食物补肾。女性养肾可多吃的食物,有补肾温肺、润肠通便作用的核桃仁;有补肾滋阴作用的干贝;有补脾胃肝肾、益筋骨作用的鲈鱼;有补肾壮腰、补脾健胃作用的栗子;有补肾养肝、益精明目、壮筋骨、祛除腰痛作用的枸杞子;有补肝肾、益精血作用的何首乌;以及有补肺、健脾、益肾填精作用的山药。另外,肾虚的女性应忌食忌饮或少食少饮以下食品:丁香、荸荠、生菜瓜、芥菜、生地瓜、西瓜、生萝卜、甜瓜、辣椒、茴香、胡椒、柿子、薄荷、洋葱、生黄瓜、莼菜、菊花、盐、酱、白酒等。

6.节欲保精法。欲,指性欲,欲念;精,指精气,阴精。节欲保精是指节制性欲、保养精气、固摄阴精。中医学所谓"精"的含义较广,不仅指男子精液而言,而且泛指构成人体和维持人体生命活动的基本物质。人的生成始于精,由精而形成,且又赖于阴精的充养。若阴精充盈固秘,则脏腑机能旺盛,体健少病。若阴精妄泄虚衰,则脏腑机能减退,体弱早衰多病。节欲能够保精,体现在节制性欲,神志安定,阴表内守,充盈而濡养形体:一则欲念不起,以防阴精暗耗;二则阳事不兴,以息相火妄动,避免阴精妄泄。

(1)收养心神。收养心神是节欲保精的第一步。只有心绪安宁,心无杂念,才能达到节制欲念的目的。

(2)适龄婚配。一般认为最佳结婚年龄与生育年龄是密切相关的。我国青年在23～25岁才发育成熟,此时精子和卵子的质量较高,生育力旺盛。故医学界多认为男25～27岁,女23～25岁为最佳结婚年龄。

(3)节制性欲。中医认为,节制性欲,避免房劳损伤,有防病健身、延年益寿之功效。节制性欲可概括为四个优点:一为提高房事生活的质量奠定基础;二是能有效地推迟性机能衰退;三是可使人保持旺盛的精力和体力,避免因纵欲而出现的精神萎靡、意志衰退、生活空虚等"精神疲劳"现象及某些疾病的产生;四是有利于优生优育。

(4)独宿蓄精。独宿亦称独卧、分房,是婚后节制房事、蓄养精气的重要方法之一。女性妊娠期间,当独卧养血以安胎。独卧有利于清心寡欲,五脏安定,冲任调和,益于胎儿优生,母体康健。对患病之人,更当提倡独卧静养,以固护精气,疗疾养病。若强力行房,易耗损精气,加重病情;或相互传染,百弊而无一利也。

(5)保阴精,戒手淫。戒除手淫往往有一定的难度,但必须树立坚定的信心,养成有规律的生活习惯,避免黄色书刊、淫秽画册、录像等不良影响。注意内裤不要太紧太小,并保持外阴清洁,消除积垢对生殖器的刺激,同时可有意识地抑制手淫冲动的杂念,克服性冲动。只要坚持不懈,戒除手淫是完全可以的。

7. 固精益肾法。固精益肾,即固护阴精、培益肾气、增强精力的养生方法。固精益肾首当节制性欲,蓄精养血;要避免劳伤,凡过度疲劳都易耗伤精血;要善于调节情志,尤忌喜怒失节,以防气机逆乱,阴精暗耗;酒为辛甘之品,辛能助热,甘能蕴湿,湿热搏结,耗气伤血,故当戒酒;要注意调节饮食,使精血化源充足。节制性欲、避免劳伤、调节情志、调节饮食、谨慎用药是固精益肾的基础和前提。若再配合药物、针灸、气功、按摩等保健方法,更增其添精壮肾之效。然而固精益肾非朝夕之事,须持之以恒,方能精力过人而永葆青春。

(1)固精益肾功法。

① 袁黄炼精法。此法由明代养生家袁黄提出。其《摄生三要》云:"练之诀,须半夜子明,即披衣起坐,两手搓热,以一手将外肾兜住,以一手掩脐而凝神于内肾,久久习之而精旺矣。"

② 立式排尿法。排尿时男性脚尖用力,挺然直立;女性以脚尖(尤以第一、二足趾用力)支撑身体的蹲式;咬紧牙关,尽量屏吸,不容松懈,直至排空尿液,即所谓"以门神的姿态排尿"。坚持平时排尿即应用此法,使精所不得外泄,日久则有强肾益精之效。

③ 睡卧暖睾法。临睡前,在侧卧状态下把睾丸收藏在大腿内侧,保持睡眠时双腿轻轻夹住睾丸,使其温暖,以积蓄精气,日久自能强精益肾。

④ 闭精益肾法。排尿时,深吸一口气纳入丹田,然后闭息,意想此气由丹田至会阴,沿督脉,上百会,即守住百会穴,复想此穴有一绿色的"水"字随气下行于丹田。此功法闭精甚严,若需开精门,可于排尿时去掉一切杂念,呵气即可。

⑤ 太极禅功壮阳法。取坐式,全身放松,两手掌心向下,平放在双膝上。头宜正,腰自

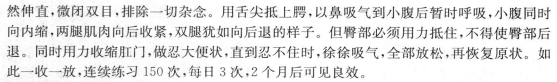

然伸直,微闭双目,排除一切杂念。用舌尖抵上腭,以鼻吸气到小腹后暂时呼吸,小腹同时向内缩,两腿肌肉向后收紧,双腿犹如向后退的样子。但臀部必须用力抵住,不得使臀部后退。同时用力收缩肛门,做忍大便状,直到忍不住时,徐徐吸气,全部放松,再恢复原状。如此一收一放,连续练习 150 次,每日 3 次,2 个月后可见良效。

⑥ 壮阳固精法。

第一步:搓涌泉。盘膝而坐,先搓热双手,再以手掌紧贴脚面,从趾根外过踝关到三阴交,用力往返摩擦约 20～30 次,然后左右手分别搓涌泉穴(位于足底足趾跖屈时凹陷处)81 次,同时意守涌泉,手热,快慢适中,略有节奏感。

第二步:摩肾俞。两手掌贴于肾俞穴(第二腰椎棘突下旁开 5 厘米),中指对命门穴(第三腰椎棘突下),做从上向下、从外向内环形按摩 36 次,并意守命门。

第三步:抖阴囊。取半仰卧姿势,后背靠实,意守丹田。一手扶阴茎,另一手食、中、无名指握住阴囊下部,上下抖动 100～200 次,换手再抖动 100～200 次,手法由轻到重,练到一定程度后,改用单掌拍打阴囊 100～200 次。

第四步:疏任督。一手置会阴穴(阴囊与肛门中间),一手侧放在曲骨穴(耻骨联合上缘的中点处),两手同时用力摩擦睾丸、阴茎 100 次左右,换手再摩擦 100 次左右。并意守丹田,手法由轻到重。

第五步:提阳根。一手掌劳宫穴(手掌心横纹中,第二、三骨之间)贴丹田,另一手握阴茎,向上、下、左、右各提拉 100 次。

第六步:壮神鞭。两手掌夹持阴茎逐渐加力,来回搓动 100～200 次,不要憋气。若产生射精感,则宜用手指点压会阴穴,同时收腹提肛,并清静思想,用意念控制射精,待射精感完全消失后可侧卧休息。或重做第五、六步功法,则效果更佳。随着功力加深,操作时性冲动感会自行消失。

第七步:固精气。以上功法修炼百日后,再练此法。即行房过程中略有排精感时,停止摩动,提肛收腹,用意念控制射精。待性冲动缓解,可继续行房或停止房事。

此法可添精益肾、温补命火,但应循序渐进,不可操之过急。不宜随意更改意守部位。练功前后勿饮冷水、冷茶,饱食及酒后不宜随即练功,要注意练功时不能袒露小腹。未婚或初婚者,不宜练此功法。

⑦ 肛门收缩法。任何姿势皆可,务使心情平静,精神集中微闭双眼,然后慢慢缩紧肛门,尽量上提,并逐渐放松,使肛门松弛,如此反复收缩放松,每次连续做 3～5 分钟。坚持锻炼,对男子皆有强精增力的作用。

⑧ 吸缩呼胀强精法。立式、坐式皆可。先闭目片刻,使精神安定,放松腹肌使之鼓起,然后吸气,同时腹部用力凹下,直至吸到不能再吸的程度。然后放松肩部,鼓起腹部,慢慢呼气。吸气时,使舌尖抵在上齿内侧,以鼻吸气;呼气时,舌抵下腭,并渐渐放松力度。每日练 3 次,每次 3～5 分钟即可。

⑨ 振臂练腰强精法。

第一步:将双脚分开,与肩同宽,以脚蹈指用力着地站立。下肢尽量用力,同时使上身放松,轻轻张开手掌。以手臂向前 3 分、向后 7 分的比例摆动。每日早、中、晚各一次,每次摆动 100 次以上。可根据情况逐渐增加摆动次数,若能达到 1 000 次尤佳。

第二步:做完振臂后,保持以上姿势,双脚用力着地,尽力向后转腰,以看背后的物或手为要领,转到无法再转后回复到正面,再转向另一方向,如此为转腰一次,每日 3 次,每次转100 次以上。

第三步:完成以上两步后,保持原姿势,两手叉在背后,身体尽量向后弯曲,直至不能再弯为止,再使身体恢复自然姿势。一般应弯至 45 度以上,每回做 10 次以上,每日做 3 遍。

(2)固精益肾按摩法:即按摩、揉按某一特定穴位或部位,从而达到调和阴阳、疏通经络、补益肾元之目的。按摩法主要分为两大类:一为腧穴按摩,一为特殊部位按摩。一般按摩腧穴常以手指点压揉按,而部位按摩多用手掌按摩完成。

① 腧穴按摩。常用腧穴部位有:会阴、关元、气海、中极、间使、鱼际、足三里、三阴交、太溪、太冲、腰眼、命门、肾俞等。主要操作方法是,先采取适当体位,充分暴露腧穴部位。

按法。以中指或拇指罗纹面接触穴位,轻轻按压并逐渐用力,以产生酸麻、胀、热感为宜。

揉法。用手指在穴位上呈环形揉按,逐渐加力,以有酸痛感为度。

② 特定部位按摩。

下腹部摩擦。临睡前,将一只手放在脐下耻骨上小腹部位,另一只手放在腰上,然后一面按住腰,一面用手在下腹部由右向左慢慢摩擦,以自觉腹部有温热感为度。

腹股沟摩按。临睡前,将双手放于两侧腹股沟处(大腿根部)。以手掌沿斜方向摩按 36次,可每周按摩一次,对增强性欲、提高精力有一定的作用。

摩揉睾丸。将双手揉热,先用右手握住两睾丸,使右侧睾丸位于手掌心,左侧睾丸位于拇、食、中三指腹罗纹面上,然后轻轻揉动,向右转 30～50 次,再向左转 30～50 次,以略有酸胀感而无痛为度。然后再以左手,如上法轻轻揉按。亦可以擦法操作,即先用一手拉紧阴囊,固定外肾,用另一手掌心大鱼际处置于睾丸上,然后轻轻摩擦,以睾丸微热为度。此法又名"兜囊外肾"法,是历代养生家非常重视的强精固肾的健身要法之一。如《内功图说》云:"一擦一兜,左右换手,九九三数,真阳不走。"故可每日临睡前摩擦揉之。

摩擦双耳。晨起时,用指头或罗纹面在双侧对耳轮以及耳轮体等耳部轻轻环形摩擦,或点压揉按,以局部微胀痛有热感为度。此法具有调和阴阳、疏通气血、健肾固精之效,为历代养生家所倡导,如《千金翼方》说:"清旦初起,以左右手摩交耳,以头上换两耳又引发,同面气通流,如此者令人头不白,耳不聋。"指出了摩擦耳部的时间、方法及次数,不妨一试。

8. 行房适度法。房事是已婚男女生活的正常需要,既不可缺少,亦不应恣纵,贵在恰到好处。适度的房事生活能使人精神愉快,给家庭带来和睦、温暖、幸福,有利于身心健康。否则就有损于健康,乃至引起疾病。

(1)房事是人的生理需要。古人认为,已婚男女夫妻生活十分重要,不仅关系到双方的身心健康,而且影响到子孙后代。现代医学认为,正常的性生活可以调节人体的各种生理机能,促进性激素的正常分泌,是健康男女婚后生活的心理和生理需要。独身并不符合生理学规律。有关资料报道,结婚人较独身者的平均寿命长,若保持性生活超过 60 岁的人,能增寿 8～10 年。而终身未嫁、离婚、孀居者乳癌发病率比一般人高。有人对广西巴马县长寿老人调查,90 岁以上的老年人中,夫妻同居 50 年以上的占 41%,同居 60 年以上的占 26%。说明和谐适度的房事生活有利于身心健康和延年益寿。日本人清保有川认为,工作紧张的男性脑力劳动者长寿的主要秘诀有三:一是笑,二是散步,三是过正常的性生活。三者之中,性生活对减轻人的紧张程度具有特别效果。

（2）欲不可纵。房事不可无,但不可放纵而无所顾忌。古代医家十分重视纵欲的危害,一再强调纵欲是导致疾病、早衰损寿的原因之一。现代医学认为,房劳纵欲、射精次数过于频繁,必然增加睾丸负担,使其过多地产生雄激素,反馈性抑制了垂体前叶的分泌,致睾丸萎缩。精液测定表明,精液中含有丰富的前列腺素和微量元素锌,前者对心血管、呼吸、消化及神经系统有重要的生理调节作用;后者是构成多种蛋白质分子的微量元素,与人体细胞及生命密切相关。纵欲无疑会丢失这两种物质,从而使人早衰而短寿。进一步证实了古代医家"不能用者、立可致死"的观点。

9. 房事和谐法。房事,虽属已婚男女的自然生理需要,但亦应讲究适宜的步骤、姿势、动作和方法,即所谓合房有术。只有双方密切配合、方法得当,才能和谐美满,增进夫妻的身心健康。古代医家曾提出许多使房事和谐的方法,某些内容对夫妻交流情感、房事和谐美满至今仍有一定的现实意义。可是由于受封建礼教的束缚以及历史上的种种偏见,合房养生之道有一段时期被视为禁区,稍作探讨则难免受"淫秽"之名,令医者难以涉足。然而作为医学保健的一项内容,掌握一定的科学的合房法则是十分必要的。从养生保健的角度研究合房方法,应与片面追求淫欲取乐、寻求性刺激的淫秽内容加以区别。夫妻同房首先要有必要的思想准备,保持情绪安定,心情舒畅。心神安定,互相爱抚,使男女双方情意相融,达到心理及生理上的性欲高潮,然后交合,方有益于身心健康。

房事和谐贵在夫妻双方的性欲、性感及性高潮等方面保持一致。以男女的生理特点分析,男性性欲强,易冲动,很快进入性高潮,交后性冲动消失快;女性性欲缓慢,性冲动及性高潮发生迟缓,持续时间稍长,性冲动消退较慢。这就要求双方密切配合,才能在性高潮方面保持一致而和谐美满。

合房的姿势和体位,对房事生活的质量亦有一定的影响。一般而言,舒适的姿势,恰当的体位,对于保持性器官的良好接触、增强性快感、协调并丰富性生活具有一定的积极作用。无论何种姿势,都必须以双方舒适、愉快并能获得满意的性高潮为前提。合房姿势既不宜单调化,亦不应片面强求多样化,以增进夫妻感情、协调丰富房事生活、促进身心健康为原则,尽量避免采用使一方感到勉强和不愉快的合房姿势,以免影响夫妻感情,甚至引起性功能障碍等疾病。

综上所述,重视房事养生是中国医学预防科学的一大特色。掌握其要旨,有益于身心健康,防病延年;反之则耗伤精气,导致疾病,甚至损寿折命。历史上有不少帝王将相骄奢淫逸而早衰,而善于房事养生、寿逾天年者也不乏其人。房事不节已成为中医病因学说中的主要致病因素。这些都提示我们应从科学的角度探讨房事养生之道,使具有特色的中医房事养生学得以不断发展,造福于人类。

饮食养生篇

注重饮食养生法

我国有句古话："民以食为天"。这充分说明了饮食与生命过程的关系,因此研究食物的种类和饮食的方法对养生极有意义。饮食有两种含义:一是动词,渴则饮,饥则食;二是名词,泛指人类生存所需之物。我国饮食养生法起源很早,传说商代宰相伊尹著《汤液经》就是采取烹调方法疗疾的。据《周礼·天官》记载:当时的宫廷医生已分为食医、疾医、疡医、兽医四种,其中食医就是负责以食治病的医生。战国时,《内经·素问·脏气法时论》还具体指出:"毒药攻邪,五谷为养,五果为助,五畜为益,五菜为充,气味合而服之,以补益精气。"当然,在实际生活中,所谓五谷、五果、五畜、五菜,是人类一切饮食对象的泛指。

世间的食物尽管多种多样,但人类所必需的营养物质,主要是蛋白质、脂肪、糖、维生素、无机盐和水。在这 6 大营养物质中,人体不可缺少的达 40 多种,如水和蛋白质中的 8 种必需的氨基酸,碳水化合物中的淀粉和单糖,必需的脂肪,13 种维生素和 15 种无机盐等。由于各种食物所含营养物质不尽相同,因此平时进食不宜偏嗜,而应泛尝。

蛋白质。蛋白质是生命的基础。从细胞组成到人体构造,从生长发育到新陈代谢的平衡,免疫抗体的构成以及激素的生成等,无一不和蛋白质有关。要想保持生命活力,延缓衰老,摄取充足的蛋白质是十分重要的。蛋白质的基本单位是氨基酸,有 20 多种氨基酸在体内不能合成,一定要从食物中摄取。维持生理需要的叫必需氨基酸,如牛奶、瘦肉、蛋类和豆类等都含有这类氨基酸。能在体内合成的氨基酸叫非必需氨基酸,如甘氨酸等。蛋白质分动物蛋白和植物蛋白。据测定,动物蛋白质的生理价值高于植物蛋白质。为了人体的需要,最好混合食用多种蛋白质,即动、植物蛋白质都要适当吃些,以提高其生理价值,这叫做蛋白质的互补作用。

脂肪。脂肪是人体的重要组成成分。成年男子体内大约含有 13% 的脂肪,女性含量稍高些。脂肪可供给身体热能和必需脂肪酸。类脂,即磷脂类和固醇类,是人体细胞,尤其是脑细胞和神经细胞的主要成分。其中胡桃仁磷脂较多,能维护脑细胞和神经细胞。有人曾做过试验,每晨细细嚼服 5～6 个胡桃仁,大约一个多月,记忆力会大大增加。胡桃仁还有保护肾功能及固齿作用。

糖类。糖类也叫碳水化合物,能供给人体热能,构成人体组织,维持心脏、神经的功能,具有保肝解毒的作用。糖类分为:单糖,如葡萄糖、果糖(如蜂蜜)、半乳糖;双糖,如蔗糖、麦芽糖;多糖,如淀粉、糊精等。我国人民主要靠吃米、面、豆类、植物根茎、水果、蔬菜和食糖等来获取糖分。

维生素。维生素是维持生命的要素,缺乏维生素会影响人体正常的生理功用。维生素有两大类:一类是脂溶性维生素;另一类是水溶性维生素。

脂溶性维生素,有维生素 A、维生素 D、维生素 E、维生素 K 等。在生理功用上,维生素 A 能维持视力,防治夜盲症,增加对传染病的抵抗力,并促进生长。如果缺乏,易患夜盲症、上皮细胞萎缩症等。动物肝脏、鱼肝油、奶、蛋、菠菜、辣椒、胡萝卜、苋菜、橘子、柿子、芹菜、小白菜、韭菜等都含有大量维生素 A。根据实际情况,选择吃些维生素 D,能保持牙齿、骨骼的正常生长,保证小肠的吸收功能。如果缺乏维生素,儿童易得佝偻病;成年人易得骨质软化病;老年人易得骨质疏松和骨折。如能经常吃些含维生素 D 多的蛋黄、牛奶、鱼肝油、动物肝脏以及常晒太阳,可很好的预防维生素 D 缺乏。维生素 E 具有抗衰老,维持生殖机能,防止肌肉萎缩、动脉硬化和心脏病变的作用。食物中,鲜小米、各种绿色蔬菜和植物油中都含维生素 E,可以多吃些。维生素 K 具有促进肝脏合成凝血酶元素的作用,如果缺乏它,则血液不易凝固,出血后不易止血,苜蓿、菠菜、番茄等都含有维生素 K,可适当吃些。

水溶性维生素,有维生素 C、维生素 B_1、维生素 B_2、维生素 B_6 和维生素 PP 等。维生素 C 又名抗坏血酸。缺乏了维生素 C 会得败血症,毛细血管壁脆弱,牙齿易出血,骨质疏松,容易骨折,易出现疲劳、抑郁、食欲不振及贫血等症状。针对原因,应多吃些含维生素 C 的新鲜蔬果,如橘子、柚子、山楂、草莓、辣椒、油菜、卷心菜、菜花和番茄等。维生素 B_1,能防止神经炎、脚气病,还能增进食欲、促进生长。患有神经炎、脚气病、浮肿、食欲不振等症的人,可吃些含维生素 B_1 的米糠类、麦片、蔬菜、动物内脏、瘦肉和蛋类。维生素 B_2,能促进人体生长,防止皮炎。如患有口角溃疡唇炎、角膜炎、脂溢性皮炎、阴囊炎和女性外阴炎等症的人,可吃些含维生素 B_2 的动物的心、肝、肾脏、蛋白、花生米和绿叶菜等。维生素 B_6,能预防皮肤病和止吐。如果缺乏,可吃些含维生素 B_6 的壳类、豆类、蛋黄、肉、鱼、乳类和米糠类的食物。维生素 PP,能维持皮肤和神经健康,促进消化系统功能。如患舌炎、皮炎、食欲不振、消化不良、呕吐、腹泻、头晕、记忆力减退、狂躁等症,可吃些含维生素 PP 的花生、壳类、豆类、动物内脏和瘦肉等食物。

老年人因胃肠功能减弱,影响了身体营养的吸收和化学反应的进行。因此,老年人膳食中维生素的供应也要丰富些。特别是要含有维生素 A、维生素 B_1、维生素 B_2 及维生素 C。

矿物质。人体内有 50 多种无机盐,约占成年人体重的 4% 左右。有的无机盐,如钙、铁、铜等,是构成人体组织的重要原料。其中如镁、锌、碘等,是维持酶和激素活性所不可缺少的成分。有的如钾、钠、氯等,是维持体内水分和无机盐、酸碱度、渗透压以及细胞代谢平衡的重要原料。

老年人胃酸分泌减少,影响铁和钙的吸收,容易患轻度贫血。因此,要选择一些含钙多而又比较容易消化吸收的食物,最好是豆浆、嫩豆腐和绿豆芽菜及豆制品。油炸豆腐虽是豆腐,但不易消化,不可多吃。此外,再补充一些含铁的食物,如芹菜、小油菜、荠菜、猪肝和芝麻酱等。

水。水是维持生命的重要营养物质之一。水能调节体温,促进物质代谢。水和蛋白质、糖、磷脂结合,发挥其复杂的生理作用。如果人体内的水分损失 20%,便无法进行氧化、还原、分解、合成等正常的生理活动。正常人每天需要补给身体约 2 200 毫升水,加上体内物质代谢产生的内生水约 300 毫升,共 2 500 毫升。每天经肾脏、肺、皮肤和粪便排出的水,与此数量基本相等。因此,每天可给老年人准备些汤、羹、菜泥之类的食物,既有益于消化,又可补充水分。此外,老年人最好每天有一定的饮水习惯,一天可饮 3 杯左右的温开水,但不宜喝得过多,以免增加心脏和肾脏的负担。

五谷为养养生法

五谷为养,意思是说谷物有营养,可以长期吃。我国中医古籍上讲:"民以五谷为食",五谷杂粮才是真正的长寿食品。从传统的神农尝百草起,我国人民几千年来的生活习惯就是以五谷为食。"五谷"泛指粮食类食物,包括谷类和豆类。谷类食物是我国人民传统的主食,豆类则是主要副食。

谷类食物包括大米、面粉、玉米、小米、荞麦等。

大米。性味甘平,能补脾养胃,益气血,长肌肉,和五脏。具有补中气、壮筋骨、通血脉、起阳道、益精气、和五脏之效。长期服食能轻身好颜色,聪耳明目。对脾虚烦闷、消渴、不思饮食、泻痢、消瘦等有和胃气、消烦渴、止泻痢之功效。现代营养学研究表明:大米含78%的碳水化合物,6.7%的蛋白质以及磷、钙、烟酸、维生素B等营养素。大米是我国南方人民最主要的主食,可蒸食、煮粥,老幼最宜,但不可长期服食精白米,因为精白米失去了米糠中大量的维生素B。黑米的营养价值比一般白米高,是理想的食疗佳品。黑米还含有多种维生素和锌、铁、钼、硒等必需的微量元素,用它入药,对头昏、贫血、白发、眼疾等疗效甚佳。黑米性温、味甘,有补肾益气、暖胃健脾、明目活血的作用。

面粉。性味甘平。养心安神,益脾厚肠,补养气血。具有补心气、养肝血、益脾胃、厚肠胃、增气力、强筋骨、和五脏的作用。常食久食,于人体甚有补益。对于泻痢、气短乏力者,还可作为辅助食疗。现代营养学研究证明:面粉含73%的淀粉、9%~12%的蛋白质,含有较多量的磷、钙、铁、淀粉酶、精氨酸、维生素B等营养素。面粉是我国北方最主要的传统主食,一般做成面食食用。由于小麦麸皮里含有丰富的多种维生素,营养学家并不主张吃富强粉,而是提倡吃标准粉。中医认为小麦能养心安神、除烦去燥、利小便,对消除女性更年期综合征、自汗盗汗以及情绪烦躁有食疗作用。

玉米。性味甘平,具有补中健胃、益肺宁心、除湿利尿、清湿热、利肝胆、延缓衰老之效。玉米碾细煮粥可为病后体虚的调养食品。玉米能降脂,中老年人宜常食用。玉米煎汤饮还有清热利湿作用,可用于痢疾、黄疸、水肿的辅助食疗。现代营养学研究表明:玉米含72%的淀粉、8.5%的蛋白质、4.3%的脂肪以及磷、钙、铁、维生素等。其脂肪油中含有多种不饱和脂肪酸,为我国北部地区主食之一。玉米可蒸食、煮食,也可做成面食食用。世界著名的长寿地区中国广西巴马地区百岁老人的主食就是玉米。玉米营养丰富,含有较多的蛋白质、脂肪、糖类、维生素和矿物质。玉米胚中脂肪、蛋白质和维生素含量高于大米。黄玉米还含有维生素A,可以补充人体维生素A的不足,对保护视力很有好处。另外,玉米还有止血、健胃、利水、利胆的作用,并能降低血中胆固醇,软化动脉血管。因此玉米是水肿患者、动脉硬化症、冠心病、高血压、脂肪肝和肥胖症的中老年人理想的康复食品。玉米中还含有一种长寿因子——谷胱甘肽,它在硒的参与下,生成谷胱甘肽气化酶,具有恢复青春、延缓衰老的功能。玉米中含的硒和镁有防癌、抗癌作用,尤其是最常见的乳腺癌和直肠癌,另外,硒还具有调节甲状腺的功能,防止白内障的发生;镁一方面能抑制癌细胞的发展,还能加强肠壁蠕动,促使体内废物排出体外,这对防癌也有重要意义。玉米中含有的谷氨酸有一定的健脑功能。玉米须有利尿作用,对减肥很有利。不同颜色的玉米,保健功效略有不同,这主要是因为它们含有的色素品种不一样。与白色玉米相比,紫玉米中多了花青素,因而具有抗氧化、防衰老的功效。黄色玉米含有胡萝卜素和玉米黄素,对于维持视力健康有好处。

小米。性味甘咸,微寒。补中益气,养胃益肾。具有健脾养胃、益气滋肾、清热解渴、通利小便之效,体质虚弱、形体消瘦、病后、老、幼、女性产后,最宜食用。现代营养学研究表明:小米含72%～76%的淀粉、9.7%的蛋白质、3.5%的脂肪以及磷、钙、铁、维生素等。与大米相比,维生素 B_1 高1.5倍,维生素 B_2 高1倍,粗纤维高2～7倍。小米蒸食最能益力,煮食最能养人。为了提高谷类的营养价值,应提倡粗细粮、米面和杂粮混食,植物性食物和动物性食物混食。这样,通过食物的互补作用,可使食物蛋白氨基酸的种类和数量更接近人体的生理需要。小米粥是许多人都喜欢的常吃粥品,而且又是健胃补肾的良物。小米芽含大量酶,是一味中药,有健胃消食作用。小米忌与杏仁同食。

荞麦。味甘性凉,具有清热解毒、健脾除湿、降气宽肠、消食化积、止汗等功效。荞麦突出的保健营养特点是含有丰富的维生素 E 和可溶性膳食纤维,同时还含有烟酸和芦丁,有降低人体血脂和胆固醇、软化血管、保护视力和预防脑血管出血的作用。经常食用荞面对人体健康有益,特别是患有高血压、高血脂、糖尿病的人经常食用荞面能起到一定的医疗辅助作用。

豆类食物包括大豆、绿豆等。

大豆。性味甘平,补脾益气,清热解毒,利湿消肿。具有健脾益气、利水消肿之效,对于营养不良性水肿、疳积、泄泻等均是很好的食疗佳品。现代营养学研究表明:黄豆营养丰富,是"豆中之王",含40%的蛋白质,其中含人体必需氨基酸较全,尤其富含赖氨酸,正好可补充谷类赖氨酸的不足。因此,我国人民传统的谷豆混食是很有科学道理的。黄豆含脂肪18%～20%,其胆固醇少,不饱和脂肪酸多,卵磷脂也较多。另外,黄豆含磷、钙、铁均高于大米、小米、面粉等主食。因此,被称为"益寿食品"。但吃炒黄豆、煮黄豆后许多人会感到肚子发胀、肠道胀气,甚至腹泻,这是因为黄豆里所含的胰蛋白酶抑制素没有被破坏掉,妨碍人体内胰蛋白酶的消化作用之故。所以,食黄豆最好加工成豆浆、豆腐、豆芽等豆制品,以利于吸收。大豆中的黑豆是肾之谷,中医认为它具有补肾强身、解毒、润肤、乌发、明目的功效,特别适合肾虚者。对水肿、风毒、眩晕、脚气、黄疸浮肿等有食疗效果。黑豆对年轻女性有养颜的功效。黑豆含有丰富的维生素,其中 E 族和 B 族维生素含量最高,维生素 E 的含量比肉类高5～7倍。众所周知,维生素 E 是一种相当重要的保持青春健美的物质。我国古人虽不知道黑豆中含有较多的维生素 E,却从实践中得知它是一种美容食品,如古代药典上曾记载,黑豆可驻颜、明目、乌发、使皮肤白嫩等。

绿豆。性味甘寒。补中益气,和调五脏,清暑解毒,利尿生津。绿豆煮粥或煮汤饮,有消暑除烦、生津止渴作用,是夏季清凉饮料中之佳品。绿豆还有厚肠胃、利小便的作用。现代营养学研究表明:绿豆含24%的蛋白质、58.8%的碳水化合物,脂肪极少,钙、磷、铁、维生素 A 和维生素 B 均较丰富。它可做豆粥、豆饭或炒食、煮食、煮汤等。

将大枣与大米、小米或糯米同煮为粥,不仅可以预防胃炎、胃溃疡的复发,减少患流感的几率,还可以有不错的保养效果,因而,民间有"若要皮肤好,粥里加大枣"的说法。需要特别提醒的是,在用大枣熬粥时最好将大枣剖成几块,这样有利于熬出枣中有效成分,增加食疗效果。由于大枣性温,食用过多会助湿生痰蕴热,有湿热痰热者不宜食用。

据统计，长寿老人中 50％的人常吃杂粮和素食。日本人崇尚的长寿"五谷饭"，就是由大米、小米、红小豆、麦子和大豆混合煮成的饭。经医学专家、营养学家长期研究发现，玉米中的脂肪、磷元素、维生素 B_2 的含量居谷类食物之首。其中含有亚油酸和维生素 E，能使人体内胆固醇水平降低，从而减少动脉硬化的发生。大豆独含的晶状物质黄酮可遏制肠癌、肺癌、食道癌等癌细胞增殖，是恶性肿瘤的克星。五谷杂粮中大多含有维生素 E，这种维生素能使脑细胞免受损害，从而保护肌体，延缓衰老进程。

除了多吃五谷杂粮外，营养学认为，最好的饮食其实是平衡膳食。平衡膳食的第一原则就要求食物要尽量多样化。多样化有两个层次：一个是类的多样化，就是要尽量吃粮食、肉类、豆类、奶类、蛋类、蔬菜、水果、油脂类等各类食物；另一个是种的多样化，就是在每一类中要尽量吃各种食物，比如肉类要吃猪肉、牛肉、羊肉、鸡肉、鱼肉、兔肉、鸭肉等。也就是说，在确保饮食平衡、多样化的前提下，多吃些五谷杂粮才是最正确的饮食养生之道。

五菜为充养生法

五菜为充，意思是说光吃粮食不行，还要有蔬菜，这里的"充"字是"充饥"的"充"，就是一定要吃的意思。我国传统以素食为主，蔬菜是主要的佐餐食品，它营养丰富、味美可口，具有健身疗疾的功效。"五菜"泛指蔬菜类食物，分瓜果类、茎类、叶类、花类、根茎类。

瓜果类蔬菜包括黄瓜、冬瓜、番茄、茄子等。

黄瓜。性味甘寒。清热止渴，利水解毒。具有清热生津、利水解毒之效。热病身热口渴、胸中烦热、水肿腹胀者宜食，有辅助治疗作用。鲜黄瓜浸汁外敷，可治火烫伤。黄瓜富含人体生长发育和生命活动所必需的多种糖类和氨基酸，以及丰富的维生素，为皮肤、肌肉提供充足的养分，可有效地对抗皮肤老化，减少皱纹的产生。富含丰富的果酸，能消除晒伤和雀斑。黄瓜是果、菜两用的食物，可生食，可熟食。

冬瓜。性味甘淡、微寒。益气生津，润泽轻身，清热利尿。冬瓜清淡，能润泽轻身，可用于减肥健身。具有清热、利尿、解毒之效。对于急性热病、暑泻、痢疾、水肿、痰火哮喘、消渴、痱疮等，可作辅助食疗。现代营养学研究表明：冬瓜含蛋白质、糖、钙、磷、铁、维生素 A、维生素 B、维生素 C 等多种营养物质，它是夏秋季节的优良佳蔬，能益气润泽，适宜于老幼病弱之人食用，宜熟食。冬瓜所富含丰富的维生素 C，对肌肤的胶原蛋白和弹力纤维，都能起到良好的滋润效果。经常食用，可以有效抵抗初期皱纹的生成，令肌肤柔嫩光滑。

番茄。性味甘酸、微寒。健胃消食，生津止渴，清热利尿，凉血平肝。对于体质虚弱、老幼之人甚宜；对高血压、眼底出血有降压止血功效。现代营养学研究表明：番茄含水分达94％，可与西瓜媲美。它还含有柠檬酸、苹果酸等有机酸，维生素 A 原和维生素 B、维生素 C、糖以及钙、磷、锌、铁、铜、锰、硼、碘等多种营养物质，由于有机酸的保护，番茄中维生素 C 不易破坏，人体利用率颇高，它是果、菜相兼的佳品，可生食，也可熟食。多吃番茄可以降低胆固醇的含量，番茄中丰富的维生素还可以辅助治疗贫血。生番茄中含的大量维生素 C 有增强肌体抵抗力、防治坏血病、抵抗感染等作用，可使沉着的色素减退或消失。煮熟的番茄含有大量番茄红素，有助于展平新皱纹，使皮肤细嫩光滑，具有抗氧化、消除自由基、明显减轻由体内过氧化引起的对淋巴细胞 DNA 的氧化损害，减缓动脉粥样硬化形成等功能。

茄子。性味甘寒，具有宽肠解毒、清热和血之功效。可用于肠风下血、热毒疮痈、皮肤溃疡的辅助食疗。现代营养学研究表明：茄子的营养价值高，含蛋白质、脂肪、糖、钙、磷、铁、维生素 A 原、维生素 B、维生素 C、维生素 P、皂草甙、植物碱等多种营养物质。为夏秋季节的常用蔬菜，宜熟食，尤适宜于心、肝病患者食用。

茎类、叶类、花类蔬菜包括白菜、芹菜、菠菜、圆白菜、西兰花等。

白菜。其品种较多，主要有大白菜和小白菜，其性味甘，微寒。具有养胃和中、通利肠胃、利水除烦之功效。可作热病、痰热，内热心烦、大便干结等症的辅助食疗食品。宜熟食。现代营养学研究表明：白菜含维生素 C、钙质较多，还含磷、铁、胡萝卜素、维生素 B 等多种营养物质，是我国南北方人民一年四季常用蔬菜，并一直是我国北方冬季的当家菜，其营养丰富，菜质软嫩，清爽适口，老幼皆食。常吃白菜有利于祛病延年。大白菜含有矿物质、维生素、蛋白质、粗纤维。从药用功效说，大白菜具有养胃、利肠、解酒、利便、降脂、清热、防癌等功效。白菜所含的维生素 A、维生素 C、维生素 E 及锌和胡萝卜素都是抗氧化剂，能防止皮肤变得干燥、粗糙而失去光泽，对于排毒养颜去除痘痘和痘痕也有非常好的功效。

芹菜。性味甘苦，微寒，具有清热利湿、益胃平肝之功效。可作为高血压、冠心病者的食疗品。还可用于辅助治疗黄疸、咳嗽痰多、牙龈肿痛、小便淋痛等病症。现代营养学研究表明：芹菜含蛋白质、糖，并含较多的钙、磷、铁、胡萝卜素、维生素 C、维生素 P 等，还有芹菜甙、甘露醇、挥发油等，宜熟食。茎叶均宜食。芹菜含铁量较高，食用能避免皮肤苍白、干燥、面色无华，而且芹菜性凉，味甘辛，有清热解毒的功效，所以它的美容功效还体现在能清洁肌肤细胞中的污垢，去除皮肤油脂，祛痘清火。不过，由于芹菜属于感光性植物，吃后再去晒太阳，皮肤容易变黑，一般宜晚上吃。

菠菜。性味甘凉，滑利，具有滋阴润燥、养血止血、明目通便之功效。对于老年便秘、贫血、目疾、衄血、便血者有食疗作用。现代营养学研究表明：菠菜富含胡萝卜素、维生素 B 和维生素 C 以及铁、磷、钙等多种营养，对于老幼、病弱者甚宜。菠菜炒食，其性平和，煮汤则滑利，体虚便溏者不宜多食。菠菜含有的大量 β 胡萝卜素和铁，能提供人体丰富营养。菠菜中的大量抗氧化剂，既能激活大脑功能，又可增强青春活力，有助于防止大脑老化，防治老年痴呆。菠菜中还含有丰富的抗氧化剂，对延缓衰老有不可估量的作用。美国农业部一项实验表明，女性每天吃 30 克左右的新鲜菠菜，比吃 1 250 毫克的维生素 C 或喝 3 杯红葡萄酒的抗衰老效果更好。美国公众科学中心曾给 85 种蔬菜的营养打分，其中菠菜位列"超级营养蔬菜"榜首。报告显示，菠菜的维生素 K 和叶黄素含量很高，而这是很多蔬菜水果中缺乏的。此外，菠菜中丰富的维生素 A、维生素 B、维生素 C 可以助人从焦躁不安的状态中走出来，改善忧郁的心情。

圆白菜。性平，味甘，具有健脾和胃、益心肾、明耳目、利肠胃、宽胸除烦、解酒、消食下气、利五脏、调六腑和填脑髓等功效，适宜消化道溃疡、糖尿病、肥胖症、血液病、高血压、高血脂、动脉硬化、胆石症、便秘及容易骨折的老年人食用。圆白菜是中性的，适合胃酸过多者食用。圆白菜中含有丰富的维生素 C、维生素 E、胡萝卜素等，总的维生素含量比番茄多出 3 倍，因此，具有很强的抗氧化作用及抗衰老的功效。同时富含纤维，促进肠胃蠕动，能让消化系统保持年轻活力，并且帮助排毒。圆白菜中含有丰富的吲哚类化合物，实验证明，"吲哚"具有抗癌作用，可以避免人类罹患肠癌；还含有丰富的萝卜硫素，这种物质能刺激人体细胞产生对身体有益的酶，进而形成一层对抗外来致癌物侵蚀的保护膜。萝卜硫素是迄今为止所发现的蔬菜中最强的抗癌成分。

西兰花。性凉味甘，具有补肾填精、健脑壮骨、补脾和胃、助消化、增食欲和生津止渴的作用。适宜久病体虚、肢体痿软、耳鸣健忘、脾胃虚弱等患者食用。西兰花营养丰富，含有蛋白质、脂肪、磷、铁、胡萝卜素、维生素 B_1、维生素 B_2 和维生素 C、维生素 A 等，尤以维生素 C 最为丰富，每 100 克含 88 毫克，仅次于辣椒，是蔬菜中含量最高的一种；含蛋白质3.5～4.5 克，是菜花的 3 倍、番茄的 4 倍。其质地细嫩，味甘鲜美，容易消化，对保护血液非常有益。日本国家癌症研究中心公布的抗癌蔬菜排行榜上，西兰花名列前茅。西兰花的抗癌作用，主要归功于其中含有的硫葡萄糖甙，长期食用可以减少乳腺癌、直肠癌及胃癌等癌症的发病几率。西兰花含有丰富的抗坏血酸，能增强肝脏的解毒能力，提高肌体免疫力。同时，西兰花属于高纤维蔬菜，能有效降低肠胃对葡萄糖的吸收，进而降低血糖，有效控制糖尿病的病情。西兰花还是一种对女性非常有用的抗衰老食物，因为它含有抗氧化剂，能减缓女性体内的自由基，从而延缓衰老。

根茎类蔬菜包括胡萝卜、萝卜、山药、土豆等。

胡萝卜。性味甘平，具有益气生血、健胃消食、明目养肝之功效。经常食用胡萝卜能健康长寿，并且对于预防疾病、增强体质很有帮助，老幼皆宜。现代营养学研究表明：胡萝卜含有大量的胡萝卜素及维生素 B、糖、挥发油、脂肪油、氨基酸等多种营养物质，可生食，可熟食，可蔬可果。胡萝卜被誉为"皮肤食品"，能润泽肌肤。胡萝卜含 β 胡萝卜素，可以抗氧化和美白肌肤，预防黑色素的沉淀，并可以清除肌肤的多余角质。胡萝卜素还可以清除致人衰老的单线态氧和自由基，减缓人体衰老的过程。

萝卜。性味辛，甘凉，具有宽中下气、化痰消积、清热解毒、凉血生津之功效。对于痰喘咳嗽、食积吐泻腹痛、结核吐血、腹胀痢疾等病症可作为食疗之品。现代营养学研究表明：萝卜含有大量的维生素 C、萝卜素、维生素 B 以及钙、磷、铁、糖、淀粉酶等多种营养物质。萝卜叶、根、茎均可食用，可生食可酱食，可果可蔬，是蔬菜中之佳品。萝卜内含有大量纤维素等可促进肠胃蠕动的物质，有助于体内废物的排出。

山药。性平味甘，具有健脾益胃、补益肺气、益肾强精和滋养强壮等功效，对身体虚弱、气阴两虚、肾气亏损、精神倦怠、食欲不振、肺气虚燥、消化不良和脾胃虚弱等症有良效。山药被视为补中益气的佳品，是传统的延年益寿和驻颜美容的滋补品之一。山药中的淀粉酶能分解合成蛋白质和糖类，有很好的滋补作用。山药富含多糖，可刺激和调节免疫系统，能增加血液白细胞含量，加强白细胞的吞噬作用，因此山药可作为人们增强免疫力的保健食品。现代药理研究表明，山药中含有蛋白质（包括人体所需要的 16 种氨基酸）、糖类、维生素类等有效成分，具有较好的延缓衰老的作用，显著延长生命，经常食用山药，有益健康。

土豆。性平味甘，具有补气健脾、消炎解毒、和胃调中和补血强肾功效，适用于防治消化不良、食欲不振、习惯性便秘、神疲乏力、筋骨损伤、腮腺炎、关节疼痛、胃及十二指肠溃疡、慢性胃痛和皮肤湿疹等。土豆含有丰富的营养，是抗衰老的圣物。它含有丰富的维生素 B_1、维生素 B_2、维生素 B_6 和泛酸等 B 群维生素及大量的优质纤维素，还含有微量元素、氨基酸、蛋白质、脂肪和优质淀粉等营养元素。

五果为助养生法

五果为助，意思是说不能以水果代饭，水果是助消化的。果类食物营养丰富，维生素含量高,鲜美可口,老幼皆宜,是人们日常生活中的辅助食品,"五果"泛指果类食物,又可分成鲜果和干果两类。

鲜果类食物包括西瓜、苹果、梨子、桃子、猕猴桃、柑橘等。

西瓜。性味甘寒,具有清热解暑、生津利尿之功效。对于暑热闷烦不适、口渴、食欲不振、水肿、痱疮、口疮、牙痛等症均是很好的食疗食品。西瓜还有美容作用,可使皮肤白嫩爽洁且光滑细腻。现代营养学研究表明:西瓜是所有瓜果中果汁最为充沛者,其含水量最高可达96.6%。在西瓜汁液中几乎包含着人体所需的各种营养成分,如大量的蔗糖、果糖和葡萄糖,丰富的维生素 A 原、维生素 B、维生素 C 和维生素 P,多量的有机酸和氨基酸,以及钙、磷、铁等矿物质。这些营养成分都是人体维持正常机能所必需的。

苹果。性味甘凉,具有健脾益气、开胃生津、润肺顺气的功效。对于气弱神倦、食欲不振、腹胀以及夏秋烦渴、秋燥咳嗽、盗汗、腹泻等症均有较好的食疗作用。苹果富含维生素和矿物质,能够提高人体免疫力,改善心血管功能。每天吃一个苹果可以大幅降低患老年痴呆症的风险。苹果还含有大量的抗氧化物,能够防止自由基对细胞的伤害与胆固醇的氧化,是抗癌防衰老佳品。现代营养学研究表明:苹果含有糖、苹果酸、酒石酸、枸橼酸、维生素 B 和维生素 C、钾、磷、铁、果胶物质等多种营养物质。苹果可生食,也可以做成果酱食用。

梨子。味甘,微酸,性寒,具有养阴生津、润肺止咳、清热化痰的功效。对于治疗热病及热病后期的烦热口渴甚宜。还是秋燥咳嗽、肺热肺痨、咽干音哑等症很好的食疗果品。民间一直流传梨具有"生者清六腑之热,熟者滋五脏之阴"的说法。梨含有的多种维生素及钾、钙元素,有降压、清热、镇静和利尿作用,对高血压和心脏病伴有头晕目眩、心悸、耳鸣等症有一定的防治效果。现代营养学研究表明:梨含有丰富的果糖、葡萄糖、苹果酸、多种维生素、抗坏血酸及钙、磷、铁等多种营养物质,富含水分,老幼皆宜。梨宜生食,也可制成梨膏或果酱。我国传统的秋梨膏味醇爽口,是果品食物中的佳品。

桃子。味甘、酸,性温。具有益气生津、活血消积、润肠通便的功效,是年老体弱、肠燥便秘者的滋补果品,还是肝脾肿大、体内瘀块等症的辅助食疗果品。桃子所含的丰富果酸具有保湿功效,可以清除毛孔中的污垢,防止色素沉着,预防皱纹。桃子中含有大量的维生素 B 和 C,促进血液循环,使面部肤色健康、红润。桃子可促进胆汁分泌,促进肠蠕动,并有降低胆固醇和血压作用,是冠心病患者理想的食疗食品。现代营养学研究表明:桃含丰富的维生素 B_1、维生素 B_2、维生素 C,还含有胡萝卜素、碳水化合物、钙、磷、铁、有机酸及蛋白质、脂肪等。其酸甜可口,品种很多,以体大、香甜、汁多者为佳。桃可生食,也可做成桃脯、果酱等。

猕猴桃。性寒,味甘、酸,具有滋补强身、生津润燥、解热止渴、和胃消食、利尿通淋和抗癌等功效。猕猴桃是广泛用于养生健体祛病的优良果品,含大量的维生素 C、多种氨基酸、抗坏血酸、钙等多种营养物质,可防止致癌物质亚硝酸胺在体内生长,可降血脂及胆固醇,对高血压、心血管病疗效明显,是健身防病的佳品。猕猴桃所含的维生素 C 和 E 不仅能美丽肌肤,而且具有抗氧化作用,在不知不觉中起到皮肤美白和抗衰老的作用;富含的果酸能够抑制角质细胞内聚力及黑色素沉淀,有效消除或淡化黑斑,在改善干性或油性肌肤组织上也有显著的功效;含有大量的可溶性纤维,可以促进人体碳水化合物的新陈代谢,帮助消化,防止便秘;还含有丰富的矿物质,能够在头发表面形成一层薄膜,不仅能让头发免受脏空气污染,还能让头发越发丰莹润泽。如能坚持每天饮用一杯猕猴桃汁,对头发的生长是非常有好处的。猕猴桃还是极好的减肥食品,因为猕猴桃虽然营养丰富但热量极低,其特有的膳食纤维不但能够促进消化吸收,还可以令人产生饱腹感。

柑橘。味甘、酸,性凉。具有生津和胃、润肺化痰之功效。对于咳嗽、呕逆、胸痞、腹胀、食少而烦者有辅助食疗作用。日本有关研究专家指出,柑橘中含有丰富的类胡萝卜素,而调查中发现,类胡萝卜素在人体血液中浓度越高,人的肝功能越正常,患上动脉硬化的危险性就越低。通过相关实验得出,食用柑橘或者饮用柑橘果汁都能够增进健康,延长寿命,并且遏制脑功能的衰退。现代营养学研究表明:柑橘一类,品种繁多,含有丰富的糖、有机酸、维生素、抗坏血酸等多种营养物质。其中多种有机酸、维生素对调节人体新陈代谢大有好处。柑橘宜生食,也可做成果汁饮料,其味佳美。

干果类食物包括花生、栗子等。

花生。味甘,性平,具有补脾补肾、润肺通肠、益气养血的功效。可用于营养不良、咳嗽痰喘及血小板减少等症的辅助食疗。古人把花生称为"长寿果"。花生含有大量的蛋白质和脂肪,特别是不饱和脂肪酸的含量很高,很适宜作为日常营养补充,对人体有极好的保健作用。中国预防医学院检验结果表明:每百克花生油的含锌量达到8.48毫克,是色拉油的7倍、菜籽油的16倍、豆油的7倍。锌能促进儿童大脑发育,激活中老年人的脑细胞,对延缓衰老有特殊作用。常食花生制品还可缓解心脑血管疾病的发生,降低血小板聚集,抑制肿瘤及肥胖疾病生成。对于新鲜出土的花生,用盐水煮吃最美味滋阳补阴,还是抗衰老好食品。现代营养学研究表明:花生含蛋白质27.6%、8种人体必需氨基酸、脂肪45%、维生素E、维生素K、维生素B及磷脂、钙、铁等多种营养物质。它所含的脂肪可降低胆固醇,使肌肤润腻;维生素E、磷脂等对促进新陈代谢、益脑增智、促进生长发育有效;另外,其钙的含量很高,有利于骨骼生长等。目前认为,花生不但对老、幼、孕、妇、病弱十分有利,还可作为运动员、宇航员的优良保健食品。

栗子。味甘性温,具有补肾强筋、健脾益气、活血止血的功效,素有"肾果"之称。其补肾气、强筋骨的作用显著,对于老年虚弱、咳喘、腰膝酸痛等症有较好的滋补强身作用,患儿童生长发育迟缓以及瘦弱乏力、食少反胃、泄泻等症者,均可服食。熟食则滋补,生食还可活血止血,可治吐血、衄血、便血等病症。现代医学认为,栗子含有丰富的不饱和脂肪酸、多种维生素及矿物质,有预防和治疗高血压、冠心病、动脉硬化和骨质疏松症的作用,对老年人颇有益处。现代营养学研究表明:栗子含糖及淀粉62%~70%,蛋白质5.7%~10.7%,脂肪2%~7.4%,还含有胡萝卜素、核黄素、硫胺酸、抗坏血酸等多种营养物质。由于栗子不易消化,有滞气的副作用,故不宜多食。栗子一般与瘦肉、鸡肉、鸽肉煮食,其味甚佳。

红枣。红枣性味甘温,具有补脾益胃、益气养血、抗老防衰、轻身延年、益气生津、养血安神、和颜悦色、保护肝脏、降低血压、增加肌力及排出各种药物毒等功效。红枣中的维生素C含量特别高,对防癌抗癌有重要作用;所含大量的维生素P对人体的毛细血管具有维护作用,常吃枣可有效地预防和治疗高血压及心血管疾病。红枣含有大量的铁,有益于补血。多食红枣对改善营养不良、心慌失眠、贫血头晕、白细胞减少、血小板减少、心血管疾病、慢性肝病、过敏性疾病、免疫功能紊乱和癌症皆有益处,而且对因化疗和放疗而致的骨髓抑制之不良反应者也有益处。中医常把红枣作为药引或补品使用,尤其适用于老年人、儿童和女性脾胃虚弱或心神不宁的调补。红枣中所含的维生素A、维生素C和维生素D,大大高于蔬菜和水果。尤其重要的是,红枣中还含有生物类黄酮物质,能保护维生素C不受破坏,因此人们把红枣誉为"天然的维生素丸",是增加免疫力及抗衰老的补品。

核桃。性温而味甘,具有补肾固精、温肺止咳、强身健体、益气养血、补脑益智、润肠通便、润燥化痰、强健润肌和补肝乌发等功效,对于肾亏腰痛、肺虚久咳、慢性支气管炎、哮喘、头发早白、贫血、肺气肿、肺心病、小便频数、阳痿、遗精、头昏眼花、病产后体虚、神经衰弱、营养不良及记忆力减退等症均有良好的防治效果。西班牙的一项调查显示,一周吃三次以上坚果尤其是核桃的人,患癌或心脏病而死亡的风险会大为减小,从而达到延年益寿的功效。目前,核桃有乌须发、润血脉和令人壮健的功效,已被大众所了解。核桃还含有丰富的磷脂,对增强肌体细胞活力,促进造血机能及毛发的生长,提高脑神经功能有重要作用。核桃所含的锌、锰和铬等微量元素,有参与肌体新陈代谢、保持心血管和内分泌的正常功能,以及延缓衰老的作用。

五畜为益养生法

五畜为益,意思是说五畜是补益的。人对动物类食物吸收率高,饱腹感强,味道鲜美,可以烹调成各种各样的菜肴,营养价值很高。中医认为,动物类食物几乎都有补益气血、填精增液的作用,是我国人民日常生活中的主要食品。"五畜"泛指动物类食物,包括肉类食物和水产类食物。

肉类食物包括猪肉、牛肉、羊肉、鸡肉等。

猪肉。味甘咸,性平,具有益气养血、滋阴润燥的功效。猪瘦肉偏于清补养身,适用于病后及老幼妇弱的营养滋补。一般病弱之体以清蒸食用为佳,能益气养血。肥猪肉则滋腻肥厚,可用于老年便秘或热病后阴血亏虚、肠燥便秘之症。但易生痰、动风,因此对身体肥胖者、老年人、高血压、冠心病患者均宜慎用。现代营养学研究表明:猪肉含蛋白质 9.5%、脂肪 59% 及少量磷、钙、铁、维生素 B 和维生素 C 等营养物质。猪瘦肉的脂肪含量为28.8%,蛋白质含量为 16.7%。猪肉是人们日常生活中常用的动物食品,味道鲜美,营养丰富,滋养健身,故应以猪瘦肉为佳。

牛肉。味甘,性平,偏温。具有补脾益气、养精血、强筋骨的功效。是气血虚弱、腰酸膝软冷痛等症患者的理想食疗品。现代营养学研究表明:牛肉含蛋白质高达 20.1%,脂肪含量 10.2%,还含钙、磷、铁、维生素 B 和维生素 A 等,并含有丰富的人体必需氨基酸。它是偏于温补的营养食品。

羊肉。味甘,性温。具有益气补血、温肾祛寒的功效。羊肉历代被用作温肾壮阳佳品,对于腰膝酸软、遗精滑泄、手足发冷者很适宜,也常用于久病大虚、形羸神萎等症的辅助食疗。现代营养学研究表明:羊肉含优质完全蛋白质 11.1%、脂肪 28.8%,还含有钙、磷、铁、维生素 B 和维生素 A 等多种营养物质。故能滋补健身,且易于消化吸收,故宜常食。

鸡肉。味甘,性温,具有温中益气、补血填精的功效。凡虚劳羸瘦、营养不良、贫血、消渴、小便频数、崩漏带下、产后乳少、病后体弱者皆宜食用。滋补养身一般以童子鸡、母鸡为佳。现代营养学研究表明:鸡肉含蛋白质 23.3%、脂肪 1.2%,还含有钙、磷、铁、维生素 B、维生素 A、维生素 C 和维生素 E 等多种营养物质。其中含人体必需氨基酸和脂肪中的不饱和脂肪酸较多,是老、幼、妇、弱及病后调养的理想食品。平常人食之,也大有裨益,能健身强体,增力益智。

水产类食物包括鲤鱼、草鱼、带鱼、虾等。

鲤鱼。味甘,性平,具有益气利水的功效。素有"家鱼之首"的美称。其营养丰富,对于水肿、黄疸、疮积、脚气等症有辅助食疗作用;还可以通乳,用于产后乳少。现代营养学研究表明:鲤鱼含蛋白质 20%、多种氨基酸、脂肪 1.3%、糖 1.8%及钙、磷、铁、维生素 A、维生素 B、维生素 C、组织蛋白酶等多种营养物质。鲤鱼鲜嫩味美,是日常佳肴。

草鱼。味甘,性温,具有暖胃和中、平肝祛风的功效。对于老、幼及病后体弱者的调养甚宜,而且它没有触发宿疾疮疖之弊,是鱼中佳品。可用于虚风头痛的辅助食疗。现代营养学研究表明:草鱼蛋白质含量达 17.9%,脂肪 4.3%,还含有磷、钙、铁、维生素 B、烟酸等多种营养物质,故其滋补养身力较强。

带鱼。味甘,性温,具有补虚损、益气血的功效。对于气血虚弱、食少羸瘦、皮肤干燥、腿软乏力者甚宜。一般人常食也能健身增力、容光焕发。现代营养学研究表明:带鱼含蛋白质 18.1%、脂肪 7.4%,还含有糖、钙、磷、铁、碘、维生素 B 和维生素 A、烟酸等多种营养物质。特别是带鱼鳞含油脂达 20%~25%,所以能润肤泽发,对于小儿毛发枯黄有良好的治疗作用。带鱼肉质肥嫩、细腻而鲜美,是人们日常喜食的海鱼食品。

虾。味甘,性温,具有益肾助阳、通脉下乳的功效。一般人食之能健身强体,对于肾阳不足、脾胃虚寒、阳痿早泄、体虚乏力者尤宜常食。还能通脉下乳,故产后乳少宜食。虾性发,能触发宿疾,助热动风,故有宿疾、皮肤疮疖癣疹、阴虚火旺的人不宜食。虾有河虾和海虾之分,品种甚多,都属高蛋白质的营养食品。现代营养学研究表明:海虾含蛋白质 20.6%、脂肪 0.7%,河虾含蛋白质 17.4%、脂肪 0.6%,它们都含有钙、磷、铁、维生素 A、维生素 B、烟酸等多种营养物质。其味道鲜美,是席上佳肴,食中珍品。

常吃粗粮养生法

粗粮中含有丰富的不可溶性纤维素,有利于保障消化系统正常运转。医学研究表明,纤维素有助于抵抗胃癌、肠癌、乳腺癌、溃疡性肠癌等多种疾病。医学家认为,老年人多吃含纤维素丰富的食品,对身体非常有益。原因是,在正常人的大肠中存在着大量的细菌,能产生许多毒素。如果食物中缺乏纤维素,粪便容易黏滞在肠壁之上,并在肠中停留时间长,于是这些毒性物质就会通过肠壁而被人体吸收并发生毒害作用。这是吃精食的最大缺点。如果能经常吃些含纤维素多的食物,能使粪便的体积增大,含水量多,使肠壁毒素的浓度稀释,并刺激肠蠕动,使粪便能较快地排出体外,这就减少了毒素对肠壁的毒害,也就是减少了对人体的毒害,因而起到了预防恶性病变的作用。古代养生家之所以主张多吃粗粮,其原因就在这里。

小米,健脾养胃。小米是五谷之首,要想把身体养好,就得把脾胃养好,因此小米是脾胃虚弱者进补上品。小米健脾养胃、补肾气,同时还具备养心安神、美容养颜的功效。但胃酸过多的人不宜多吃小米。

薏米,清热祛湿。薏米的营养价值很高,无论是用于滋补还是用于治病,作用都较为缓和,微寒而不伤胃。湿邪是威胁现代人的最大敌人,而清热祛湿、健脾补肺是薏米最被称道的功效,对老弱病者尤其适宜。

玉米,宁心活血。玉米味甘性平,具有健脾利湿、开胃益智、宁心活血的作用。玉米含有维生素 A、维生素 E 及谷氨酸,有利于降低胆固醇,防止高脂血症、动脉粥样硬化和冠心病,并有利于防止脑细胞衰老和脑功能衰退。玉米含有赖氨酸和微量元素硒,其抗氧化作用有益于预防肿瘤,同时玉米还含有丰富的维生素 B_1、维生素 B_2、维生素 B_6 等,对保护神经传导和胃肠功能,预防脚气病、心肌炎、维护皮肤健美有效。玉米含有丰富的纤维素,不但可以刺激胃肠蠕动,防止便秘,还可以促进胆固醇代谢,加速肠内毒素的排出。玉米油中的亚油酸能防止胆固醇向血管壁沉淀,对防止高血压、冠心病有积极作用。玉米还有利尿和降低血糖的功效,特别适合糖尿病患者食用。玉米中所含的黄体素和玉米黄质可以预防老年人眼睛黄斑性病变的发生。

荞麦,降低血脂。荞麦含有丰富营养和特殊健康成分颇受推崇,荞麦含有强力抗氧化物,可以降血脂、增强血管弹性、防止血液凝结,是很好的护心食物。但荞麦中的黄酮成分并不适合早餐和晚餐,不太容易消化,每次不应食用过多。

黄豆,健脾益气。黄豆性平味甘,有健脾益气的作用,脾胃虚弱者宜常吃。用黄豆制成的豆腐、豆浆等豆制品,也具有药性:豆腐可宽中益气、清热散血,尤其适宜痰热咳喘、伤风外感、咽喉肿痛者食用。

红薯,健康食品。红薯含有丰富的维生素、矿物质、纤维素等,经常吃红薯不仅能够补充营养,还能够促进消化,缓解便秘。红薯含热量低,又容易产生饱胀感,是很好的低脂肪食品,吃红薯不仅不会发胖,相反还能够健美减肥,防止亚健康。红薯属于碱性食物,早餐吃可以中和前一天午餐和晚餐时进食的米饭、肉类、蛋类等酸性食品,能够保证人体酸碱平衡,对抗疲劳效果也很好。吃红薯虽然有许多好处,但也不能完全替代大米或面粉等主食。由于红薯含有氧化酶和粗纤维,在肠胃内会产生气体,而且含糖量高,吃多了容易在胃内反酸,引起腹胀等症状。

吃粗粮并不代表只吃粗粮,以粗粮代替细粮对大家的健康也是不利的,尤其是老年人和孩子。老年人消化、代谢能力降低,孩子的消化系统发育不健全,长期进食过多的粗粮,会使人们体内的高纤维食物过量,从而阻碍蛋白质、脂肪及其他微量元素的吸收,影响心脏、骨骼及造血功能,使免疫力降低。因此,从养生角度考虑,还是要粗细搭配。老年人吃粗粮应占当天全部主食数量的一半为宜,且最好早中晚有所区别,如早上喝粗粮豆浆或粗粮粥,中午吃粗细搭配的主食,晚上食用精细主食。老年人吃粗粮时,还可喝点红茶、蜂蜜水等。

粗粮也并不是人人都适合吃,不同身体状况的人选择适合自己的粗粮才能达到养生保健的目的。

胃肠不好的宜选择吃小米和糙米。胃肠不好的人要做到粗粮细吃,食物要求以软烂为宜,煮粥吃容易消化,完全不会增加消化系统的负担。小米和糙米最适合熬粥,有健胃和中的作用,益五脏,补虚损,十分适合胃肠不好的人群和老年人食用。

血糖血脂高或身体肥胖的人宜选择燕麦。裸燕麦能预防和治疗由高血脂引发的心脑血管疾病。长期食用燕麦片,还有利于糖尿病和肥胖的控制。

贫血的人宜选择小米和黄豆,有利于补充铁。小米含铁量突出,有很好的补血效果。黄豆中铁含量也很丰富。小米除熬粥外,还可以和大米一起蒸。

体质较热的多吃绿豆和荞麦。绿豆味甘性寒,有中和解毒和清凉解渴的作用,荞麦是寒性的粗粮,这两种食物最适合热性体质。绿豆可以煮粥,或者做成绿豆汤,而荞麦可以做成荞麦面条。

容易水肿的吃红豆和薏米。利尿去水肿首推薏米。薏米的利尿作用能排出体内多余水分,消水肿的同时还将毒素废物一并排出。红豆中含有促进利尿作用的钾。

多食坚果养生法

坚果,是指外面包一层坚硬外壳的植物籽、实类食品,如花生、瓜子、核桃、松子、榛子等。坚果是植物传宗接代的物质,在一定条件下,可以培养出新的植物体。故而,坚果内部浓聚着多种营养物质,甚至可以与动物性食品中的佼佼者——鸡蛋相媲美。

坚果类食品都含有丰富、优质的蛋白质,含量在 15%~30% 左右,在各类食品中名列前茅。坚果不仅高于绝大多数植物性食品,就是比起鱼、肉、蛋、奶等被称为高蛋白的动物性食品也毫不逊色。例如:每百克花生仁与同量鸡蛋相比,其蛋白质是鸡蛋的两倍。坚果类的蛋白质不仅含量高,氨基酸组成也很好,其氨基酸的构成与世界卫生组织建议的氨基酸构成接近。而且,坚果类蛋白质的消化率较高,如花生蛋白的消化率可达 90%,不愧为植物蛋白中最为优秀的一种。

坚果类食品都富含脂肪,脂肪含量都在 30% 以上,有的品种可达 60%。坚果类脂肪的特点是多不饱和脂肪酸,特别是人体所必需的脂肪酸——亚油酸含量很高。坚果类脂肪与动物性脂肪还有着本质上的差别:无胆固醇。人们常常把坚果类食品称誉为"健脑"食品,这是根据坚果类脂肪的特点而言的。

人脑和神经系统的重要组成部分是脂类(包括脂肪和类脂质),脂类构成了脑固体重量的 50%~60%;其中 1/3 的脑脂肪是由亚油酸、亚麻酸等多种不饱和脂肪酸组成的。对于人脑来说,脂类是构成脑组织的物质基础。而坚果类脂肪正是脑组织物质基础的优秀来源,坚果类脂肪中含有大量亚油酸、亚麻酸,还含有许多磷脂、胆碱等物质。这些物质在胎儿期可促进脑细胞的形成、分裂和增殖;在婴儿和青少年时期可促进脑和神经系统的发育完善,提高记忆力,增强学习效果;在中老年人中,则可以维持脑细胞的活力,推迟脑细胞退化,因此,多食坚果类食物有益于脑组织的"建设"。

提到脂肪与疾病的关系,人们常常把脂肪与高血压、动脉硬化联系在一起,使有些人对脂肪含量高的坚果类食品敬而远之。其实,坚果类脂肪由于含有大量不饱和脂肪酸,它可以减少胆固醇在肠道内的吸收,并影响胆固醇在体内的合成并加速其排泄,可见,它不仅不会对人体造成动脉硬化的危害,反而可以使血液中的胆固醇降低,坚果类脂肪中含有丰富的维生素 E,它能阻止或减轻动脉硬化,软化血管,能起到强壮身体的作用。

坚果类食品还含有大量的无机盐和维生素,包括钙、铁、锌和硫胺素等。如核桃仁的钙含量、葵花子的铁含量均为鸡蛋的 2 倍;花生仁中的硫胺素含量是鸡蛋的 7 倍。坚果类中的维生素 E 含量极高,是鸡蛋的几十倍。维生素 E 被科学家称誉为抗衰老、抗肿瘤的维生素,它不但可以维持生育、生殖系统的正常,还可以影响胶原代谢,保持血管弹性,其抗氧化作用还可用来防止衰老等。

坚果类食品的另一个突出的特点是它的产热量高,其产热量不仅远远高于鱼、肉、蛋、奶等动物性食品,还远远高于人体主要热能来源食品——粮谷类。单纯从产热的角度来说,100 克花生米的营养价值相当于 350 克鸡蛋或是 160 克面粉。坚果类的热能密度高这一优点,对于热能需要量高而食量又不能无限加大的人来说意义尤为明显。特别是从事热能消耗大而且持续时间长的活动的人,更需要热能密度高的食物来保证肌体的需要。人类脑力活动的增加,体力劳动强度的增大,都需要大量的热能;人体在某些特殊的生理状态下,如妊娠、哺乳、生长发育迅速的儿童青少年时期等,对热能的需要量也很高。而由于人的胃肠容量有限,消化能力并不能随着任意加大的食量而无限制地增长,当食物数量过多,超过了胃肠的接受能力时,消化功能就会紊乱,营养素的摄入反而下降,在这个时候,多食坚果类食物,既可保证热能供给,又可适当减少胃肠压力,便可确保人体健康。更何况对于孕妇体内的胎儿及学习紧张的青少年和脑力劳动者来说,坚果类食品还含有特殊的健脑物质——卵磷脂、胆碱和亚油酸呢。

坚果富含维 E、铜、镁等营养成分,众多营养学家建议每天吃适量的坚果,更有益健康。其实不少坚果都有与众不同的食疗滋补功效。

防脑衰,吃核桃。核桃含丰富的卵磷脂、不饱和脂肪酸,还含有多种抗氧化剂,如维生素 C 和维生素 E,可以对抗让人体衰老的自由基。核桃含有大量补脑益智的营养成分,如卵磷脂对脑神经有良好的保健作用,非常适合生长期的孩子和经常用脑的成人食用。核桃仁中含有锌、锰、铬等人体不可缺少的微量元素。

滋补强身,吃松子。松子味甘性微温,具有润肺心、调大肠、止咳、通便、滋养的功效。松子仁中含蛋白质,还有钙、磷、铁等多种矿物质和维生素。特别是松子中的脂肪多为不饱和脂肪酸,对人体大有益处。平日多吃松子,不仅对身体有益,还能起到养颜益智、延年益寿的作用,利于体内多种机能的调节平衡,促进新陈代谢,滋补强身。

保护心血管,吃葵花子。葵花子除富含蛋白质、不饱和脂肪酸外,钾、磷、铁、镁及维生素 E 含量也相当丰富。每 100 克葵花子含钾 920 毫克,维生素 E 207 毫克,丰富的钾对保护心血管、预防高血压有极大作用。维生素 E 及所含的精氨酸对维护性功能、精子质量很有帮助。

防衰老抗心血管病,吃腰果。中医认为,腰果性味甘平,有补肾健脾、补脑养血、延年益寿、利尿降温的功效。从营养学的角度说,腰果营养十分丰富,含脂肪高达 47%,蛋白质21.2%,碳水化合物 22.3%,尚含维生素 A、维生素 B$_1$、维生素 B$_2$ 和多种矿物质,特别是其中的锰、铬、镁、硒等微量元素,具有抗氧化、防衰老、抗肿瘤和抗心血管病的作用。而所含的脂肪多为不饱和脂肪酸,其中油酸占总脂肪酸的 67.4%,亚油酸占 19.8%,是高血脂、冠心病患者的食疗佳果。

记性变差,吃核桃。美国塔夫斯大学的科学家建议每天吃 45 克核桃,以预防年龄增长引起的记忆力减退。核桃富含的亚麻酸,可起到抗氧化作用,保护大脑。

皮肤老化,吃榛子。榛子有助皮肤细胞的生长和再生,它富含的维 E 和脂肪酸,能保持皮肤细胞年轻,防止皱纹出现。每周吃四五次就有效。

高血压患者,吃西瓜子。西瓜子有清肺、润肠、助消化的功效,且瓜子仁中含有一种降压成分,嗑生西瓜子有一定的降压效果。

降压降脂者,吃榛子。榛子中不饱和脂肪酸和蛋白质含量非常丰富,胡萝卜素、维生素A、维生素 C、维生素 E、维生素 B 以及铁、锌、磷、钾等营养素的含量也十分可观。别看榛子富含油脂,但都是对人体有益的,有助于降血压、降血脂、保护视力以及延缓衰老。而且,榛子中富含的油脂非常有利于其中脂溶性维生素在人体内的吸收,对体弱、病后虚弱、易饥饿的人都有很好的补养作用。

胆固醇高，吃杏仁。美国洛马林达大学的研究人员发现，杏仁有降低低密度脂蛋白（坏胆固醇）的作用。胆固醇高的人每天吃 74 克杏仁，持续一段时间后，血液中低密度脂蛋白水平会下降 9.4%，且体重不会增加。

患糖尿病，吃花生。加拿大学者发现，吃花生可以预防糖尿病。这是因为高血脂是促发 II 型糖尿病的重要诱因，而吃花生后可以降低血脂，保护细胞免受侵蚀和炎症干扰。建议每天吃 30 克。

肺不好，吃开心果。开心果中的维 E 可以保护肺部，降低患肺癌的风险。美国得克萨斯大学研究发现，每天吃一把开心果，患肺癌的可能性会有所降低。

老年人肾亏，吃栗子。栗子素有补肾强筋、养胃健脾、滋养健身的美誉。栗子富含钙、磷、铁等矿物质及维生素 C、维生素 B 等，也是高热量食物之一。老年人肾亏、腰腿无力或小便频仍者，早晚各细嚼慢咽生栗 1～2 枚，长食有效。

前列腺炎患者，吃南瓜子。南瓜子含脂肪、蛋白质、尿酶及维生素 B、维生素 C 等，除有驱虫作用外，尚有明显的利尿功能，对膀胱炎、前列腺炎有一定的效果。

乳酪为辅养生法

蛋类、乳类食品是人们日常生活中不可缺少的，它们不仅具有较高的营养价值，而且对人体具有很好的保健作用。如果担心记忆力大不如前，不妨吃一些新鲜的乳酪。由于乳酪钙含量高，因此它还是补钙强骨的美食之一。

蛋类食物包括鸡蛋、鸭蛋、鹌鹑蛋等。

鸡蛋。味甘，性平，具有补气养血、滋阴润燥的功效。对于大病久病之后、产后体虚、胎动不安等有较好疗效，可作为滋补食疗品。对于儿童的生长发育及延缓老年人衰老均有辅助作用。现代营养学研究表明：鸡蛋含蛋白质 14.8%，脂肪 11.6%，还含有多种矿物质和维生素，营养价值极高，被近代营养学家称为完全蛋白质的模式。蛋白质主要存在于蛋清中，主要为卵蛋白和卵球蛋白，有人体必需的 8 种氨基酸。鸡蛋中所含蛋白质与人体蛋白质组成相近，人体对它的吸收率很高，达 99.7%，而牛奶仅为 85%，牛肝为 77%，猪肉为 74%，牛肉为 69%。脂肪主要集中在蛋黄，也极易被人体消化吸收，其中所含卵磷脂、甘油三酯、胆固醇、卵磷脂较高，所以患有高脂血症、冠心病的人宜少食蛋黄。卵磷脂被消化后可释放出胆碱，能增强人的记忆力。

鸭蛋。味甘，性凉，具有补益气血、滋阴清热的功效。与鸡蛋相比，其性偏凉，故对于热型之体及热病患者尤为适宜。现代营养学研究表明：鸭蛋含蛋白质 13%，脂肪 14.7%，还含有维生素 A、维生素 B、钙、铁、磷等多种营养物质。其所含成分与鸡蛋相近，营养价值亦相仿，宜熟食，不宜生食。

鹌鹑蛋。味甘，性平，具有补气养血、强筋壮骨、益脑增智的功效。滋补营养价值极高，有"动物人参"之称，对于贫血、体弱、大病久病、心悸失眠、头晕目眩、高血压、营养不良、食欲不振等均有较好的治疗作用。另外，还对风湿性心脏病、血管硬化、结核病、代谢障碍等疾病有效。现代营养学研究表明，鹌鹑蛋与鸡蛋比较，蛋白质高 30%，维生素 B_1 高 20%，维生素 B_2 高 83%，铁高 46.1%，卵磷脂高 5～6 倍，并含有芦丁、芸香等成分，胆固醇则比鸡蛋低 30％左右,其中氨基酸的种类齐全,含量丰富,它还有高质量的多种磷脂、激素等人体必需成分,是老幼病弱者皆宜的滋补营养佳品,宜熟食。

乳类食物包括牛奶、羊奶等。

牛奶。味甘,性平。具有补虚益胃、生津润肤、益气养血的功效。其能补虚羸、益肺气、润皮肤、益胃生津、润肠通便,还对胃及十二指肠溃疡出血有良好的治疗作用。现代营养学研究表明:牛奶为完全蛋白质食品,含蛋白质 3.1％、脂肪 3.5％、乳糖 5％及钙、磷、铁、镁、维生素 A、维生素 B、维生素 C、维生素 D 等多种营养物质,是人们日常的营养佳品。其蛋白质含有人体必需的氨基酸、40％的乳酪蛋白以及乳清蛋白,乳糖也最易为人体所吸收。其脂肪中含胆固醇的量比肉、蛋类低,这些都有利于营养和保健。老幼妇弱皆宜,食用宜煮沸或熟食,制作奶制品。酸牛奶是一种曾风行欧美的长寿食品,它是由鲜牛奶加乳酸菌发酵而成,含有丰富的蛋白质和大量的乳酸菌。它能促进人体的新陈代谢,加速肠内毒素分解,抑制致病细菌的生长,并能清除过多的胆固醇,可常食用。

羊奶。味甘,性温,具有补益精血、温润五脏的功效。羊奶能益心润肺、温肾填精、润泽肌肤、润肠通便。它可用于消渴、便秘、老年虚弱、小儿生长发育迟缓等症的辅助治疗。现代营养学研究表明:羊奶为优良的完全蛋白质食品,较之牛奶的营养健身及医疗价值有过之而无不及。羊奶中蛋白质、脂肪、钙、维生素 C 等成分的含量均比牛奶高,蛋白质中不易消化的酪蛋白较牛奶低,脂肪球小而均匀,有利于人体吸收。钙含量约为人奶的 5 倍,比牛奶多 15％。因此,羊奶比牛奶更适宜作为幼儿、老年人及病弱者的营养滋补食品,宜煮沸食用。

适量饮酒养生法

对饮酒有无好处的问题,人们历来褒贬不一。就酒本身而言,偶尔少量饮用,确可助兴解忧,增色添彩,增加喜庆气氛。名医巧匠酿制的种种药酒,祛风解痛、治病延年,深受人们的欢迎。可见,酒是中华文化的重要组成部分。

饮酒少饮有益,过饮则有害。现代医学研究表明:酒中含酒精,其化学名称叫乙醇。纯酒精无色透明易燃烧,有爽快的香气和辛辣的味道;制作饮用酒的酒精是由含淀粉的原料经发酵酿制而成的。酒精进入人体后,主要在肝脏分解去毒,仅极少量随尿液和呼出气体排出体外。酒精在肝内氧化分解成乙醛,再经代谢而变成水和二氧化碳,同时放出能量。不同的酒对人体的影响不一样,啤酒含酒精 3％～5％。此外,酒还含有丰富的 B 族维生素、氨基酸和碳水化合物,人称“液体面包”。每升啤酒可产生 500 千卡热量。啤酒花浸出物、酵母及二氧化碳,有促进消化液分泌,增进食欲和帮助消化的作用。但经常大量喝啤酒,可造成热量过剩,使皮下脂肪堆积,身体发胖,以腹部最明显,“啤酒肚”就是由此而生。人们如一味喝酒,而不注意营养平衡,其他食物吃得很少或以酒代饭,则会出现蛋白质、维生素等的缺乏。葡萄酒有十多种氨基酸和多种维生素,酒精含量不高,少量饮用,有益无害。白酒一般浓度较高,多饮无益,现在发展的低度白酒,酒精含量较低,但过量同样会引起危害。因此,过量饮酒有害无益,少量饮酒无大害,关键在适量。

饮酒过量会引起酒精中毒或诱发心脏病和脑溢血,还可导致急性酒精性胃炎。长期大量饮酒,也可导致肝硬化等。因此,平素身体健康,又很喜欢饮酒的人,要注意以下几点:

(1)要少饮,以不引起语无伦次,以至步履蹒跚、呕吐、嗜睡为原则;白酒要尽可能少饮。(2)要拉开间隔,不要天天饮、餐餐酒杯不离手,偶然为之可以。(3)要尽量饮低度酒,如啤酒、黄酒、米酒、葡萄酒等。(4)要注意营养,有人只喝酒不吃饭菜,天长日久会发生营养不良和维生素缺乏症。(5)要在身体、情绪正常时饮酒,身体不适、精神情绪不佳时不要饮酒,心、脑血管、胃、十二指肠、肝、肺等器官有疾病的患者以及糖尿病患者最好不要饮酒。

饮葡萄酒养生法

葡萄酒营养丰富,含有维生素、糖及蛋白质三大营养素,这些都是人体不可缺少的营养物质。葡萄酒是由葡萄汁经发酵酿制的饮料酒,它除了含有葡萄果实的营养外,还有发酵过程中产生的有益成分,葡萄酒具有多种养生功效及保健作用。研究证明,葡萄酒中含有200多种对人体有益的营养成分。适量喝葡萄酒对人体好处多多,尤其是女性。一般认为,葡萄酒的养生保健功能主要有:

滋补和防衰老作用。葡萄酒中含有糖、氨基酸、维生素、矿物质等都是人体必不可少的营养素,可以不经过预先消化,直接被人体吸收。特别是对体弱者,经常饮用适量葡萄酒,对恢复健康有利。红葡萄酒中含有较多的抗氧化剂,能消除或对抗氧自由基,所以具有抗老防病作用,经常饮用还可预防老年痴呆。

女性美容养颜。葡萄果肉中含有超强抗氧化剂,其中的 SOD 能中和身体所产生的自由基,保护细胞和器官免受氧化,令肌肤恢复美白光泽。红酒提炼的 SOD 活性特别高,其抗氧化功能比由葡萄直接提炼要高得多。葡萄籽富含的营养物质多酚,其抗衰老能力是维生素 E 的 50 倍,维生素 C 的 25 倍,而葡萄酒中低浓度的果酸还有抗皱洁肤的作用。

增进食欲助消化。葡萄酒鲜艳的颜色,使人赏心悦目,果香酒香四溢,酒中的单宁微带涩味,促进食欲。葡萄酒能刺激胃酸分泌胃液。葡萄酒中的单宁物质,可增加肠道肌肉系统中平滑肌肉纤维的收缩,调整结肠的功能,对结肠炎有一定疗效。甜白葡萄酒含有山梨醇,有助消化,防止便秘。

安眠解除焦虑。对于那些由于工作压力或焦虑而受神经官能症折磨的人,饮用少量的葡萄酒既可平息焦虑的心情,又可避免服用有副作用的镇静剂。葡萄酒中的维生素 B_1,可消除疲劳、安定精神。

强化心脑功能。新西兰最新研究发现,每天饮 1～2 杯红葡萄酒(女性 1 杯,男性 2 杯),有助于增加记忆力,达到预防老年痴呆症或帕金森症等脑部退化性疾病等功效。经常饮用适量的红葡萄酒也有助于降低患上心脏病的风险,降低心脑血管疾病的发病率。

抗癌。美国科学家公布的一项新研究成果表明,葡萄皮和葡萄籽内有一种天然的抗癌化学物质。因此,建议成年女性在饮食中摄入这种化学物质,比如红葡萄酒,便于将雌激素降下来,预防乳腺癌的发生。

减少白内障发生几率。美国 2005 年视觉与眼科研究学会的年会公布了一项历时数年的研究结果:适度饮用红葡萄酒有助于降低白内障发生的危险。

防治感冒。将一小杯红葡萄酒加热后打入一只鸡蛋稍搅动后停止加热,凉后即可饮用。这种有名的"鸡蛋酒"是德国人治疗感冒的传统方法。而法国人治疗感冒,则在加热后的红葡萄酒里放一些柠檬汁和砂糖,凉至稍温徐徐饮下。

保卫前列腺。美国国家癌症研究院的一项研究表明,每天大蒜或葱的摄入量超过 10 克的人,比摄入量少于 2 克的人患前列腺病的风险降低 50%;每天饮 1～2 杯葡萄酒能帮助男性减少患前列腺癌的风险。和谐规律的性生活则能疏通前列腺血管,因而起到前列腺保健的作用。

调节痛经。痛经者适量饮点酒会通经活络,扩张血管,使平滑肌松弛,对痛经的预防和治疗有作用。如果经期血量不多可适量饮用葡萄酒来缓解症状,在一定程度上还能起到治疗作用。葡萄酒因含有乙醇而对人体有兴奋作用。情绪抑郁引起的痛经者适当饮点葡萄酒能起到舒畅情绪、疏肝解郁的作用。

饮用黄酒养生法

黄酒是中国国酒,是我们祖先传下来的美味酒品。黄酒含有多种人体必需的氨基酸,丰富的糖分、有机酸、蛋白质、矿物质、维生素和微量元素。黄酒被人们誉为"液体蛋糕",就是指的其具有丰富的营养。

黄酒以糯米、小麦等为主要原料酿造而成。冬季温饮黄酒,可开胃健脾、活血驱寒、通经活络。黄酒由于酒精浓度低,还含有丰富的碳水化合物、氨基酸、维生素、矿物质以及多种活性物质,在与药材和其他食物配伍时,能发挥较好的养生保健作用。

黄酒是集营养、保健、药补等功能于一身,在寒冷冬季适当饮用不仅可活血,有效抵御寒冷,而且如果在黄酒中放入姜片煮后饮用,还可预防感冒。

黄酒双耳(银耳和黑木耳)降血脂。黄酒中含有的多酚类物质具有抗氧化功能,抑制低密度脂蛋白(LDL)的氧化,防止动脉粥样硬化。黑木耳和银耳中的多糖可降低游离胆固醇、甘油三酯,降低血清总胆固醇含量。木耳多糖可减少平滑肌细胞的增殖,从而减轻动脉粥样硬化。将双耳浸入黄酒中,有利于多糖的溶出和人体吸收。将黑木耳、银耳各 100 克用温水泡透切丝,黄酒 750 毫升倒入瓷器内,用文火烧沸后加入双耳丝,煮 30 分钟熄火,凉后加盖于 4～15℃干燥处密封 5 天,加入适量冰糖饮用,每日 2 次,一次 15 毫升。

黄酒葛根降血糖。葛根有明显降低血糖作用,由于葛根黄酮属醇溶性物质,经过与黄酒发生反应,能使降糖物质充分溶解在酒中。将葛根 30 克加水 500 毫升煎至 200 毫升,取葛根汁加入 500 毫升的黄酒中,密封一周即可。将黄酒隔水加热至 70℃左右饮用,每次 15 毫升,每天 1 次。

黄酒核桃助睡眠。黄酒中的氨基酸可改善大脑的微循环,促进脑组织的新陈代谢和恢复脑细胞功能。黄酒和核桃均含有丰富的钙和镁,具有良好的安神作用。将 15 枚核桃仁捣碎放入锅中,加黄酒 500 毫升,用小火煮 10 分钟,每日睡前饮 10 毫升。

黄酒魔芋防便秘。黄酒中的低聚糖可促进双歧杆菌等益生菌生长,去除肠内毒素及致癌物质,促使大便排出。魔芋中的葡甘露聚糖通便作用明显。将 30 克魔芋切成小块蒸熟后放入 30 毫升黄酒中,再隔水加热至 70℃,加入少许冰糖后食用。

黄酒牛蒡防痴呆。牛蒡中富含黄酮类化合物,能阻止有害物质进入脑神经细胞,从而降低和延缓老年痴呆的发生。牛蒡还含有健脑作用的天门冬氨酸。黄酒中的多酚、谷胱甘肽等对抗衰老和改善记忆有重要作用。将 100 克鲜牛蒡切块炒熟,加入 30 毫升黄酒隔水蒸 10 分钟,食牛蒡,喝黄酒,每日 1 次。

黄酒猕猴桃祛老年斑。猕猴桃中的有效成分可有效防止老年斑的形成。黄酒发酵过程中产生的物质有利于消除脂褐质色素斑块。将1个去皮猕猴桃切碎放入100毫升黄酒中,隔水温热后食用。每次20～30毫升,一天1次。

黄酒山药防前列腺增生。山药中的黏蛋白酶,对老年男性前列腺增生能起到抑制作用,山药还是益肾良药,尤其对改善前列腺增生引起的夜尿频繁、尿后余沥等有明显效果。将250克山药去皮切片后放入砂锅中,加黄酒150毫升、水800毫升,用中火煮沸,每隔5分钟加黄酒50毫升,煮25分钟,将山药取出食用。每日早晚各1次,每次30～50克。

黄酒不同的饮用方法有着不同的疗效作用:凉饮黄酒,有消食化积、镇静的作用,对消化不良、厌食、心跳过速、烦躁等有显著的疗效;热饮黄酒,能驱寒驱湿,对腰背痛、手足麻木和震颤、风湿性关节炎及跌打损伤患者有益。

黄酒以橙黄、清澈透明、酒香浓郁、口感清爽醇厚为最好。

药酒保健养生法

酒本身就是一味药。药酒则将中药与酒集于一身,不少药材在酒的辛散温通的作用下能发挥出更好的养生保健功效。药酒是中药的一种剂型。把药材放入白酒中,高浓度的酒精能够渗透出药材中的有效成分,加上酒的温通作用,可以发挥出两者最大的药效。

通常内服滋补药酒可分为补气、补阳、补血等几类。补气类药酒以人参酒为代表,对因气虚所致的神疲乏力、少气懒言者有较好疗效;气血双补类药酒以八珍酒为代表,用于气血两虚所致的面色苍白、神疲体倦、心悸气短等;补肾阳类药酒以鹿茸、鹿鞭、杜仲、巴戟为代表,用于肾阳虚所致的腰膝酸软、畏寒肢冷、性功能减退等;补血类药酒以当归、枸杞、桂圆等为代表,用于面色苍白、体弱血虚等症。

滋补性药酒具有调整脏腑机能、平衡阴阳、扶正祛邪、滋补强身、延年益寿的功效。将药与酒相配,是因为酒不仅可以促进药力的吸收,还可以降低药物挥发成分的损失,有利于保持药效,而且还有针对性强、制作保存方便的特点。但药酒同其他中医方子一样,有个体化的特征。比如阴虚阳亢体质的人,按照益气养阴、健脾补肾兼以活血的原则,可选择西洋参、黄芪、枸杞、三七等炮制养生保健酒。

对于大多数人,可选择养生益寿的保健酒方:精选麦冬、生地、山药、红枣、熟地、莲子肉、天门冬各30克,放入1000毫升优质白酒中,7天后即可饮用,每天睡前一次,一次15毫升左右,常饮可以安神益精,延年益寿。

周公百岁酒制法:将黄芪、茯神、熟地和生地各30克,当归20克,党参、白术、茯苓、麦冬、陈皮、山萸肉、枸杞子、川芎和龟板胶各15克,五味子和羌活各12克,肉桂10克挑拣干净,去杂质,一起捣为粗末,用清洁纱布包好,放入盛有1500毫升高粱酒的容器中,加盖密封,浸泡60天。此酒具有补气和血、益精补髓的功效,用于气血虚弱、腰膝酸软、神疲乏力、怔忡健忘、自汗盗汗、畏寒易感等功效。每天2～3次,每次20～25毫升。

黑枣枸杞保健酒制法:将黑枣500克洗净阴干,与适量的枸杞和冰糖一起放入盛有1250毫升优质黄酒的容器中,泡至黑枣胖大,晃动瓶子时,瓶中的液体比较黏稠时即可饮用。

即便是药酒本质也是酒,所以每日饮用不能超过男性25克、女性15克的限量。酒量不佳的人可将药酒用冷开水兑一下,按量饮用。服用或注射头孢类药物的人在用药期后 7～14 天都要避免接触酒精,不适合药酒滋补。高血压、肝炎、肝硬化、消化性溃疡、酒精过敏、肺结核、心功能或肾功能不全的人,都不适合饮用药酒。出现口干舌燥、咽喉疼痛等"上火"症状的人属于不适宜饮用药酒的人群,需要特别注意。

常饮矿泉养生法

水是维持人类健康和基本生命活动所必需的物质,是一种极为重要的营养素。当前,在世界各国,尤其在发达国家,矿泉水已成为重要饮料之一。千百年来,人们就发现长期饮用矿泉水的人身体健康,寿命亦长。随着科学技术的发展,打深井及灌注技术的应用,矿泉水的开发、利用,在我国已有了长足发展。中国地大物博,矿泉水类型齐全,资源十分丰富,全国各地均有分布。

由于矿泉水的化学成分不同,饮用矿泉水用于防治各种疾病疗效也不一样。泉水有促进新陈代谢和利尿的作用,对代谢性疾病有辅助治疗作用。碳酸泉水中的碳酸有促进胃、肠、胰的分泌作用,可增强消化和排泄功能;此外,它还可促进肾功能,有利尿作用,对磷酸尿更有澄清作用。硫化氢泉水饮用后有降血糖和祛痰作用。弱硫化氢泉水有促进胃液的分泌作用。自古以来人们就对氡泉的饮用很重视,其对痛风有显著疗效,对甲状腺机能有抑制作用,故被用来治疗甲亢;对肥胖病亦有良好的治疗作用,因氡对内分泌腺,特别是垂体有抑制作用,并可促进胃液分泌、改善肝功能、降低血脂,对内分泌和神经系统功能性疾病都有辅助治疗作用。一般认为,高浓度氡泉治疗上述病症效果明显。

浓度较低的氯化钠泉水饮用后可促进唾液、胃液、胆汁及胰腺分泌,增进胃肠蠕动和食欲,并有通便作用。碳酸氢钠泉水可以治疗胃吸收机能和分泌机能减弱或胃壁蠕动无力的胃炎,并能治疗尿酸引起的尿路结石,还可调节血液的酸碱平衡。它可减轻对糖尿病、肥胖病的症状,改善糖代谢,降低血和尿中的糖,增高人体糖耐量,还有加强胰岛素的作用。硫酸钠泉水多用于消化系统治疗,硫酸盐有导泻作用,对肥胖症、胆囊炎、胆石症有治疗效果。硫酸钙泉水自古以来就用以治疗痛风,因其能改善嘌呤代谢和尿酸排出,对泌尿系统炎症、磷酸盐和碳酸盐结石及改善肾功能都有显著疗效,对肠道炎性疾患亦有良好效果,对轻度和中度糖尿病也有一定的疗效。

硫酸镁泉水的饮用,数年来在临床上未见副作用,对习惯性便秘效果尤为明显,并可改善全身症状。饮用含铁泉水可治疗贫血,原理与服用铁剂相同,因水中含有多量的二价铁,很容易被人体吸收利用,在饮后 12～15 天后出现效果,最显著效果要在几周后才能出现。但饮用含铁的泉水对恶性贫血、再生障碍性贫血、血友病等血液系统疾病无效。碘泉可治疗甲状腺肿大等症。碳酸氢钙泉水饮用后可降低神经系统的兴奋性,并有利尿作用,减少尿路结石的形成。含溴泉水中的溴有镇静作用,可用于治疗兴奋性高的疾患,如神经官能症、兴奋性精神病及神经痛等病症。各类病人可根据自身情况选用适合自己饮用的矿泉水。

实践证明,矿泉水含多种有生理活性的微量元素和无机盐,可治疗多种慢性疾病,有益人体健康。据英国《阿尔茨海默症杂志》刊登英国基尔大学一项新研究发现,每天喝 1 升矿泉水可以预防认知障碍症(俗称老年痴呆症)患者认知能力下降,其机理是多喝富含硅的矿泉水可显著降低体内神经毒素铝的水平。长期以来,铝一直被认为与老年痴呆症有密切关联。研究人员让参试老年痴呆症患者每天饮用1升矿泉水,研究持续13周。结果发现,大多数患者认知能力不再进一步下降。一名患者体内铝水平下降了70%,多数患者体内铝水平下降了50%～60%。3名患者大脑功能得到明显改善。研究人员认为,饮用含硅矿泉水的确可排除体内神经毒素铝。饮用富硅矿泉水之后,体内铝会汇集血液中,然后通过尿液排出体外。研究人员建议老年人多饮用富含硅的矿泉水,有助于降低得老年痴呆症的风险。

食饮花粉养生法

天然花粉是植物的雄性生殖细胞,它含有植物发育所需要的全部营养。它含有20多种氨基酸,比牛肉、瘦肉多5～8倍。并含有14种维生素,其中B族维生素最丰富,而且维生素的含量比蜂蜜高100倍。此外,它还含有天然活性酶、多种黄酮类、27种微量元素。所以天然花粉被科学界公认是十分宝贵的高级营养源、理想的天然补养剂。

花粉有延年益寿、驻颜美容以及增进肌体免疫功能之效。花粉对人体具有神奇的功效,与花粉中含有的生物活性物质有关。如黄酮类化合物具有抗动脉硬化、降低胆固醇、解痉、防辐射、抗肿瘤等作用。花粉中还有激素、核酸、有机酸和一些未知的微妙物质,都是促进人体健康,增强肌体抵抗能力不可缺少的重要物质成分。

花粉能促进人的免疫器官,包括脾脏、骨髓、淋巴结和胸腺等的发育;可以有效地阻止免疫抑制剂对免疫器官的损害,全面提高肌体的免疫功能。

花粉中既含有丰富的能被皮肤细胞直接吸收的氨基酸,又具有皮肤细胞所需要的天然维生素、各种活性酶和植物激素等,因而能促进皮肤细胞新陈代谢,改善皮肤营养状况,增强皮肤的活力,延缓皮肤细胞衰老,增加皮肤弹性,使皮肤柔软、细腻、洁白、鲜润,并能清除褐斑,减少皱纹。因此,被誉为美容之源。

花粉中的芳香物、类黄酮、生物碱等成分,能降低人体内的胆固醇、三酰甘油酯的含量和血脂浓度,具有很强的解脂作用,能去除体内多余脂肪。花粉中的叶酸、泛酸及卵磷脂、蛋氨酸、胆碱等都有调节脂肪代谢的作用,有利于减肥。

花粉对老年人的便秘、前列腺炎、心脑血管硬化、高血压、脑溢血、中风后遗症、神经衰弱、胃肠功能紊乱、更年期综合征等病症均有治疗作用,而且能促进新陈代谢,阻止肠道病毒和微生物的繁殖,有益于延年益寿。日本、加拿大、俄国对100岁以上老年人进行调查研究及统计发现:这些老年人多数是养蜂人,每天食用"蜜渣"(即蜜蜂取蜜带回来的花粉)。有文字记载,世界最高寿的老寿星是英国的费姆·卡思,他经历了4个朝代,活到209岁。他长寿的主要原因是,他生活在牧场,这里有一眼望不到头的草原,鲜花盛开,蜜蜂成群。他经常食用花粉,到157岁时还健步如飞,青发不变。

花粉特别适合老年人、女性和体质弱的人食用。早晚饭前15分钟左右空腹时服用花粉吸收效果最佳。长期服用者,连续服用30天后最好停服7天,然后再继续服用。肠胃不好的人,服用时间应该安排在饭后1小时为宜。服用花粉有两种形式:一是食用天然状态的花粉或花粉末,可用开水送服;二是混合服用,即先用电动磨碎机将花粉磨成粉末,然后用细网将花粉末过筛一次,再将花粉与果酱、木瓜汁或黄油,最好是蜂蜜混合在一起食用。

注重补血养生法

血是人体最宝贵的物质之一，若血虚，不能营养人体，则面色无华、视力减弱、视线模糊、眼球干涩、关节活动不灵活、四肢麻木、皮肤干燥发痒、神志异常、头痛眩晕、惊悸、失眠多梦等，因此，人们必须重视补血。

补血养生法适用于血虚之人。不是血虚，不能用这种方法。所谓血虚，即血少不够用，临床以面色苍白无华、口唇淡白、头晕眼花、舌质淡、脉细无力、女性月经量少甚至经闭等为主要症状。

由于血虚又有心血虚和肝血虚的区别，故使用补血药时，又当区别对待。

1. 补心血。心血虚的主要表现是：心跳、健忘、失眠多梦。常用的补心血的食物是：

牛奶。著名经济学家马寅初活到101岁，其长寿经验中，重要的一条就是坚持喝牛奶，其他方面的饮食注意控制，而牛奶不能断。中医养生学认为，牛奶能补虚损、益五脏，凡病后体弱、虚劳瘦、食少、噎嗝反胃，均可作滋补食疗饮用。此外，牛奶久服或入药剂中，有生津利肠、润泽肌肤的功效，可用于治疗消渴、便秘、皮肤干燥等症。现代医学认为，牛奶为富含蛋白质食品，含8种人体必需氨基酸，尤以植物蛋白质所缺乏的蛋氨酸和赖氨酸最为丰富。其胆固醇含量比肉、蛋类都低，每100克仅含13毫克。牛奶还具有预防胃癌的功效，过去日本胃癌发病率很高，占所有癌症死亡率的第一位，而西欧国家则低得多，这与居民食用牛奶及乳制品的数量有关。

龙眼肉。又称桂圆，清代医家王孟英夸它为"果中神品，老弱宜之"。经试验，龙眼肉有一定的抗衰老作用，因为它有能抑制使人衰老的一种酶的活性，这种酶是近年发现的一种黄素蛋白酶，其活性升高可加速肌体的老化过程。龙眼肉中还含有丰富的蛋白质和维生素C等，故龙眼肉是不可多得的抗衰老补品。陶弘景在《名医别录》中指出：龙眼肉久服"轻身不老"。在我国医药典籍中，还记载了不少龙眼肉抗衰老的药膳，很有实用价值。常喝桂圆红枣枸杞茶，能使女性皮肤变得白皙、有气色。一般建议枸杞不要多放，几粒即可，红枣和桂圆6～8粒即可。每天早上上班后给自己泡一杯，不但补气血，还明目，特别适合长期待在电脑前工作的女性饮用。

当归。当归之名，有如唐诗"胡麻好种无人种，正是归时又不归"之旨相似。因为当归调血，为女科之要药，有女性思夫之意，故名当归。现代研究认为，当归有提高全身代谢的效能，可保护肝组织，调节心率和血压，改善动脉粥样硬化斑块的病理过程，调节中枢神经的抑制与兴奋的平衡，且有镇静、镇痛、消炎之作用，可用于冠心病、心绞痛、心肌梗塞、心率失常、血脂症、动脉硬化症、脑血栓形成等老年常见病，起到延年益寿的作用。每日服3～15克，可入汤、丸散剂，又可浸酒、熬膏。但脾湿中满及大便溏泄者慎用。将当归10克、川芎8克、白芍12克、熟地12克四味药煎汤饮用是补血的完美组合，能养血活血，被誉为妇科养血第一方。

2. 补肝血。肝血虚的主要表现是：头晕目眩，手足麻木，夜梦纷纭，脉细无力。常用的补肝血食物是：

何首乌。本药历来被中医视为延年益寿的珍贵中药，相传本药因名叫何首乌的人服用后到130岁仍发黑而得名。历来成方如七宝美髯丹、长生不老丹、延年益寿丹、延龄广嗣丸、延寿丹等,均以何首乌为主要药物。现代医学认为,何首乌之所以有延年的作用,是因为它含有卵磷脂的缘故。这种卵磷脂与人体的生长有着密切的关系,可强壮神经,降低血脂,并能缓解动脉粥样硬化的形成。老年人常吃首乌粥,对防治心血管系统疾病很有帮助。何首乌可以鲜用、生用,还可以炮制而用。何首乌煮鸡蛋是简便易行的药膳食品,即用何首乌 60克、鸡蛋 2 只加水同煮,蛋煮熟后去壳取蛋,再煮片刻,吃蛋饮汤。可治血虚体弱、头晕眼花、须发早白、脱发过多、未老先衰等,尤其适于"虚不受补"的人,何首乌每日服 10~15 克。但大便溏泄及痰湿盛者忌用。平时可用何首乌 20 克、枸杞 20 克、粳米 60 克、红枣 15 枚、红糖适量煮成仙人粥食用,有补血养血的功效。

胡萝卜。在西方被视为菜中上品,荷兰人还把它列为"国菜"之一。其富含胡萝卜素,1 分子的胡萝卜素分解可得 2 分子的维生素 A,因而被称为维生素 A 原。胡萝卜中的木质素,有提高肌体抗癌免疫力和间接消灭癌细胞的功效。胡萝卜还含有 9 种氨基酸,其中人体必需氨基酸占 5 种,尤以赖氨酸含量多而著称。中医学认为,胡萝卜生食或熟食能补气生血,凡久病劳损、老幼体虚者,皆宜常食。食胡萝卜还有健胃、行气、消食的作用,凡脾虚食停、气滞不畅,症见胸满脘闷、食欲不振,以及久痢不愈者,可作辅助食疗。此外,本品还能解毒透疹,能透麻疹、疗水痘,并可治疗百日咳。

芝麻。芝麻亦称胡麻,是传统的滋养强壮品,它在《名医别录》中被列为上品,并称"八谷之中,惟此为食"。中医养生学认为,黑芝麻长于补益肝肾、养血益气,故能乌须黑发、强壮筋骨、补虚生肌、滋养五脏,它对身体虚弱、须发早白、少血无力者均可作为辅助食品。

注重补气养生法

俗话说:人活着就是一口气。民间人们检查一个人是死是活,通常摸一摸这个人还有没有气。可见,气对于人体是多么重要。事实上也确实如此,祖国医学认为:人身三宝——精、气、神。气是生命活动的根本和动力,它充满全身,运行不息,关系着人体的健康与寿命。祖国医学经典著作《黄帝内经》中早就指出过"百病生于气",意思是许多疾病的发生都与人体气的运行有关。因此,要养好生,必须注意补气。

补气的适应证。补气养生法适应于气虚之人,不是气虚,不能用这种方法。所谓气虚,即气不够用,动则即喘。经常感到疲倦乏力,少言懒语,面色苍白,食欲不振,舌淡苔白,舌边有齿痕(即有牙印),脉虚弱无力。

由于气虚又有心气虚、肺气虚、脾气虚、肾气虚之差别,故在具体使用补益药物时,还当分别对待。

1. 补肺气。肺气虚的主要表现是语言低微、呼吸微弱、常常流虚汗、非常易于感冒,甚至咳声无力。常用的补肺药物是:

黄芪。黄芪为重要的补气药,不但能补肺气,而且全身之气皆能补益。使用时,可以水煎,每剂用量为 10~30 克。现代研究证明,黄芪具有强心、降压、保肝、利尿、抗菌、抗病毒等作用。年老气虚之人,常服本品可提高肌体的抵抗能力,并能防病健身,延年益寿。代表药膳是归芪蒸鸡:炙黄芪 100 克、当归 20 克、1 500 克重嫩母鸡 1 只作基本原料,再加入绍酒30 克、味精 3 克、胡椒粉 3 克。具体制法:将当归、黄芪由鸡的裆部装入腹内,腹部向上,摆上葱、姜,注入清汤,加入食盐、绍酒、胡椒粉,沸水旺火上笼蒸约 2 小时取出即可食用。

黄精。本品能补肺润肺,尤适用于肺虚燥咳之症。可单用本品煎汤或熬膏服,如冰糖黄精汤,用黄精30克,先以冷水泡发,加冰糖50克,用文火煎煮1小时,可治肺痨、咳嗽、咯血、低热等。久服本品可预防和治疗肺结核、糖尿病、高血压、动脉硬化、风湿疼痛、病后体虚、贫血等多种病症。现代研究证明,黄精有增强老年人适应环境的能力和心肺功能的作用,可减少老年人细胞的突变,从而起到抗衰老、延年益寿的作用。常用药膳是:黄精30克、粳米50克同煮做粥,早晚食之,可补虚疗损,令人强健。

灵芝草。此药既补肺气,又补肾气,适用于肺肾两虚所致的咳嗽、气喘、虚劳等。如灵芝糖浆可治疗咳嗽、气喘;灵芝与人参配伍,可治疗由各种慢性疾患所致的面色萎黄、体倦乏力、短气懒言、两足痿弱等症。若久服之,可预防和治疗常见的冠心病、慢性气管炎、高脂血症、支气管哮喘等疾病,以及各种原因引起的白细胞减少,从而起到延年益寿的作用。

2. 补脾气。脾气虚的主要表现为,食后脘腹胀满,矢气(放屁)后则舒,四肢无力。大便多杂有不消化之食物,有时脱肛或子宫下垂,脉虚。常用的补脾药物是:

大枣。人们一向把枣当作补气佳品,数千年来,红枣世世代代为人珍爱,其维生素P的含量为百果之冠,所含磷和钙比一般果品多2~12倍,是滋养血脉,强健脾胃的优良食品。

蜂蜜。蜂蜜味道甜美,营养丰富。《神农本草经》上赞誉蜂蜜能"安五脏、补不足、益气补中、止痛解毒,除众病,和百药,久服强志轻身,延年益寿"。事实上也的确是这样,蜂蜜含果糖39%、葡萄糖34%,这两种单糖均能直接供给热量,补充体液,营养全身。心脏病、肝脏病、高血压、动脉硬化和体质虚弱的人,长期食用蜂蜜,可以营养心肌、保护肝脏、降低血压、防止血管硬化,达到减轻病情、增强体质的功效。

人参。《本草纲目拾遗》将人参列为"补气第一要药",被称为"补药之王"。其食用方法为蒸、煮或与其他药物同用。近代又盛行"嚼化"法,即每日嚼化少量人参。据报道,运用此法效果良好,可大补元气,宁神益智,轻身延年。现代研究证明,人参对人体神经系统、循环系统、内分泌系统、物质代谢、免疫功能均有调节作用,可用于防治多种疾病,对老年人有很强的补益作用。每次可服5~10克。但忌同食茶及萝卜。

3. 补心气。心气虚的主要表现是心跳、心慌、气短、自汗(坐着即出汗)、乏力、脉搏跳动无力。常用的补心药物是:

西洋参。西洋参亦叫花旗参、广东人参、西洋人参,原产于美国、加拿大、法国,现在我国也有栽培。实验证明,西洋参所含的皂甙有显著的抗疲劳、抗利尿、抗缺氧能力,对大脑有镇静作用,对生命中枢有中度的兴奋作用。西洋参味甘苦、性凉,对于气阴虚所致的少气、口干口渴、乏力等症有较好的疗效。可吞服:西洋参研为细末,每次服1~1.5克,温开水送下;亦可煎服:多单独水煎,每剂1克,煎时多用文火。可代茶饮,或与其他煎好的药汁同服。对于气阴两伤者,可与淮山药、百合、鸭、鹅等煮汤饮用。但对于体质虚寒而阳气虚者忌用,如腹中冷痛、喜热饮食及痰多口腻者皆不能用。保存时要防虫蛀、防霉,宜放于阴凉干燥处保存,或干燥后密封保存。

甘草。甘草具有肾上腺皮质激素样功能,可协调物质代谢,能增强肌体对恶劣环境的适应能力,并具有抗溃疡、抗炎、抗肿瘤、镇咳、镇痛、降血脂、解毒等功效,因此能够防治多种老年性疾病,从而起到延年益寿的作用。每次可服2~10克。但胸腹胀满者忌用。

茯苓。其药性缓和,既可扶助正气,又可祛除外来邪气,常服可治疗老年性浮肿、肥胖症等病,并能增强人体免疫功能,预防癌症,从而起到延寿作用。本品除药用外,还可制成多种食品服用，如茯苓饼、茯苓糕、茯苓粥、茯苓粉、茯苓包子、茯苓酒等，对身体虚弱之人十分相宜。每次可服9～15克，能入汤、丸、膏、散、酒剂，并可煮粥。但茯苓对于中气虚而下陷者忌用。

莲子。莲子的寿命很长，可达千年之久。清代《本草备要》就提到它"落田野中者，百年不坏，人得食之，发黑不老"。常服莲子，可补肾、健脾、养心，起到抗衰老的作用。如《寿世保元》的阳春白雪糕，以莲子配白茯苓、淮山药、糯米、陈仓米、白砂糖等，蒸熟做成糕，每日食用，最益老年人。又如《太平圣惠方》载莲子粉粥，每次取莲子粉15～20克，粳米或糯米100克煮粥，早晚食用，可以治疗年老体弱、慢性泄泻、多梦失眠、夜间多尿等症，令人强健。莲子食用时须开水泡过，剥掉外皮，去掉莲心（绿色的胚芽），每次可服9～18克，入汤、丸、散、粥剂。但脘腹胀满及大便干燥者忌服。

4. 补肾气。肾气虚的主要表现是：腰酸，男子可见滑精，女子能见带下量多而清冷，小便清长，周身乏力，无精打采。常用的补肾药物是：

山药。山药是一种很好的廉价补品，内含黏液质、淀粉酶、胆碱、蛋白质、脂肪、维生素、糖类和矿物质等多种成分，其中的淀粉酶又称消化素，能分解成蛋白质和碳水化合物，故有滋补之效。山药性味甘平，不寒不燥，《食用本草学》说它"可以煮食，或做饭菜，或做点心，味道都很甘美"，可谓色、香、味三绝的补益佳品。历代医家曾盛赞它为"理虚之要药"，"滋补药中的无上之品"，并提倡"多服常服"。年老体弱之人，经常吃些山药，对于身体是大有裨益的。山药每次可服10～30克，入煎、丸、散剂。煮山药时，最好不用铜器和铁器。大便燥结者不宜用。

栗子。栗子号称"干果之王"，是我国的特产。栗子含糖及淀粉62%～70%，蛋白质5.7%～10.7%，脂肪2%～7.4%，此外，尚有胡萝卜素、硫胺素、核黄素、尼克酸、抗坏血酸等多种营养素。正因为如此，《名医别录》把栗子列为上品，认为它有"益气、厚肠胃、补肾气"的作用。若老年肾亏，小便频数者，每日早晚各吃生栗子两枚，久之亦有疗效。栗子是大众化的补品，也是老年人的珍果，但一次吃得过多"反致伤脾"、有"气滞难消"的害处，故应少吃常服，方能达到健康延年的目的。

海参。海参是一种高蛋白、低脂肪、低胆固醇的食品，每100克干海参中含蛋白质76.5克、脂肪1.1克、糖类13.2克、矿物质3.4克。海参不仅是名菜，而且被视为滋补食品，对高血压、冠心病、肝炎病人有一定益处。祖国医学认为，海参性味甘、温、微咸，功能为益肾气、滋肾阴、通肠润燥、止血消炎。常用药膳如下：用海参、猪瘦肉共切片煮汤，熟后加盐调味食之，对于产后、病后或体弱者有补益；或用海参、羊肉共切片煮汤，加盐、姜等调味食之，有助于阳痿、小便频数肾虚患者的调养与治疗；或用海参、大枣（去核）焙干为末，每次服用10克，一日2次，温开水送下，可治疗血虚症；或用海参、木耳入猪大肠煮食，可治疗阴虚肠燥之便秘。但海参对于痰多、泄泻以及邪气未尽之脾虚痰湿患者忌用。

另外，鳝鱼是大补的食物，一周食用两次，补气血的效果特别好。

▶ 注重补阴养生法

阴，是指阴精。精为真阴，是化生元气的基本物质。精盈则生命力强，不但能适应四时气候的变化，抗御外邪的侵袭，而且还能延缓衰老；精亏则生命力减弱，抵御外邪的能力减退，而诸病所由生，肌体亦易衰老。

补阴的适应证。补阴养生法适用于阴虚之人。所谓阴虚，主要是指濡养人体的物质缺乏，临床表现为：面红潮热、体瘦、五心烦热、口干咽燥、盗汗遗精、疲乏、眩晕、心悸、失眠、舌上少苔、脉细数。

由于阴虚，又分心阴虚、肺阴虚、肝阴虚、肾阴虚，故在使用补阴药时应当区别对待。

1. 补心阴。心阴虚的主要表现是：心烦失眠、心悸、手足心热、咽干、苔少、舌质色红且瘦、脉细数。常用补心阴的药物是：

麦门冬。《神农本草经》视麦门冬为上品，称之"久服轻身不老不饥"。古来即被推为复脉通心之剂。《图经本草》以新麦门冬捣绞和白蜜于银器中汤煮、搅动，待如饴糖状，温酒化服，认为有补中益心、悦颜色、安神益气、延年益寿之效。现代实验证明，麦门冬能改善人的心脏功能，对胰岛细胞和血管中枢功能有改善作用，有强心、强壮之效，并能消炎、镇咳、祛痰、平喘、利尿，对常见的冠心病、心绞痛、肺结核、慢性支气管炎等有预防和治疗作用。每次服用10～30克。但脾胃有寒、泄泻及痰饮者不宜用。

桑葚。桑葚是桑树的成熟果穗，性味甘寒，能滋阴、补血、安神、益寿。常服、久服桑葚，能预防和治疗动脉硬化、高血压等老年病，调节免疫功能，延缓衰老。如桑葚与何首乌、女贞子等配伍，为首乌延寿丹，可治疗老年体衰、腰酸膝软、须发早白，具有延寿作用。此外，《备急千金要方》以黑熟桑葚水浸日晒，搽抹外用，可使黑发再生。《食鉴本草》载桑葚酒补五脏、明耳目。每次服用15～30克，鲜者可用60克。有的人总觉得很缺水，皮肤干、眼干、大便干，体形多瘦长，不耐暑热，容易失眠，可适量吃些桑葚和木耳，这些都是补阴的食物。但脾虚便溏者不宜服用。

百合。百合为百合科植物鳞茎的鳞叶，鳞片似莲，由于其鳞茎由众瓣合成，因而被称作百合。它白如凝脂、润似琼玉、醇甜清香、营养丰富，是滋补妙品。百合含有淀粉、蛋白质、脂肪、钙、磷、铁、少量维生素及多种生物碱。中医学认为百合味甘微苦、性平，具有润肺止咳、清心安神、补虚强身的功效。可治疗体虚肺弱、肺结核、咳嗽、咯血等症。百合的食用方法有多种，或加水和冰糖清煮，或配米煮制成粥。

2. 补肺阴。肺阴虚的主要表现是干咳少痰、咽干喉痛，或咯血、盗汗、苔少、舌质红、脉细数。常用补肺阴的药物是：

玉竹。玉竹性味甘平，能养阴润燥、生津止渴、美颜不老。作为长寿中药，一般认为其功效强过黄精，故又称黄芝。现代研究证明，玉竹有扶正固本、强心、增强免疫功能的作用，可用于预防和治疗老年人常见的冠心病、心绞痛、心力衰竭、动脉硬化症、糖尿病、肺结核、肺功能不全等病症，起到延寿作用。在《瓤仙神隐方》书中有服食玉竹法：九月采玉竹，切碎、水煮，以布裹取汁熬稠，渣为末，共为丸，如鸡头子大，每服一丸。日三服，有导气脉、强筋骨、治中风湿毒、去面皱的作用，久服可延年益寿。每次服用10～30克，可入汤、丸、散剂，亦可熬膏、煮粥服用。但胃有痰湿气滞者忌服。

天门冬。天门冬为百合科植物天门冬的块根，性味甘苦寒，能润肺滋肾、清心降火、延年耐老。天门冬作为延年益寿的中药，历来受到古代医家和养生家的重视，服食方法很多，如《枕中记》中以天门冬曝干为末，日服三次，治虚劳绝伤、年老衰损、偏枯不遂等；若酿酒，久服可耐老延年；《瓤仙神隐方》中的仙人粮，以天门冬配杏仁，可辟谷延年，又有天门冬配熟地黄，或配胡麻仁，或配松脂服用，均可延年；《本草纲目》中的天门冬酒，以天门冬、糯米制酒，有补五脏、调六腑、令人无病之效。近代研究天门冬有化痰、抗菌、抗肿瘤、强壮身体等作用，对于老年人肺部感染、慢性支气管炎、肺气肿、肺心病、肿瘤等常见病有预防和治疗作用，对老年津枯便秘亦有治疗作用，堪称延寿中药要药。每次服用10～15克，可入汤、丸、散剂，亦可熬膏、制酒服用。但脾胃虚寒泄泻者忌用。

阿胶。阿胶为马科动物驴之皮去毛后熬制的胶块，其性味甘平，能滋阴润燥、补血止血、安胎。若与贝母、麦冬等配伍同用，可用于咳嗽痰少、咽干口燥、舌苔少质红等阴虚肺燥咳嗽；若与白芍、黄连等配伍同用，可用于心烦、手足心热、舌苔少质红等阴虚之失眠患者；若与黄芪、当归、何首乌等同用，可用于血虚所致的眩晕、心悸、月经少、色淡、面色萎黄等症；又因本品有促进血液凝固作用，故善于止血，对于肺结核的咯血、血小板减少性紫癜的出血及功能性子宫出血等虚性出血者有较好的疗效。本品在使用时不宜与其他药一起煎，宜烊化后兑服或其他中药快煎好时放在上面再用慢火熬化，以便更好地发挥其药效，每次服用3～6克。但本品性滋腻，对于脾胃虚弱而出现呕吐、食欲不振、消化不良者忌用。

3. 补肝阴。肝阴虚的主要表现是：头晕眼花、面色苍白、四肢发麻、指甲变形、月经量少色淡、脉弦细。常用补肝阴的药物是：

枸杞。枸杞甘平，能养阴补血，益精明目，久服延年益寿。现代药理研究证明，枸杞有抗脂肪肝的作用；根皮煎剂有降血糖作用；对恶性肿瘤患者，能提高其巨噬细胞吞噬率及 T 淋巴细胞转化率，具有调节免疫功能的作用。临床多用于老年性疾病及虚损性疾病。对枸杞有延寿作用的认识由来已久，在殷代的甲骨文、《诗经》、《山海经》中均有记载。历代《本草》还述及其有明显增强人体性功能的作用，故民间有"去家千里，勿食枸杞"之说，每次服用6～18克，可煮粥、嚼服。但外感邪气、脾虚夹湿者忌服。

白芍。白芍苦酸、平，具有养血敛阴、柔肝止痛、平肝阳、延年益寿之功效。现代研究证实白芍含有芍药甙，具有止痛、降压等作用，适用于老年常见的冠心病、心绞痛、高血压等病症。与当归、川芎、熟地相配，适用于血虚阴亏而致的月经不调、崩中漏下、带下、消渴等症，每次服用6～30克。但虚寒泄泻者忌用。

山茱萸。山茱萸补肝肾、涩精气、固虚脱、强力长年，是中医的长寿植物药。近代研究证明，山茱萸有提高肌体免疫功能的作用，被视为抗老延寿的中药。如《扶寿精方》中的草还丹，以山茱萸、当归、麝香等为蜜丸，有益元阳、补元气、固元精、壮元神的效果。每次服用10～30克，可入丸、散剂，亦可浸酒、熬粥服用。但命门火旺及素有湿热者忌用。

4. 补肾阴。肾阴虚的主要表现是：腰疼腿软、遗精、健忘、耳鸣、脱发、月经不调、五心烦热、盗汗、骨质脆软、苔少、舌质红且瘦、脉细数。常用补肾阴的药物是：

熟地黄。熟地黄为玄参科植物地黄的根茎经加工蒸晒而成。功能为滋肾、补血、延年。此药历来被视为中医抗衰老延寿的重要植物药。精是人体生命活动的物质基础，衰老是精亏所致，熟地黄填精滋阴，故可祛病延年，可用于多种老年病的预防治疗，如冠心病、动脉硬化、糖尿病、脑血管病、肝硬化、肾功能不全等，如用熟地黄、天门冬为末，炼蜜为丸，名为天地丸，久服白发变黑，齿落更生，延年益寿。凡老年男子多阴虚，宜用熟地黄。每次服用10～30克，可入丸、汤、膏剂，并可浸酒。但本品滋腻，凡脾胃虚弱、腹胀便溏及痰多、气滞者慎用。

蛤士蟆油。蛤士蟆油属高级强壮滋补品，是雌性蛤士蟆的干燥输卵管。具有补肾益精、滋肺养阴的功效，对于体虚乏力、神经衰弱、精力不足、肺虚咳嗽及其他消耗性疾病有很好的补益和治疗效果。其一般吃法是:将蛤士蟆油3～6克放入一碗清水中,泡一夜,翌日加冰糖适量炖服,或与白木耳一起蒸服。但胃脘满闷、食欲不振、痰多、苔厚腻者忌用本品。

女贞子。女贞子甘苦平,能乌发明目,延年不老,被《神农本草经》列为上品,谓有补中、安五脏、养精神、除百疾、轻身不老之效,可用于预防和治疗老年人常见的冠心病、心绞痛、早期白内障等,并可提高人体免疫水平,抗病防老。每次服用10～15克,可入丸、汤剂、熬膏、浸酒,亦可外用。但对阳虚及脾胃虚寒者忌服。

乌骨鸡。乌骨鸡又叫乌鸡,为滋补强壮之品。若与丝瓜、鸡内金共煮汤,加盐和调料食用,可用于血虚经闭的调治;若在乌骨鸡腹内放入当归、熟地、白芍、知母、地骨皮,并用线缝好,煮熟后去药食肉,可治疗阴血不足所致的月经不调、潮热、盗汗等症;乌骨鸡与冬虫夏草和淮山药共煮汤用,可治虚劳。此外,乌骨鸡可补肾益肝,用于肝肾阳虚所致的遗精、白浊、带下、月经不调等症。

注重补阳养生法

阳,是指人体阳气。中医经典著作《黄帝内经》里解释说:所谓阳气,就好像天上的太阳一样,给大自然以光明和温暖,如果失去了它,万物便不得生存。人若没有阳气,体内就失去了新陈代谢的活力,不能供给能量和热量,这样,生命就要停止,足见阳气对人体生命活动是多么重要。《黄帝内经》里提出的"春夏补阳"的原则,宜多吃些温补阳气的食物,以使人体阳气充实,增强人体抵抗力。另一方面,由于肾阳为人体阳气之根,故在饮食上养阳,还应包括温养肾阳之意,所以在饮食上应多吃点滋补肾阳的食物,葱、蒜、韭等都是养阳的佳品。

补阳的适应证。补阳养生法适用于阳虚之人。所谓阳虚,就是人们通常所说的"火力不足",如在寒冷的冬季,一些年老体弱的人往往容易感觉手足不温,畏寒喜暖,人们把这种情况叫做"火力不足",即阳虚。

补阳的方法。由于阳虚又分肾阳虚、心阳虚、脾阳虚,故在使用补阳药时又当区别对待。

1. 补肾阳。肾阳虚的主要表现是腰以下肿、小便短少、腰冷痛乏力、滑精、阳痿、畏寒、动则气喘、呼多吸少、苔白滑、舌质色淡而嫩、脉弱尤以尺脉明显。常用的补肾药物是:

核桃。核桃又名胡桃,在我国有"长寿果"之称。其义有二:一是说核桃树本身寿命长,可连续存活并可结果数百年之久;二是讲其果肉营养丰富,于人有强肾补脑之功,令人长寿。古代俄罗斯人称它为"大力士吃的食品"。《食疗本草》记载,它能"通经脉、润血脉、黑须发,常服骨肉细腻光润"。近代名医张锡纯也指出:"胡桃为滋补肝、肾,强筋健骨之要药。"核桃仁的营养价值比鸡蛋和牛奶还高,其产热量为瘦肉的2倍,含脂肪40%～50%,含蛋白质15%左右,且含大量维生素E和磷脂。我国历代医家都认为核桃是一种很好的滋补食品,凡病后虚弱、营养不良、神经衰弱、便秘、动脉硬化者,每天吃几个核桃,有助于恢复健康。

仙茅。据《本草纲目》记载,仙茅作为药用始于唐代,开元元年婆罗门僧进此药,明皇服之有效,便作为禁方不传。后天宝之乱,方书流散,始从宫中传出这一秘方。因其叶似茅,久服轻身,故名仙茅。当时又称之为婆罗门参,并谓其补益之功同人参。其后,诸多本草都记载本品有延寿作用。实验研究证实,仙茅能调节免疫功能,使家兔抗体形成提前,能增强体液免疫。老年性疾病及虚损性疾病患者的免疫功能往往低下,均可使用仙茅激发其免疫功能。仙茅功能温补肾阳,强壮筋骨,适用于肾阳不足所致的阳痿、滑精、精液稀少清冷、腰膝酸冷。仙茅每次服用 3～9 克,可入汤、丸、散、酒剂,但忌与牛肉、牛奶同用。

2. 补脾阳。脾阳虚的主要表现是腹部冷痛、喜热畏寒、腹泻便溏、苔白滑、质淡嫩、脉沉迟无力或弱。常用补脾的药物是:

糯米。糯米又称江米,性味甘温,能温补脾胃,对于因脾胃气虚所致的泻泄以及身体虚弱者效果较好;糯米又能健脾益气,可用于气虚所致的自汗、妊娠腰腹坠胀、劳伤后气短乏力等症。具体应用如下:用糯米、红枣各适量,煮粥食用,可治阳虚所致的胃脘隐痛;用糯米、莲子、大枣、淮山药一起煮粥,熟后加适量白糖食用,有健脾胃的作用,对于脾胃虚所致的泻泄,食后即泻、泻下不消化食物之症,糯米酒煮沸后加入鸡蛋煮熟食用,为产妇和身体虚弱者的很好补益之品。

狗肉。性味咸温,既能补肾阳,又能补脾阳,凡脾胃虚寒、中气不足引起的胸腹胀满、水肿、疟疾等患者皆可服用本品,一般炖熟服,或与米、盐等煮粥服。但阴虚火旺及热病后忌服。

羊肉。性味甘热,能温补脾胃,可用于由于脾胃虚寒所致的反胃、身体瘦弱、畏寒等症,如用肥羊肉,去脂膜,蒸熟或煮熟、切片,加姜、蒜、酱油、盐等调料拌食之,有温补脾肾的功效,可治疗阳痿、畏寒喜热、夜尿多、反胃等症;若产后血虚有寒的腹中疼痛或血虚经寒的腹痛、月经痛等症,可用羊肉 250 克,当归 30 克,生姜 50 克,水煮,每日 1 剂,分 3 次服,亦可根据病情按比例酌减;煮羊肉时,加杏仁易烂,加胡桃则不腥,调料可用大蒜、豆豉、大葱、酱油、生姜、茴香等,本品忌铜器,且不宜与南瓜同食,食则容易使人气滞壅满而发病。

3. 补心阳。心阳虚的主要表现是心悸、气短、浮肿、肢冷、畏寒、苔白滑、质淡嫩、脉迟无力。常用补心的药物是:

桂枝。桂枝在《神农本草经》中被列为上品,有温通一身阳气、流畅周身血脉的功效,古人谓其"久服通神,轻身不老"。年老之人多阳气虚衰,易致血瘀湿阻,外邪内侵,而服用本品则可防治老年人易患的关节炎、浮肿、胸痹等病。本品每次服用 3～10 克,可入汤、丸、散、酒剂,但温热病、阴虚阳盛等患者及孕妇忌服。

紫河车。紫河车即为人的健康胎盘,它既能益气养血,又能补肾延寿。《日用本草》中说:"紫河车治男女一切虚损劳极,安心养血、益气补精。"现代研究已经证实,紫河车有免疫作用,能增强抵抗力,兼有抗过敏作用。现代临床已将其不同的剂型用于治疗肺结核、神经衰弱、支气管哮喘、老年慢性气管炎、再生障碍性贫血、年老体弱、慢性肝炎及感冒、流感的预防,已取得了较好的疗效。本品每次服用 1.5～3 克,可入丸、散、片剂,若与人参、麦冬、熟地、龟板配伍,久服能使耳聪目明、须发乌黑,起到抗老延寿的作用。但内有实热及外感风寒表邪者忌服。

注重脾胃养生法

饥饱适中。宋代苏东坡认为,饮食适宜是长寿的基本条件。常常是"已饥方食,未饱先止",他认为这样可以"宽胃以养气"。所以,很多养生学家均主张饮食宜节量。

食宜缓细。《养病庸言》中说："不论粥饭点心,皆宜嚼得极细回下。"《医说》曰："食不欲急,急则损脾,法当熟嚼令细。"咀嚼是食物消化之始,是胃肠消化的基础。

饮食有时。《千金要方》云："饮食以时。"就是说饮食必须定时,要有规律,才能使身体及时获得维持生命的营养素。

怒后勿食。古人说："食后不可便怒,怒后不可便食。"说明进食时宜心平气和,一切反常的情绪都应尽力排除,才有利于胃的消化。

谨和五味。《素问·生气通天论》指出："谨和五味,骨正筋柔,气血从流,腠理以密。"阐述了主食和副食多样化的重要意义。

清淡为上。唐代孙思邈提倡饮食"常宜轻清甜淡之物,大小麦曲,粳米为佳","勿进肥浓、羹臛、酥油酪饮等"。他还主张"善养性者,常须少食肉,多食饭"。

甘咸勿过。《素问·奇病篇》曰："甘者,令人中满。故其气上溢,转为消渴。"食糖过多会害脾生痰损齿,易患消渴(糖尿病)。《千金要方》说："咸者伤筋,多食咸则筋脉伤。"现代科学证明,吃盐多了,会造成心血管疾病,尤其易患高血压,并可以使人夭折短寿。

适温而食。"适温而食","食饮者,热无灼灼,寒无沧沧",这是《内经》中关于饮食寒热要适中的忠告。食物过热、过烫对消化道会造成物理性伤害,过寒则伤脾胃,即使是炎炎酷暑,也不可恣意冷饮。

饮食宜洁。汉代医圣张仲景在《伤寒杂病论·禽兽鱼虫禁忌》中说："秽饭、馁肉、臭鱼,食之皆伤人。"

餐后养生。孙思邈在《千金要方》中说："食毕当漱口数次,令人牙齿不败,口香。叩齿三十六,津令满口,则食易消,益人无百病。饱食则卧,食不消成积,乃生百病。"

按时节量养生法

按时节量,即在饮食的时间和数量上保持一定的节制和规律。如何做到饮食按时节量而不伤脾胃呢?应该根据自己身体的情况,结合日常生活、工作学习的安排而有相应的饮食制度。这样,使摄入的热量和各种营养素适应人体的需要和消耗,以促进生长发育,促进健康,提高工作效率。同时,要保证进食与消化过程的协调一致,使吃进的食物能充分被消化吸收,这是合理饮食制度的重要环节。

饮食以时。养生学强调饮食必须定时,有规律性。即所谓"食能以食,身必无灾"。中国人的饮食习惯一般是一日三餐。早餐多在 7 时前后,午餐在 12 时前后,晚餐在 18 时前后,这是比较符合生理卫生要求的。因为一般混合性食物,在胃中停留 4~5 小时,而且消化器官也需要休息一定时间才能恢复其功能。所以,一日三餐,每餐之间应间隔 5~6 小时。同时,为了适应生理状态和工作、学习、劳动的需要,还必须注意一日三餐的合理搭配。俗话说"早吃好、午吃饱、晚吃少"有一定的道理。一般来说,白天需要工作和学习,消耗能量较多,肌体代谢旺盛,故早餐、午餐要多食;晚上活动量减少,特别是睡眠时活动量降到最低值,代谢缓慢,故晚餐宜少食。全日各餐食物分配有一定的比例,即:早餐,应占全天总热量的 30%~35%;中餐,应占全天总热量的 40%左右;晚餐,应占全天总热量的 25%~30%。另外,早晨食欲较差,为了保持旺盛的工作精力,需要摄入足够的热量,应选用体积小而富于热量的食物;午餐前后都是工作时间,既要补充上午的能量消耗,又要为下午工作做准备,所以占热量最多,应选富含蛋白质和脂肪的食物;晚餐食物热量应稍低,多吃蔬菜和易于消化的食物。以上是饮食的一般规律,但在特殊情况下也要因人、因时制宜,如老年人脾胃虚弱,故可少食多餐,以利于消化吸收。老年人不必受一日三餐之限制,而以少食多餐为宜。

饥饱适度。人体赖以营养素化生气血,并维持其正常的生命活动。若饥而不能食,渴而不得饮,气血生化之源乏竭,脏腑组织器官失其濡养,则必会导致疾病的发生。同时饮食又不可过量,过量则超越正常的消化能力而损伤脾胃功能。因此,饮食要注意量的适度,切忌过饥过饱。

老年人饮食要多样,饥饱适当,油脂适量,粗细搭配,应以清淡为主,多吃蔬菜水果和五色食品。现代医学认为,每餐多食会使血液集中在肠胃,而心、脑等重要器官相对长期缺血,以致使身体困倦,工作效率低下。许多学者认为,长期饱食会使人未老先衰,折损寿命,并可诱发胆石症、胆囊炎、糖尿病等疾病,这对脑力劳动者影响更大。

食宜清淡养生法

"素食为主、荤素搭配"是人类健康长寿的秘诀之一。

食宜清淡。清淡的饮食指油少爽口之物,主要指素食,即俗称"粗茶淡饭"。具体地说:清淡的饮食就是以玉米、高粱、荞麦、小米等粗粮为主食,辅以豆类、蔬菜、瓜果、植物油之类的食物。研究证明,长期食用复合碳水化合物的人,如大米、玉米为主,血浆中胆固醇和甘油三酯一般较低,故冠心病发病率也较低。粗米粗面营养丰富,尤其是维生素 B族在粮食的外壳中存在极多。所以,过分地淘大米、吃精面反而会造成营养缺乏症。另外,值得一提的是,长期食用蔬菜对人体有很大好处,因为蔬菜中含有人体必需的糖、脂肪、蛋白质、维生素、无机盐等多种营养物质,特别是蔬菜中含有大量的纤维素可以促进人体肠蠕动,可防止便秘,增进人体的新陈代谢。从中医的观点来看,蔬菜有健脾开胃之功,可助脾运化,促进肌体对食物的消化吸收,蔬菜还有疏通血脉的作用,所以对于动脉硬化、高血压患者尤其适宜。夏季高温多雨,湿气重,饮食尤其要清淡,适当多吃一些清热除湿、健脾开胃的食物如绿豆、薏米、苦瓜、丝瓜、扁豆、番茄等,也可以自制一些食疗粥,如山楂薏米粥、绿豆银耳冰糖粥、荷叶粥、扁豆粥等。秋燥时要少食煎炒之物,多食新鲜蔬菜、水果,蔬菜宜选用大白菜、菠菜、冬瓜、黄瓜、白木耳;肉类可食兔肉、鸭肉、青鱼等;多吃一些酸味的食品,如广柑、山楂等。适当多饮水,多吃些萝卜、莲藕、香蕉、梨、蜂蜜等润肺生津、养阴清燥的食物,多吃些红枣、莲子、百合、枸杞子等清补、平补之品,以健身祛病,延年益寿。

吃忌厚味。所谓"厚味",是指油多腻人之品,在人们的日常生活中应尽量少吃酒肉甘肥之物。经常过食酒肉及油腻、煎炸、辛辣之品,能助湿生痰,助热动风,诱发疾病。目前死亡率最高的心脑血管疾病与血中胆固醇关系极为密切,而血中胆固醇的浓度又与饮食中胆固醇的含量有关。当食入胆固醇超过人体的需要时,胆固醇就沉积在血管壁上,动脉粥样硬化、高血压病等便由此而生。所以,在食用像蛋黄、动物脂肪、脑髓一类的食物时要适当控制,尤其不能经常吃、过量吃。

少淡生杂养生法

少食添寿。节制进食量是一个很有效的延年措施。少食可维持体内荷尔蒙的平衡,防止胰岛素、生长激素、促卵泡素的上升,减少脂质过氧化程度,还可降低各种疾病的发生率。不过,少食的原则主要是减少主食摄入,至于蔬菜水果类应多吃一点,以满足人体对养分及水分的需求。

淡食抗衰。吃淡食可延长血管的"青春期",推迟硬化。从生理角度讲,每天吃 1 克盐就够了,故应将三餐的吃盐量限制在 6 克以下。

生食防癌。研究表明,生食中既保留了大量维生素,还有未被高温破坏的干扰诱生素,是一种有效的抗癌物质。当然,生食也要讲卫生,尽量消除农药等污染物。

杂食养生。人体对养分的需求是多种多样的,如蛋白质、脂肪、碳水化合物、数十种维生素以及微量元素等。以微量元素为例,如锌、硒、硼、锰、铬等,虽然在体内的含量不到体重的万分之一,却明显地影响着人的生老病死。因此,利用这些元素多方面的生理功能及其相互的协同作用,调节体内免疫功能和激素效应,乃是饮食养生的一大妙招。但这些元素分布广泛,只有荤、素、粗、细皆常食,方能博采养分,维持体内营养平衡,故任何偏食、挑食行为都是不利健康的。

细嚼慢咽养生法

要想使吃下去的食物容易消化,营养物质能被胃肠道吸收,细嚼慢咽是必不可少的。

细嚼慢咽助消化。食物入口后进行充分咀嚼,可反射性地引起唾液和胃酸分泌增多,食物在酶的作用下,在口腔中就开始被分解。这样既可减轻胃肠负担,又能使营养物质更好地被肠道消化吸收。反之,狼吞虎咽吃进去的食物,其营养不仅难以被身体吸收,而且增加了胃肠道的负担,有可能引起肠胃道疾病。老年人牙齿稀松、消化功能逐渐减退,各种消化液分泌减少,加之肠道蠕动减弱,更应细嚼慢咽。

细嚼慢咽增强食欲。细嚼慢咽可让人的舌头感受到食物的好滋味,从而对中枢神经产生良好的刺激,产生食欲。

细嚼慢咽促进血液循环。多咀嚼具有改善脑部血液循环的作用,咀嚼时下颌肌肉牵拉该部位的血管,加速了太阳穴附近血液的流动,从而改善心脑血液循环。

细嚼慢咽能解毒。科学家将咀嚼时口腔所分泌的唾液加入黄曲霉毒素、亚硝基化合物、苯并芘等强致癌物和烟油、肉类烧焦物、焦谷氨酸钠等可疑致癌物中,结果发现,唾液可使细胞的变异原性在半分钟内完全丧失。此外,唾液对各种食品添加剂的某些毒性有明显的解毒作用。

细嚼慢咽可防癌。当某些含有致癌物质的食物进入人体时,唾液就是第一道防线。据统计,40%的癌症与食物中的亚硝酸类化合物、化学合成剂、防腐剂等致癌物质有关。而唾液在阻击这些坏物质的过程中,起了不可忽视的作用。咀嚼可促进唾液分泌。老年人癌症发病率较其他人群高。据调查,除其他因素外,与老年人牙齿脱落不整、咀嚼能力差、唾液分泌不足、成分不全、解毒功能下降有关。正是由于唾液具有神奇的解毒功能,有些学者把它誉为"天然防癌剂"。

细嚼慢咽能保护牙床和牙龈。咀嚼次数少,会导致下颚退化,从而使牙床变得脆弱。而细嚼多嚼可以锻炼下颚力量,促进牙床健康,还能促进牙龈血液循环。

细嚼慢咽能清洁口腔防细菌。咀嚼时分泌的唾液,含有溶菌酶和其他抗菌因子,可以有效阻止细菌停留和繁殖。因此口腔内的伤口一般都可以自愈,很少会感染。

细嚼慢咽有利于控制血糖。吃东西太快是最容易增加糖尿病患病风险的坏习惯,这类人发展为糖尿病前期的风险是健康人的 2 倍。人在进餐后 30 分钟出现胰岛素分泌高峰,糖尿病患者如果进食过快,胰岛素会跟不上,葡萄糖迅速进入血液循环,造成血糖升高。

细嚼慢咽可防病。现代人患口腔疾病的人越来越多,这与所吃的食品太精细以及狼吞虎咽不无关系。而细嚼慢咽就能预防口腔疾病,反复咀嚼可让口腔有足够的时间分泌唾液,唾液中含有多种消化酶及免疫球蛋白,不但有助于食物的消化,还有杀菌作用,可预防牙周病;减少胃肠道疾病,经过细嚼慢咽的食物,因在口腔中已对食物做了精细的加工,所以可减少胃肠道加工的负担,有利于胃肠道健康。

细嚼慢咽利于减肥。大脑神经接收饱腹感信号通常需要 20 分钟左右。细嚼慢咽能延长用餐时间,刺激饱腹神经中枢,反馈给大脑"我已经饱了"的信号,让人较早出现饱腹感而停止进食,有助于控制体重。专家们在研究中发现,肥胖者的进食速度较之瘦人快,咀嚼吞咽的次数也比瘦人少。于是,他们让肥胖者食用营养成分不变,但不经充分咀嚼无法下咽的食物,以期减慢其进食速度。结果,男子在 19 周之后体重减轻 4 000 克,女子在 21 周后体重减轻 4 600 克。与此同时,血糖、血压、胆固醇和中性脂肪也相应降低了。

细嚼慢咽能美容。细嚼慢咽对颌面部组织有很大好处,它可以刺激颌骨发育,是一种美容运动。在咀嚼过程中,面部血液供应量加大,表情肌协调有规律地活动,可使面部有光泽,减少皱纹。此外,细嚼慢咽对牙龈组织也有按摩作用,可提高牙周组织的抗病能力。唾液对牙齿表面的冲洗还能加强牙齿的自洁作用,可减少龋齿的发生。

细嚼慢咽可减少皱纹,延缓衰老。细嚼慢咽能促进牙齿及面部肌肉运动,防止牙齿早脱,改善牙周及面部肌肉的血液循环,减少面部皱纹。唾液里含有唾液腺激素,能够参与到促进皮肤细胞分裂增殖、维持皮肤弹性的活动中。进餐时细嚼慢咽,可改善面部血液循环,增强皮肤代谢,延缓老年斑形成。另外,咀嚼会锻炼嘴巴周围的肌肉群,令脸部肌肉更紧致。

细嚼慢咽防脑衰。人到老年,吞咽反射减弱,细嚼慢咽可起到防噎、助消化、抗衰老的功效。国外研究发现,咀嚼功能与大脑中枢相互关联,咀嚼时通过颌关节运动,使脑血液循环畅通,加强大脑皮层的活化,从而预防脑老化。大脑若不被经常刺激就会退化、萎缩,这也是古人常说的"用进废退"的道理。我们所讲的对大脑进行刺激,不仅是让大脑思考问题,还要充分发挥牙齿咀嚼功能,以刺激大脑,延缓衰老;而只吃柔软的食物,则会使头脑活力下降。为此,老年人的食谱中最好配备一两样口感比较硬的食物。

细嚼慢咽可提高大脑思维能力。细嚼慢咽时,大脑皮层的血液循环量会增加,从而激发脑神经的活动,可有效提高脑力。建议每天嚼一小把花生仁或葵花籽,不仅增加咀嚼时间,而且其所含丰富的维生素 E、卵磷脂和亚麻酸等,还能营养脑细胞,对预防认知障碍症很有帮助。

细嚼慢咽有利于缓解紧张、焦虑情绪。吃饭时细嚼慢咽,集中注意力,可以让味蕾充分享受每一种味道,食物也越嚼越有味,既饱肚子又饱口福。从心理上说,则能让人在忙碌后安静下来,以平和的心态面对喧嚣的都市生活,令人心情愉悦起来。

饭后懂得养生法

饭后养生自古就有,对老年人健康延年尤为关键。有些人养生只注意饮食、运动、休闲等方面,对饭后如何使肌体得到平衡,使食物充分消化吸收,以维持身体健康,却被多数人忽视。殊不知,饭后养生非常重要,对保持健康、延年益寿起到不可替代的作用。

饭后须漱口。饭后漱口可清除口腔内食物残渣,对预防蛀牙、牙周病有较好作用。还可保持口腔湿润度和清洁,可刺激舌上味蕾,增强味觉功能,有益于增进食欲和帮助消化吸收。漱口以盐水和茶水效果最好,尤其是茶水,茶叶中的儿茶素停留在口咽部黏膜上,能防止流感病毒和黏膜结合,预防流感。漱口时,先将少量茶水含在口内,紧闭嘴唇,上下牙自然张开,鼓起腮帮,使液体通过牙间隙区。再鼓动两颊及唇部,舌头自然摆动,使茶水能在口腔内充分接触牙面、牙龈及口腔黏膜表面。利用水的冲击力反复冲洗口腔,然后吐出。

饭后听音乐。进食前后应保持乐观的情绪。饭时听柔和清新的音乐,能促进食欲并有助消化,而饭后应在宁静的环境欣赏轻快的音乐,因为优美的音乐对中枢神经系统可产生良性刺激,促进人体消化功能,且可陶冶性情,使元气归宗,乐而忘忧。

饭后慢慢走。饭后缓行,可促进胃肠蠕动,有助于胃肠消化液的分泌和食物的消化吸收,促进新陈代谢,预防肥胖,改善睡眠质量,益于人体健康。散步的时间应是饭后20分钟之后,绝不是刚吃完饭就出去散步。饭后不能接着运动,因为人在运动时全身部位需要较多血液供应,从而减少了胃肠的血供量,影响胃肠的正常功能,引起消化吸收障碍。饭后胃容量增大,如果饭后接着运动容易造成胃下垂,导致胃肠痉挛、腹痛等。

饭后手摩腹。长期坚持饭后按摩腹部,既可促进胃肠蠕动和腹腔内血液循环,调节肠系膜神经感受器,增强胃对食物消化和小肠对食物消化与吸收的功能,又可作为一种良性刺激,通过神经传入大脑,有益于中枢神经系统功能的调节和发挥,起到健身防病的作用。具体做法是,以掌心着腹,以肚脐为中心,慢而轻柔地顺时针和逆时针按摩各20圈。

饭后摩面。饭后以手摩面即干洗脸,摩面到脸颊时,唾液腺会受摩面刺激产生唾液。唾液的基本生理功能是湿润和清洁口腔,消灭产生齿垢的细菌,溶解有害牙齿的物质,软化食物便于吞咽,还能分解淀粉,帮助消化。需要提醒的是,对于高血压患者,从上往下按摩面部较好;低血压者,从下往上按摩面部为宜。

饭后与茶水。饭后不宜立即喝茶,因为茶叶中含有大量的单宁酸,进入胃肠后,使食物中的蛋白质变成不易消化的凝固物质,影响肌体对蛋白质、铁质及其他营养素的吸收。饭后也不提倡立即喝水,因为饭后立即喝水不仅冲淡胃内的消化液,减弱胃肠消化功能,而且使胃内水量增加,胃内未消化的食物过早的排入小肠,加重小肠的负担,影响食物在肠内的消化吸收。

饭后与洗澡。饭后不要马上洗澡,因为进食后人体消化器官要消化吸收食物,需要增加血液量,全身其他器官的血供量相应减少。饭后在消化器官紧张工作时马上洗澡,不管洗澡水是热还是凉,都会使皮肤血管扩张,血流量增加,使消化器官的供血量减少,影响消化和吸收。所以饭后洗澡时间应在40分钟后进行。

饭后禁吸烟。吸烟本身就是一种不良嗜好,饭后接着吸烟对身体危害更大。因为人吃饭后胃肠蠕动加快,全身毛细孔都处于舒张状态,如果饭后立即吸烟,烟中的有毒物质易进入人体,加重对身体的损害,因此,不能丢下饭碗就吸烟。

饭后与睡觉。吃完饭就睡觉是一种很不好的习惯,会抑制胃肠的正常功能,食物得不到充分消化。如果胃肠长期无规律性,易造成紊乱,导致疾病的发生。此外,饭后立即睡觉,由于胃内食物停滞,使大脑兴奋性提高,造成入睡困难,即使睡着了,也会出现咬牙、梦语等现象,对大脑正常休息有影响。

饭后与解便。饭后马上大便对身体不利。饭后,胃酸、消化酶分泌增多,胃肠蠕动增强,胃内装满了未消化的食物,饭后马上解大便,会突然加大腹内的压力,使胃酸、消化酶反流到食道。长此以往会形成反流性食道溃疡。腹内压增高,食入的硬性食物易损伤胃黏膜。另外,饭后马上解大便,会使幽门平滑肌功能发生紊乱,胆汁反流,使胃黏膜充血水肿。

防衰食物养生法

吃对食物,能防衰老。一要多吃水果和蔬菜。水果和蔬菜中含有丰富的维生素 C 和维生素 E,都具有很强的抗氧化性,而氧化正是造成细胞衰老的一大威胁,所以日常多吃果蔬能够帮助抗衰老。二要补充蛋白质。因为蛋白质的摄入能够让人保持充沛的精力,也是抗衰老必备的营养之一,所以富含蛋白质的食物也是不能缺少的。比如瘦肉、鸡蛋和鱼虾等,都能够提供充足的蛋白质,给身体提供能量,保持年轻状态。三要控制脂肪。选择低脂肪食物,有助于防止发胖。体内的脂肪堆积不仅是造成肥胖的元凶,还会让血管老化,身体机能下降,是身体衰老的催化剂。但是并不是说不摄入脂肪。植物油和坚果中所含的是不饱和脂肪,这种脂肪对人体有益,因此要多吃坚果类和豆类食物。四要多吃膳食纤维。膳食纤维是指粗粮和蔬菜等,能够促进肠道蠕动,吸附肠道中的毒素,有效清肠,使皮肤呈现更加健康的状况,有效抗衰老。五要补充胶原蛋白。胶原蛋白是抗衰老不可缺少的成分,可以使皮肤光滑而有弹性,平时常见的猪蹄和鸡爪都能有效补充胶原蛋白,防止皮肤松弛老化。

日常生活中,一些最常见的食物就有增强免疫力、抗衰老、延年益寿的作用。

番茄。番茄中含有具抗氧化功能的番茄红素和丰富的维生素 C。番茄红素是目前为止发现的抗氧化功能最强的营养素,能够保护细胞不受伤害,也能修补已受损的细胞,抑制和清除人体内的自由基,保护心血管系统,降低心脏病、高血压的发病率,能大幅度减少罹患前列腺癌的概率,还能防治与消化系统有关的癌症,对消除疲劳、提高身体免疫力、减缓人体衰老有明显的促进作用。番茄中所含的柠檬酸、苹果酸等有机酸能分解脂肪,可促进消化;所含的黄酮类等成分有显著的止血、降压、利尿作用;所含的谷胱甘肽物质可使体内某些细胞推迟衰老及使癌症的发病率下降,因而番茄有抗衰老、抗癌的作用。番茄抗氧化功能卓越,能减少血液中的胆固醇含量。多吃番茄可以降低胆固醇的含量,减少皮肤辐射损伤,并可以祛斑美白。番茄中丰富的维生素还可以辅助治疗贫血。番茄生吃是最佳的维生素 C 的来源,维生素 C 有增强肌体抵抗力、防治坏血病、抵抗感染等作用,可使沉着的色素减退或消失。炒熟的番茄(如番茄炒鸡蛋)含有大量番茄红素,有助于展平新皱纹,使皮肤细嫩光滑,具有抗氧化、消除自由基、明显减轻由体内过氧化引起的对淋巴细胞 DNA 的氧化损害,减缓动脉粥样硬化形成等功能,具有防癌抗癌的功效。自然长成越红的番茄,营养价值越高。番茄性寒凉,脾胃虚寒及寒湿太盛者不宜食用。

菠菜。菠菜中含有丰富的抗氧化剂,具有抗衰老、促进细胞繁殖的作用,既能激活大脑功能,又可增强青春活力,防止大脑老化。美国营养学家研究证实,菠菜还含有较高的"ω-3脂肪酸"和丰富的抗氧化剂,ω-3脂肪酸的作用与深海鱼油相类似,有助于防止大脑老化,老年人每天吃一定量的菠菜,有助于减少记忆力减退,并具有抗衰老和促进培养细胞增殖的作用,降低老年痴呆和帕金森综合征等脑功能疾病的发生率。菠菜中含有维生素K,可使人的头发光亮、皮肤白净有光泽。菠菜可以清理人体肠胃里的热毒,避免便秘,保持排泄通畅。菠菜中的胡萝卜素在体内会转化成维生素A,可降低视网膜退化的危险,对常用电脑的人是很有好处的。菠菜中丰富的维生素A、维生素B、维生素C可以帮助你从焦躁不安的状态中走出,赶走紧张情绪,改善忧郁的心情。菠菜含草酸较多,有碍肌体对钙的吸收,故吃菠菜时宜先用沸水烫软,捞出再炒。对于需要补钙的婴幼儿及患肺结核缺钙、软骨病、肾结石、脾虚腹泻者等,应少吃或暂戒食菠菜。菠菜不宜与含钙丰富食物共煮。

西兰花。西兰花属十字花科蔬菜,富含维生素C及胡萝卜素。开十字花的蔬菜已被科学家证实是最好的抗衰老和抗癌食物,有助于提高人体免疫力,是一种对女性非常有用的抗衰老食物。因为它含有抗氧化剂,能减缓体内的自由基,增强皮肤抗衰老能力,保持皮肤弹性,从而延缓衰老。研究表明,西兰花中预防癌症最重要的成分是萝卜硫素,这种物质有提高致癌物解毒酶活性的作用,并帮助癌变细胞修复为正常细胞,长期食用可以减少罹患乳腺癌、直肠癌及胃癌的概率。西兰花还含有丰富的抗坏血酸,能增强肝脏的解毒能力,提高肌体免疫力。而其中一定量的类黄酮物质,则对高血压、心脏病有调节和预防功用。同时,西兰花属于高纤维蔬菜,能有效降低肠胃对葡萄糖的吸收,进而降低血糖,有效控制糖尿病病情。

花椰菜。花椰菜又称菜花、花菜,花椰菜的新芽中含有大量的β-胡萝卜素、维生素E、萝卜硫素(花椰菜、甘蓝等蔬菜中含有的抗癌物质)和叶酸。β-胡萝卜素与维生素E都是维持肌体活性抵抗老化的重要成分。萝卜硫素并不为大多数人所知,但其也拥有强大的抗氧化作用与解毒效用。花椰菜的维生素C含量极高,不但有利于人的生长发育,更重要的是能提高人体免疫功能,促进肝脏解毒,增强人的体质,增加抗病能力,提高人体肌体免疫功能。尤其是在防治胃癌、乳腺癌方面效果尤佳。研究表明,患胃癌时人体血清硒的水平明显下降,胃液中维生素C的浓度也显著低于正常人,而花椰菜不但能补充一定量的硒和维生素C,同时也能供给丰富的胡萝卜素,起到阻止癌前病变细胞形成的作用,抑制癌肿生长。花椰菜是含有类黄酮最多的食物之一,类黄酮除了可以防止感染,还是最好的血管清理剂,能够阻止胆固醇氧化,防止血小板凝结成块,因而减少心脏病与中风的危险。多吃花椰菜还会使血管壁加强,不容易破裂。

圆白菜。圆白菜是开十字花的蔬菜,含有丰富的维生素C、维生素E、β-胡萝卜素、膳食纤维等,促进肠胃蠕动,帮助排毒,能让消化系统保持年轻活力;含有丰富的维生素E及有利雌激素分泌的物质,有促进卵巢发育、增加雌激素分泌量、刺激乳房发育、预防成年女性乳房下垂等功效,还具有抗氧化、防衰老等作用;含有较多的微量元素钼,可抑制亚硝胺的合成,因而有抗癌作用;含有的萝卜硫素也有较强的抗癌作用。

大白菜。大白菜中所含的维生素A、维生素C、维生素E及锌和胡萝卜素都是抗氧化剂,能防止皮肤干燥,对于排毒养颜去除痘痘和痘痕也有非常好的功效。大白菜具有养胃、利肠、解酒、利便、降脂、清热、防癌等功效,能退烧解热、止咳化痰,还具有抗癌作用,尤其能抑制乳腺癌细胞。对于虚寒体质的人,不适合大量吃生冷的白菜。

胡萝卜。胡萝卜富含维生素A和胡萝卜素。维生素A可使头发保持光泽,皮肤细腻。胡萝卜素不仅可保护基因结构,清除致人衰老的自由基,增强人体免疫力,减缓人体衰老的进程,预防癌症,还能抗氧化,美白肌肤,预防黑色素沉淀,并可清除肌肤多余角质,改善皮肤;防止衰老导致的眼部疾病,增强视力。胡萝卜所含的B族维生素和维生素C等营养素也有润皮肤、抗衰老的作用。将适量的新鲜胡萝卜洗净后切碎,同粳米一起煮粥,早晚餐食用,有防老抗衰作用。

土豆。土豆含有丰富的维生素B_1、维生素B_2、维生素B_6和泛酸等B族维生素及大量的优质纤维素,还含有微量元素、氨基酸、蛋白质、脂肪和优质淀粉等营养元素。经常吃土豆,不仅身体各个器官及皮肤能减缓衰老,还可缓解燥热、便秘,减肥瘦身,养护脾胃,益气润肠。每周吃五六个土豆,可使脑卒中下降40%。土豆含热量低,每天坚持一餐只吃土豆,蒸煮皆可,能有效减少人体内堆积的脂肪。

洋葱。洋葱集营养与保健于一身,在欧洲食用甚广,被誉为"菜中皇后"。洋葱中含有的有机硫化合物具有辛辣味,还有较强的杀菌作用,因此冬天多吃洋葱可以抗寒,抵御流感病毒。洋葱还具有较强的降血压、降血糖、防癌等保健功效。洋葱可清血,有助于降低胆固醇和血脂,防止动脉硬化,抗衰老。洋葱可抗炎、抗菌、抗真菌和抗病毒,其中富含的消化酶具有解毒和增强免疫力的作用。洋葱中富含相当多的硫黄,能帮助人体皮肤和肝脏排毒,而且能重建结缔组织,比如胶原蛋白。洋葱是一种良好的防癌抗衰老食物,能有效预防肿瘤生长,主要是因为它含有丰富的微量元素硒,是一种很强的抗氧化剂,能消除体内的自由基,增强细胞的活力和代谢能力,可提高人体免疫力,对预防乳腺癌、结肠癌有相当大的功效。洋葱是槲黄素的有效来源,而槲黄素能帮助清除自由基,还有降血压的功效。洋葱含有环蒜氨酸和硫氨酸等化合物,有助于血栓的溶解。紫皮洋葱所含的挥发油中有降胆固醇物质,这些物质有着较强的舒张血管和心脏冠状动脉的能力,又能促进钠盐的排泄,从而使血压下降和预防血栓形成。洋葱表皮越干,包卷度越紧密越好,最好可以看出透明表皮中带有茶色的纹理。洋葱的颜色不同,其营养价值也有所差异。黄、白皮洋葱的胡萝卜素、维生素C的含量较高,抗疲劳效果好。紫皮洋葱的蛋白质、膳食纤维以及钙、钾、钠等矿物质含量高。紫皮洋葱含有的花青素是一种强抗氧化物质,可以保护人体免受自由基的损伤,抑制炎症和过敏,还能抗衰老。洋葱生吃效果最佳,不宜炒得过久,以免有效成分挥发。患有皮肤瘙痒性疾病、眼疾以及胃病、肺部发炎者应少吃洋葱。

芦笋。芦笋是一种嫩茎类的蔬菜,含有多种营养素,营养学家和素食人士均认为它是健康食物和全面的抗癌食物。芦笋富含硒,能抗衰老和防治各种与脂肪过度氧化有关的疾病,使皮肤白嫩。芦笋所含的天门冬素与钾有利尿作用,能排除体内多余水分,有利于排毒。芦笋是一种碱性食物,食后其中的碱性成分可中和体内的酸性物质。因此,常食芦笋可改变体内酸性环境,调节酸碱平衡,从而可避免和减轻酸性产物对身体的危害。关节疼痛患者长期食用芦笋可减轻症状,治愈疼痛。平时适量食用一些凉拌鲜芦笋,有养颜美容、减肥及健体强身作用。

红薯。红薯中含有丰富的糖液蛋白,这是一种多醇体与蛋白的混合物,对人体具有特殊的保护作用,能保持消化道、呼吸道、关节和浆膜腔的润滑,保持心血管壁沉淀而引起的动脉硬化,防止肾脏器官结缔组织萎缩,从而减慢人体器官衰老程度。美国科学家发现,红薯中含有一种类似女性激素的物质,对保护皮肤、延缓衰老有很大作用。红薯可供给人体丰富的胶原和黏多糖类物质,保持动脉血管的弹性。红薯中富含纤维、钾、铁和维生素B族,能防止人体衰老,还能有效预防动脉硬化、肿瘤和癌症。红薯是一种生理碱性食物,能与肉、蛋、米、面所产生的酸性物质中和,调节人体酸碱平衡,对于维持人体健康有积极的意义。

莲藕。莲藕是生津止渴、健脾开胃、补益五脏、益血生髓、安神健脑、轻身延年、病后体虚、滋补之妙品。藕中所含的氧化酶和过氧化酶等物质,可以防止不饱和脂肪酸过多地被氧化,故可减少体内脂褐素的存在,从而具有抗衰老作用。从藕中提取出的藕粉含有较多的铁质和还原糖,是一种久负盛誉的传统滋补品,适宜于病人及老幼体弱者食用。

山药。山药具有健脾益胃、补益肺气、益肾强精、滋养强壮和抗衰老等功效,被视为补中益气佳品,是传统的延年益寿和驻颜美容滋补品之一。山药中含有与人体分泌的脱氢表雄酮结构相似的物质,能增强免疫功能、活化神经细胞、镇静安眠、防止骨骼和肌肉老化、调节血脂、控制动脉硬化、调整体内激素分泌和减肥等多种有益作用。山药中的黏液蛋白,能预防心血管系统的脂肪沉积,保持血管的弹性,防止动脉硬化过早发生,减少皮下脂肪沉积,避免肥胖,而且能增强免疫功能。

百合。百合含有维生素、矿物质等多种营养物质,这些物质能促进肌体营养代谢,使肌体抗疲劳能力增强,同时能清除体内的有害物质,延缓衰老。将百合40克、粳米100克和适量的水煮至粥将熟时,加少许冰糖稍煮片刻即可代早餐食用。常食此品,对于各种发热症治愈后遗留的面容憔悴、长期神经衰弱、失眠多梦、更年期女性的面色无华,有较好的恢复容颜色泽的作用。

黄瓜。黄瓜含有较多的维生素E,它能够促进细胞分裂,对于延缓人体衰老有重要作用。鲜黄瓜含有黄瓜酶,具有较强的生物活性,可促进肌体新陈代谢。黄瓜富含人体生长发育和生命活动所必需的多种糖类和氨基酸,以及丰富的维生素,为皮肤、肌肉提供充足的养分,可有效地对抗皮肤老化,减少皱纹的产生。其所含丰富的果酸,能清洁美白肌肤,消除晒伤和雀斑,缓解皮肤过敏。

南瓜。南瓜是β-胡萝卜素的极佳来源,这种抗氧化物质可以帮助你拥有健康年轻的脑力。南瓜含有丰富的蛋白质、淀粉、脂肪和糖类,还含有人体造血必需的微量元素钴和锌。钴是构成血液中红细胞的重要成分之一;锌直接影响成熟红细胞的功能。秋天气候干燥,增加含有丰富维生素A、维生素E的食品,可增强肌体免疫力,对改善秋燥症状大有裨益。而南瓜就含有丰富的维生素E。南瓜所含的β-胡萝卜素,可由人体吸收后转化为维生素A。南瓜含有瓜氨酸、精氨酸、麦门冬素、维生素B、维生素C等多种营养素,对人体有很好的营养保健作用。南瓜含有某些活性物质,有促进人体内胰岛素分泌的功能,适量常食南瓜可防治糖尿病,对高血压及肝、肾疾病也有一定疗效。

苦瓜。苦瓜含有较多的维生素C、维生素B_1、生物碱、半乳糖醛酸、果胶等。苦瓜中的苦味来源于生物碱中的奎宁。这些营养物质具有促进食欲、利尿、活血、消炎、退热和提神醒脑等作用。美国科学家发现,苦瓜中含有一种蛋白脂类物质,具有刺激和增强动物体内免疫细胞吞食癌细胞的能力,它能同生物碱中的奎宁一起在体内发挥抗癌作用。常吃苦瓜可起到预防骨质疏松、调节内分泌、抗氧化等作用。

木瓜。木瓜具有舒筋活络及和胃化湿等功效，木瓜中的过氧化酶，是作用很强的蛋白质消化酶，与人体内分泌的胃蛋白酶和胰蛋白酶相似，能帮助人体消化蛋、牛奶、肉类及其他食物，故专家称它为"天然消化酶"，木瓜酶还具有美容养颜及抗衰老功能。

辣椒。红辣椒能够促进新陈代谢，帮助减肥，辣椒素能刺激胃液分泌，防止肠胃中有害细菌的滋生。甜辣椒同样有益健康，它富含维生素 C、维生素 A 以及蛋白质，能够预防癌症和心血管疾病，延缓人体衰老。辣椒有防凝固作用，可以使血液循环更加通畅，防止心脏病发生。辣椒还可以改善消化功能，降低胆固醇含量，治疗流感。青椒含有丰富的维生素 C，可使体内多余的胆固醇转变为胆汁酸，从而预防胆结石，已患胆结石者多吃富含维生素 C 的青椒，对缓解病情有一定作用。辣椒含有一种成分，可以通过扩张血管，刺激体内生热系统，有效燃烧体内脂肪，加快新陈代谢，使体内热量消耗速度加快，从而达到减肥的效果。

黄豆芽。黄豆在发芽过程中有很多营养素被释放出来，如 B 族维生素和维生素 C、维生素 E 等，在降低血压、抗心律失常等方面功效卓著。比起发芽前的豆子，豆芽不仅外观发生了改变，其成分也发生了一系列生化反应，营养价值和营养利用率都大大增加，最典型的例子是干豆基本上不含维生素 C，但发芽以后的豆芽维生素 C 的含量大大增加，可以保持皮肤弹性，防止皮肤衰老变皱，另外还含有可防止皮肤色素沉着、消除皮肤斑点的维生素 E，是实实在在的养颜圣品。黄豆芽在发芽过程中，由于酶的作用，更多的钙、铁、磷、锌释放了出来，特别是天冬氨酸大幅度增加，能减少人体内的乳酸堆积，消疲解乏。高温是维生素的天敌，黄豆芽可用油急速快炒，尽量减少维生素的损失。

豌豆芽。豌豆芽含胡萝卜素、B 族维生素、维生素 C、钙、磷、铁等，具有抗氧化作用，能延缓衰老。豌豆芽的幼嫩茎叶，无论是荤炒、清炒、做汤、涮火锅，都不失为上乘佳品。

将豆子用水泡 6 小时左右，沥干水分放在能渗水的容器里，盖上厚的纯棉布，每天淋两次水，一般冬天 6 天、夏天 4 天即可发芽。

麦芽。麦芽能降低结肠癌和直肠癌的发病率，可增强体质，延缓衰老。大麦芽含淀粉酶、催化酶等，其中淀粉酶能将淀粉分解成麦芽糖和糊精，有促进胃酸及胃蛋白酶分泌的作用，助消化。可用 10 克晒干的大麦芽与 100 克大米一起煮粥。

大蒜。世界蒜研究会认为，每星期吃两三头蒜，并持之以恒，对健康大有益处，不仅可以使血中脂肪稳定，血液稀释，还可以极大地改善人体的新陈代谢，增加肌体防病免疫能力，使血管富于弹性，具有防老抗衰作用。大蒜中含硫化合物具有奇强的抗菌消炎作用，对多种球菌、杆菌、真菌和病毒等均有抑制和杀灭作用，还可有效抑制和杀死引起肠胃疾病的幽门螺杆菌等细菌病毒，清除肠胃有毒物质，刺激胃肠黏膜，促进食欲，加速消化。大蒜不仅能够防治感冒，还能降低胃癌、肠癌风险，增强消化功能。大蒜还能很好地净化血管，防止血管堵塞和血栓形成，有效预防血管疾病。大蒜含有一种能把附着在动脉上的脂肪迅速驱除的物质。一天吃一瓣蒜，血中的脂肪，包括胆固醇在内都会减少。科学家认为，消化道癌、乳腺癌、卵巢癌等病因，均与人体内硒元素不足有关。而大蒜含有丰富的硒，能加速体内过氧化物的分解，减少恶性肿瘤所需的氧气供给，从而抗老防癌。大蒜的强力抗氧化效果还让它具有很好的抗衰老作用。要让大蒜发挥最佳的抗衰老功效，最健康的吃法是生食。这是因为和很多蔬菜一样，如果煮熟了就失去了原有的营养价值，抗氧化剂会损失很多。生吃时最好把大蒜捣碎成泥，而且要先放 10～15 分钟再吃，这样其中的大蒜素和多种活性酶就更容易充分作用,达到抗衰老保健功效。但生大蒜素刺激性强,因此胃炎、胃溃疡、十二指肠溃疡、喉咙痛、痔疮、眼睛红、长青春痘的人不宜生吃。

生姜。老姜中含有多种活性成分,其中的姜辣素有很强的清除体内自由基的作用,比人们熟知的维生素 E 抗衰老能力还要强得多。许多老年人的体表,尤其是脸部和手背处布满了斑点,这是体内自由基作用的结果。人体内的自由基是一种衰老因子,它作用于皮肤,引起"锈斑"。而生姜是除"锈"高手。生姜中含有多种活性成分,其中姜辣素有很强的对付自由基的作用。

香椿。香椿中含维生素 E 和性激素物质,具有抗衰老和补阳滋阴作用,对不孕不育症有一定疗效,故有"助孕素"的美称。香椿中含有香椿素等挥发性芳香族有机物,可健脾开胃,增加食欲,解毒养颜,女性多食可以润泽皮肤,美容驻颜。香椿具有清热利湿、利尿解毒之功效,是辅助治疗肠炎、痢疾、泌尿系统感染的良药。不过,香椿含有较多的亚硝酸盐,容易发生亚硝酸盐中毒,食用前一定要用开水烫一下,以减少亚硝酸盐含量。另外,香椿是"发物",皮肤病、哮喘、发热和感染性疾病患者不宜食用。

燕麦。燕麦浑身是宝,几乎包含人体所需的全部强力营养成分,比如植物蛋白质、维生素 B_1、维生素 B_2、膳食纤维、矿物质以及铁、锌等微量元素,尤其是当你血液中胆固醇含量过高时,更应该在早餐时选择燕麦片,因为美国临床营养学家研究证实,每天吃一碗燕麦糊或燕麦粥,就能将高胆固醇水平降低 10% 以上,并使心肌梗塞的发病率降低 20%,还能防治大肠癌,预防心脏疾病。由于燕麦中含有其他谷物所没有的丰富的可溶性食物纤维,这种纤维容易被人体吸收,且热量低,既有利于减肥,又适合心脏病、高血压和糖尿病人对食疗的需要。燕麦能促使粪便体积变大、水分增加,配合纤维促进肠胃蠕动,发挥通便排毒的作用。

荞麦。荞麦含有丰富的植物蛋白、矿物质、维生素和膳食纤维。荞麦粉及其制品具有降血糖、降血脂、增强人体免疫力的作用,对糖尿病、高血压、高血脂、冠心病、中风等患者都有辅助防治作用。长期食用荞麦可以防止糖尿病的发生,糖尿病患者长期服用可以使血糖下降,临床症状消失。荞麦中还含有微量元素硒,而硒是具有多种功能的微量元素,在人体内可与金属结合形成一种不稳定的"金属-硒-蛋白"复合物,有助于排除人体内有毒物质,并具有类似维生素 C 和维生素 E 的抗氧化作用和调节免疫功能,对防治克山病、大骨节病、不育症、早衰等有显著作用,并有抗癌作用。荞麦中含有抗氧化物和维生素 P,可以降低血压和血脂、增强血管弹性、防止血液凝结、助眠,是很好的护心食物。荞麦还是很好的大肠清道夫,纤维含量是一般白米的 6 倍,所以有"净肠草"之称。

黑芝麻。在众多食品中,黑芝麻的维生素 E 含量居于首位,是具有重要价值的营养成分。芝麻中含有多种抗衰老物质,如卵磷脂、油酸、亚油酸、亚麻酸等不饱和脂肪酸。在改善血液循环、增强细胞活力、推迟细胞衰老、降低胆固醇及血糖、防治老年人动脉硬化、心血管疾病、抵抗辐射、护发等方面功效显著。对肺阴虚引起的干咳、皮肤干燥及胃肠阴虚所致的便秘,产后阴血不足所致的乳少有一定防治作用。黑芝麻含有丰富的营养,能为人体提供钙、铁、镁、磷、锌、B 族维生素和膳食纤维,不仅能抗氧化,缓解炎症并促进大脑健康,在延缓衰老及美容方面也起了极大的作用。如有习惯性便秘的人,肠内存留的毒素会伤害人的肝脏,也会造成皮肤粗糙,芝麻能滑肠治疗便秘,并具有滋润皮肤的作用;利用节食减肥的人,由于营养的摄取量不够,皮肤会变得干燥、粗糙,而芝麻中含有防止人体发胖的物质蛋黄素、胆碱、肌糖,因此芝麻吃多了也不会发胖。黑芝麻蒸熟食用,不寒不燥,最适宜。黑芝麻含脂肪多,较为滋腻,故泄泻或便溏者不宜多食;黑芝麻炒熟性热,易引起牙疼及胃热加重,故火热炽盛者忌用。

芝麻油。芝麻油有润肤、祛斑和提高视力的功效,可延缓衰老。人体代谢中动脉壁上沉积物的增多,是形成老年斑的原因。芝麻油是不饱和脂肪酸,在体内容易被分解、利用和排出,能促进胆固醇代谢,消除动脉壁上的沉积物,从而可消除老年斑。

核桃。核桃含有维生素 E,可使细胞免受自由基的氧化损害,是医学界公认的抗衰老的物质。核桃含的锌、锰、铬等微量元素,有参与肌体新陈代谢、保持心血管和内分泌的正常功能、滋润皮肤、延缓衰老的作用。核桃中含有丰富的磷脂,充足的磷脂能增强细胞活力,对造血、促进皮肤细腻、伤口愈合和毛发生长都具有重要作用。核桃中含有丰富的维生素,对于防治神经衰弱、失眠症、松弛脑神经的紧张状态、消除大脑疲劳效果很好。常吃核桃,有利于滋润皮肤,让皮肤变得细腻、光滑、有弹性,防治脱发和白发,延缓皮肤和乳房衰老。

桂圆。桂圆含有葡萄糖、蛋白质、脂肪、维生素 A 和维生素 B 等营养成分,具有养血安神、养血益脾、开胃强身、补虚长智、轻身延年、驻颜抗衰的作用。常吃桂圆对气血不足、脑力衰退有改善作用。所含铁质丰富而且还含有维生素 A、维生素 B、葡萄糖、蔗糖、酒石酸、腺嘌呤和胆碱等成分,孕妇和产妇吃桂圆汤、桂圆胶、桂圆酒之类是很好的补血食物。桂圆是健脾长智之要药,对防治因思虑过度而引起的失眠和惊悸有较好的疗效。适用于改善神经衰弱、产后体虚、记忆力减退、心悸、怔忡、气短、健忘、失眠、头昏和贫血等症,老弱皆宜。

红枣。红枣具有补脾益胃、益气养血、抗老防衰、轻身延年、益气生津、养血安神、保护肝脏、降低血压、增加肌力及排出各种药物毒等功效。能促进人体正常生物化学过程,提高肌体免疫力,降低血清胆固醇和增加血清总蛋白及白蛋白的作用,能调和诸药、降低某些药物的毒性和刺激,保护肝脏,增加肌体抗衰老反应等。红枣中还含有生物类黄酮物质,能保护维生素 C 不受破坏,因此人们把红枣誉为"天然的维生素丸",是增加免疫力及抗衰老的补品。红枣含有丰富的铁,有益于补血。现代研究也证明,红枣中的多糖成分能促进造血机能。体内有害微量元素含量过多而引起神经衰弱时,经常吃些红枣,便可减轻症状。吃红枣对营养不良、心慌失眠、贫血头晕、白细胞减少、血小板减少、心血管疾病等都有好处。

枸杞。枸杞是滋补肝肾的佳品,也是美容药膳中常用的原料之一,维生素 A 的含量特别丰富。枸杞有抑制脂肪沉积和促进肝细胞新生的作用,是一种具有强韧生命力及精力的植物,非常适合用来消除疲劳。它能促进血液循环、防止动脉硬化,还可预防肝脏内脂肪的囤积;再加上枸杞内所含有的各种维生素、必需氨基酸及亚油酸全面性的运作,更可促进体内新陈代谢,也能够防老抗衰。枸杞对视力有较好的保护作用,对因肝肾不足引起的视力下降、见风流泪、云翳遮眼、眼花目暗、眼干涩、夜盲、玻璃体混浊及白内障等,都有一定的食疗效果。枸杞头有补肝肾、益精气、清热消渴、明目的作用,对糖尿病、高血压、性功能减退等有防治效果。

花生。花生富含不饱和脂肪酸、蛋白质、多种氨基酸、多种维生素、卵磷脂和维生素,经常食用具有养颜美容、增强记忆、健脑抗衰的作用。新鲜花生最好连壳煮着吃,煮熟后的花生不仅容易消化吸收,而且可以充分利用花生壳和内层红衣的医疗保健作用。花生红衣能抑制纤维蛋白的溶解,促进血小板新生,可治疗血小板减少和防治出血性疾病;花生壳有降低血压、调整胆固醇的作用。花生搭配红枣,能补脾益血、止血,对脾虚血少、贫血有一定疗效,对女性尤为有益。花生黑芝麻糊是抗衰老的首选食品,这主要归功于它们富含维生素E,同时还有防止色素沉着于皮肤的作用,避免色斑、蝴蝶斑的形成。芝麻中含有强力抗衰老物质芝麻酚,是预防女性衰老的重要滋补食品,其中的B族维生素含量也十分丰富,可以促进人体的新陈代谢,还有利于雌性激素和孕激素的合成。花生发芽后,其蛋白质分解为氨基酸,脂肪含量降低,维生素含量增加,营养成分更加丰富,也更容易被人体吸收。花生芽有抗疲劳、抗衰老、降血脂、预防脑血栓、减肥、美容等多种功效。花生芽用开水烫过后凉拌或者炒菜都很好吃。

大杏仁。经常食用美国大杏仁有助于保护肌体抵御自由基的攻击,强化身体的抗氧化防御功能,延缓衰老,降低一些慢性疾病的发生率。每天吃一把杏仁(约25克)就可以提供人体一天所需要的维生素E的一半。而维生素E已被证实是一种强抗氧化物质,可以降低很多慢性病的发病危险,比如心脏病、糖尿病、老年痴呆、癌症等,还可减轻忧郁、失眠和预防贫血,为肌肤供给需要的营养,能保养皮肤,淡化色斑,防止色素沉着,使皮肤白嫩、光滑、有弹性,增强肌体免疫力,减缓衰老。

松子。研究发现,常吃松子等坚果可延缓衰老。松子中丰富的抗氧化剂有助于保护细胞免受自由基损伤。松子丰富的油脂成分,不但可以帮助排便,还可以滋润皮肤。每天吃一把松子(约30克)有助于控制食欲,防止发胖。美国营养学家乔伊·鲍尔博士表示,松子中含有叶黄素,能够帮助眼睛过滤紫外线,防止视网膜黄斑受损。叶黄素还可以降低老年黄斑变性和白内障的风险。松子含多种不饱和脂肪酸,能促使细胞生物膜更新,胆固醇变成胆汁盐酸,防止在血管壁上沉积形成动脉硬化,同时还具有增强脑细胞代谢、促进和维护脑细胞功能和神经功能的作用。老年人常食松子,能防止心血管疾病;青少年常食松子,有利于生长发育、健脑益智;中年人常食松子,有利于抗老防衰、增强记忆力。

葡萄干。许多女性常有脸色苍白、手脚冰凉的症状,这是轻度贫血的表现,每天一把葡萄干就可以改善症状。研究发现,葡萄干的含铁量是新鲜葡萄的15倍,还含有多种矿物质、维生素和氨基酸,是体虚贫血者的佳品。每天吃一把葡萄干(约30克),坚持15天,可改善体虚贫血症状。葡萄干中含有酒石酸,可帮助胃肠道消化。其中的膳食纤维,能吸附肠道壁上的毒素,促进排毒。研究显示,葡萄干能降低胆固醇,防止血栓形成,预防心血管疾病。它还含类黄酮成分,可清除体内自由基,抗衰老。不过,葡萄干含糖量较高,糖尿病患者不宜多吃。

银杏。银杏酸在体外可抑制一些皮肤真菌,故外用可治头面手足多种碍容性皮肤病,并可延缓皮肤衰老,防止皮肤粗糙。将银杏仁捣烂涂在脸上,可令肌肤柔嫩光滑、白皙娇美。脸部有黑白斑,可用20颗银杏仁研成末,放入淘米水中,用其洗脸,连用7天,不但可除斑迹,还可使皮肤细嫩。

葵花子。葵花子是蛋白质、铁、叶酸、锌和膳食纤维和维生素E的绝佳天然来源。葵花子中的抗氧化成分比蓝莓、核桃和花生高4倍,具有防止衰老、提高免疫力、预防心血管疾病的作用。葵花子中所含植物固醇和磷脂,对抑制人体内胆固醇的合成、防止血浆胆固醇过多和动脉硬化有一定的作用。美国医学界认为,葵花子能防治失眠,增强记忆力,对预防高血压、心脏病及癌症有较好效果。对于防治抑郁症、神经衰弱等疾患也有疗效。

腰果。腰果的蛋白质中含有人体需要的各种氨基酸,其脂肪含量非常丰富,而且甘油酸在脂肪中占有主导地位，具有降低胆固醇、软化血管的作用，还能使人体肌肤润泽细腻，延缓脑功能衰退，阻止血栓形成。

开心果。现代医学研究发现，开心果所含丰富的矿物质能调节多种生理功能，也是合成体内抗氧化的关键元素，有抗癌抗衰老的功效。开心果还富含维生素E，除了能抗衰老，还有增强体质的作用。

柏子仁。柏子仁又称侧柏仁等，具有润泽美色、宁心安神、耳聪目明、轻身延年等保健养生功效。柏子仁含有大量植物脂肪和少量挥发油，对阴虚精亏、劳损低热等虚损性疾病大有裨益。除有滋养功能外，尚有润肠通便的作用，如与蜂蜜配伍，滑利大肠，甚为适宜；若再加上胡桃仁煮粥，其功效更为显著。

蓝莓。蓝莓中的抗氧化剂含量极高，抗氧化效果好，同时富含维生素和矿物质，能增进大脑的活力，预防炎症，促进细胞产物自由基的排放，有益于降低癌症、心脏病、老年痴呆症或帕金森综合征等的发生率。

鳄梨。鳄梨又叫牛油果，富含的谷胱甘肽是最好的抗氧化营养物质，有助于解毒，调节免疫和预防癌症。谷胱甘肽摄取不足可能会引起糖尿病、肝脏疾病、心脏病和早衰等。鳄梨中还含有半胱氨酸，帮助人体避免有害物质侵害，中和坏脂肪，抗击自由基，缓解衰老。果肉有点像乳酪，味道很淡。鳄梨能够保护女性的子宫和子宫颈健康，研究表明，女性每星期吃一个鳄梨，能平衡雌激素、减掉分娩产生的多余体重，防止宫颈癌。

乌梅。乌梅含有丰富的维生素 B_2 和微量元素钾、镁、锰、磷等营养成分。现代药理学研究认为，"血液碱性者长寿"，乌梅是碱性食物，因为它含有丰富的有机酸，经肠壁吸收后会很快转变成碱性物质。乌梅所含的有机酸还能杀死侵入胃肠道中的霉菌等病原菌。

山楂。山楂又称红果、山里红、胭脂果，所含的黄酮类物质和维生素C、胡萝卜素等能阻断并减少自由基的生成，提高肌体免疫力，增强体质。常吃山楂会有一定的防衰老、美容、防癌和预防动脉粥样硬化的作用。山楂中含有三萜类和黄酮类等多种活性物质，可加强和调节心肌，增大心室、心房运动振幅及冠状动脉血流量，软化血管，降低血胆固醇，促进脂肪代谢。山楂能促进胃液和胆汁分泌，增强酶的作用而有助于消化，特别有助于促进油腻食物的消化。山楂食用要适量，胃酸过多应慎食。

葡萄。葡萄含有大量葡萄多酚，具有抗氧化功能，有效延缓衰老。葡萄所含的单宁酸、柠檬酸，有强烈的收敛效果及柔软保湿作用。葡萄果肉蕴含维生素 B_3 及丰富矿物质，可深层滋润、抗衰老及促进皮肤细胞再生。紫葡萄的葡萄皮里含有抗高血压、降脂的物质，还能大量提高血浆里的维生素E，中老年人多吃紫葡萄可以预防高血压，同时还能延缓衰老。另外，葡萄籽中富含的花青素，其抗氧化的功效比维生素C高出18倍之多，比维生素E高出50倍。

苹果。苹果中含有大量的抗氧化物，能够防止自由基对细胞的伤害与胆固醇的氧化，是抗癌防衰老佳品。苹果含有的栎精不仅具有消炎作用，还能阻止癌细胞发展。苹果同时富含维生素和矿物质，能够提高人体免疫力，改善心血管功能。每天吃一个苹果可以大幅降低患老年痴呆的风险。美国科学家布鲁斯·罗林斯的研究成果表明，未成熟或半熟的苹果，具有防辐射的作用。苹果中含有 0.3% 的蛋白质，0.4% 的脂肪，0.9% 的粗纤维和各种矿物质、芳香醇类等，其所含的大量水分和各种保湿因子对皮肤有保湿作用，维生素C能抑制皮肤中黑色素的沉着，可防止皮肤生疱疹、保持肌肤光泽。常食苹果可淡化面部雀斑及黄褐斑。苹果中所含的丰富果酸成分可以使毛孔通畅,有祛痘作用。苹果含有的果胶,具有很好的排毒作用,可以和膳食纤维一起清理肠道。经过加热的果胶会变得更加稳定,而且还多出了"吸收肠内细菌和毒素"这项功效。研究发现,苹果加热后所含的多酚类天然抗氧化物质含量会大幅增加。多酚不仅能够降血糖和血脂,抑制自由基而抗氧化、抗炎杀菌,还能抑制血浆胆固醇升高,消灭体内自由基。

草莓。草莓中含有的高强度抗氧化剂(如类黄酮)可以抵御氧化压力,提高肌体免疫能力,延缓衰老过程,有助于抗击心脏病和前列腺癌,降低中风危险和预防视力退化。草莓中还有一种胺类物质,对预防白血病、再生障碍性贫血等血液病也能起到很好的效果。草莓中钾元素含量高,能调节身体的电解质平衡,稳定心率,促进血液循环。草莓中还含有大量的维生素 E 以及多酚类抗氧化物质,不仅营养价值高,而且是很好的抗辐射维生素。草莓还可避免让皮肤脂质氧化和干燥,常吃草莓可防止皮肤衰老。草莓中含有丰富的维生素 A和钾质,对头发的健康很有利。入睡前饮一杯草莓汁还能令神经松弛,对治疗失眠效果不错。草莓最好在饭后吃,因为其含有大量果胶及纤维素,可促进胃肠蠕动,帮助消化,改善便秘,预防痔疮、肠癌的发生。对于吸烟者和被动吸烟者来说,草莓中的有机酸能减轻烟草对人体的危害。由于草莓性凉,不要一次吃太多,尤其是脾胃虚寒、肺寒咳嗽(咳白痰)、尿道结石、容易腹泻、胃酸过多的人更要控制量。

柠檬。柠檬素有"美容果"之称。柠檬含有丰富的维生素,可抑制和降低血压、缓和神经紧张、帮助消化和分解体内毒素。柠檬中所含丰富的柠檬油是一种挥发油,能分离出维生素 P,对调剂毛细血管的通透性、增强血管功能、美容肌肤和防皱有所帮助。柠檬水的抗氧化作用有助于应对体内自由基损害,缓解衰老进程。柠檬水中丰富的维生素 C,有助于免疫系统抗击感冒,促进伤口愈合,中和自由基,抑制体内炎症;还能帮助氨基酸合成胶原,保护皮肤,防止皱纹早生。柠檬水中含有可溶性纤维素果胶,有助于增强饱腹感,进而控制食欲,防止过量饮食,从而控制体重;柠檬水有益于消化道健康,可刺激胃液分泌,帮助消化,促进排便,清理肠道。柠檬水还能缓解消化不良、烧心和胀气等症状,具有利尿作用。喝柠檬水有助于人体毒素更快排出,进而净化肌体,保持健康。柠檬水还有助于改变尿道 pH值,防止有害菌滋生。柠檬水中富含钾,能帮助控制血压,缓解压力。柠檬水中含有维生素P,有助于增强毛细血管弹性,改善血液循环;有助于肝脏排毒;通过促进胆汁生成而净化肝脏;有助于控制胆汁过量,减少体内黏液质生成,帮助溶解胆结石。泡柠檬要用温开水,以免损失营养物质。

橙子。在所有水果中,橙子所含的维生素 C 是最高的,一个中等大小的橙子可以提供人一天所需的维生素 C,提高身体抵挡细菌侵害的能力。橙子能清除体内对健康有害的自由基,抑制肿瘤细胞的生长。维生素 C 为抗氧化剂之一,它的三大作用:阻碍自由基破坏细胞,减少老化现象;避免防腐剂的硝酸钠及亚硝酸钠转化成致癌物质亚硝胺,对患癌病者大有保护作用,尤其是胃癌和食道癌;抑制坏胆固醇的氧化及保护好胆固醇,维持血管及心脏健康。如果想在冬天远离伤风感冒和流感的纠缠,最简单有效的办法就是多吃橙子。

石榴。石榴具有很强的抗氧化作用,不仅可帮助身体对抗因自由基氧化引起的皮肤失去弹性、粗糙老化等现象,还能使细胞免于污染,防辐射,减缓衰老。含漱石榴汁还可以改善口腔溃疡、咽喉疼痛、口气异味等问题。

柚子。柚子具有健胃消食、化痰止咳等功效,经常食用,对高血压、糖尿病等疾病有辅助治疗作用。柚子含有大量的维生素 C,常吃可增强体质、降低血液中的胆固醇含量。柚子皮含有柚皮甙和芦丁等黄酮类物质,具有抗氧化作用,可以降低血液的黏稠度,瘦身减肥,抗衰老。可将柚子皮煮水后饮用。红肉蜜柚还有助于保护视力。柚子属于典型的碱性食物,可以消除大量酸性食物对神经系统造成的危害。

樱桃。樱桃中所含的蛋白质、胡萝卜素、维生素 C、维生素 E 等非常高,这些成分都具有抗氧化的作用,尤其对气血较虚的人能起到补血补肾作用。樱桃的含铁量位居水果之首,其维生素含量高于苹果,矿物质和钾含量也很高,是最佳的补气益血滋养品,还能使皮肤嫩白光滑,面色红润,去皱除斑,防衰抗老。新鲜樱桃含糖、蛋白质、β-胡萝卜素、铁等丰富的营养。樱桃的含铁量为苹果的 20 倍、梨的 30 倍、山楂的 13 倍,而 β-胡萝卜素及维生素 C 都是美白肌肤一定要多补充的,多吃樱桃可以让肌肤真正细腻、有弹性。樱桃中还含有平衡皮质分泌、延缓老化的维生素 A,帮助活化细胞、美化肌肤。女性经期过后吃些樱桃,既可及时滋补血虚,促进血液增生,恢复肌体活力,又能使微循环获得明显的改善,皮肤弹性得到增强,所以樱桃自古就被称为"美容果"。

猕猴桃。猕猴桃又名奇异果、仙桃,被喻为"水果金矿",具有祛除黑斑、排毒、美容、抗衰老等作用,同时还是减肥的好帮手。猕猴桃具有滋补强身、清热利尿、生津润燥、抗黑色素的生成、消除雀斑等作用。含有丰富的维生素 C 和维生素 E,不仅能美丽肌肤,而且具有抗氧化作用,在有效增白皮肤、消除雀斑和暗疮的同时增强皮肤的抗衰老能力。猕猴桃含有大量的可溶性纤维,可以促进人体碳水化合物的新陈代谢,帮助消化,防止便秘。猕猴桃还含有丰富的矿物质,能够在头发表面形成一层薄膜,不仅能让头发免受脏空气污染,还能让头发越发丰莹润泽。如能坚持每天饮用一杯猕猴桃汁,对头发的生长是非常有好处的。经常适量食用猕猴桃,可干扰黑色素生成,预防色素沉着,保持皮肤白皙,并有助于消除雀斑。

火龙果。火龙果是一种低能量、高纤维水果,其水溶性膳食纤维含量十分丰富,具有很好的减肥、降低胆固醇、润肠作用。火龙果中花青素含量较高,该物质具有抗氧化、抗衰老作用,又因其含有丰富的维生素 C,可以消除氧自由基,常吃具有美白皮肤的作用。火龙果中富含植物性白蛋白,这种白蛋白能与人体内的重金属离子结合,从而起到解毒作用。白蛋白对胃黏膜还有保护作用,因此它是胃病患者的不错选择。火龙果铁元素含量较高,缺铁性贫血患者可适量食用。

油甘果。油甘果又称牛甘果,富含维生素 C 及多种氨基酸及微量元素,具有补气、生津止渴、化痰止咳等功效,对感冒发热、咽喉痛、降胆固醇有一定疗效,对胃癌的预防和治疗也有明显效果。美国科学家研究发现,油甘果含有一种可令人体细胞增强活力,并可使皮肤舒展张力的特殊物质,具有延缓衰老、减少皱纹的功效。但油甘果不能多食,否则会伤身体。

菠萝。菠萝含有大量的抗氧化剂,有助于排毒,利于人体健康。菠萝含有丰富的维生素,不仅能淡化面部色斑,使皮肤润泽、透明,还能有效去除角质,促进肌肤新陈代谢,使皮肤呈现健康状态。肤色暗沉的人可用纱布浸菠萝汁擦拭,长期坚持能起到美白嫩肤作用。菠萝中还含有菠萝蛋白酶,它能有效去除牙齿表面的污垢,洁白牙齿。

杏子。杏子含有丰富的胡萝卜素,胡萝卜素在人体内转化为能保护视力、提高肌体抗病力的维生素 A;杏子含有的维生素 E,能使皮肤红润光泽,有美容功效。杏子是维生素 B_{17}

含量最多的水果,维生素 B_{17} 具有提高免疫力和抗氧化、抗癌的作用。杏子还含有类黄酮类化合物,具有消炎、稳定血压、降低血脂和胆固醇、防止血栓形成、抗肿瘤的作用。常吃杏子可减少心脏病发生的风险,对预防心肌梗塞有一定好处。但吃杏子不可贪,一次食量以 3～5 个为好,不宜超过 50 克。凡患有舌溃疡、唇疱疮、鼻出血、皮肤疖肿等有内热症者,均应少吃或不吃。

桃子。桃子所含的丰富果酸具有保湿作用,不仅能避免肌肤水分流失,让肌肤变得滋润、有光泽,还可清除毛孔中的污垢,防止色素沉着,预防皱纹。桃子中含有大量的维生素 B 和维生素 C,能促进血液循环,使面部肤色健康、红润。对粗糙的皮肤,可以用桃片在洗净的脸上摩擦和按摩,然后再洗净,有助于保持皮肤的光滑与柔嫩。

橄榄。橄榄除了可以作为健康食品食用之外,更有突出的美容功效。由树叶到果实,橄榄树全身都能提炼出护肤精华。橄榄叶精华有助皮肤细胞对抗污染、紫外线与压力引致的氧化;橄榄果实中含有强效抗氧化成分——酚化合物,它与油橄榄苦素结合后,能提供双重抗氧化修护作用。橄榄油所含的必需脂肪酸有助于防止紫外线侵害,还能使皮肤保湿。

李子。李子所含的花青素,是一种强抗氧化剂,可抗衰老,有助于增强人体免疫力。李子富含膳食纤维,能促进胃酸分泌,有助消化的作用。李子具有清热、生津、清肝、利尿、安眠和活血等功效,适宜于肝病腹水和发热患者,声音嘶哑或失音时也可食用。李子好吃,但别贪多,一天最多三四个。

大豆。大豆中的脂肪以不饱和脂肪酸居多,是防止冠心病、高血压、动脉硬化的好食品。大豆含有维生素 B 群和维生素 E、维生素 K,可以加速糖分代谢,净化血液。大豆含有大量有利于细胞生长的维生素 E,不仅能抑制皮肤衰老,更能防止色素沉着于皮肤,是维持光泽细嫩皮肤不可缺少的食物。大豆富含卵磷脂和维生素 B,能够提高思维能力,促进神经系统功能。黑豆不仅有较强的预防动脉硬化的作用,还能消除体内自由基,延缓老化。对于女性来说,黄豆含有的异黄酮素是一种天然抗氧化剂,能产生与雌激素荷尔蒙相似的效用,降低血液胆固醇,保护心脏,预防乳癌和宫颈癌以及骨质疏松等。每天喝 1～2 杯豆奶,有降低男性得前列腺癌风险和预防老年痴呆症的作用。

豆腐。大豆本身含有丰富的蛋白质,但不容易被人体消化吸收,而经过加工的豆腐,营养素的吸收率大大提高,还增加了特有的香味。豆腐是人们植物蛋白质的最好来源,还能提供丰富的钙和镁,具有益气、补虚、降低血铅浓度、保护肝脏、促使肌体代谢的功效,常吃豆腐有利于健康和智力发育。老年人常吃豆腐对于血管硬化、骨质疏松等症有良好的食疗作用。豆腐的主要成分是蛋白质和异黄酮,"异黄酮"的化学物质是一种有效的抗氧化剂。选择豆类制品有助于增强体内的抗衰老能力。

豆豉。豆豉中含有豆激酶,具有溶解血栓的作用,还可改善胃肠道菌群,帮助消化、预防疾病、延缓衰老。对于中老年人来说,还能增强脑力、降低血压、消除疲劳、预防癌症。研究发现,三四十岁的女性常吃豆豉(富含大豆异黄酮"糖苷配基"),有助于改善皮肤松弛。

香菇。香菇中除含有蛋白质、脂肪和碳水化合物三大营养素外,还有极其丰富的氨基酸、维生素、矿物质及多种生理活性物质。香菇多糖具有提高肌体免疫力、抑制癌细胞生长、抗病毒、抗衰老等功效。香菇嘌呤(又称香菇素)能降低有害胆固醇,对心血管系统有良好的保护作用,防止动脉粥样硬化,使位于脑干部位的自律神经安宁,并可加强心脏、肝脏的生理功能,促进新陈代谢,排泄体内废物及毒素,还可使甲状腺、前列腺等腺体的功能增强。因而香菇具有抗衰老，排毒素，增强人体活力，使人精力充沛的作用。香菇中的维生素、矿物质，特别是 B 族维生素和麦角固醇的含量较高，能有效预防软骨病和佝偻病的发生。香菇经太阳照射后，所含有的特殊物质会转化成维生素 D，被人体吸收后，对增强抵抗力有帮助。香菇还能够刺激人体产生更多的干扰素，消灭体内的病毒，因此香菇对预防感冒也有一定的作用。

蘑菇。蘑菇中所含的维生素 C 比一般水果要高很多，可促进人体新陈代谢，提高免疫力。蘑菇里含有硒，硒可以促进皮肤新陈代谢和抗衰老，食用蘑菇会使女性雌激素分泌更旺盛，能防老抗衰。蘑菇中有丰富的无机质、维生素、蛋白质等营养成分，但热量很低，常吃也不会发胖。蘑菇含有很高的植物纤维素，可防止便秘，降低血液中的胆固醇含量。

银耳。银耳中含丰富的胶质、多种维生素和 17 种氨基酸及肝糖，具有润肺、生津、补肾、提神、益气、健脑、嫩肤等功效；所含的胶质，对皮肤中的角质层有良好的滋养和延缓老化的作用；含有有机磷，具有消除肌肉疲劳的功能，既是名贵的营养滋补佳品，又是扶正强壮之补药。银耳能增强肌体的免疫功能和骨髓的造血功能，促进蛋白质和核酸的合成和抗癌作用。银耳中所含的钾、钙，对心肌维持正常收缩有重要影响；所含的铁，具有参与血液运送氧气和制造血红蛋白的功能。这些发现，使银耳身价倍增，常吃银耳，对防止老年病、延年益寿有良好的作用。银耳富有滋阴作用，长期服用可以润肤，并有祛除黄褐斑、雀斑的功效。银耳中的膳食纤维可减少脂肪吸收，可达到减肥效果。

灵芝。灵芝可增强人体免疫力，这是因为灵芝含有抗癌效能的多糖体；还含有微量元素锗，锗能加速身体的新陈代谢，延缓细胞衰老，能通过诱导人体产生干扰素而发挥其抗癌作用。灵芝有防治晕眩、失眠和慢性肝炎等功效。

猪血。猪血具有补血美容、解毒的功效。猪血中的蛋白质经胃酸分解后，可以产生一种消毒及润肠物质，这种物质可以与进入人体内的粉尘和有害金属微粒起生化反应，再通过排泄将这些有害物带出体外，堪称人体污物的"清道夫"。猪血中含铁量较高，且以血红素铁的形式存在，非常容易被人体吸收利用，处于生长发育阶段的儿童、孕妇、哺乳期女性以及中老年人多吃些有动物血之菜肴，能防治缺铁性贫血，提高免疫功能，保持精力充沛，养颜防衰，并能有效地预防中老年人患冠心病、动脉硬化等症。猪血含有多磷脂，能使乙酰胆碱量增加，使神经细胞之间联系迅速，从而改善人的记忆力，有早期老年性痴呆症的患者宜多吃猪血。猪血中所含的微量元素钴，对肌体的物质代谢起着重要作用，可促进肌体对毒素的排除，防止恶性肿瘤的发生。

兔肉。兔肉细而松，食用后容易消化，含有丰富的卵磷脂，能阻止血栓形成，保护血管壁。同时，兔肉脂肪含量很少，肉味纯香，属于低脂肪、高蛋白肉类，其肉的胆固醇含量较低，有抗衰老的作用。缺铁性贫血、营养不良、气血不足、高血压、冠心病、动脉硬化、糖尿病、肥胖症患者及儿童和中老年人常吃兔肉可满足必需的营养。兔肉含卵磷脂较多，具有强烈的抑制血小板凝聚的作用，可阻止血栓形成，保护血管壁，预防动脉硬化。兔肉中所含赖氨酸及色氨酸也较多。由于兔肉有全价的营养供给细胞，又无有害物质沉淀，所以人们又称它是抗细胞衰老的保健食品。

鸡肉。鸡肉能从两方面改善人体的免疫系统功能：一是增加免疫细胞效果，如 T 淋巴细胞和 B 淋巴细胞；二是帮助免疫系统识别体内和外来的有害物质，并很快作出防御反应。鸡肉的这种功效源于所含有的牛磺酸。美国肺病专家马·萨克纳博士经过多年的调查、实验和研究,发现用鸡汤防治感冒疗效显著。他认为,鸡肉中含人体所必需的多种氨基酸,能增强人体对感冒的抵抗能力,达到预防的目的。鸡肉中含有某种特殊的化学物质,具有增强鼻咽部血液循环和鼻腔黏液分泌的作用,这对保护呼吸道畅通、消除呼吸道病毒和加速感冒痊愈有良好的作用。研究表明,乌鸡、火鸡的牛磺酸含量特别高,比普通鸡肉的保健作用更强。乌骨鸡中的黑色素和其他黑色食物一样,有极高的营养价值,能调节人体功能,增加人体细胞分裂次数,抗氧化,延缓衰老,提高人体免疫功能。

鸡蛋。鸡蛋具有滋阴润燥、养血安胎、镇心益气等功效。美国乳腺癌专家最新医学研究成果认为,每日早晨食用一个水煮鸡蛋的年轻女性,患乳腺癌的风险性将会下降18%。老年高血压、高血脂和冠心病患者可少量食用鸡蛋,以每天不超过一个为宜,这样既可补充优质蛋白质,又不至于增加血脂水平,还有助于延缓衰老。鸡蛋与牛肉或羊肉同食,不但滋补营养,而且能够促进血液的新陈代谢,延缓衰老。鸡蛋中富含优质蛋白质,而蛋白质又能促进细胞再生,因此经常食用鸡蛋,可增加蛋白质的摄入,能提高体内叶黄素和玉米黄质的水平,对于缓解黑眼圈具有一定的功效。

鸭肉。老年人的餐桌上应该多加点鸭肉,因为鸭肉属于禽类白肉,和红肉相比,蛋白质含量高,但脂肪含量却很低。鸭肉还富含维生素E,能够帮助老年人利尿消肿、养胃、助消化,并有延缓衰老的作用。脾胃消化能力差的老年人,经常食用鸭肉粥(将250克鸭肉洗净,用料酒、盐腌20分钟,放在清水中熬成鸭汤,然后把100克粳米放在汤中煮成粥,再稍加点新鲜的蔬菜叶)是非常适合的。阴虚体弱者,吃鸭比吃鸡好。鸭肉特别适宜体热、虚弱、食少、大便干燥、水肿、盗汗、遗精、便秘、咽喉炎、女性月经少和尿少患者食用。

三文鱼。三文鱼所含 ω-3 是众多脂肪酸的来源,能加强大脑和心脏功能,延缓老化,预防老年痴呆症等疾病。经常食用三文鱼可以降低胆固醇,防止血管阻塞。野生的冷水鱼类,如三文鱼、鲐鱼和鳟鱼,含有一种独特的脂肪酸,能刺激神经,修复破损细胞,促使皮下肌肉收缩和绷紧。

海参。海参富含蛋白质、矿物质、维生素等50多种天然珍贵活性物质,其中酸性黏多糖和软骨素可明显降低心脏组织中脂褐素和皮肤脯氨酸的数量,起到延缓衰老的作用。海参体内的精氨酸含量很高,是构成男性精细胞的主要成分,具有改善脑、性腺神经功能传导作用,减缓性腺衰老,提高勃起力。海参中所含的硫酸软骨素有助于人体生长发育,加之含碘量高,能防止肌肉早衰,适宜于老年人和儿童食用,并能增强人体的免疫力;含有的黏多糖和钒能抑制癌细胞的生长与转移,含钒量居各种食物之首,钒在人体中参与血液中铁的输送,可增强造血功能。

海带。海带是人类摄取钙、铁的宝库,每100克海带中含钙高达1 177毫克,含铁高达150毫克。海带富含钙元素与碘元素,有助于甲状腺素合成,不仅能美容,防止肥胖,降低胆固醇,保护心血管,还有延缓衰老的作用。研究表明,海带表面有一种名叫"福康坦(岩藻多糖)"的物质,它具有诱导癌细胞自杀、抑制肿瘤生长、保护肝脏(降血脂,改善脂肪肝)、提高肌体免疫力和促进组织修复的作用。所以食用海带对改善肝硬化或肝功能不全等慢性疾病有帮助。海带富含可溶性纤维,比一般纤维更容易消化吸收,帮助顺畅排便。以海带炖排骨食用,可为患全身性或以四肢为主的局部性皮肤瘙痒患者解除痛苦。海带所含蛋白质和碳水化合物是菠菜的几倍到几十倍,胡萝卜素、核黄素、硫胺素以及尼克酸等重要维生素的含量也很多。所有这些为海带赢得了"长寿菜"的美誉。加醋可让海带软化,其中的营养素更易释放。

紫菜。紫菜含有蛋白质、维生素 A、维生素 C、维生素 M、糖类及钙、磷、铁、锌、碘等营养成分,氨基酸的含量也很高。老年人由于脾胃消化功能减弱,常喝紫菜汤可防老抗衰。紫菜含丰富的纤维素及矿物质,可以帮助排掉体内废物及积聚的水分,从而达到减肥的效果。

蜂王浆。蜂王浆不仅含有丰富的蛋白质及维生素 A、维生素 B_2、维生素 C、维生素 E 及锗、硒等微量元素,而且还含有一种特殊的不饱和脂肪酸及黄酮类物质,它们能通过调节细胞和体液免疫而达到明显的抗癌、抑癌效果,并且能提高肌体免疫力及内分泌的调节能力。蜂王浆能刺激间脑、脑下垂体和肾上腺,促进组织供氧和血液循环,从而能振兴衰老的生命。蜂王浆可日服 2 次,每日早晚空腹服用,每次 40~80 毫克。

蜂蜜。蜂蜜是一种营养丰富的天然滋养食品,也是最常用的滋补品之一。蜂蜜中含有的少量腊质、挥发油、色素和乙酰胆碱等成分,对于延缓衰老,保持年轻的作用是可靠的;含有与人体血清浓度相近的多种无机盐和维生素,便于人体吸收,有助于提高人体内有益健康的抗氧化水平,促进皮肤红润细腻有光泽。蜂蜜含有丰富的抗氧化作用且能保护细胞的物质,这种物质对净化血液大有好处,还能预防心脑血管系统疾病。患有高血压的人,如能坚持做到每日早晚各饮 1 杯淡蜂蜜水,对维持血压有利。因为蜂蜜中含有丰富的钾,钾离子进入人体后有排除体内钠离子的功效,从而起到维持血液中电解质平衡的作用。因此,患有高血压性心脏病或动脉硬化性心脏病的人,常饮蜂蜜可起保持血管和降压通便作用;患有慢性肝病及肝功能不良的人,常吃蜂蜜能改善肝脏功能;患有肺结核、虚痨久咳的人,蜂蜜也是良好的天然营养品,常食能增强体质,促进康复;患有胃、十二指肠溃疡的病人,常服蜂蜜也有缓解症状和促进溃疡面愈合的作用。

人参。人参被誉为百草之王,有延年益寿之效。现代医学分析指出,人参含有人参皂苷、人参二醇、多种糖类、维生素以及矿物质等多种成分,可增加脑循环、健脑、增进记忆、抗疲劳、提高工作效率,还能作为糖尿病的辅助治疗,促进性腺功能,提高免疫力。

巧克力。巧克力中的可可多酚和茶多酚具有强大的抗氧化功能,多吃巧克力可以有效抗衰老。巧克力对于集中注意力、加强记忆力和提高智力都有一定作用。吃巧克力有利于控制胆固醇的含量,保持毛细血管弹性,具有防治心血管疾病的作用。巧克力中含有的儿茶酚能增强免疫力,预防癌症,干扰肿瘤的供血。黑巧克力中可可脂的含量较高,多酚是可可豆中的天然成分,也是一种强大的抗氧化剂。黑巧克力和果仁中都含有钙、铁、镁等大量矿物质,这些矿物质可以参与和改善人体微循环,能有效地改善皮肤状态。巧克力还有镇静作用,它的味道和口感还能刺激人大脑中的快乐中枢,使人变得快乐。女性在经期食用过多的巧克力会加重经期烦躁和乳房疼痛。巧克力不宜与牛奶同食,因为牛奶中的钙会与巧克力中的草酸生成草酸钙,肌体无法吸收。

葡萄酒。饮入适量的葡萄酒,能养心提神,助气健胃,增进食欲,消除疲劳,促进活力,促进血液循环,提高肌体免疫力。由于酿酒用的葡萄皮中含有丰富的抗氧化剂,适量饮用葡萄酒能增加人体内有益胆固醇(HDL—C)的含量,预防血管硬化。

牛奶。牛奶富含高蛋白、易吸收的脂肪和乳糖。牛奶富含钙,从小喝牛奶积聚的钙能在年老时预防骨质疏松症,同时也是保障神经系统和肌肉骨骼正常功能所不可缺少的。牛奶能滋润肌肤,保护表皮、防裂、防皱,使皮肤光滑、柔软、白嫩,使头发乌黑,减少脱落,从而起到护肤美容作用。牛奶中所含的铁、铜和维生素 A 有美容养颜作用,可使皮肤保持光滑滋润。牛奶中的乳清对面部皱纹有消除作用。酸奶是很好的益生菌来源,益生菌能保护免疫系统,增强抵抗疾病的功能,并帮助身体吸收食物中的营养物质。养成喝酸奶的习惯能帮助维持身体健康,并对缓解腹泻、尿道感染有好处。如果在空腹状态下饮用酸奶,很容易刺激胃肠道排空,酸奶中的营养来不及彻底消化吸收就被排出。而饭后30分钟到2个小时之间饮用酸奶效果最佳,这样可以减少刺激,让酸奶在胃中被慢慢吸收。酸奶饮用的最佳温度是10~12℃。新鲜乳酪所富含的亚油酸是促进记忆力的"万灵药",它富含的微量元素锌有助于调节神经传递介质的合成,进而改善脑功能。由于乳酪钙含量高,它还是补钙强骨的美食之一。

咖啡。自由基是加速人体衰老、机能衰退、患上多种疾病的罪魁祸首之一。要想保持身体健康,延年益寿,我们需要做的就是抗氧化,想方设法清除体内自由基(汽车尾气、厨房中产生的气体、吸烟、炸煳的食物,长期保存的食油中都含有自由基),喝咖啡就是简单易行的抗衰保健方法。大量研究证明,很多疾病过程中自由基产生会过多。癌症、糖尿病、帕金森,这些疾病都和体内产生过多的自由基有关。人体每天都在进行一个氧化过程,如果能够有效地延缓这个氧化过程,将有效延缓人体衰老及降低慢性疾病的发生率。咖啡在提高人的注意力、消除紧张情绪、预防早老性痴呆和帕金森症方面,作用也不容忽视。咖啡中含有的咖啡因,进入体内后会促使交感神经兴奋,因而消除睡意、改善血液循环,身体也感觉暖和起来,不觉得疲劳,所以有提神效果。但是交感神经受到刺激、兴奋,对食欲却有负面作用,即食欲会降低,因此在餐前喝咖啡会不想吃东西。另外,由于胃部受到刺激而胃液分泌增加,刺激胃,对胃溃疡等患者不利。但在餐后饮用,则由于胃液分泌会增加,对消化有帮助,因此咖啡更适合在餐后饮用。对咖啡因的反应因人而异,每个人应找出自己喝咖啡的最高限量。但一般来说,一天喝2~3杯为宜。咖啡易使人体钙流失,但如果喝添加了牛奶的咖啡,就能有效防止钙的流失。

绿茶。绿茶中抗氧化剂含量高,能抗衰老,还有助于平衡胆固醇含量。每天喝几杯绿茶,能中和由于日晒产生和堆积在皮肤中的自由基。绿茶可促进新陈代谢,有助于降低血压,减少患心脏病的概率,也可预防乳腺癌、胃癌、食管癌、肝癌及皮肤癌。决定绿茶神奇功效的成分是儿茶酚,它能防止动脉粥样硬化和前列腺癌,同时对减肥也大有帮助。

菊花。菊花的种类多种多样,自古中医便有"四大名菊"之说,分别是杭菊、徽菊、怀菊和滁菊。研究表明,四大名菊中以滁菊药用价值最高,其花蕊金黄硕大,花瓣晶莹玉白,味道清芬幽郁,富含挥发油、黄酮类、氨基酸、维生素及十几种微量元素,其中的类黄酮、挥发油等物质已被证明对自由基有很强的清除作用,而且在抗氧化、杀菌消炎、保护毛细血管、防衰老等方面卓有成效。菊花还是真正的富硒食品,硒元素一直被科学家称为人体微量元素中的"抗癌之王"。

运动娱乐篇

运动锻炼养生法

生命在于运动。据现代医学的研究,合理的运动将改善人体各个系统的功能。

1. 运动的时序。"少时练得一身轻,老来健康少生病。"体育锻炼最好从幼年开始,终生坚持。但有些中年人自恃身体健康,不重视体育锻炼,认为工作忙,家务重,退休后再锻炼也不迟。然而,随着年龄的增长,人体的功能已逐步减退,且人体的衰老进程并不一定和年龄成正比。现代科学研究与实践都证明,积极参加体育锻炼(尤其是脑力劳动者)是延缓人体衰老的主要手段。对于中年人来说,适当的运动尤为重要。它不仅使人五脏气血旺盛,筋骨肌肉强壮,而且能锻炼意志,增强毅力。

2. 运动的作用。经常运动对人体有许多好处,运动可以增强人体心脏的功能,爱好运动的人心肌收缩有力,排血量增加,营养心脏的冠状动脉的口径会增粗,心脏的供血将会得到改善,全身血管的弹性增加,动脉粥样硬化将会得到延缓,心脏功能也增强了;运动可以改善呼吸功能,人体在运动中需要吸进更多的氧气,排出更多的二氧化碳,因而肺活量增大,残气量减少,使肺功能也增强了;运动可以使肌肉发达,骨质增强;正确的运动可以提高肌肉的收缩与舒张能力,肌纤维变粗,肌力也增强;运动可以提高消化系统的功能,增加体内营养物质的消化,使整个肌体代谢增强,从而增强了食欲;运动可以改善神经系统的功能,因为运动是在神经系统支配下的协调活动,所以,常年坚持运动的人表现为肌体灵活,耳聪目明,精力充沛,这正是神经系统功能强健的表现。

3. 运动的注意事项。运动应该从实际出发,因人而异地定出适合自己的运动项目。目前,锻炼内容可分为四类:(1)传统健身法,如五禽戏、太极拳、气功等;(2)近代锻炼法,如走、慢跑、骑车、打球、游泳、体疗等;(3)专门性的体育活动,如脊椎病、高血压、眼病、胃下垂等患者进行的针对性体育活动;(4)三浴锻炼,即日光浴、冷水浴、空气浴。无论进行哪种锻炼,如果出现胸痛、气喘、心跳过快、头痛、头晕等应马上停止。在治疗疾病期间,若没有医生的许可,是不能进行体育锻炼的。中老年人进行体育锻炼的时间不宜过长,每天最多安排2小时,最好分为2~3次进行。早晨空气新鲜,休息一夜后的肢体也需要为一天的活动做些准备。最好早起后到室外树木多的地方锻炼。老年人(尤其是患有各种慢性病者)参加室外体育锻炼,必须选择良好的气候环境。一般来说,夏季应在日出之前,冬季应在日出之后,进行室外锻炼,切忌运动过量。检测运动量的科学方法是测量脉搏数,在正常情况下,以脉搏每分钟跳动60~80次为宜;剧烈活动时,脉搏每分钟跳动可增加到100~120次,但活动停止几分钟后应恢复正常。处于老年前期者(45~59岁),脉搏数以不超过120次为宜;处于老年期者(60岁以上),脉搏以不超过110~115次为宜。脉搏过快,表明运动量过大,如果每分钟脉搏跳动次数与平时安静状态相差甚小,则说明运动量不足。另外,观察运动之后的疲劳程度。运动后必然有疲倦的感觉,一般休息 5～10 分钟以后,精神、体力即可恢复正常,而且在运动期间食欲增进,睡眠良好,精神焕发,这些就表明运动量是适当的。

总之,要健康长寿,除了有规律地生活、学习、工作、劳动外,正确、适度的运动是必不可少的。

模仿五禽养生法

五禽戏,是中国古代人民在生活过程中,模仿某些动物的动作来锻炼身体、延年益寿的一种方法。禽在古代泛指禽兽之类动物,这里五禽是指虎、熊、猿、鹿、鸟五种禽兽,戏即游戏、戏耍之意。

以模仿禽兽动作来达到养生目的方法,最早见于战国时期。《庄子·刻意》有"熊经鸟伸,为寿而已"的记载,这里"熊经鸟伸"就是说像熊一样左顾右盼,像鸟一样屈伸脖子。而五禽戏之名相传出自汉代名医华佗,他认为运动有强健脾胃的功能,可促进饮食的消化输布,使气血生化之源充足,气血流通,则身体健康而长寿。所以华佗在总结前人经验的基础上,创编了五禽戏。不但身体力行,坚持锻炼,而且积极推广,并传授给他的学生等进行操练。因五禽戏行之有效,所以备受后世养生家推崇,它既可用于养生防病,又可用于病残康复。

五禽戏属古代导引术之一,它要求意守、调息和动形协调配合。意守可以使精神宁静,神静则可以培育真气;调息可以行气,通调经脉;动形可以强筋骨,利关节。由于是模仿五种禽兽的动作,所以,意守的部位有所不同,动作不同,所起的作用也有所不同。

1. 虎戏:四肢着地,向前用力跳跃 3 次。回头转身,向后跳跃 3 次。伸长腰,头仰天,再向前、后各扑跃 7 次。学虎,甩臂、踢腿要有劲。虎戏即模仿虎的形象,取其神气、善用爪力和摇首摆尾、鼓荡周身的动作。开始像饿虎出洞寻食,左右窥探,闭气捻拳,继而左右抓扑,两手如提千金,慢慢起来,不要呼气,吞气入腹,觉腹中如雷鸣,再搏斗,前后扎,左右旋卧。虎戏可使气血调,有益肾强腰、壮骨生髓的作用。

2. 鹿戏:四肢着地,向上伸长脖子,转动头颈左顾右盼。左顾时缩左腿伸右脚,右盼时缩右腿伸左脚,如此各做 3 遍。学鹿,伸转头颈、举手投足动作要灵巧。鹿戏即模仿鹿的形象,取其长寿而性灵,善运尾闾。似鹿左右翘望,然后左右角抵,左右盘转,转头顾尾,闭气捻拳,立脚尖,连天柱通身皆振动。鹿戏具有引气周营于身,通经络、行血脉、舒展筋骨之功用。

3. 熊戏:仰卧,双手抱膝,抬头,身子向左、右各滚动 7 次。然后蹲在地上,双手掌分别在地上支撑 7 次,动作力求缓慢、沉稳。学熊,伏倒起身动作求缓求沉。熊戏即模仿熊的形象,熊体笨、力大,外静而内动。如熊身侧起,左右摆脚腰,后立定,便两旁肋骨节皆响。这样,熊戏可以使头脑虚静,意气相合,真气贯通,且有健脾益胃的功效。

4. 猿戏:双手握杆悬身,如今人练单杠引体向上,做 7 遍。后以脚钩杠倒悬,左、右脚各悬挂 7 遍(无此功力者,手可着地)。学猿,跳动、攀爬要求活跃轻巧。猿戏即模仿猿的形象,猿机警灵活,好动不定。外练肢体的灵活性,内练抑制思想活动,以达到思想清静、体轻身健的目的。学猿,要学习手足轻飘而动。

5. 鸟戏：单脚站立，另一脚提到头后用手握紧，如金鸡独立状，有功力者独立时间越久越好。然后双脚站立，两臂平伸，用力上下摆动，如鸟儿展翅，做 14 次。鸟戏又称鹤戏，即模仿鹤的形象，动作轻翔舒展。练此戏要闭气如鸟飞起头，吸尾闾气朝顶，虚双手，躬身，头要仰起，迎神，破顶。鸟戏具有调达气血、疏通经络、活动筋骨关节的功效。

总之，五禽戏的五种功法各有侧重，但又是一个整体，一套有系统的功法，如果经常练习而不间断，则具有养精神、调气血、益脏腑、通经络、活筋骨、利关节的作用。神静而气足，气足而生精，精足而化气动形，达到三元(精、气、神)合一，则可以收到祛病、健身、延年益寿的效果。

练五禽戏的要领：(1)全身放松。练功时首先要全身放松，情绪要轻松乐观。(2)呼吸均匀。呼吸要平静自然，用腹式呼吸，均匀缓和。吸气时，口要合闭，舌尖轻抵上腭。吸气用鼻，呼气用嘴。(3)专注意守。要排除杂念，精神专注，根据各戏意守要求，将意念集中于意守部位，以保证意、气相随。(4)动作自然。五禽戏动作各有不同，如熊之沉缓、猿之轻灵、虎之刚健、鹿之温驯、鹤之活泼等。

练功时，应根据其动作特点而进行，动作宜自然舒展，不要拘谨。

云手太极养生法

太极拳是我国传统的健身拳术之一，其动作舒展轻柔，动中有静，圆活连贯，形气相随，外可活动筋骨，内可流通气血，协调脏腑，集中了历代保健体操的精华。故太极拳不但用于技击、防身，而且还广泛地用于健身防病，并在民间广为流传，深受人们的喜爱。太极拳的起源及创始者至今尚待考证，就传说及文献而言，众说纷纭，尚无定论。太极拳的流派也较多，如杨氏太极拳、吴氏太极拳、孙氏太极拳、陈氏太极拳、武氏太极拳等。其动作复杂，难度也比较大。后经不断改进，练法较为简单，便于推广，也更适合于人们健身防老。当前推广的简化太极拳，俗称"太极二十四式"，就是在博采众家之长的基础上发展起来的。

练太极拳的要领：(1)神静，意导。练习太极拳，要始终保持神静，排除思想杂念，使头脑静下来，全神贯注，用意识指导动作。神静才能以意导气，气血才能周流。(2)含胸拔背，气沉丹田。含胸，即胸略内含而不挺直；拔背，即指脊背的伸展。能含胸则自能拔背，使气沉于丹田。(3)沉肩，坠肘，体松。身体宜放松，不得紧张，故上要沉肩、坠肘，下要松胯、松腰。肩松下垂即是沉肩；肘松而下坠即是坠肘；腰胯要松，不宜僵直板滞。体松则经脉畅达，气血周流。(4)全身谐调，浑然一体。太极拳要求根在于脚，发于腿，主宰于腰，形于手指，只有手、足、腰协调一致，浑然一体，方可上下相随，流畅自然。外动于形，内动于气，神为主帅，身为驱使，内外相合，则能达到意到、形到、气到的效果。(5)以腰为轴。太极拳中，腰是各种动作的中轴，宜始终保持中正直立，虚实变化皆由腰转动，故腰宜松、宜正直，腰松则两腿有力，正直则重心稳固。(6)连绵自如。太极拳动作要轻柔自然，连绵不断，不得用僵硬之拙劲，宜用意不用力。动作连贯，则流通畅；轻柔自然，则意气相合，百脉周流。(7)呼吸均匀。太极拳要求意、气、形的统一和协调，呼吸深长均匀十分重要，呼吸深长则动作轻柔。一般来说，吸气时，动作为合；呼气时，动作为开。呼吸均匀，气沉丹田，则必无血脉贲张之弊。

练习太极拳要循序渐进。根据自我感觉,进行自我监测,一般运动后5分钟内恢复正常脉搏者,表明适宜,有膝关节痛的人,练习时可能膝部酸痛而打软,因此屈膝角度不宜过低,以免加重疼痛。初学者应该在老师的指导下进行锻炼,可先练简易太极拳,再逐渐加大难度,长期坚持练太极拳,定能延缓衰老,健康长寿。

御八段锦养生法

八段锦柔筋健骨、养气壮力,具有行气活血、协调五脏六腑之功能。现代研究证实,八段锦能改善神经体液调节功能和加强血液循环,对腹腔脏器有柔和的按摩作用,对神经系统、心血管系统、消化系统、呼吸系统及运动器官都有良好的调节作用,是一种较好的体育运动。

八段锦是由八种不同动作组成的健身术,故名"八段"。因为这种健身术做后能强身益寿,祛病除疾,其效果甚佳,八段锦的动作犹如展示给人们一幅绚丽多彩的锦缎,故称为"锦"。它是我国民间流传较广、作用较好的一套健身操,距今已有八百余年的历史。由于练八段锦不受环境场地限制,随时随地可做,其术式简单易记,运动量适中,老少皆宜,此功强身益寿作用显著,流传至今仍不失为人们所喜爱的健身方法,其形成亦受到五禽戏的影响,流派颇多,这里向大家介绍的是其中最常用的一种功法。

第一段:两手托天理三焦。

预备势:直立,两足自然分开与肩同宽,双臂自然下垂,双目平视。动作:掌心向上,两臂前平举,指尖相对,再双手指交叉,翻掌,掌心向上尽量上托,头后仰,眼看手背,足跟尽量上提,并吸气。再还原并呼气。如此数次。

第二段:左右开弓似射雕。

预备势:双腿分开成马步,两手半握拳,手放胸前。动作:左手向左外方向伸直,拳眼向上,食、拇指跷起,双目直视食指,并呼气;右手半握由右胸部如拉弓状,并缓拉至右胸前,吸气。还原成预备势,左右轮换。如此若干次。

第三段:调理脾胃单手举。

预备势:自然直立,双臂胸前平屈,两掌心向上,指尖相对。动作:翻掌,左掌心向上托,右掌心向下压,并呼气,还原时吸气。如此行数次。

第四段:五劳七伤往后瞧。

预备势:直立势同第一段,两手叉腰。动作:头缓慢地左右旋转,双目随之向后看。转时呼气,回转时吸气。如此数次。

第五段:摇头摆尾去心火。

预备势:马步,双手自然放于两膝上。动作:头部向左摇,同时臀部向右摆,屈左臂,挺右臂,呼气。还原时吸气,左右转换。如此数次。

第六段:抱颈七颠百病消。

预备势:直立同第一段,双手交叉抱颈,颈向后抵,手向前抚。动作:两足跟渐离地,两膝挺直,呼气。还原,吸气。如此数次。

第七段:攥拳怒目增气力。

预备势:马步,两手攥拳,放腰间,双目圆睁。动作:左右轮换击拳。如此数次。

第八段：两手攀足固肾腰。

预备势：两足举立，双臂平屈于上腹部，掌心向上。动作：弯腰，翻掌下按至足背，莫屈膝，呼气，还原时吸气。

练八段锦的要领：（1）呼吸均匀。要自然、平稳、腹式呼吸。（2）意守丹田。精神放松，用力轻缓，切不可用僵力。

八段锦对人体的养生康复作用，从其歌诀中即可看出。例如"两手托天理三焦"，即说明双手托天的动作，对调理三焦功能是有益的。两手托天，全身伸展，又伴随深呼吸，一则有助于三焦气机运化，二则对内脏亦有按摩、调节作用，起到通经脉、调气血、养脏腑的效果。同时，对腰背、骨骼也有良好作用。其他诸如"调理脾胃单手举""摇头摆尾去心火"等，均是通过宣畅气血、展舒筋骸而达到养生的目的。八段锦的每一段都有锻炼的重点，而综合起来，则是对五官、头颈、躯干、四肢、腰、腹等全身各部位进行锻炼，对相应的内脏以及气血、经络起到保健、调理作用，是肌体全面调养的健身功法。

修易筋经养生法

易筋经是一种内外兼练的医疗保健养生功法，动作以刚为主，但却刚中有柔，练习时强调静心、敛神、调息，要求做到动中有静，动静结合。对于锻炼筋膜肌肉，增强体力，确有良好的效果。经常练习易筋经，可以收到防治疾病、延年益寿的效果。

易筋经是我国一种传统的养生方法，流传很广，深受人民群众的喜爱。"易"是指移动、活动；"筋"，泛指肌肉、筋骨；"经"，指常道、规范。顾名思义，"易筋经"就是活动肌肉、筋骨，使全身经络、气血畅通，从而增进健康、祛病延年的一种健身法。通过练习易筋经，能使动作刚劲有力，刚中有柔，意念和动作统一，并对增强肌力、提高运动功能效果尤为显著。

在古本12式易筋经中，所设计的动作都是仿效古代的各种劳动姿势而演化成的。例如春谷、载运、进仓、收囤和珍惜谷物等动作，均是以劳动的各种动作为基础形态的。其活动以形体屈伸、俯仰、扭转为特点，以达到"伸筋拔骨"的锻炼效果。因此，对于青少年来说，这种方法可以纠正身体的不良姿态，促进肌肉、骨骼的生长发育；对于年老体弱者来讲，经常练此功法，可以防止老年性肌肉萎缩，促进血液循环，调整和加强全身的营养和吸收，对慢性疾病的恢复以及延缓衰老很有益处。

易筋经的特点是动作和呼吸密切配合，始终采取静中用力，即暗中使劲，并要求松静自然，意守丹田，刚柔相济。此法历史悠久，流派繁多，在此介绍的易筋经共有10节和两组12节动作。

易筋经10式：（1）握拳呼吸，（2）按掌呼吸，（3）托掌呼吸，（4）撑掌呼吸，（5）开合呼吸，（6）上撑下垂呼吸，（7）起伏呼吸，（8）站桩呼吸，（9）下俯呼吸，（10）拗身回望呼吸。

每节动作准备姿势的共同点是：眼平视，牙咬紧，口微开一线或合而不紧，舌抵上腭，不用力，不挺胸，不耸肩，不弯背；呼吸自然，全身放松，意守丹田，唾液多了要咽下等。10节动作都以掌式进行，简单易行，动作性质与八段锦相似，但用力程度和动作难度都超过八段锦。注意运动时强调心静、神敛、调息，要内外结合，动静结合。开始时每个动作可做8～9次，但随功夫日深逐渐增到30多次或更多，主要是依每个人的身体情况来确定。

易筋经12式：（1）捣杆春粮，（2）扁担挑粮，（3）扬风净粮，（4）换肩扛粮，（5）推袋垛粮，

(6)牵牛拉粮,(7)背牵运粮,(8)盘箩卸粮,(9)围穴囤粮,(10)扑地护粮,(11)屈体捡粮,(12)弓身收粮。

练易筋经的要领:精神清静,意守丹田;舌抵上腭,呼吸匀缓,用腹式呼吸;动静结合,刚柔相济,身体自然放松,动随意行,意随气行,不要紧张僵硬;用力时应肌肉逐渐收缩,达到紧张状态,然后缓缓放松。

易筋经是一种意念、呼吸、动作紧密结合的功法,尤其重视意念的锻炼,练功过程中要求排除杂念,通过意识的专注,力求达到"动随意行,意随气行",以用意念调节肌肉、筋骨的紧张力(即指形体不动,而肌肉紧张的"暗使劲")。其独特的"伸筋拔骨"运动形式,可使肌肉、筋骨在动势柔、缓、轻、慢的活动中得到有意识的抻、拉、收、伸。长期练功,会使肌肉、韧带富有弹性,收缩和舒张能力增强,从而使其营养得到改善。同时,使全身经络、气血畅通,五脏六腑调和,精力充沛,生命力旺盛。

另外还有一种12节易筋经招式分别为:(1)两手当胸,(2)两臂横担,(3)两手托天,(4)摘星换斗,(5)倒拉九牛尾,(6)出掌展臂,(7)拨马力,(8)三盘落地,(9)左右伸拳,(10)猛虎扑食,(11)躬身,(12)调尾。

以上介绍的三种易筋经流派,具体动作可参照有关书籍或请老师指导练习,便可达到健体强身、祛病增寿的目的。

学会简易养生功

这里向读者介绍一种结合中医理论总结的一套易学、易练、收效快的"补肾健脑养生功"。多人一起学练,事半功倍。

1. 动作。全身放松,双手叉腰,大拇指放在腰两边,其余四指压住"肾俞"穴(在腰椎2~3之间、脊柱旁开4.5厘米处),迈左脚吸气,四肢用力压穴,换右脚呼气,四指放松,原地或前进均可,时间为30分钟以上,不限。

2. 意念。吸气时意念天空、日、月之精气从百会穴(在头顶两耳尖连线与督脉交界处)吸入你的肾脏;呼气时意念肾中杂气恶气从涌泉穴(在脚底略前"人"字形处)出。

3. 要领。吸气达满,呼气达净,意念不要太重,大风大雨、感冒时不能练。

4. 功能。本功法补肾健脑,治疗神经衰弱、腰痛、慢性肾病、肝病、肺病等病症。有病治病,无病养生,尤其对脑力劳动者大有裨益。

协调平衡养生法

协调,是指调节人体自身的生理功能状态及其与外在环境的相互关系。如人体的体温受大脑的体温中枢控制,当天气寒冷时,体温中枢下令,通过神经传指令,血管收缩,皮肤汗毛孔变小,不出汗;当天气炎热时,体温中枢又下令,血管扩张,皮肤汗毛孔变大、出汗。人体就是通过这一过程保持正常体温的。平衡有两层意思:一是指肌体自身各部分间的正常生理功能的动态平衡,如食入动物脂肪,胆就要分泌胆汁帮助消化,胰脏也同时分泌胰液协助消化,若其中一脏发生病变不能正常分泌,就会影响肌体对脂肪的消化吸收,导致身体不适。二是指肌体功能与自然界物质交换过程中的相对平衡,如人体吸入氧气,呼出二氧化碳,而树木则吸入二氧化碳,呼出氧气,所以人们都知道公园中树木多的地方氧气充足,这也是绿化的一个重要原因。"阴平阳秘"是两千多年前古代医学经典《内经》形容肌体正常生理状态的一句名言。意思是说只有人体阴气平和,阳气秘固,即阴阳协调,人的精神活动才能正常。协调平衡是重要的养生道理,中医养生学从阴阳对立统一、相互依存的观点出发,认为人体的脏腑、经络、气血、津液等,必须保持相对稳定和协调,才能维持"阴平阳秘"的正常生理状态,从而保证肌体的生存。

人体生命运动的过程也就是新陈代谢的过程。在这个过程中,肌体内多种多样的新陈代谢都是通过阴阳协调完成的。体内的各种矛盾,诸如吸收与排泄、同化与异化、酶的生成与灭活,酸碱的产生和排泄等,都在对立统一的运动中保持相对协调平衡,而且贯穿生命运动过程的始终,从而使体温、血糖、血脂、血中 pH 值等内环境因素都相对稳定在一定的生理范围内,保持人体本身的阴阳动态平衡。与此同时,人体通过阴阳消长运动和自然界进行物质交换,以摄取周围环境中的物质,如水、空气、食物等供应肌体需要;并把肌体所产生的废物排出体外,以维持人体与自然界的协调平衡。因此,阴阳平衡是人体健康长寿的必要条件。养生保健的根本任务,就是运用阴阳平衡规律,协调肌体功能,最终达到内外协调的目的。协调平衡的方法有两种:

1. 元素平衡保健法。人类要健康长寿,就必须遵循物质交换的平衡协调规律。现代医学研究证明:人的生命活动过程中,由于新陈代谢的不协调,可使体内某些元素积累过多,或某些元素不足,出现元素平衡失调,并导致疾病和早衰,其中缺铁可导致贫血就是一例。因此,平衡保健理论研究认为,在人生不同年龄阶段,要根据不同的生理特点,及时研究体内元素的平衡保健,适时补充某些微量元素,纠正体内元素的失调,维持体内各种元素的协调平衡,这将有益于人类健康。

2. 交替运动法。系统论和控制论研究认为,人体对称失调、失衡、失稳是导致人体生理功能低下、早衰、疾病的重要原因。因此,健康活力获得的关键,在于调节和调动自身产生的积极因素,克服对称失调,达到协调平衡,以至延年益寿。有的学者提出交替运动锻炼方法,例如"体脑交替",它既可使体力增进不衰,又可使脑力健旺;"动静交替",可有效地调节人的全身脏器活动恢复正常平衡;"上下交替",可以增强肌体的机敏性、灵活性、反应性,减少脑血管疾病的发生;"左右交替",可以调节失衡的肌体的生理功能;"前后交替",可以预防和治疗某些腰腿痛,避免老年人下肢活动不灵,步态不稳。上述这些仅仅是举例,在日常生活中还有很多交替运动的内容。每个人可根据自己的实际情况,随时随地进行锻炼,以增进身体协调平衡能力,发挥人体生理潜力,健身强体。

动静结合养生法

养生学认为"气血极欲动,精神极欲静",既倡导"养身莫善于动",又认为"养静为摄生之首务"。因此,中国古代养生学派可以用动静来划分,其中老庄学派强调静以养生,重在养神;而以《吕氏春秋》为代表的一派,则主张动以养生,重在养形。他们从各自不同的侧面,对古代养生学做出了巨大贡献。他们在养生方法上虽然各有侧重,但本质上都提倡动静结合,适度相宜,形神共养。

动,包括劳动和运动两方面。养生学历来重视"动"在养生学中的重要意义,认为坚持健身运动,可以畅气机、通气血、利关节,从而增强肌体的抗病能力。现代医学也已证明,经常参加体育运动,可以促进身体的新陈代谢,使身体各器官充满活力,从而延缓各器官的衰老。但并不表明运动越多越好、运动量越大越好,而运动在一般人来说要适度相宜。

静,又称"清静",包括精神上的清静和形体活动的相对安静状态,是与"动"相对而言的,它在养生学上亦占有重要地位。现在有人提出"生命在于静止",认为躯体和思想的高度静止,是养生的根本大法。它突出说明了以静养生的思想更符合人体生命的内在规律。另外,如佛教中的修心坐禅,就是一种最为典型的静默澄心法。许多学者的研究证明了坐禅、冥想、静默可以通过其对人的意识活动的影响,发挥出养心祛疾、健体强身的作用。比如实验表明,当人在进行静默练习之后,精神上的放松可导致一系列生理改变,最明显的是心跳和呼吸频率变慢,肌肉紧张度和氧消耗下降,血脂也会下降,高血压的人的血压下降,而正常人的血压不会改变。这种变化表明静默澄心给人的健康带来了很大益处。再如,气功中的静功,一般没有肢体运动。它通过一定的体态姿势,特定的呼吸方法及特定的意念活动,在"静"的状态下,进行内部的自我锻炼和调节,从而达到对肌体"调整""修复"和"建设"的目的。

养生学认为"动"和"静"都要适度,并结合个人体质选择相适宜的锻炼方法,太过或不及都会影响人体的健康,导致疾病的发生。动和静是相辅相成的两个方面,要养生防病、益寿延年,就必须心体互用,劳逸结合,动静并施,不可偏废,适度相宜。

任何生物体的长期存在,都在于动与静的长期相对恒定。因为运动是生命存在的特征,人体的每一个细胞无时无刻不在运动着,只有保持经常运动,才能增进健康,预防疾病,以求延年益寿。这里的"静"不是绝对的静止,而是另一种运动形式,动静结合,相辅相成,是养生保健之大旨。所以,建议脑力劳动而缺乏运动者,需要保持适度的体育运动,如打球、打太极拳、游泳、骑自行车、登山等,以促进血液循环,增进新陈代谢,强健体魄;体力劳动者则适宜做气功静养功、体操,疏通气血,舒缓筋骨,消除疲劳。

注重龟息养生法

乌龟是寿命最长的动物之一,它的生存能力和长寿,使古人羡慕不已。于是,古人模仿乌龟的呼吸方式,创造了一种"龟息"养生法。具体做法是:端坐凳上,两腿分开与肩同宽,眼若垂帘或轻闭,凝神静息,全身肌肉放松,舌尖轻抵上腭,促使津液分泌。身向前移,使臀部少着坐位,两手重叠或分别按于小腹,边呼气边将上身前俯,直至头部低于两膝,将肺部余气吐尽;引颈前伸,同时缓缓吸气,重复上面呼气动作。如此反复俯伸 9 次,循序渐进,直至增加到 36 次为一段落,做完可散步片刻,再做一次。

这里的呼气采用缩口呼气,口唇缩起如吹哨状,气从齿缝或唇间呼出,目的是使呼气延长,气道阻力加大,气管内压增加,使肺泡至支气管的压力逐渐降低,有利于气体从肺泡呼出。

中老年人肺功能减弱,肺下部的血流量多而通气量少,此法双手按腹,上身前俯,使肺部血流量均匀,改善肺的通气量,从而达到深呼吸不能达到的作用。呼气结束时,因上身前俯,臀部高于心脏,使腹腔和盆腔的血液循环改善,促进新陈代谢,有利于该部慢性疾病的治愈。

吸气时引颈前伸，两手按于腹部，可使经常处于压缩状态的脊柱得以伸长，可防治一些脊椎病，如脊椎组织增生引起的腰酸背痛等，从而达到健身益寿的目的。

学学猫式养生法

猫很擅长利用瞌睡打盹来养生健体，人也应该学会这一点。打盹是恢复精力、解除疲劳的有效方法，当人处于又乏又困状态而又没有条件睡觉时，不要硬撑，打个盹，哪怕只有十几分钟，也会感到浑身轻松、精力充沛。常常看到猫用爪子抓痒，其实它在施展"干洗"功夫，不仅清洁梳理了皮毛，更主要的是还起到了按摩作用。

1. 清晨"猫式"懒腰。每天清晨睡醒后，趴在床上，撑开双手，伸直合拢双腿，撅起臀部，像猫拱起脊梁那样用力拱拱腰，再放下高翘的臀部，反复做10多次；也可将双膝双手跪趴在床上，双肩上耸，拱背缩腹，使脊柱上拱，然后双肩放松，腰背下沉使脊柱凹下，做猫伸懒腰状。动作越大越好，尽可能拉到极限。可锻炼腰背、四肢的肌肉和关节，促进全身气血流畅，防治腰酸背痛等疾病。

2. 午间"猫式"瑜伽。身体保持跪姿，双臂向前伸展，双手撑地，慢慢吐气并拱背，腹部向内缩起，下巴尽量向内贴近胸部，将意识停留在自己容易酸痛的部位，屏住呼吸，保持以上动作10～15秒，然后仰头吸气，再屏住呼吸10～15秒后放松。

3. 傍晚迈开猫步。人如果踮起脚来，走路的时候也可以像猫一样无声无息，而且踮脚走路对人的身体有许多好处。踮脚走路就是足跟提起，完全用足尖走路并尽量不发出声响的走路方式。踮脚走时，会感觉到足心和小腿后侧的屈肌群十分紧张，这比一般正常行走时对屈肌的锻炼强度要高很多。

4. 夜晚猫腰入睡。猫有很多种睡眠方式，但多数猫的睡觉方式为身体向右侧卧，后肢微屈，前右肢自然屈于身体右侧接近头部，左肢自然向下并微微伸直。以这种姿势入睡不损心气，像猫一样蜷卧后大脑很快就能静下来，由兴奋转为抑制状态，并很快进入梦乡。

简易蹲式养生法

蹲有益健康，它与胎儿在母体内的姿势非常相似，也是人类寻求舒适和庇护的本能姿势。下蹲时，腹部、腿部、臀部的肌肉都得到了最大限度的挤压，下肢血液也会更快地回流到心脏，从而促进了心肺血液的循环，肺活量因此增加，达到了锻炼的目的。

1. 卧蹲防中风。卧蹲分为仰卧式和侧卧式两种，是供练习者睡觉前练习的姿势。练习仰卧式时，双膝弯曲，尽量贴近胸口，双手环抱小腿，能坚持多久就坚持多久，对于次数和时间没有硬性规定。练习侧卧式时，双膝弯曲，贴近胸口，双手位置依自己的舒适度调整，无时间和次数限制。中医认为，卧蹲可使人体经络相互挤压，形成自体经络按压的状态，利于气血流畅，可减少冠心病和脑中风的发病率。老年人腿部关节不灵活，采用这种方式较好。

2. 上下蹲起养心脏。养生专家研究发现，经常上下蹲起对心脏十分有益。下蹲时，通过双腿肌肉对血管的挤压作用，能加快静脉血液回流，站起来时，双腿肌肉放松，动脉血又快速流入原来被挤压的下肢血管里，这样一蹲一起，肌肉一紧一松，相当于为血液循环增加了一股动力，可以减轻心脏负担。练习上下蹲起时，先做下肢屈伸动作，放松腿部及脚踝，以防损伤。然后，两脚分开，与肩同宽，双臂前伸，松腰屈膝慢慢下蹲，上身尽量保持平直，停留10秒钟左右，两手收回，叉腰缓慢起身（若体力较弱，可将双手按于膝盖上，借助手臂力量缓慢起身）。同时，配合适当的呼气吸气，重复下蹲10～15次，休息片刻，每天可进行1～2遍。老年人可以半蹲，甚至只是略微屈膝，逐步加大下蹲幅度。

3. 组合蹲练腰背。组合蹲比较适合夫妻一起练习，分为背靠背双人蹲和车厢式双人蹲。背靠背双人蹲：练习者双脚尖并拢，双脚跟紧靠，然后缓缓蹲下，两人背部靠在一起以保持平衡。双手向前平推，练习时间可以从开始的3分钟逐渐延长到10分钟。车厢式双人蹲：练习者一个背靠墙蹲下，双手平缓推出，搭于前者肩上，前者蹲下时，腰背挺直，抵住靠墙者膝盖，双手也平缓推出。锻炼时间可从3分钟开始，逐渐根据自身情况延长，次数不限。该姿势在一定程度上锻炼了腰背部肌肉，对腰肌劳损、椎间盘突出等疾病均有很好的防治效果。

盘腿打坐养生法

盘腿打坐的动作简单，除了可以提高身体柔韧性，减少运动损伤几率外，经常练习还可以锻炼腿部、腰部力量，有助于全身血液大循环，提高记忆力。

盘腿而坐时，两腿分别弯曲交叉，把左腿踝关节架在右腿膝关节处，向前俯身，保持这个姿势。如果连10分钟都坚持不了的人，说明你的腿部、踝部、髋部的柔韧性不够，平常也缺乏柔韧练习。如何锻炼身体柔韧性呢？以下两个简单的练习动作，每次只需要花费5分钟，针对腰、臀、腿部进行拉伸，就能大幅度提高身体灵活性，轻松完成盘腿坐。

坐姿前屈。坐在垫子或床上，双腿并拢伸直，尽可能向前俯身，双手触碰小腿胫骨，感觉到大腿后侧被拉紧时，保持15～30秒钟，休息半分钟，再做一组。为增加趣味性并测试自己的进步程度，可每次练习都尽可能使双手比上一次往前挪一点，直到双手超过脚掌的位置，胸部能够贴到膝盖为止。

跪姿伸展。跪在垫子上，双膝并拢，脚踝背伸，使两个脚面都贴在垫上。然后双手后撑，尽可能后仰上身，感觉到大腿前部被拉紧时，保持15～30秒钟。休息半分钟，再做一组。随着大小腿柔韧性的增强，你将能够使上半身躺在垫上。

这样练习一段时间后柔韧性将大幅提升。一般健身者，可以从单盘（一侧小腿贴地，另一侧小腿架在其上）开始，然后慢慢双腿盘坐，即两只脚都架在对侧腿的大腿上，上身保持挺直，双手交叉虚放在丹田处，或两手心向上，轻放在两膝上（这叫大盘，也叫双盘，五心向上，即两脚心向上，两手心向上，人心向上），排除杂念，坐20～30分钟即可。

活动脚踝养生法

常动动脚踝，不仅对增加腿部力量很有好处，还能有效疏通经络、调和气血、维持肌体平衡。具体方法是：

1. 上下活动脚掌。坐在椅子上，一只脚垂直着地，另一只脚拉远、伸直。随着呼吸动脚掌和脚踝，即吸气时脚尖尽量往脸方向钩（往回钩），呼气时脚尖尽量向下压（绷直脚踝）。

脚掌动作必须配合呼吸,两脚交替做 10 次。

2. 旋转脚踝。取跷二郎腿的姿势,将左腿弯曲,左脚踝置于右侧大腿上,用左手握住左脚踝靠近小腿处,右手握住左脚前脚掌旋转活动脚踝,顺时针、逆时针方向各 10 次,然后换脚进行。

3. 拉伸脚踝。取跪位,小腿前面和脚背着地,上身缓缓后仰,尽量伸展脚踝前端的肌肉和韧带,保持后仰姿势约 1 分钟。

4. 强化脚踝。手扶楼梯扶手,双脚的前脚掌 1/3 位置站在台阶上。脚掌其余部分悬空,踮起脚跟放下,再踮起脚跟再放下,共做 10 次。

随意转转养生法

人的身体就好比一部机器,头、脑、腿等是身体的主要零部件,机器经常转动,才能不生锈;人体的零件也需要经常转动,才能不生疾病。转动养生法简便易行,但做时要慢,循序渐进,长期坚持下去,对调剂精神、增强体质、促进血液循环、预防器官衰老有很大作用。

1. 转头。先抬头尽量后仰,然后慢慢低头,下额尽量贴近胸前,使颈背肌肉拉紧和放松。随后缓慢做头部的圆周运动,并向左右两侧倾斜 10～15 次。再双眼微闭,挺胸收腹,头部按顺、逆时针方向各转动 10 圈,每日次数不限。最后将腰背靠在椅背上,两手在颈后抱拢片刻。此法能使颈部肌肉和关节得到锻炼,除了增强其功能外,还有防治神经性头痛、失眠、颈椎骨质增生、颈肩综合征等,对颈部甲状腺和甲状旁腺也有良好的作用。但颈性眩晕时要暂缓施行,否则会使眩晕症状加重。

2. 转肩。将上肢向前、后、内、外各摆动 10～20 次,以带动肩关节运动。每天坚持摆动 3～4 次,摆动范围由小到大,运动量可根据身体条件相应调整。转肩对于防治肩周炎、改善心肺功能有一定帮助。

3. 转腰。站立,两腿分开,双手叉腰,腰向前弯,先按顺时针方向转动 10 圈,再按逆时针方向转动 10 圈。适当进行腰骶部活动,可以促进胃肠蠕动与消化液的分泌,治疗便秘;还能增强腰部肌肉、关节的功能,对慢性腰肌劳损、腰椎骨质增生、腰椎间盘突出、风湿性腰痛、坐骨神经痛等也有一定的防治作用。转腰最好早晨做,空腹时最好,做完后再喝一杯温开水。

4. 转腹。不限体位,双手重叠,手掌置于腹上,分别按顺时针和逆时针方向各按摩腹部50～100 次。此法对于消除腹部赘肉,促进消化,防治脏器下垂、便秘和痔疮都有好处。

5. 转腕。将右臂伸直上举,手腕放松,五指呈自然状态,朝右外侧带动手腕。注意不要用力,轻轻摇、转,环旋 30～50 次;再换左手,环旋相同次数。或者左手握紧右手腕下部,借左手之力,快速摇动右手腕 30～50 次。手腕是人体使用频率非常高的关节,并且是气血运行的枢纽,转动刺激可以使其舒展,促进血液运行。

6. 转腿。站立,两腿并拢,身体向下蹲,双手扶住双腿膝盖,按顺、逆时针方向各转动膝关节 10 圈。此法不仅能增强腿部肌肉力量、防止腿衰老,还能防治膝关节炎、下肢静脉曲张、坐骨神经痛等疾病。

7. 转膝。双脚并拢站立,微微下蹲,双手按住膝盖,分别按顺时针和逆时针各转 30 圈,坚持做两次。此法不仅能增强腿部肌肉力量、防止腿衰老,还能有效减少静脉压及促进血液循环,防治下肢静脉曲张,增加腰、膝、踝关节的活动范围,增加关节的灵活性。但是有关节炎的老年人不建议做此动作。

8. 转踝。盘坐在床或椅子上,用手抓住脚尖,缓缓地转动脚踝;也可以坐在椅子上,身体稍靠前,脚尖着地,以脚腕为轴转动。一般每次左右各转 100 下,早晚各一次。洗澡后进行,降压抗衰老等防病养生效果更好。踝骨周围有许多穴位,脚踝还是气血运行的枢纽部位,经常转动可以刺激穴位和经络,促进血液运行,增强脚踝部肌肉关节的力量和灵活性,并能防治踝关节扭伤、脚跟长骨刺、扁平足等。还能间接刺激足踝旁的经穴,对胃、肠、心、肾疾病均有防治作用。

健脑盘手养生法

盘手养生法乃属佛教佛汉拳之门列,是用以自练手上功夫的秘法。此功主要是活动手腕、手背、手掌及十指。因为这些部位具有关节多、血脉经络多和穴位多的特点,盘手能使其部位的血脉流通而回循全身。特别是手能采日月精华之外气,盘手过程中由于挤压手上的各穴位(如大陵穴、劳宫、小冲、商阳、合谷、少商、鱼际、关冲、神门等穴位),使周身与各穴位相关的部位都能得到一定的刺激以补内气,所以盘手功有一定的健身和治疗疾病的效果。实践证明对健脑、壮心、利肝、补肾、养脾、舒筋理气都有好处,因而能增进身体健康,而且没有副作用。例如,对治疗头痛、肩周炎、手和腕部关节炎、老年性手颤抖等都有明显效果,还有消炎、镇静等作用。神门穴对神经衰弱和手关节痛有辅助性治疗作用;合谷穴对上肢麻痹、痛经、三叉神经痛和感冒有一定辅助治疗作用。再如,指甲颜色变化和皲裂现象反映出一个人的内部病变,拳谱所云"甲为筋梢",即讲指甲的好坏与筋的健壮有关。盘手能起到舒筋活血的效用,进而能保持指甲的正常生长和色泽,使指甲不起皲破裂,能促使人们延年益寿并保持头脑清醒等。现将盘手功法简介如下:

1. 满手盘动作。两手心相贴,呈十字形相握,双手互相盘旋 10～20 次。

2. 盘手指动作。(1)先用右手握住左手大拇指盘旋 10～20 次。(2)改握食指盘绕 10～20 次,依次盘完小拇指。(3)改用左手分别盘右手各手指,动作及次数相同。

3. 压手指动作。(1)用右手握住左手中指,向外扳压 3～5 次。(2)以同样做法左手扳压右手 3～5 次。

4. 放松动作(亦称收功)。两手平伸与身体垂直,两手间距与肩宽相同,双手手指自然伸直,抖动 10 次左右。

盘手功系柔中有刚,由柔到刚,练习要注意以下几点:(1)初练时每天 1～3 次为宜,待 10 天后可改为每天 3～5 次,月余后可根据时间另行增加练功次数。(2)初练时不要用力太大(即盘绕和握手不要过紧过猛),5 天后可逐渐加力,否则容易引起手胀痛。(3)一旦出现胀痛现象,应适当减小力量,并配以淡盐水洗手即可消除。

常做舌操养生法

中医学认为"舌为心之苗",脏腑通过多条经脉与舌相连。平时经常运动舌头,可加强内脏各部位的功能,调和气血,有助于食物的消化吸收,减少口腔疾病的发生,起到锻炼面部肌肉的功效,使人容光焕发,强身健体,延缓衰老。还可辅助治疗或缓解高血压、脑梗塞、哮喘、近视、老花眼、耳鸣、眩晕、咽喉炎、头痛、甲亢、肩周炎、腰痛、月经痛、失眠、便秘、少年白发、老年痴呆等疾病。

1. 舌舔上腭。静坐姿势,闭目冥心,舌尖轻舔上腭,调和气息。可感觉舌端唾液频生,当津液满口后分次咽下,咽时要汩汩有声,直送丹田。此法有助于气血流畅,驱散五脏邪火。

2. 赤龙搅海。先平心静气,然后将舌在口中以顺时针、逆时针分别不停地搅动,使口中唾液不断增生,待唾液满口时,分三口随气徐徐咽下。长期坚持可滋养神经、调和气血,使人动作灵活,对打鼾也有一定疗效。

3. 赤龙吐信。把口张大,舌尖向前尽量伸出,使舌根有拉伸感觉。在舌头不能再伸长时把舌缩回口中,如此一伸一缩各 2 秒钟,面部和口舌随之一紧一松。重复做 10 次。可以利五脏气血养头面部神经。

4. 拍打上腭。习惯用嘴巴呼吸的人,容易打鼾、呼吸暂停,锻炼舌头的肌肉可以改善症状。具体方法是:将舌头向上翘,贴住上腭,然后上下拍打上腭,直到舌头感觉发酸为止。

做完以上动作之后,舌下会分泌出大量的津液,分次将唾液咽下,能补肾强精。做舌操应选在上午 9～11 时,这段时间为气血流注脾经的时间,效果最佳。

闲时编织养生法

现代科学研究证实,编织养生法从某种程度上来说,是一种平衡身心的有效方法。大家都有这样的感觉,若一味地长时间从事单调乏味且又紧张的工作,容易发生疲劳。但是一边干活,一边考虑问题,就不容易产生疲劳。而编织毛衣正是如此,边编织边思考,既可解除疲劳,又能稳定情绪。

编织毛衣要通过手指、手臂、肩部等处有节奏地运动,从而使各部位的肌肉得到锻炼,促进人体血液循环。所以,编织养生法对神经衰弱、精神抑郁症、寂寞孤闷、心情烦躁不安、高血压等慢性疾病均有一定的辅助疗效。

棋牌遣闲养生法

下棋、打牌是人们所喜爱的文化娱乐活动形式,也是一种练脑斗智的艺术,不仅能调节情绪,增长智慧,还能陶冶性情,促进脑细胞新陈代谢,预防老年痴呆症,延缓衰老。

棋、牌作为一种娱乐活动,本是古人从生活实践中得到启迪,并创造出来的一种娱乐活动形式。如以古老的围棋为例,起源于周代,盛行于春秋。在战争连绵的环境中,逐渐形成了这种模仿两军相争的斗智游戏。

一般来说,经常下棋和玩牌,具有这样几个作用:一是能培养人们独立思考的能力,锻炼思维,启迪智慧。对弈者完全是在平等的情况下调兵遣将,逐鹿沙场的。鹿死谁手,要靠自己的顽强斗志和竞技的功底,偶然性较小;二是弈棋和打牌能增强人们头脑中的逻辑性,每一步棋都是判断、推理、计算、决策的过程;三是以棋、牌会友,能促进友谊、健体强身、陶冶情操、延迟衰老。

从养生学角度讲,首先,棋、牌活动能使人的思维活动进入一种高度活跃的状态。注意力集中,有利于开发智力潜能,特别是可以提高逻辑思维的能力。儿童和青少年适度开展此项活动,有利于智力的发展。而对于成人也能起到健脑养生的作用。其次,棋、牌最终以"胜""负"的结果出现,会使人产生强烈的求胜心态,在这种心态支配下从事此活动,可以磨炼自己的意志品质,有利于养成坚韧、冷静的性格。再就是胜利心态的满足,能给人精神上带来极大的快慰。若在这一活动中做到凝神静气、全神贯注,也能起到协调脏腑气血活动的作用。最后是以棋会友、切磋技艺,能增进朋友之间的往来,特别是中老年人,下棋、打牌作为一种活动,可使人精神愉快,有所寄托,使人身心舒畅。

下棋尽管是一种乐事,但应注意的是要"乐得适度",尤其是老年人更要注意以下几点:(1)忌斤斤计较。不要常为一子争执不让,乃至唇枪舌剑、冷嘲热讽,更有甚者"剑拔弩张"。这样做大可不必,因为其后果会使交感神经兴奋性增强,心动过速、血压升高、心肌缺氧,有高血压或隐性冠心病的老年人容易猝发中风或诱发心绞痛。(2)忌时间太长。一次下棋以一小时左右为宜。因为老年人的全身机能趋于退化,需经常活动筋骨,藉以通脉活络,使肌肉韧带、关节在运动中得以滋养和润滑。长时间下棋,心肌得不到锻炼,使原来收缩无力的心肌更加"懒惰"、"泵"血功能不良,继而导致内分泌、代谢、运动等系统机能低下。(3)忌不择场地。下棋环境好坏直接影响健康。不少人常在马路边"大开杀戒",有的席地而坐,有的弓身参谋,任凭尘土飞扬,这样的环境又怎能有利于健康?(4)忌饭后即弈。不宜在饭后立即弈棋、玩牌,饭后应稍事休息,以便食物消化吸收。

挥毫泼墨养生法

绘画与美术使人能在艺术境界中寄托情怀,获得精神满足,起到益气养神、怡情养性、解郁除烦、健脑强身的作用,并有益于健康长寿。历代著名画家中高寿者屡见不鲜,画家齐白石94岁,何香凝95岁,可见绘画使人长寿绝非偶然。

作画挥毫泼墨之时,多用左手磨墨,右手挥毫,执笔虚掌,实指,平腕,悬肘。不论坐还是立作画,都得使全身之力,只有坐得正,立得稳,才能挥洒自如,得心应手,一挥而就。作画时心、眼、手协调一致,可灵活手指、腕关节,平稳肘、臂之力,平衡脏腑及全身气血。挥毫泼墨者,每每心动,则思如潮涌,宣泄于纸笔之间,自可怡情养性。书画家为了达到最佳艺术效果,书写作画时会集中全部的力量,提肘悬腕,使全身的肌肉、关节都得到锻炼,起到舒筋活络的作用。另外,书写作画时排除了杂念,心灵受到了洗涤,于身于心都大有裨益,还可有效地延缓肌体衰老,使人健康长寿。

工作、学习之余,提笔作画,使大脑皮质的兴奋和抑制功能得到良好的调节,使中枢神经系统功能趋于稳定,有助于指挥全身各部位脏器功能正常运转,生理功能得到充分发挥,这对于消除疲劳、增强体质大有益处。因而,从养生角度讲,应提倡人们学习绘画。

但是,对于许多虽然喜欢却不能画出"好画"的人来说,虽然不能从事这种创作活动,但若能时常忙里偷闲观赏名家绘画,仔细揣摩,同样也能起到宁神醒脑、养生怡性的作用。传说中隋炀帝杨广曾因贪恋酒色,身体日渐虚弱,常有口舌干燥、心烦等毛病,遍请名医无效。勤于书画的太医院医师莫君锡了解炀帝的病情后,作画两幅,一为"梅熟时节满园春",一为"京都无处不飞雪",献给隋炀帝。隋炀帝看得入神,心神不禁随画而动,想起梅的酸甜、下雪时的奇寒,口中唾液频生,又觉凛凛寒意。如此半月后,其症自去。这便是中医学中"淫生心疾",以绘画养其心、除其火的典型案例。生活中确实是这样,当欣赏绘画者排除杂念,把意念倾注于绘画艺术之中时,可不同程度地体会到内中的神韵。画中的青山绿水、溪畔人家、斜阳兰竹、画眉牡丹等,使人感到恬静、轻松和愉快,可稳定人的情绪,使气血平和,宁静安详。画中的奇峰怪石、旋流险滩、虎啸龙吟、千姿百态,能使人情绪激昂,给人以勇气和力量。总之,工作、学习之余,特别是离退休之后,培养绘画、赏画兴趣,并经常进行练习,无疑对身体健康是大有好处的。

磨墨运笔养生法

书,心画也,书法是人心理活动的描绘。

练习书法要有正确的姿势。头部端正,两肩齐平,胸张背直,两脚平放在地,运用全身力量,提肘悬腕,运动自如,达到所谓"力透纸背"。要取得这种效果,就必须手与心畅,集全身之力于笔端,凝神静气、意在笔先,把注意力和运动力凝集于线条的运动。这种神聚力随状态,静中有动,内静外动,有利于调整人体的脏腑气机,使气血经络的运动达到高度和谐。手与心(脑)合,神与笔聚,故有益气养神之功,与气功养生的原理颇为相近,能使全身肌肉保持舒适的状态;又与太极拳、八段锦的用劲方法相通,柔中有刚,松中有劲,暗中使劲。这样书写的字体不仅挺拔,刚劲有力,也有利于锻炼肌肉,舒筋活络,促进人体的新陈代谢。

书法是一种格调高雅的特殊的健身活动,练习书法可以修身养性,陶冶情操,给人以美的享受,同时能强身健体,延年益寿。书法不仅仅是写字,练书法不仅活动了四肢,而且活动了头脑,是动与静的完美结合。运笔之势相当于练太极拳和气功,从而使全身得以舒展与放松。想要练得一手好书法,必须心无旁骛,集全身的功力于笔端。

书法不但可以使人长寿,而且即使有病也有利于康复。诗人陆游曾写诗云:"一笑玩笔砚,病体方之轻。"这就是说,玩玩笔砚,即使有病也会因之而减轻病痛。我国当代文坛寿星俞平伯,曾经中风,半身不遂,但他以超人的毅力坚持练笔,不久便康复了,手臂运动自如,书法也大有长进。写字对于治疗神经衰弱、精神萎靡、手臂发麻、腰痛背痛甚至动脉硬化等慢性疾病也具有辅助治疗作用。

需要注意的是,练习书法十分强调情绪的好与坏。若精神愉快,心有所悟,雅兴勃发,自然就能在练习时尽兴发挥自己所长;反之,情绪不佳,即便写字,也未必成优良之作,更谈不上于身体有益。此外,劳累之时或病后体虚,不必强打精神练习书法。因为本已气虚,再耗气伤身,会加重身体负担,不易恢复。饭后也不宜马上写字作画,因为饭后伏案,会使食物壅滞胃肠,不利于食物的消化吸收。

业余集邮养生法

集邮是一种高尚的趣味性极强的活动,它能使人知识广博、思想开朗,尤其适宜于老年人,它对促进身心健康、延年益寿大有好处。目前,全世界参加集邮活动的人数老年人已远远超过3亿。当你翻开集邮簿时,这一张张方寸之画,不仅汇集了古今中外的名人和轶事,融进了千姿百态的花花草草,也表现了世界上的各种珍禽异兽。几本小小集邮簿包罗万象,这里有政治、科学、军事、历史、文物、文学等。

国外相当大的一部分集邮者是儿童、女性和老年人。法国有一位老人患了严重的忧郁症,起初他对集邮并没有什么兴趣,然而有一天,从他儿子寄来的信封上,看到一枚精致的邮票,一只雪白的天鹅正在蓝天上展翅飞翔,他被吸引住了,十分喜爱,将它保存了起来,从此爱上了集邮。当他专心致志搜集各种邮票时,他的忧郁症随着岁月的流逝,不知不觉地消失了。

无数的邮票设计师们为设计邮票费尽了心血,使方寸之间的小块块带上了浓厚的艺术色彩。其画面虽小,但涉及的范围极广,既有祖国的锦绣山河,又有世界名胜古迹;既有欢蹦乱跳的鸟兽虫鱼,又有安详宁静的树木花卉。但欣赏邮票,不能只是单纯地看,或只把注意力停留在画面上;而应透过画面去思索,以发现隐藏其中的深刻内涵;还要展开联想,细细地体验、品尝、回味,从形象感受开始,进而领会邮票所包含的生活内容、思想感情和艺术风格,才能得到完美的享受。

集邮之乐还有助于疾病的康复。因为在集邮过程中,由病痛带来的忧虑和不安的情绪自然而然地被解除;美好的艺术享受,使疾病带来的痛苦也随之减轻。集邮带来的良好心境,无疑是促使疾病康复的良药。既然集邮与养生有着密切的关系,那么,怎样集邮呢?

1. 向邮票公司或邮局附设的集邮门市部开户预订,这样,就不必在每次发行新邮票之日东奔西跑,唯恐失之交臂了。

2. 若亲朋故旧多而通信频繁的,也可收集旧票。但是,全凭个人机遇,集得的品种一定很不平衡。那么,同样花费邮资,最好是有计划地购买成套新票,陆续使用,寄信的同时寄去复信用的邮票,请收信人将信封上的旧票剪下寄还。

3. 集邮册和邮票镊是集邮者必备的用品和工具,若是老年人,还需配备一个放大镜。常用的插票册其实只是邮票的"临时宿舍",活页的贴票册才是邮票的"永久住处"。

4. 真正的集邮乐趣要在购买和收藏之外的整理过程中去觅取。一般可以结合本人的专长与兴趣,选择题材有关的邮票,或在贴票上配上适当的说明文字,充分发挥个人的创造才能,编成图(即邮票)文并茂的画页,或缀以诗、画等,组成和谐的艺术作品。

音乐舞蹈养生法

1. 音乐养生法。音乐是人类的精神食粮,一曲威武雄壮的交响乐,能振奋人心,激励斗志,使人热血沸腾,产生奋发向上的力量。一曲悦耳动听的轻音乐,犹如行云流水,清新悠扬,给人以美的享受,使人心旷神怡,胸怀舒展。

音乐作为养生和医疗的手段在我国由来已久。《黄帝内经》中就叙述了宫、商、角、徵、羽五种不同的音阶,与人体内在脏腑的生理病理变化的关系。它根据五行生克的关系,提醒人们认识到可以用不同的音乐来调整人的心身状态,进行养生和保健。现代研究表明,音乐的旋律、节奏、音调对人体有良好的影响,对大脑和脑干的网状结构有直接作用,可调节人的精神活动和自主神经的功能,产生镇静、安定、镇痛、兴奋、调节情绪及降压的功能,并能促进胃肠蠕动,增加消化液分泌,有利于食物的消化吸收。音乐可调情养性,调节精神生活。快速和愉快的乐曲,可使人肌肉力量增强,并激发人的热情;节奏徐缓、深长幽远的乐曲,可使人呼吸平稳,脉搏跳动富有节奏感,促进人们情绪的稳定;音调优美、旋律流畅的歌曲或悦耳动听的器乐曲,作用于人的自主神经系统,有助于大脑休息,使疲劳得以恢复;在有节奏的进行曲中,会精神抖擞,昂首阔步地去争取胜利;反之,听哀乐时,会感到压抑、悲伤;听到杂乱无章的噪音时,会觉得烦躁不安。

音乐对心理的影响可直接、迅速表现出来,优美动听的音乐可使人乐观向上,勤奋工作与学习,生理调节系统处于最佳状态,从而达到调和内外的效果。一曲节奏明快、悦耳动听的乐曲,会拂去你心中的不快,使你乐而忘忧;此时,体内的神经体液系统处于最佳状态,从而达到调和内外、协调气血通行的效果。听轻音乐不仅可以使人忘却心中的烦恼,把人带入无限美好的境界,而且还可以陶冶情操,享受无穷的乐趣。现代医学认为:不同节奏的音乐对人会起到不同的效果。

事实证明,经常引吭高歌的人平均寿命比普通人的寿命要长 10 岁以上。从生理上来说,歌唱是一种很好的深呼吸运动,可增强胸部肌肉力量,多吸进新鲜空气,加强新陈代谢,增加心脏功能,从这个意义上来说,高歌一曲与游泳、划船和气功一样,对强身防病有异曲同工之妙。

2. 歌咏养生法。歌咏能养性情,通过唱歌以调节人之常性——七情,促进身心健康。在唱歌时需要集中注意力以回忆歌词,要调动丰富的想象力进入意境,表演时要不断调整身体姿势,表现出一种美的形象。唱歌中强调运气,讲究气沉丹田,这与西方发声法所用的腹式呼吸法是同样的道理,都要求气息下至小腹并保留在丹田部位,气息越结实则声音越洪亮、饱满,即称中气足。

美国华盛顿大学研究发现,与普通人相比,合唱团歌手身体更健康、更少看医生,也更少抑郁。英国伦敦大学研究发现,唱歌可促进多巴胺产生,缓解压力,有助于锻炼心肺功能及腹部和背部肌肉。德国法兰克福大学研究,发现唱歌能使体内免疫球蛋白 A 和抗压力激素的浓度有所升高。歌声使人乐观向上。当人们情绪欢愉时,大脑能产生一种"脑内吗啡"的激素,这种激素使人产生愉快的心情,提高人体的免疫功能。

唱歌能强脏腑。唱歌就得发声、运气、调匀呼吸,讲究共鸣,使呼吸系统的功能得到强化。唱歌时,能使胸腔、腹腔震颤,这种震颤能使脏腑得到按摩。一般健身只能活动肢体,而唱歌能按摩内脏,激活脏腑的潜能。老年人多唱歌,多开怀大笑,能放松大脑,有效地预防老年痴呆的发生。

唱歌是一种呼吸肌在特定条件下的运动,这种形式的活动对胸壁肌肉来说,锻炼效果类似于游泳、划船和瑜伽锻炼。通常情况下,对于绝大多数成年人,心脏功能随着年龄而递减。如果加上有吸烟或长期以坐为主的生活习性,这种递减可以加速。然而,尽情地歌唱可缓和这种随年龄而衰退的心肺功能。

唱歌对延缓衰老和健康长寿十分有益。唱歌不但使人心情豁达开朗,精神愉快,而且还可锻炼心肺的活动功能,可谓一举多得。老年人经常唱歌,既可活跃气氛,又有助于调整心理,还能减缓精神和智力方面的老化。情绪异常能致病,也是引起心理病变的主要因素之一,情绪、情感是人体心理活动的主要表现,通过唱歌可以愉人心志,以治忧疾。特别是独唱可以减轻自身的忧愁与烦恼。唱歌可以和谐生活,改善情绪,消除烦恼与悲伤,并能调养情绪,令人精神乐观,青春焕发。由于唱歌时要用力与运气,因此能调动全身之躯,具有健身活动的作用。唱歌能促进血液循环,使躯体内脏得以濡养。所以,歌唱演员大多数体态丰满,形体矫健,肌肤润泽,面色良好。

3. 舞蹈养生法。舞蹈养生是以舞蹈来调节与促进身心健康的。美国在第一次世界大战以后,随着舞蹈的发展,出现了许多舞蹈流派,还出现了"舞蹈医疗"。舞蹈医疗是融运动疗法与精神运动疗法为一体的,且国外发展较快。在被誉为"舞蹈医疗之母"的美国,20世纪40年代就创办了舞蹈治疗班,专门培训舞蹈医疗人员,他们对精神病院、弱智学校、养老院等的病人进行舞蹈养生与舞蹈医疗指导。病人在接受舞蹈治疗的过程中,病情有不同程度的好转。美国华盛顿大学医学院让帕金森患者参加了一个舞蹈课程,每周跳2次探戈舞,每次跳舞时间长达1小时。在他们参加完1年的课程后,研究人员发现,相比进行传统锻炼方式的人,这些跳探戈舞的患者,其身体平衡能力及肌体运动能力都得到明显改善。

实验研究表明,即使交谊舞中的慢步舞,其能量消耗也为人处于安静状态下的3~4倍。当一个人因情绪低落而感到压抑时,可通过全身心投入的舞姿来抚慰心灵,并在这种体验自我存在和对这种存在的自我控制中逐渐找到自信。跳舞时,舞蹈者要与音乐协调,必须全神贯注,既是一种美的享受,更能让人陶醉其中。

4. 戏剧养生法。通过欣赏戏剧表演来达到养生的目的,称为戏剧养生。戏剧能够激起并迁动人们的"七情"(即喜、怒、哀、乐、悲、恐、惊),乐可生愁,愁可转乐。现代医学研究认为"哭比笑好"(指适当的哭)。哭能使人体在代谢过程中无法通过其他途径排除的某种有害毒素通过眼泪排出体外,因此,不少医学科学工作者认为,女子比男子长寿的原因,是因为男子一生中哭的次数比女子少得多。戏剧可以催人泪下,也可使人捧腹大笑。戏剧与歌舞不同,关键在于戏剧有情节,有角色,能感人肺腑,动人心灵,是调节情志活动的良药。另外,通过看电影、电视剧也能收到戏剧养生的效果。

吟诵诗文养生法

我们在古装电影、电视剧中经常可以见到,古人吟诵诗词歌赋强调"吟诵"二字。吟诗诵文与音乐相似,同样对心身状态是一种良性刺激。吟诵是一种特殊的身心运动——心神与口腔相协调的运动,反映了人的心身机能。经常注意这种形式的锻炼,反过来也可促进心身功能的自我调节。人的口腔周围的肌肉与器官,与人的脏腑有着密切的联系。如口唇四周的肌肉、舌体状况与脾脏的气血盛衰有关,"脾主唇四白";舌的运动变化,反映了"心藏神"的功能,"舌为心之苗"。吟诵唱和,表面上看只是口腔这一器官的运动,实质是以脏腑为基础的整体运动,经常进行朗读吟唱锻炼,可以对内在脏腑起到锻炼和保养作用。

由于朗读吟唱本身是由心神自主支配的运动形式,有利于注意力高度集中。阅读内容可最大限度地调动人的思维和想象,使人沉浸在某种意境之中。从阅读内容上所领悟到的积极意念,不仅有益于养神,而且可以起到医治疾病的作用。唐代大诗人杜甫,曾用吟诗治好了一位"疟疾"病人。杜甫对病人说:"我的诗可以治好你的病。"病人求诗,杜甫又告诉病人再吟诵"子章髑髅血模糊,手提掷还崔大夫"。病人诵之,果然病愈。这是什么道理呢?病人患有寒热往来,正邪交争,正气不能祛邪的症状,与今天的疟疾类似,先以静谧安详的诗句让病人咏诵体验,当诗的意境被病人理解之后,则有一种镇静放松的心理效应。此后,忽让其吟诵狰狞恐怖的诗句,必然使患者从原先的恬静心境骤然转向恐怖情绪。这突然的紧张状态,有利于调动肌体的防御机能,鼓舞正气,发挥其助正祛邪的作用,这实际上也是一种以情志转换的精神疗法,可用于养生。

新近研究表明，以自身声调的变化和节奏来朗读吟诵，可使大脑皮质的兴奋和抑制过程达到相对平衡，血液循环加快，体内的生理代谢更加旺盛，还可增加有益人体健康的激素、酶以及乙酰胆碱等活性物质的分泌，这些物质可以把血流量、神经细胞的兴奋度调节到最佳状态，是一种积极的休息，可消除工作、劳动时的疲劳。这也证明了口腔运动与脏腑活动的协调一致性。

总之，经常吟诵诗文，阅读书籍，不仅能够增加知识，有助于言语表达能力的提高，同时也有益于健康，还是一种社会活动能力的锻炼。

吟诵诗文养生法，对老年人来说应注意以下几点：(1)贵在精。在书籍的选择中，要多选一些有利于身心健康、怡情养性的好书，如唐诗、宋词以及古今名言。(2)不求贪。要劳逸结合，老年人往往视力减退，精力不济。所以读书不宜贪多，在时间掌握上也要适可而止。(3)忌久坐。读书坐了一段时间后，应进行一些适当的运动，如散步、打太极拳以及做保健操等，以舒筋活络、活动四肢，真正发挥读书益智、益身、益寿的作用。

▶ 栽种花草利养生

家庭在庭院或阳台上适量种植一些花草，既美化了环境，培养了兴趣爱好和休闲方式，还能提高生活质量，让生活方式更加健康，更有养生健身、延缓衰老、延年益寿的功效。因为植物进行光合作用时，能吸收二氧化碳，呼出氧气，长期生活在花草丛中的人，能比常人吸收到更多的氧气。

栽花种草是一种令人愉快的轻微劳动，花草不仅在于其形、色美化环境，使人心情舒畅，其香味能令人心醉神往，而且人们在种植花草时，通过浇水、松土、移盆、换盆、翻盆、修枝、施肥、除草、灭虫、嫁接等劳动，有时还得到花草市场去转悠一下，甚至还要与花草爱好者交流经验，切磋技艺，加强了人际交往。这样，老年人不仅活动了筋骨，丰富了生活情趣，更能调畅情志，舒经活络，具有神、形兼养之功。

养花种草不仅要有兴趣爱好，还要有一定的科技知识，如花的构造、色彩、香味等涉及植物学、化学等学科知识；花卉的光照、温度、空气、土壤、水分、营养元素的关系又涉及自然科学的各个领域。每个爱好花卉的人都希望自己亲手莳养的花卉能常开常香，但不掌握上述知识是很难达到这一目的的。这就要求要多学习，多动脑，多实践。有时需要做些体力劳动可能要累点，一旦有兴趣就变成了一种乐趣、一种享受，并且慢慢地就和植物结下了感情。

现代医学研究证明，绿色的花叶可以吸收阳光中的紫外线，减少对眼睛的刺激，因而对眼睛有保护作用，特别对色盲者更有好处。经常徜徉在芬芳、安静、优美的花卉丛中，皮肤温度可降低 $1\sim2$℃，脉搏每分钟减少 $4\sim8$ 次，呼吸也变得慢而均匀，血流减慢，心脏负担也减轻了，并且听觉、嗅觉、思维活动的灵敏性都得到加强。在花卉丛生的地方，空气中阴离子聚积较多，故空气显得特别清新，有利于高血压、神经衰弱、心脏病人的康复。

园艺劳动能使老年人受益。观察发现，一些老年孤独症患者参加园艺劳动后，生活增添了乐趣，寂寞和孤独感也会减轻许多。园艺劳动对神经官能症、高血压、心脏病等患者具有很好的辅助治疗作用，常参加适量的园艺劳动，有利于改善患者的神经、胃肠系统功能，起到增强心脏活力、降低血压、稳定情绪及消除失眠等痼疾的效果。

研究证实，经常从事园艺劳动能使人骨骼坚强，特别是对年过50岁、面对缺钙威胁的女性来说，种花、锄草等确能起到延缓和制止钙质过快丢失的作用。资料显示，爱种花草的人很少得癌症。原因是花草树木生长的地方空气清新，负氧离子积累较多，人们经常在新鲜空气中活动，大脑和肌肉都会获得更充足的氧气，且会把一些不愉快之事尽抛脑后，精神得到松弛，肌体免疫力提高，为防癌和促癌自愈提供了有利条件。

养花种草，既有期待的愉悦，又有通过自己劳动获得回报的欢乐，同时也丰富了自己的晚年生活，不仅能改变人的不良生活方式，提高生活质量，更好地享受生活，直接与大自然接触，还有延缓衰老、延年益寿的功效。

养花种草不仅可以供人欣赏、美化环境、令人赏心悦目，而且花的香气还能起到灭菌、净化空气的作用。同时，鲜花释放的芳香，通过人的嗅觉神经传入大脑后，令人气顺意畅、血脉调和、怡然自得。许多花木本身就是中草药，如菊花治头痛，清肝明目；金银花清热解毒；蒲公英消痈散结；牡丹清热凉血等。许多花木分泌的杀菌素能治疗多种疾病，如痢疾、伤寒、结核等。文武柏、紫薇、茉莉等可在5分钟内杀死细菌，金银花、野菊花杀菌消炎作用也十分显著。

室内的盆花通过光合作用可以吸收二氧化碳，净化室内空气。许多花木还可吸收空气中的有害气体，如美人蕉吸氟能力很强，夹竹桃可吸收氯气，樱花、玉兰、腊梅、桂花等都可以减少空气中的汞含量，石榴花可吸收铅。另外，桂花、腊梅、紫薇、绣球、夹竹桃的枝叶都是理想的"吸尘器"，可以减少空气中的灰尘。但有一点要注意，绿色植物在暗处代谢生长时要吸收氧气，排出二氧化碳。因此，室内如摆放过多的花草，夜间会产生较多的二氧化碳，使室内空气中氧气减少，反而会影响健康，因此，一般12～15平方米的房间，摆放花草不得超过5盆。

总之，人们在工作之余，适当地在居室和周围栽种一些观赏花木，既有益健康，又陶冶情操，并可达到益寿延年的效果。举手之劳就能养生，何乐而不为呢？

垂钓练意养生法

钓鱼在我国有悠久的历史，双休日，城里的人们背着精制的钓具，早早地就奔向远近郊区的垂钓场所，晚上带着自己的垂钓成果胜利归来，虽然经过一天的日晒风吹，但其中的乐趣无法形容。钓鱼已成为有益于人们身心健康的娱乐活动，也是一种练意静心的养生方法。

垂钓可以修身养性。钓鱼只是一种融入大自然的形式，钓的不仅仅是鱼，而是在追求一种意境，一种静心凝神的境界，是淡泊利禄的养生观。垂钓既有赏画的情趣，又有弈棋的睿智和旅游的放松，钓鱼是耐心和信心的结合，钓鱼时全神贯注，安然自得地等着鱼儿上钩。在此情境中可以使人精神愉快，驱除杂念，舒缓神经，调节心志，克服急躁轻浮的情绪，培养稳健机智的性格，养成稳重含蓄的人格，从而起到修身养性的作用。

垂钓可以练意养神。由于现代人工作节奏快，常常处于紧张压力之中，垂钓时身体极度放松，处于形松体静、注意力高度集中状态。若思绪纷杂，即使有鱼也难钓到。钓鱼时应脑、手、眼配合，静、意、动相助，眼、脑专注于浮标，形体虽静，而内气实动，这种动静结合，使一小部分神经活动，而大部分脑神经得到充分休息，这对提高视觉力和头脑灵敏性均有好处。

垂钓可以健身养生。钓鱼者或坐、或站在河边溪旁塘侧,使人投身大自然的怀抱,沐浴在阳光下,饱尝清新的空气,做到天人合一。这对于久居都市的人们来说,是改善心肺功能的极好机会。钓鱼时,提抛鱼钩的过程,不仅使四肢、手腕、脊柱的血脉得到了舒活,而且静观群鱼绕钩时,也做到了弃杂念于脑后、屏气凝神、以静养神的目的。正是由于深深的体味到了垂钓时这一动一静间的奥妙,所以才能使人保持一种豁达、宽容、不追名利的心胸,进而利于养生延年。

钓鱼可以使人入静。垂钓时需要心情平静,环境宁静,而且也可以帮助人入静。静对钓鱼有好处,对人的心血管系统也有好处。在静的环境下垂钓,人的心脏搏动有规律,血压也较稳定。

钓鱼时不要去计较最后钓到多少猎物,不要为钓不上鱼而耿耿于怀,重要的是要去体会钓鱼的乐趣,享受垂钓时的宁静时光;钓鱼前要有充足的睡眠,并带上高低软硬适宜的坐具;利用可拆卸抄网把代替手杖,不仅能减少体力消耗,而且还能防止滑倒,又可"打草惊蛇",防止被蛇咬伤;精神集中的时间不宜太长;长时间受太阳暴晒,易患日射病,撑开一把伞问题就解决了;水反射强光刺眼,易患雪盲症,戴上茶色或变色眼镜就能预防;夏季炎热易中暑,应多喝清凉饮料,多吃瓜果。风湿病患者不宜进行垂钓。

▶ 饱览山河养生法

在旅游中养生,为养生而旅游,正日益成为老年人旅游的时尚之举。旅游不仅可以一览大好河山之壮丽景色,而且还能借以舒展情怀,心胸开阔,愉悦精神,锻炼身体,增长见识,是一种有益于身心调养的养生方法。

旅游能领略自然风光,呼吸新鲜空气,陶冶情操。当人们投身于大自然,深山密林、江河湖海、溪泉潭瀑、田园花草,不禁耳目一新,呼吸到大自然的新鲜空气,神情便为之一爽。欣赏美丽的大自然风景,人们会触景生情,心情格外舒畅,好像变年轻了,不良情绪也化为乌有。旅游者精神焕发,有利于提高工作和学习效率。

旅游能认识自然,增长见识,增加知识。古人曰:"行千里路,破万卷书。"这就告诉人们,旅游和读书都是获得知识的途径。旅游不但能开阔人的胸怀,而且还可以开阔人的眼界。既有修身养性的作用,又能提高文化和鉴赏水平。我国著名的旅游胜地,如西安的秦兵马俑、杭州的西湖、山东的孔庙和碑林、敦煌的石窟等,均能使人们在参观旅游过程中学到许多我国传统文化知识,若有条件去国外旅游,还能知晓许多异国文化。

旅游可锻炼体魄,增进健康。在外出远足时,不管是涉足田野、登高远眺,还是平湖泛舟,或在大海、江河游泳,这些对旅游者来说都是很好的体力锻炼,它可以使人气血通畅,利关节而养筋骨,畅神志而益五脏。对于老年人和体力较弱者,应只求慢步消遣,不必求快求远,可缓步而行,时辍时行;对于体胖者,旅行是减肥的好方法。

旅游可以让人延年益寿。旅游可以放松身心,缓解精神压力,保持细胞年轻,降低衰老的速度。很多人长寿的秘诀是保持乐观,积极向上,减少生气。现代人生活工作压力大增,旅游的确可以起到缓解的功效。旅游可以使人饱览大自然的奇异风光和历史、文化、习俗等人文景观,让人获得精神上的享受;同时,置身于异域风景,呼吸一下新鲜空气,让身心来一次短暂的流浪,更能让人获得放松。老年人应该选择一些有针对性的旅游景点去养生。如到海滨旅游可以使人心旷神怡、排解忧愁,对神经衰弱、贫血、偏头痛等患者有一定的辅助疗效;高原地区光照丰富、气候干燥,对风湿性关节炎、气喘病患者来说是较为理想的养生旅游胜地;高山地区空气污染小、负离子数量多,糖尿病、过敏性鼻炎患者可以将此作为养生旅游的最佳选择。尽可能在假期、周末远离都市,到郊区林木茂盛的风景区踏青,可以令人体吐故纳新、调和呼吸、阴阳协调。国内外许多学者研究认为,运动脚趾也像运动手指一样,有助于大脑健康,甚至有人认为脚掌为人体的"第二心脏",而旅游正是锻炼行走、磨炼脚掌的机会,因此要保持身体健康,就应多远足郊游,在游览期间身体可为之一轻,有利于延年益寿。

旅游前应该准备一些常用药和急救药,如头孢氨苄、黄连素、枇杷止咳露、去痛片、人丹、清凉油以及创可贴等,冠心病患者要随身携带硝酸甘油或者速效救心丸,一旦发病立即服下,高血压患者应该带足降压药和血压计,随时了解血压情况。

吃东西前一定要用清水洗双手,要到卫生条件达标的餐馆就餐,住宿也要选择卫生环境好的,床上用品消过毒的,洗澡最好用淋浴,使用自带的毛巾等。应该选择舒适的旅游鞋(不宜穿皮鞋和高跟鞋),多带些换洗的衣物,注意随天气变化增减衣物。旅游时要注意休息,尤其是晚上不要玩得太晚。

赋闲消遣养生法

休息是养生的一个重要方法之一。我国古代,既有静坐、睡眠等"静养"的休息方式,也有散步、沐浴等"动养"的休息方式,还有闲赏、逸游等高雅的休息方式,可根据不同爱好自行选择不同形式,因人而异,因时而易。

休息的目的是通过"静养"和"动养"来松弛心身,舒缓脑力劳动和体力劳动带给人们的紧张和疲劳。人们在工作或学习时,心理和生理上总是处在紧张状态之中,这是保持学习和工作效率的内在条件。长时间的精神集中和体力操作,会使人感到身心疲倦,这就必须通过休息来加以调整。休息方法除了睡觉以外,还有很多积极的方式。

1. 静坐法。其基本要求是:(1)坐姿端正。头向前,眼微闭,形如打盹,全身自然放松,以舒适端正、不倒为宜。(2)精神内守。意念集中,无思无虑,所谓"四大皆空"。(3)呼吸自然。自然呼吸,吸深呼长,意念送气至脐下丹田穴处。(4)时间适当。可按实际工作情况灵活掌握,一般每次10~30分钟。此法是工作或劳动之间可随时随地进行的一种休息方式,特别是终日劳心用脑,或从事重体力劳动者尤为相宜。

2. 散步法。散步是一种老少咸宜的轻度活动。散步时应徐步缓行,宽胸缓息。时间、速度不拘,一般在每分钟60~100步为宜。散步地点尽可能选择道路平坦、空气新鲜、环境幽静的场所。若为了锻炼,也可以加快速度,加长距离,即快速步行法,也有强身作用,但此法不宜在食后、临睡前进行。此法为历代养生家所提倡。

3. 串门法。串门是有益的养生之道,建议老年人没事多串串门。老年人串门有三益:(1)串门可以排遣老年人的孤独寂寞,只要有空,到左邻右舍或老朋友、老同事家里坐坐,侃侃"山海经",能将老年人退休回家无事干的苦闷抛到九霄云外,使生活变得丰富多彩而不是单调乏味。这对调节老年人的情绪、舒畅胸襟大有裨益。(2)串门可以健脑益神。串门聊天,话题海阔天空、从古到今、往年回忆等,可以使老年人获得信息、增长知识,了解时代的发展、社会的变化,从而增加生活趣味和回味人生体验。(3)串门可以活动筋骨,增强体质。俗话说,"人老先老腿",走家串户,寻朋访友,势必要登楼梯、步庭院、遛公园,甚至长途跋涉,这就少不了活动四肢,尤其是腿部,从而对于推迟肌体衰老大有裨益。

善于休息养生的人会有自己习惯的赋闲消遣方式,诸如游行于田园山水之间,往来于长幼亲朋之中,闲情于琴棋书画,安心于居家操持,沉浸于欢歌笑语,活跃在运动场上……合于心志的赋闲消遣,业余活动会给人带来精神上的无限快慰,通常是难以在脑、体劳动中获得的。赋闲消遣,还可以扩展人生的生活经验,使社会阅历更为丰富,使人们从机械的工作或学习环境中暂时解脱出来,从而扩大了人们的生活视野。许多原来与自己工作和学习无关的人、事、物,在消遣活动中与自己发生了联系,必然给人们带来更加丰富的生活经验。这不仅让人体味到生活中的许多乐趣,也能够促进自己的心身发展。

在休息时间赋闲消遣应考虑到自己的兴趣和爱好,避免为消遣而消遣。从事消遣活动,不要有勉强或强制的感觉,否则不仅得不到消遣的益处,反而会增加精神负担。这一点,特别是在寻找"玩伴"时要注意,不要强拉别人。对自己来说,消遣娱乐不必赶潮流、追时尚,而要真正喜欢并能从中得到乐趣。要注意与人同乐,这样可以大大增加自己接收的信息量,提高活动的质量。即使是从事以个人行为为中心的活动,也要注意与他人交流。如喜欢种花草的人,应注意与其他有此爱好的人多加联系和交流,不仅乐从中来,也增加了自己与他人交往的范围。

在选择赋闲消遣方式时,应注意选择那些能与自己的工作和学习互补的方式。对脑力劳动者来说,消遣休息以室外运动的活动为宜。而对体力劳动者来说,则宜选择有利于提高自己视、听分析能力的方式。这样,一可开阔自己的生活视野,二可协调身心的全面发展。在我国,消遣活动的场所和条件目前远远不能满足人们的需要,个人的生活条件也存在一定的差异,多数人只能选择那些受条件限制较少的活动项目。在这一点上,人们应避免互相攀比。

休闲养生和其他养生方法相比更容易被人们所接受。为了身心健康,我们不妨根据自己的个性培养一些高雅的爱好,让心灵在工作、事业之外多一份依托,既乐在其中,又陶冶情操,也由此而获得良好的养生功效。最好要有一个系统、多样的消遣方式。晴朗的假日,可以踏青、登山、垂钓;阴雨天气的假日,则能抚琴、歌吟、读书。有亲友在,可以携手相游;一人时,也能植花、剪报、集邮等。要做到不论在何种情况下,疲劳时都能找到合适的休息方式,只有这样才能真正享受到生活的快乐。

按摩操练篇

传统按摩养生法

传统按摩养生法,是根据历代流传、确有实效、防衰延年的按摩养生方法编排的,包括:鸣天鼓、旋眼睛、常叩齿、擦鼻旁、腰宜转、常摩腹、搓脚心、暖外肾八节动作,其中的每一节动作均具有一定的独立性,也可视为一套完整的按摩养生法,故将其合称为"传统按摩养生法"。这种按摩养生法,方法简单,锻炼全面,运动量不大,锻炼时可坐可卧,因此特别适合于中、老年人。

传统按摩养生法需注意以下几点:(1)意念要集中。这在气功锻炼、气功按摩中要求比较严格,一般按摩虽不强调意念,但因按摩和气功是一脉相承的,为增强按摩效果,必须讲究意念的作用。要求在按摩前,先坐好或卧好,排除杂念,耳不旁听,目不远视,心神宁静,全身放松,最好是在意守肚脐片刻后进行。(2)呼吸要自然。意念集中后,先进行几次深呼吸,然后即采用自然呼吸,不必用意指挥呼吸,更不可做憋气动作,以免引起胸闷等不适症状。呼吸时要求室内空气清新。(3)动作要轻柔。养生按摩的手法均较用于治病的手法轻柔,即要求按摩的动作轻松柔和,以自觉舒适而不吃力为度。按摩前两手掌需相互摩擦至热,然后再按操作程序顺着皮肤的纹理,轻柔协调地进行按摩。(4)时间宜早晚。早晨起床前进行按摩,能迅速驱散睡意;晚上睡前进行按摩,有利于消除一天的疲劳,便于入睡。若时间不允许做完全套动作,可清晨鸣天鼓、转目、叩齿,睡前摩腹、擦脚心、暖外肾。当然,在白天空余时间也可根据需要着重按摩某一部位。例如,腰痛可多转腰、久视后可多转目、易感冒者可多擦鼻等。但在过饥、过饱时不宜进行。患有皮肤病或局部红肿时应暂停按摩。摩前需排空大小便。(5)次数要因人而异。按摩次数多少应根据各人的体力决定。一般少则按摩10余次,多则可增加到几十次,甚至上百次,均应由少到多,逐步增加。总之,要以感觉舒适为度。以下详细介绍传统按摩法的操作及养生作用。

1. 鸣天鼓,耳不聋。此法具有刺激神经、保护大脑、调节全身功能的作用;在耳壳一定部位进行按摩,犹如耳针一样,可以调节和恢复肌体相应部位的生理机能;震荡两耳鼓膜,能增强听力、预防耳聋、防治耳病;弹震后脑壳,能增强记忆、清醒头脑,有助于防治头昏、头痛、牙痛、眼疾和老年痴呆等疾病。具体操作方法:(1)将两手掌心相对搓擦至热。(2)将搓热的掌心分别紧按于两侧耳孔,指尖朝向脑后。(3)按后随即将两手掌从耳孔迅速离开。如此一合(即用力紧按)、一开(即突然离开)为1次,共做20~30次,以振动耳内鼓膜。(4)开合毕,再用双掌心捂住耳孔,中指按在后脑部,用食指压住中指,再将食指迅速从中指上滑下,以弹震后脑壳。每弹一下,自己可以听到"咚"一下响声,若连续弹震即可听到"咚咚咚……"犹如接连敲鼓的声音一样。共弹30~50次。(5)弹震毕,以两手同时摩擦两侧耳壳(也可将耳壳前后相折)20~30 次,或至耳壳发热为止。(6)以两手中指或食指顶端插入耳孔内转动 3 次(转动方向不定),再骤然拔开。此为 1 次,共进行 3~5 次。

2. 目常转,眼明亮。现代医学理论认为,擦揉眼皮能改善眼内组织的血液循环,能增强视神经、动眼神经及眼肌的功能,调节眼肌,减轻眼肌疲劳,使眼部肌肉较有弹性,推迟眼睑下垂或眼眶塌陷现象的发生。旋眼睛可以锻炼眼外肌,促进房水循环,防止斜视,并能增进睫状肌对晶体凸度的调节能力,因而可预防视力疲劳和近视的发生。一些从事与视觉紧张有关的人,经常会出现眼皮发涩、眼球有压迫感或有轻度疼痛、看细小物体模糊不清等症状,一旦出现,随时可做此节按摩法。具体操作方法:(1)旋眼睛。端坐或站立,头正腰直,两目平视眺远片刻后,两眼同时按逆时针方向(从左、下、右、上)旋转 5~6 次,然后向前平视片刻;再按顺时针方向旋转 5~6 次,转毕向前平视片刻。旋转时两目可睁可闭。旋眼睛看起来非常简单,眼球左右旋转不过几次,似乎效用不大,但经验证明,只要坚持每天早、晚认真做两遍,就会收到意想不到的良好效果。(2)浴眼(揉擦眼皮)。两手轻握拳,两拇指自然弯曲,两目轻闭,用拇指背分擦两上眼皮 10~20 次。然后以食指或中指指面按于眼皮上,沿眼眶四周由内向外、再由外向内做环形摩动 10~20 次。摩毕,再用两手拇指或是食指罗纹面分别按于两侧太阳穴,向眼前方向、耳后方向各揉动 10~20 次。最后,用右手拇指和食指捏住两眉中间部位,提捏 10 余次。太阳穴属于经外奇穴,揉动此穴可以通经活络,抵御外邪,有助于防治头昏、头痛。提捏眉心及两眼中间部位,可使眼内虚火外泄,有助于防治各种眼疾。(3)眨眼。平时有空就进行"眨眼运动",即稍加用力闭眼后,持续 10 秒钟左右再睁开,反复进行,每次 4~5 分钟,每天至少 3 次。此法可通过眼球一开一闭的锻炼来兴奋眼肌,增加眼球的弹性,促进局部血液和房水的循环,增加眼球的滋润,防止视力衰减,能使眼肌延缓衰老。

3. 常叩齿,牙无疾。叩齿是护齿保健的主要方法。因为叩齿能促进牙周膜、牙髓腔及牙龈部位血液循环,增加牙齿的营养供给。经常叩齿,咬肌也不易松动脱落。同时,叩齿能使口内唾液增多,若在叩齿后加以鼓漱,口内津液更多,甚至满口,更有助于增强消化系统的功能。具体操作方法:(1)叩齿。叩齿前,先安定心神,两目平视,全身放松,口唇轻闭。叩时,先以上下门齿相对轻轻叩击 30 多次;再以上下磨牙相对轻轻叩击 30 多次或更多次数。(2)鼓漱。叩齿毕,轻轻咬紧牙关,将两腮鼓起,如口内含物,并用两腮和舌做漱口动作,连漱 30 多次,待口内津液增多,再分三次慢慢下咽。初练时可能口内津液不多,久练津液自增。叩齿和鼓漱可以同时进行,即一面叩齿,一面鼓漱,次数不拘。单做叩齿功时,可在饭后立即进行,一般早、晚各练一次。早晨叩齿前应先用清水漱口。叩齿和鼓漱,都是口腔内的按摩方法,也是对大脑的一种间接按摩法。因为口腔与大脑的距离最近,通过叩齿、鼓漱对口腔和咽喉的刺激,给大脑以活力。有些人不知鼓漱,而习惯用冷水漱口,其实这也是鼓漱的一种形式。

4. 擦鼻旁,防感冒。擦揉鼻子能促进鼻部、特别是鼻黏膜的血液循环,有利于鼻黏液(即鼻涕,其中含有溶菌酶和分泌性抗体等杀菌物质)的正常分泌,使鼻黏膜湿润,保持温度,增加耐寒性,从而减少冷空气对肺脏的刺激。擦揉鼻子还能促进鼻黏膜上皮细胞的增生及纤毛的运动,以使混在鼻黏膜的灰尘及细菌排出体外。可见,擦揉鼻子能增强鼻黏膜的抗病能力,以预防感冒、鼻炎、气管炎的发生。当然,在擦揉鼻子时要注意雅观,注意卫生,最好是用手帕或是手纸捂住鼻子进行。具体操作方法:(1)两手轻握拳,拇指微曲,以拇指背置于鼻旁两侧。(2)以两手拇指背,也可以食、中指指面,沿鼻梁骨两侧,从鼻翼向上擦到鼻根中,即两眼下部,上下来回用力各擦 20～30 次。冬天或是天气骤冷时擦鼻旁的次数还可增加。擦时可以两手同时上下擦,也可一手上、一手下交替来回擦。(3)擦毕,以一手食指或是拇指指背,快速揉擦鼻孔(包括鼻尖、鼻中隔、人中穴在内)10～20 次。这种擦揉法随时都可进行。

5. 腰宜转,壮肾府。现代医学证明,按摩转动腰部,能改善局部血液循环,以提高腰肌的工作能力及耐力,有利于病损组织的修复,对腰肌、腰椎等疾病以及肾虚引起的腰痛均有一定的防治作用。此外,摩擦腰骶还能促进性欲,增强精力,可治愈一些一时性的性机能失调。具体操作方法:(1)转腰,先两腿平行站立,两手叉腰,后以腰为轴,上半身分别向左右两侧转动,或是做前俯、后仰活动,也可将前后左右的活动连贯起来,做腰部大幅度的环形运动。从左转到右,再从右转到左,一般各转 3～5 次,犹如做广播操时的动作一样。(2)转腰毕,以两手轻握拳,用拳眼或拳背按摩或轻叩腰眼 20～30 次。(3)最后再擦腰骶,以两手掌搓热按于腰眼片刻后,即用手掌轮流用力向腰下推擦到腰骶(长强穴附近),再向上擦回到腰眼。左右手上下来回擦毕为 1 次,共擦 20～30 次。若自觉腰酸或腰痛者,可根据自己的体力适当增加推擦次数,甚至可以推擦上百次,至有热感为度。

6. 常摩腹,增食欲。摩腹不仅能增强胃肠的消化功能,而且有助于医治各种胃肠疾病。因为摩腹时,腹内脏器受到压力后起伏升降、蠕动增加、活力增强,从而促进功能恢复、病灶消除。同时,摩腹还能促进腹腔静脉的回流、减少腹腔及某些内脏的气血瘀滞,并在神经系统的调节下,胃肠平滑肌的收缩加强,促进了胃液、胆汁、胰液、小肠液及其分泌型抗体的合成与分泌,提高了胃肠道抗病和抗过敏的能力,增强了对食物的消化吸收,所以对肝炎、肠炎、胃溃疡、十二指肠溃疡、胃肠神经功能紊乱等疾病均具有一定的防治作用。摩腹的方法有两种:一种是分上腹、大腹、小腹三个部位进行按摩,或是有选择地按摩其中的一个部位,如只按摩上腹部,或只按摩大腹等。另一种是对整个腹部做一次性按摩,具体步骤是:(1)一般摩时取坐位,以一手(左右均可)叉腰或放在大腿上。若取卧位,手的位置不限。(2)先以一手手掌贴于肚脐,并以肚脐为圆心,做顺时针方向摩动,即在腹部摩圆圈。摩的范围是先从小到大,即从脐周开始,圆周逐渐增大到将上腹、小腹包括在内,共摩 20～30 圈;然后再由大到小地画圆摩动 20～30 次。(3)一手摩毕,再按上法以另一手摩腹,次数同上。

7. 搓脚心,延年寿。人体各系统器官在脚掌都有相应的位置,足三阴、足三阳六条经络均汇集于足底,说明脚底与全身各脏腑、组织、器官等均有着密切的关系。所谓搓脚心,主要是搓脚底肾经的涌泉穴。涌泉穴具有除湿气、固真气、宁神志等作用。搓脚心不仅能滋肾水、降虚火、导引全身浊气下降,而且还能疏肝明目、镇静安神、清利咽喉。因此,常搓脚心可防治高血压、头眩、耳鸣、昏厥、失眠、咽痛、足部酸痛等病症。搓脚心时一般采取坐位,平坐在板凳上或是盘坐在床上,亦有采取卧位者。具体操作方法有以下两种:(1)坐式。①选好适当的位置先坐好。②用两手屈小腿,将欲搓的脚心翻向上,置于异侧大腿上。③再将两手心搓热,用手掌横搓或竖搓,从足跟至足尖来回搓摩几十次或是上百次,或摩至脚心发热为止。④搓完一只脚心,再按上述方法接着搓另一只脚心。两脚心搓摩的次数相等。(2)卧式。①取仰卧位或是侧卧位。②将被搓之脚心的同侧小腿稍微弯曲,以使脚心翻向上能暴露。③用对侧足大趾的内侧,上下来回搓擦脚底涌泉穴 30～50 次,或是更多次数。④两脚轮流互相搓摩,次数相等。以上两种搓脚心的方法,可根据各人的习惯或是体位的方便选用。

8. 暖外肾,体健壮。外肾即是男性的外生殖器。暖外肾主要是对外肾的刺激,是以两手搓、捏、提拉外肾部,以使局部循环加快,温度提高。暖外肾具有温肾补阳、固精强身、控制性欲的作用,故能延缓衰老、延年益寿,并对遗精、阳痿、早泄、性冷淡以及不射精等疾病有很好的防治作用。具体操作方法:(1)两手掌搓热后分别轻握住两侧睾丸,缓缓揉捏,像玩健身球一样,或是以两手中指、食指的指面,分别托住同侧睾丸的下面,再以大拇指轻按在上面,左右搓捻 50～100 次,以睾丸轻微酸胀、舒适不痛为佳。(2)搓捏毕,以两手十指分别轻捏住同侧睾丸,缓缓用力向外提拉 50～100 次。(3)以一手掌兜着整个肾囊,以另一手小鱼际斜擦同侧腹股沟下近毛际处,两手齐用力边兜边擦,左右手轮流各擦 50～100 次。

穴位按摩养生法

穴位按摩养生法,就是直接在体表穴位上进行按摩。这种按摩法不仅能养生,还能治疗一些常见病症,也是成人按摩养生的一种常用方法。按摩养生的常用穴位有 40 多个,由于每个穴位的作用不同,所以各人可根据自己的需要选择不同的穴位。如脑力劳动者,可多取头面部的穴位;体力劳动者,可多取四肢、腰背部的穴位等。

1. 头面部穴位按摩法

(1)揉睛明。睛明穴的养生作用有:明目益脑,疏通睑络,宣畅泪道。适用于视力疲劳、弱视、夜盲、目眩及眼睑松弛下垂和泪道不通、迎风流泪、泪少干涩等。按摩时,双目轻闭,用两手中指指端分别按于同侧睛明穴上,轻轻揉动 20～30 次。揉动旋转的方向不拘。也可用单手拇、食两指指尖,分别按于两侧睛明穴上进行揉动。由于此穴具有提高视力、通畅泪道的养生作用,所以揉后均感视物清楚、眼睛明亮、头脑清醒,一般在长时间看书后,或自觉头昏脑涨,或两眼干涩时,随时按摩。此穴已被作为中、小学生眼保健操中的主要穴位。

(2)揉印堂。印堂穴的养生作用有:舒心宁志,醒脑健神,明目利窍。适用于睡眠不实,头目昏胀,精神疲乏,泪道不利,迎风流泪,鼻腔不通,鼻涕干睹及额颜少泽,皱纹较多等。按摩时,以一手拇指指端轻轻按于印堂穴上,其余四指自然向上,以拇指端顺时针及逆时针方向各揉动 20～30 次,或是更多次数。此外,还可以中指端按于该穴,同拇指揉一样。经常按揉此穴能防治头痛、头昏目花、失眠多梦等症。特别是失眠者,若在睡前轻轻按揉此穴,往往很快会出现昏沉欲睡之感。

(3)揉阳白。阳白穴的养生作用有:明目除胀,舒额消皱。适用于头昏目眩,夜盲,眼睑瞤动、额头昏胀不舒、面瘫之额纹消失及额纹早现过多、颌面肌肉松弛等。按摩时,以两手食指或中指,同时上提至眉上,以指面按于阳白穴上,也可用食指搭在中指背上,仍以中指按于该穴上,按顺时针及逆时针方向各揉动 20～30 次。经常按揉此穴,能防止额纹早现,并能保护视力,所以面部美容按摩及眼保健均常选此穴。若是眼睑跳动不止,或有眼睑下垂者,也可选此穴经常按摩。

(4)揉太阳。太阳穴的养生作用有:醒脑明目,清暑除烦,祛风镇痛。适用于头昏脑涨,视物不清,偏头掣痛,暑热烦痛等。按摩时,两手同时上提与眉平,以两手拇指或是中、食指罗纹面,分别从两侧眉头顺着眉毛抹至眉梢,直接按在太阳穴上,两手指同时按先向下、向后、再向上转向眼前的方向揉动 20～30 次,此为补法;若向相反方向揉动,是为泻法。泻法适用于感冒发热无汗者,多揉能促进发汗,疏散外邪。养生保健,只用补法(能补肺气),而不用泻法。故选揉此穴,是为了预防感冒或解除头痛。

(5)揉推迎香。迎香穴的养生作用有:通利鼻道、泪道,醒脑明目,并能提高鼻腔黏膜的免疫功能,预防感冒。适用于易感冒,慢性或过敏性鼻炎及泪囊分泌不畅等。按摩操作时,以两手中指或食指罗纹面分别按于同侧迎香穴上,轻轻揉动 20～30 次;然后两手指再沿鼻旁两侧上下来回推抹 20～30 次。揉推迎香,主要用于通和鼻窍、预防感冒。凡感鼻塞,或刚从室内到室外,及时按摩此穴,预防感冒的作用更强。此外,面瘫病人经常揉推此穴,有利于康复。

(6)掐揉人中。人中穴的养生作用有:疏通脑络及督脉,具有显著的双向调节作用,既醒脑提神,又镇静宁志,并为理腰之要穴。适用于狂躁失眠、精神萎靡、失志胸闷、惊痫癔症。按摩时,用一手拇指或食指尖按于人中穴上,先以指甲轻掐 3～5 次,然后以指尖按顺时针及逆时针方向各轻揉 30～50 次。揉毕还可用指端点按 10 余下。用于养生者,多以揉法为主,或是轻掐后加揉。若用于对昏迷、抽风、中暑等的急救时,应以掐法为主。掐时用力宜向上、向里,但需防止用力过猛而掐伤皮肤。由于掐揉人中还可引起大脑皮质兴奋,所以掐后会使人感到精神饱满、精力充沛。还有人用掐人中来预防感冒,取得满意效果,即在从室内到室外时,或是自觉感寒时,或是打喷嚏后,随即按揉人中 10 余次即可。

(7)揉推承浆、地仓。承浆穴的养生作用有:疏络柔唇口,固齿洁龈,安神宁志。适用于唇口麻木、齿龈不洁、流涎不止、心烦不宁等。地仓穴的养生作用有:疏通口角络脉,消除口角皱纹、面肌发麻或跳动,为口角矫形、消斑纹、美容的常用配穴。按摩时,先以一手拇指指端按于承浆穴上,按顺时针及逆时针方向各揉动 20～30 次。揉毕,用两手食、中指并拢,同时从承浆穴沿下唇边分推至口角地仓穴,按揉 20～30 次后,再从地仓沿上唇合推至人中穴。此为 1 遍,如此可反复揉推 10 余遍。揉推承浆、地仓,是面部美容保健的常用穴,也是防治面神经麻痹、口腔炎、牙龈肿痛等病症的常用穴位。

(8)按揉颊车。颊车穴的养生作用有:生津洁齿,舒展面肌,消除麻痹。按摩时,用两手食指或中指指端,分别按于两侧颊车穴上同时向内或向外侧方向边按边揉 20～30 次。经常按揉此穴,能促进唾液分泌、帮助消化、防治口齿疾病及下颌关节炎等。若遇有中风昏迷,牙关紧闭者,用力按揉此穴,一般能使紧闭的牙关松开。

(9)揉推听宫、翳风。听宫穴的养生作用有:能防治听力减退、耳鸣耳聋、下颌关节功能障碍所致张口困难等。翳风穴的养生作用有:清火聪耳,利侧颈,舒膈肌。适用于耳鸣耳聋等。按摩时,两手中、食指分开,插于同侧耳根部,以中指指面按于耳前的听宫穴上,以食指指面按于耳后翳风穴上,同时由轻渐重地向前或向后旋转揉动 20～30 次;随后再以中、食指分别沿两耳的前、后缘上下来回推擦 20～30 次。揉推此两穴,主要能防止听力减退。一般人到中年,特别是到老年,经常会出现耳鸣、幻听、重听等症状,故尤宜对此两穴进行按摩。

(10)按揉百会。百会穴的养生作用有:疏通脑部络脉,强健精神,振奋阳气,升举中气。适用于健忘失眠、精神委顿、头昏目眩、鼻塞耳鸣、眉额部绵绵痛、癫痫发作不语以及脱肛、子宫下垂、遗精、滑胎、腰脊酸软无力等。按摩时,以一手或两手的中指或食指,放在百会穴上,先由轻渐重地按 3～5 下,然后再向左、向右各旋转揉动 30～50 次。若是手臂抬举不便,或是年幼者,可由他人代为按揉。一般早晨起床前,按压此穴会使人感到全身松快、充满活力。若是体质虚弱，或患有内脏下垂、脱肛等症者，初起按揉用力宜轻，以后再逐步加重，按摩的次数也可随之增多。必须注意防止因用力不当而引起头顶疼痛。

（11）按揉风池。风池穴的养生作用有：疏通脑络，调摄目系，散风阳，利肩背。适用于失眠健忘、头昏目眩、偏头痛绵绵不休、项背牵掣不舒、鼻塞、感冒发热等。按摩操作时，用两手拇指面分别按于同侧风池穴上，其余手指放在头的两侧，或用中指按在风池穴上，食指搭在中指背上，由轻渐重地向外旋转按揉20～30次。按揉风池，虽对感冒、头痛、中风不语等症均具有一定的防治作用，但人们习惯取此穴作为预防感冒的常用穴。

2. 腰背部穴位按摩法

（1）按擦大椎。大椎穴的养生作用有：除烦热，宁心神，健脑益智，督理诸阳。适用于阳亢于上、阴亏于下、久病阴阳失调、神疲健忘、体虚乏力、腰脊拘强等。按摩时，先以一手中指指端点按大椎10余次，然后四指并拢搭于同侧肩背上，反复斜擦大椎穴20～30次，或擦至局部发热。左右手轮流按擦，次数相等。本穴用于养生，多以斜擦为主，具有强壮温阳的作用，能防治感冒、肩背冷痛、四肢发凉及颈椎病变等。若用于治疗外感发热，可采用挤捏法，挤至皮下出现瘀斑，其疏风清热的作用更强。

（2）揉拿肩井。肩井穴的养生作用有：舒肩背，通乳络，平亢阳，振亢气。适用于肩背酸楚不舒、上臂抬举无力、劳损失精、元气不足、肝阳上亢所致之血压偏高等。按摩时，先以一手搭于对侧肩架上，掌根放在锁骨，以中指指端按于肩井穴上，做旋转按揉20～30次，接着拇指与食、中指相对用力，拿于肩井穴前后，一松一紧地向上提拿5～10次。两手轮流先按揉、后提拿两侧肩井穴，次数相等。但须注意，孕妇禁用此法。一般提拿此穴，会促进全身气血流畅，使人感觉舒适。若遇有胸闷喘息、痰多咯吐不出，或是喉痹声哑者，可在肩井用力提拿几次，能促进排痰，缓解症状。

（3）按揉肺俞。按摩时，先以一手掌根搭于右侧肩井穴，先按后揉30～40次。揉时应向脊柱方向旋转。两手轮流按揉两侧肺俞穴，次数相等，如能揉至局部发热则效果更佳。按揉本穴，有"向脊柱方向揉为补，向体侧方向揉为泻"的说法，所以在操作时，应注意旋转揉动的方向。用于养生者，应用补法，具有补益肺气、预防感冒的作用。用于治疗感冒咳嗽，当用泻法。若因看书或低头过久，感到项背酸痛时，可按揉此穴及拿肩井，或是斜擦大椎。

（4）按揉脾、胃俞。按摩时，以两手食、中指指端分别先按于脊柱两侧的脾、胃俞上，向脊柱方向旋转揉动30～50次；或两手握空拳，以拳背放在脾、胃俞上，做上下来回推擦和揉动30～50次，也可推擦和揉动更多次数，直擦至局部有热感。按揉脾、胃俞，主要是通过调节、增强脾胃功能来改善全身营养状况，以达到保健强身的目的。经常按摩此穴者，一般食欲正常，面有华色。因此，本穴为成年人及小儿养生按摩的主要穴位之一。

（5）揉擦肾俞。肾俞穴的养生作用有：补益脑髓，聪耳明目，强腰脊，定虚喘，滋养肾精，壮阳起痿，调月经，止遗溺，通利小便。适用于目眩耳鸣，虚烦难寐，健忘耳聋，极易疲劳以及阳痿阴缩，遗精遗溺，腰膝酸软，男子不育，女子不孕，月经虚闭，白带增多等症。按摩时，两手反叉腰，以拇指分别按于同侧第11肋端，以中指指面分别按于两侧肾俞穴上，向脊柱方向旋转揉动20～30次；再用两手指掌贴于腰部，上下搓擦肾俞及其周围30～50次，也可搓擦更多次数，直擦至局部发热为止。本穴亦为保健养生的主要穴位之一。经常揉擦，能预防早衰，对腰膝酸痛、泌尿系统及神经衰弱等症均具有一定防治作用。若是在过度疲劳后，感觉腰酸背痛时,可随时按摩,次数不限,并可与擦腰骶同时进行。

(6)按擦命门。命门穴的养生作用有:补肾壮阳,强壮腰脊。适用于精亏脑鸣、腰脊虚怠、阳痿不举、经闭胎滑等。按摩时,两手反叉腰,两中指相接,以指尖同时点按于命门穴(拇指放在同侧肋骨下缘),由轻渐重地点按命门20～30次,然后再以两手握空拳,以手背轮流放在命门穴上横擦20～30次,或擦至局部发热为度。由于本穴具有补肾、强壮身体的作用,所以一切体弱者、小儿先天不足者,均可经常按揉此穴。腰部扭伤、下肢疼痛者,也可经常按揉此穴。若是久坐、久立劳累后感到腰酸时,可随时揉擦此穴及肾俞穴。

3. 胸腹部穴位按摩法

(1)揉膻中。膻中穴的养生作用有:宽心胸,宁心神,开胸除闷,降气平胃。适用于情怀不畅、胸部闷胀、常叹息、心志不舒、心悸不宁、失眠多梦等。按摩时,先以一手大鱼际或是掌根部贴于膻中穴上,旋转揉动20～30次;再换另一手,如上法在该穴上揉动,次数相等。根据本穴的养生作用,经常按揉,会使人感到心胸宽畅、心神安宁。若患有胸闷心慌、咳嗽痰多、气逆哮喘以及女性乳少等症者,都可取此穴常常按揉。若是胸闷喘息明显者,可在揉后加推,即从膻中直向下推至中脘穴,称为“推下膻中”。同时还可提拿肩井,这样更能增强本穴降气平喘的作用。

(2)摩中脘。中脘穴的养生作用有:和胃顺气,增进消化,安神定悸。适用于腹饱胀不适、呕恶纳差等,凡胃功能紊乱、慢性胃炎、胃溃疡的防治与康复均宜。还可配合用于消渴、肥胖、心慌失眠等。按摩时,以一手掌贴于中脘穴,做顺时针及逆时针方向的环形摩动,各摩30～50次。本穴的养生作用已被实验所证实,主要是促进胃的蠕动以增强消化功能。若遇胃脘饱胀疼痛,可随时按摩此穴,一般可得到缓解。由于人体的自主神经像蜘蛛网似的汇集在胃脘部,因而按摩这一部位能够调节全身的自主神经。因此,当夜间难以入睡时,以手掌轻压该穴便能入睡。若在考试前情绪不安,心跳加快,轻按中脘会使心情平静下来。

(3)揉擦章门。章门穴的养生作用有:疏肝利胆,调理胃肠,振奋精神,强健腰膝。适用于胸胁撑胀不舒、绵痛不宁、腰酸膝软、精神委顿、肠鸣腹泻纳谷不香及慢性胆囊炎、胆石症等。按摩时,以两手大鱼际分别放在同侧章门穴,先向腹中线方向轻轻揉动20～30次;然后以两手掌贴于该穴,向肚脐方向来回斜擦20～30次。揉擦此穴,最有利于肝胆疾病的康复。若自觉胸闷不适、肝区疼痛,可随时擦揉此穴,擦后均会感到舒适。

(4)按揉天枢。天枢穴的养生作用有:调理胃肠,增进消化吸收,抑制肥胖,壮肾阳,治阳痿,调理月经。适用于胃肠功能紊乱、腹泻肠鸣、便结不畅、体弱而月经不调和性功能低下者,也是减肥健美的重要配穴。按摩时,以两手中指指面同时按于两侧天枢穴,先按后揉。按时,由轻到重逐渐用力,下按至一定深度再慢慢上提,这样下按上提反复3～5次;然后以指面在该穴上做向左、向右的旋转揉动,各揉20～30次。揉时,也可用手掌或大鱼际在该穴操作。按揉天枢为调整胃肠功能的要穴,主要用于防治消化功能紊乱所引起的病症。在肚腹疼痛时,可用挤捏法作用于该穴,挤至皮下出现瘀斑,则止痛效果更强。

(5)揉气海、关元。气海穴的养生作用有:善于调补气机,既适于羸弱气虚、神疲乏力,又用于脘腹胀满不适、纳差肠鸣、消化吸收功能低下等。关元穴的养生作用有:促进生殖功能,摄遗溺、助消化;强身安神,回阳固脱,适用于精虚不育、性功能衰退、脘胀纳差、腹泻肠鸣、神疲无力等。按摩时,以两手掌重叠(男性左手在下,女性右手在下),以掌心贴于脐下5～10厘米的气海、关元两穴上,先按顺时针方向,后按逆时针方向,各揉动30～50次,或揉至局部有热感为止。揉气海、关元的养生作用,已经实验证明,能加强肌体免疫机能,使抗体提早产生,维持时间延长,同时白细胞的吞噬能力也加强。因此,揉气海、关元可以强壮身体,使泌尿、生殖系统功能保持正常。同时,还有助于治疗内脏下垂,以及男子不育、女子不孕、尿频、遗尿等病症。

4. 上肢部穴位按摩法

(1) 按拿内关。内关穴的养生作用有:畅情志,宽胸怀,宁心神,舒膈肌,协助胃肠通降。适用于情怀不畅、胸肋闷胀、神疲失眠、心悸不宁、胃脘饱胀、纳谷不香、嗳气频频及肺源性心脏病之烦满不宁等。按摩时,以一手拇指罗纹面按在另一手臂的内关穴上,中指或食指自然按在外关穴上,以拇指先按后揉20~30次,然后再用拇指与食指或中指相对用力,按拿3~5次。对拿时的着力点,应放在内关穴上。两手轮流按拿,次数相等。由于按拿内关具有顺畅情志、安定心神、降逆止呕的作用,所以凡出现心慌、烦躁、呕吐等症时,均可取此穴按拿。此外,按拿内关对晕车、晕船均具有一定的防治作用。

(2) 按拿外关。外关穴的养生作用有:舒肩臂通七窍,御风湿,调寒热(体温),疏利头颈侧身。适用于肩颈上臂酸楚、屈伸不利、偏头疼痛、手颤指麻、握笔不稳、耳道闭闷、鼻塞不利、目暗昏花、寒热不均、盗汗等。按摩时,操作同按拿内关穴,只是用大拇指按在外关穴上,对拿时的着力点应放在外关穴上。先按揉20~30次,后对拿3~5次。根据本穴的养生作用,经常按拿能防治发热、头痛、目赤、上肢痹痛等病症。

(3) 揉拿合谷。合谷穴的养生作用有:鼓舞头面气血,舒缓面肌,通利五官七窍。适用于脑力过度,头昏作胀,血压升高,以及除头、额、眉棱骨之疼痛,鼻塞,齿咽烦疼,配用于纠口偏、平痤疮、消扁平疣等,是面部美容的主要选穴之一。并能提高免疫功能,防治感冒、发热。按摩时,以一手拇指端按于另一手合谷穴上,食指按在掌面相对部位,先以拇指端按揉20~30次(揉动方向不拘),然后以拇、食指对拿3~5次。根据本穴的养生作用,经常按拿此穴能鼓动头面之气血运行,预防头面诸疾的发生。每当出现头痛、牙痛时,按拿此穴可缓解疼痛。

(4) 掐揉神门。神门穴的养生作用有:安神益智,振奋精神,清心除烦,安血络,止痛痒。适用于失眠健忘、精神恍惚、精力不足、容易疲劳、阳痿不举、喘息不宁、咽干不食等。按摩时,以一手拇指端按于另一手腕内侧神门穴上,先以拇指甲轻掐此穴3~5次,接着再按揉20~30次。揉动方向不拘。掐揉神门,主要具有安神益智的养生作用,常揉能增强记忆,预防心悸、失眠等症。本穴对神经衰弱患者尤为适宜。

(5) 掐揉太渊。太渊穴的养生作用有:调理肺气,健壮体魄,鼓舞血气的运行,增强脉搏搏动。适用于肺气虚弱、呼吸气短、体瘦、脉搏沉微以及发音不响亮甚至声音嘶哑等。按摩时,以一手拇指端按于另一手腕内侧的太渊穴上,先轻掐,后按揉,同掐揉神门穴。经常掐揉此穴,能预防感冒、咳嗽等病症的发生。若感受外邪,出现咳嗽、流涕等,掐揉也能起到一定的治疗作用。

(6) 按揉曲池。曲池穴的养生作用有:与合谷穴相近,两者同用将增强振奋阳经气血和疏散风热的作用,多用于感冒和外感热病的防治,并能调降血压。还长于调节胃肠功能,抗过敏,故能防治肠炎、风疹、瘙痒以及缓解肘臂酸痛等。按摩时,以一手拇指按于对侧肘关节上的曲池穴,先按3~5次,按后加揉20~30次。常揉本穴能预防外感发热及咽痛的发生。若用于治疗发热,按揉手法宜偏重,按后还可加拿法。拿后全身汗出,身热会随汗而降。

（7）按揉尺泽。尺泽穴的养生作用有：宣肺气，解痉挛（指支气管痉挛），宽胸除满，调适寒温，疏通臂部经络。适用于胸闷烦满、呼吸不畅、麻木无力等。按摩方法同按揉曲池，但拇指端应按于肘关节的尺泽穴上。经常按揉本穴能预防咳嗽及上肢疼痛麻木等。若在哮喘发作时，用重力按揉此穴能缓解症状。

（8）掐揉少商。少商穴的养生作用有：宣肺气，兴奋呼吸，降气利膈，通络解毒。适用于喘逆胸满、咽喉室痛、声带疲劳所致的声音嘶哑等。按摩时，以一手拇指甲尖对准另一手拇指甲根部少商穴上，先掐3～5次，后揉20～30次。常揉能预防外感发热、咽红肿痛的发生。若患咽喉肿痛甚则糜烂者，还可用缝衣针以酒精棉球消毒后对准该穴迅速刺入即出，并挤出鲜血少许，能增强泻肺清热的作用。一般刺后咽痛即会减轻。

5. 下肢部穴位按摩法

（1）按揉风市。风市穴的养生作用有：与阳陵泉穴相似，多用于侧腰部、臀髋及大腿部有筋肉劳损、酸痛、麻木等，还可以用于皮肤瘙痒等。按摩时取坐位，以两手拇指或中指指面分别按于两侧大腿外侧的风市穴上，先按后揉，或边按边揉20～30次，旋揉方向不拘。按揉本穴主要是通过疏通下肢经脉气血的流畅，可预防下肢疼痛、麻木等病症的发生，尤其适用于中老年人以及从事久行、久立等工作者。

（2）按揉血海。血海穴的养生作用有：清利肠道，消除过敏状态，善理血分，调月经，止遗精。适用于肠鸣辘辘，急痛不舒，常发瘙痒、疹块及紫癜、月经不调、量少经闭等。按摩时取坐位，两手掌分别置于两侧膝盖骨上，以大拇指指面按于血海穴，先按后揉或边按边揉20～30次，揉动方向不拘。按揉本穴，适用于女性月经不调和贫血患者的养生保健。

（3）点按阳陵泉。阳陵泉穴的养生作用有：理侧头、耳目，疏肝利胆，益智健脑。适用于耳鸣耳聋、目眩头胀、偏头发紧疼痛、健忘、眠差及腰胯不利等。按摩时取坐位，以两手中指端分别按于同侧腓骨小头下的阳陵泉上，先以中指或拇指端点按3～5下，再以拇、中两指分别置于阴、阳陵泉上，两指相对用力按拿阴、阳陵泉1～5次。拿后还可再揉20～30次。点按本穴，主要是通过疏通人体侧面及头的两侧少阳、肝胆经脉，以达到养生保健的目的。因此，尤其适合于肝胆疾病患者选用。胆绞痛发作时，点按该穴止痛效果尤佳。

（4）点按阴陵泉。阴陵泉穴的养生作用有：善助脾胃运化，专理水液输布，利水除湿，调理三焦，改善过敏状况。适用于脾胃运化失常、水湿内困、胸脘痞闷、腹胀肠鸣、大便不爽、小便涩痛不利、下肢浮肿、腿膝无力等。按摩操作方法及次数同点按阳陵泉。点按本穴能促进脾的消化吸收，预防消化道疾病的发生。因此，对脾胃运化功能薄弱者较为适宜。

（5）按揉足三里。足三里穴的养生作用有：调理胃肠，帮助消化，强壮元气，增强抗病能力；滑利膝髋关节，润泽面肤，有助于痤疮的消退；益气明目，健脑益智等。适用于一切胃肠功能低下，久病或病后体质薄弱等。按摩时，取坐位，以两手拇指按于同侧外膝眼下的足三里穴上，其余四指附于小腿后侧，以拇指面在该穴上边按边揉20～30次，或者更多次数。本穴为养生保健、延缓衰老的主要穴位之一。无论是成年人还是小儿，也无论是健康者还是体弱多病者，皆可经常按揉此穴。

（6）按揉三阴交。三阴交穴的养生作用有：健脾开胃，消化谷食，调经止带，宁心安神，增精力，清内热，除过敏。适用于脾胃运化无力，面部虚浮，消化吸收不良，腹胀溏便；女性月经不调,白带稀少,男子阳痿,精少不育;还用于失眠健忘,精力不足,易疲劳及过敏性体质,常发痒疹等。按摩时,先将一侧小腿抬高,置于另一侧大腿上,再以一手拇指按于小腿内侧三阴交上,中指附于小腿外侧悬钟穴上,以拇指面边按边揉20～30次。按揉后,还可用拇指与中指相对用力拿3～5下。两侧三阴交轮流按上法按揉。孕妇禁用。按揉三阴交有健脾胃、调经血、清虚热的作用,因此对消化不良,女性月经不调,男子遗精、阳痿,长期低热者均较适宜。

(7)按揉丰隆。丰隆穴的养生作用有:理脾化痰,顺气宽胸,疏通络脉,善理肩部。适用于胸闷憋气,食后常常脘胀不舒,咳嗽痰多,头昏目眩及肩周寒凝,抬举不利。按摩时,取坐位,两手拇指面同时按于同侧小腿胫骨外侧的丰隆穴上,先按后揉,或边按边揉20～30次。按揉本穴对咳嗽痰多者尤为适宜。

(8)按揉委中。委中穴的养生作用有:调节膀胱开阖,防治外感热症强壮腰脊,振奋精神。适用于腰背酸痛,精亏脊软,神情委顿;小便不利,项强或脊掣不舒,腿肌痉挛以及半身瘫痪、腰肌劳损、腰脊扭伤等。按摩时取坐位,以两手中指或食指指面同时按于同侧委中穴上,拇指附于外膝眼上,先按后揉20～30次。经常按揉委中能预防感冒、强壮腰脊,当腰脊疲劳酸痛时,尤宜按拿此穴,若患急性腹痛吐泻,可用拍打法作用于委中穴上以缓解症状。

(9)按揉光明。光明穴的养生作用有:明目,通乳,强壮腿胫。适用于视物不清、夜盲目昏、乳胀乳结以及下肢痿软等。按摩时取坐位,以两手拇指或食指指端分别按于两小腿外侧光明穴上,先按后揉20～30次。凡视力减退者,宜经常按揉光明穴。

(10)按拿承山。承山穴的养生作用有:疏利腰、背、股、腓部经络,长于疗痔。适用于腰脊、下肢酸楚乏力,劳累、房事、溺水后腓肠肌痉挛及脚气转筋,防治痔疮等。按摩时取坐位,以两手中指或食指指面同时按于同侧承山穴上,拇指自然附于丰隆穴,先以中指按压3～5下,按后以拇、中两指相对用力,按拿该穴3～5下。按拿后还可加揉,次数不限。按拿此穴,除了能迅速缓解小腿腓肠肌痉挛、防治腰腿疼痛外,还能治疗久泻和痔疮。若在痔疮发作时按揉此穴,能减轻疼痛和减少出血。久泻不止者按拿后还须用拇指向小腿上方直推20～30次。

(11)点按太冲。太冲穴的养生作用有:疏理肝气,育阴潜阳,清利头目。调月经,止遗精,缓解挛急,有助于消化。适用于肝阳偏旺之头晕目胀、烦躁易怒、咽燥口干、失眠健忘、心悸不宁等。按摩时取坐位,用两手拇指或中指端按于同侧足背太冲穴上,先点按或以拇指甲轻掐3～5下。按毕还可加揉20～30次。点按本穴,对眼疾、头面诸疾以及肝胆系统疾病最为适宜。

天竺按摩养生法

天竺按摩养生法始见于唐代孙思邈的《备急千金要方》中,并说"天竺国按摩法(我国古代称印度为天竺),此是婆罗门法",一套18势。其中有几节注明了方法名称,如洗手法、拓石法、开胸法、虎视法等。有的是指动作形象,有的是讲作用。这在唐代以前的养生文献中不多见。孙氏指出:"如逐日能依此三遍者,一月后百病除,行及奔马,补益延年,能食,轻捷,不复疲乏。"可见,这套古老的按摩法确能防病治病。所以其他医著中涉及养生者,亦多收引此法。现将此功法描述如下:

1. 两手掌相重叠,轮流由里到外,再由外到里的摩擦,如洗手状。

2. 两手十指在胸前交叉,并反复在胸部按压。

3. 将手掌重叠相握,共按大腿,左右腿同。

4. 两手重叠,同按于一侧大腿上,并缓缓转动身体,然后两手再同按于另一侧大腿上,缓缓转动身体。

5. 左手臂向体左侧推出并伸直,拇指、食指分开伸直呈"八"字状,其余三指微屈,头随而左转,两眼注视左手食指,同时屈右肘,右手握拳、展臂从胸前向右平拉,如拉弓状。然后再用右手臂向右推出(同左侧),头随而右转,两眼注视右手食指,同时左手握拳、展臂从胸前向左平拉,如拉弓状。

6. 两手握拳置于体侧,两拳轮流用力向体前推出。

7. 左右两手轮流翻掌向上举过头,如托石的动作。

8. 两手握拳置于胸部两侧,轮流快速向身体左右推出。

9. 采用坐式,斜身向左右轮流偏倚。

10. 一般采用坐式,两腿平放于凳上或床上,以两手抱头,俯身头附于大腿上,做左右摇动。

11. 俯身向前弯曲,两手着地,再提起向上举,共做三次。

12. 以两手背击背上,左右轮流。

13. 采用坐式,两脚轮流向体前伸出,并以脚尖着地。

14. 俯卧,以两手撑地,如俯卧撑状,同时两眼睁大如虎视,并转动头颈向左右回顾。

15. 站立,身向后仰(为反拗身),同时两手臂伸直向上举,共做三次。

16. 坐式,两手臂向前伸出,两手指相交叉,并以两脚轮流踩踏所交叉之手掌。

17. 站立,以两脚尖轮流向体前、体后作虚踏步。

18. 坐式,两腿平放于凳上或床上,先以左手去勾左侧脚尖,右手按于右膝上;再以右手去勾右侧脚尖,左手按于左膝上。

老子按摩养生法

老子按摩养生法是一套保存得较为完整的古代养生按摩法。它是托名"老子"的一种动功锻炼方法,虽以各种肢体的动作为主,但含有很多按摩手法在内。这套按摩法,初见于唐代孙思邈《备急千金要方》中,后亦见于明代高濂的《遵生八笺》,但已改名为"太上混元按摩法"。

1. 采取坐位,两手按于大腿上,身体向左右扭转 14 次。

2. 以右手捻捏左大腿,再以左手捻捏右大腿,左右轮流,同时带动肩部扭转 14 次。

3. 以两手抱头,先从左向右,后从右向左地扭动腰部 14 次。

4. 左右摇头 14 次。

5. 以一手连同前臂环抱头,另一手抱住同侧膝部(屈腿),将头往下揿、膝往上提,使身体呈弯曲状,共做 3 次。左右轮流做此动作。

6. 两手掌置于头两侧将头托住,并向上拔伸 3 次。

7. 以一手掌托住后枕部,另一手托住膝窝部,仅将膝部向上提起,共做 3 次,左右轮做此动作。

8. 两手攀头呈低头状,同时左右轮流踩脚 3 次。

9. 两手十指交叉相握,置于头上方,从左到右、再从右到左,各做 3 遍。

10. 两手十指交叉,置于心前部,向体前推出,再向心前部收拢,来回推拉 3 遍。

11. 按心区部位,计按 3 次。

12. 弯曲一侧前臂腕部,以手掌拍击对侧肋部,然后伸肘部;再以同样方法拍击另一侧肋部,左右各做 3 次。

13. 以两掌附于对侧胁肋部,顺着肋缘,两手臂随着肘关节向左右拉开,然后再向前推、向后拉,左右各做 3 次。

14. 两手放松,活动一下手掌小关节。然后弯曲前臂腕部,上臂抬高至肩平,以手掌挽后项部。左右手轮流做此动作,各挽 3 次。

15. 以两手背分别置于两侧膝盖上,接着曲肘关节,翻掌向上,以掌心着膝。如此两手掌一反一正各着膝 3 次。

16. 以左右手轮流顺着肩→上臂→肘→前臂→腕的外侧,一直抚摸到手背。从上到下摸遍,如浴臂法。

17. 两手握空拳,向体前方向击出,共击 3 次。

18. 以两手掌心向外挥动 3 次,再反掌心向内挥动 3 次,最后翻掌向下挥动 3 次。

19. 两手十指相交叉,置于体前,以肘关节带动两手腕、指小关节,向前后上下、翻掌、复掌地进行搅动。由里向外搅,再由外向里搅,各做 7 遍。

20. 左右手轮流摩擦转动两手十指,共做 3 遍。

21. 两手以手腕为轴,由里向外地转动 3 次。

22. 以两手腕于体前交会,手背与手背相对,并反交叉十指,腕、肘关节同时由上往下转动 10 余次,或是更多次数,并在肘腕向外转动时用力呼气 10 次。

23. 两手自然下垂,置于身体两侧,以肩带动两手臂上耸 3 次。

24. 两手同上一步骤,两肩上耸后,接着向下用力 3 次。

25. 两手十指交叉置于头上方,并反掌向上,将身体向左侧倾斜,使右侧肋骨伸展;然后身体再向右侧倾斜,使左侧肋骨伸展(即做左右侧弯腰动作)。一左一右,共做 10 遍。

26. 两手反背于背部握拳,以拳背沿脊柱两旁上下来回揩擦 3 次。

27. 两手置于身体背后,十指反交叉相握,并沿脊柱正中线上下来回擦脊 3 遍。

28. 以一手握住另一手的腕部,再反立腕向体外方向挥动 3 次,接着立腕向体内方向挥动 3 次。左右手同。

29. 两掌心向下,向体前送出,共 3 次。

30. 两手掌心向下,肘关节弯曲,十指相对,并逐渐靠拢,两中指指尖相接后,左手掌在上,右手掌在下,两手相重后继续收拢,直至两前臂全部重叠,即左手掌心达于右肘关节上,右手掌背置于左肘关节下。然后两手臂再逐渐拉开至最大,再逐渐靠拢;中指相接交叉时,换右手在上、左手在下,如上法交横,此为 1 次,共做 3 次。

31. 两手掌心向下,同时向体前伸出,再收回横置于胸前,接着耸肩带动两臂,共做 3 次。

32. 如觉手冷,即以对侧手掌拍打。拍打的顺序是从上臂到前臂再到手,直打到手发热,手冷全除为止。

33. 左脚自然放松架于凳上,先活动脚趾关节,然后以右手托住左侧小腿肚(即腓肠肌的部位),并以左手掌置于左大腿面上,从大腿沿小腿胫前按推至脚尖,按推毕左脚再做曲背运动,即将脚趾尽力向上、向内叩,踝关节尽量弯曲,使足背与小腿呈直角,或小于直角(此即为"直脚"),共做 3 次。然后再换右脚,如左脚的方法,共做 3 次。

34. 两侧踝关节分别做向前、向后扭转的运动,各 3 次。

35. 先以左脚踝关节向内、向外扭转活动各 3 遍,再换右脚,按前法扭转活动踝关节各 3 遍。

36. 以一脚着地,一脚提起向体前伸出,扭转踝关节,先由里向外,再由外向里各扭转 3 遍;再将脚收回伸至体后做扭转踝关节的活动。右脚轮流做此动作,各做 3 遍。

37. 两脚同时平放于凳上,或置于床上,同做曲背运动,共做 3 次。

38. 向左、向右扭动髋关节以带动大腿,此为 1 次,共做 3 次。

39. 内外振脚 3 遍。即两脚轮流,先向前用足尖踢出,再向体后外侧用足跟蹬出。

40. 如觉足冷,以两手掌拍打腿部,从大腿拍打到小腿再到脚,从上到下的拍打,直拍打到脚热为止。

41. 随意扭转髋关节以带动大腿,次数不限。扭毕,两脚分别用力着地踩 3 次。

42. 两脚轮流退至体后,并做曲背运动各 3 次。

43. 以两手分开与肩同宽,附于桌子或板凳上,身体向桌子或凳子倾斜,以两手臂支撑住身体的上半部分(如做俯卧撑前的预备动作),犹如虎踞,再做扭肩动作,左右各扭动 3 次。

44. 两手置于体侧,一手反掌心向上托举过头,另一手复掌向下按到髋部。左右手轮流做此动作,各做 3 遍。

45. 身体向左侧,再向右侧倾斜偏倚如"排山",向前俯如"负山",向后仰如"拔木",左右前后各做 3 次。

46. 两手放松,向体前自然伸直,然后收回,再用力伸出,共做 3 遍。

47. 轻轻放松活动两手、两脚的小关节,各 3 次。

48. 两脚自然平放于凳上或床上,先活动放松两脚趾小关节,然后以两手向体前伸直,以手指搭至两足尖上,并尽力将两足趾向体侧叩,即做被动曲背运动,曲背后两手迅速松开,两足趾向前伸背运动。如此在手的辅助下,足背一曲一伸为 1 次,共做 3 次。

49. 若伸展脊柱内侧,身体必须后仰;若伸展内侧,身体必须尽力向体前弯曲。做此节动作时,两手上举至头的两侧,以腰为轴,先从左向右,后从右向左,做大幅度转腰活动,犹如做广播操一样。向左、向右各转腰 3 次。

▷ 特效按摩养生法

1. 睡前催眠按摩法。将中指放在印堂穴上,揉 60 下,力度由轻到重;双手中指揉太阳穴 60～100 下,力度由轻到重;拇指放在眉梢,屈食指,紧贴印堂,由眉间向前额两侧抹动 50 次;食指、中指微屈按揉百会穴 30 次;两手拇指按于脑后风池穴 1 分钟;双手相叠,按揉中脘穴 60 下;一手四指并拢,放于对侧脚心涌泉穴,搓揉 30 下,再换另一侧。

2. 饭前按摩能开胃。双手相叠,按揉中脘穴 2 分钟;双手相叠,以肚脐为中心,顺时针方向摩腹 2 分钟;两手四指并拢,中指放于剑突下,全掌紧贴皮肤,然后自内向外,沿肋弓向胁肋处分推,并逐渐向小腹移动,共操作 10 次;以两手紧贴两侧胁部,做前后往返擦热为止;双手拇指按揉血海穴 60 下;双手拇指按揉足三里穴 60 下。最好在饭前 30 分钟做上述动作。

3. 饭后按摩促消化。一手食指、中指、无名指顺时针摩中脘穴 100 下;两手中指分别点揉两侧天枢穴 100 下;两手中指揉脐 100 下;两手分别从膻中穴向两旁分推,反复 50 下;两手沿肋弓边缘向两旁分推 100 下。

4. 消除疲劳按摩法。两手掌相对用力搓动,由慢而快,搓热为止,一手掌紧贴另一手背,用力擦热为止;两手掌心按住前额,稍用力向上推动,过头顶向下至颈后,沿颈侧翻过,然后再沿两侧面颊向上推至额,反复 10 遍;左右摇颈各 10 次,缓慢,稍用力;将双手虎口扶持大腿上,从上往下直推,然后捏小腿肚,揉承山穴,反复 10 次;擦热涌泉穴。可在疲劳时做上述动作。

5. 健脑益智按摩法。分别按揉印堂穴、太阳穴、风池穴各 30 次;点按百会穴 30 次。上述动作可于临睡前进行。

6. 养心安神按摩法。点揉百会 1 分钟;揉神门穴 1 分钟;按揉内关穴 3 分钟;以拇指、食指夹持对侧中冲穴(中指指尖),稍用力按捏 20 次,左右交替;以左手在右前胸从上到下横擦 5 遍,然后用右手在左前胸同样操作,再用拇指从胸骨柄上端向下直推到心口窝处 10 遍;以右手拇指置于左胸大肌外侧,其余四指置于腋窝内,提捏 20 次,再换手操作。

7. 减缓压力按摩法。以搓热的双手分置于面部两侧,上下来回搓热,然后从前发际向后发际梳理头发 20 次;以双手中指重叩百会穴 20 次,然后以五指从中央向两侧耳际轻叩 5 遍;揉内关穴 2 分钟;从乳中向两侧分推膻中穴 20 次;从前正中线的胸骨柄处直擦到心窝处;以双手小鱼际沿同侧小腹部向下斜擦 20 次;擦热涌泉。

男性按摩养生法

1. 提高性功能按摩法。按摩外阴。揉捻睾丸:仰卧或站立,将左手放在脐上,右手托起双睾丸轻柔地揉捻、按摩 200 次以上,力度以睾丸感觉有酸胀感为度,然后右手放在脐上,左手托起双睾丸进行按摩,次数相同。按摩会阴:左、右手交替按摩会阴部(指阴囊下至肛门前的区域)100 次,多则不限。按摩外阴能直接改善外阴部位的血液循环,让外生殖器处于"备战"的最佳状态。按摩对于性器官的良性刺激使性系统不至于因"休眠"而导致"废用性"改变,从而使性能力更加持久、出色。

拳擦腰骶。站立,两脚分开,与肩同宽,手握空拳,对准腰眼处,用力向下擦至尾骶部,反复擦至腰眼及尾骶部发红、发热为度。一般在 100 下左右。腰眼处有肾俞穴,腰眼中间是命门穴,皆有补肾壮阳,提高男、女性功能的作用。冬天怕冷者尤其适宜多擦腰骶,务必热透入里,多多益善。

掌摩丹田。两手手掌相对,用力对搓,直至手掌发热,一手迅速覆盖于小腹部,另一手重叠在手背上,稍用力,以气海穴(位于脐眼下 2 横指处)为中心,上达脐眼,下至关元穴(位于脐眼下 4 横指处),先用左手按逆时针方向按摩 100 次或以上,再换右手按顺时针方向按摩 100 次或以上,反复 2～3 遍。小腹部古称丹田,"丹"是修炼时结丹的部位,"田"是指人身精气之田,是历代养生家修身养性、益寿延年的按摩重要部位,是补肾壮阳的必用方法。

探底摸囊。用手指指端贴着皮肤,缓慢地沿大腿根部向会阴部位轻轻抚摸,到达阴囊底部后轻轻地抚摸整个阴囊。

缓揉绣球。一只手手掌托住阴囊,拇指指腹按于睾丸之上,拇指与其他手指相对,轻轻揉捏睾丸,反复揉捏 20～30 遍,再将另一只手手掌覆盖于阴囊之上,两掌相对缓缓揉动,反复做 20～30 遍。按摩睾丸能增加性激素的分泌,性能力由此而得到提高。

指拍关元。四指并拢,用指尖部分轻轻拍击关元穴 50～60 下。关元穴为人身元气集聚之处,激发元气能增加勃起和耐久力。

2. 强体壮阳运动法。挺胸,塌腰,屈膝半蹲,头部挺直,眼视前方,两臂前平举(意识中好像两手握重物,尽力后仰),两膝在保持姿势不变的情况下尽力往内夹,使腿部、下腹部及臀部保持高度紧张,持续半分钟后复原。

仰卧,两臂伸直在头后,然后上体和两腿同时迅速上举,使双手和两足尖在腹部上空相触,上举时吸气,还原时呼气。每次可做 20～30 次。随着腹肌力量的增强,次数可逐步增加。

每晚临睡前坐在床上收缩肛门,其动作好像忍大便的样子,反复做 20～30 次,收缩时深吸气,放松时呼气。动作宜柔和缓慢而有节奏。

双手掌相对摩擦发热后,在腰部至骶尾骨上、下推擦 100 次或推擦至发红、发热为度。

穴位按摩:用拇指指尖反复按压神门穴(位于腕横纹上,豌豆骨近侧凹陷中)约 1 分钟;用中指指尖反复按压太溪穴(位于足内踝后方,内踝尖与跟腱之间的凹陷处)约 1 分钟;用拇指指尖或中指指尖反复按压足三里穴(位于小腿前外侧,外膝眼下 3 寸,胫骨前缘一横指处)约 1 分钟;用拇指指尖或中指指尖反复按压关元穴(位于腹部正中线上,脐下 3 寸处)约 10 分钟。

女性按摩养生法

1. 美胸按摩操。双手从胸骨柄开始沿肋骨走向向两侧推抹至腋中线,自上而下移动至剑突处结束,拇指沿肋间隙向外分推至腋中线,依次自上而下分推至第五肋间止,反复操作 5 次,女性应避开双乳;以一手小鱼际从上至下,沿任脉经走向从天突穴至膻中穴反复推擦 1 分钟;以一手掌面沿足少阴肾经循行线路按揉,从俞府穴至神封穴,然后沿足阳明胃经循行线路按揉,从库房穴至乳根穴,反复操作 2 分钟,再用力捏揉两侧胸肌 1 分钟;拇指指腹按揉天突、膻中、鸠尾穴各半分钟。按揉双侧中府、乳根各半分钟;以一手五指并拢,掌心空虚,用掌轻拍整个胸部 1 分钟。

2. 丰乳按摩操。用一手掌托扶一侧乳房的底部,另一手放在乳房的上部向乳头推摩,重复操作 1 分钟;两手掌面分别置于一侧乳房的内外侧,相对用力朝乳头方向合推乳房,重复操作 1 分钟;一手掌面置于锁骨下,向下均匀推摩至乳根穴处,再向上沿原路线推回,反复操作 20 次;一手掌面置于对侧的乳根穴处,轻柔缓和地向上方推动乳房 20 次;一手掌面置于胸正中,横向推按对侧乳房至腋下,返回时五指面连同乳房组织回带,反复推 20 次;用一手大鱼际在乳房的内上、外上、外下、内下四个象限按揉 1 分钟;用双手拇指指腹按揉两侧中府、乳根穴 1 分钟;用一手拇指、食指和中指指尖,轻轻捏住一侧乳头向上提拉 10 次。

3. 收腹按摩操。以一手或双手叠加,用掌面按摩整个腹部,上至剑突下,下至耻骨联合,两边到腋中线,按顺时针、逆时针方向各按摩 1 分钟;腹中线向两边分推至腋中线,从剑突下鸠尾穴开始到中极穴止,再从剑突下鸠尾穴开始,沿腹正中线任脉经循行路线推擦至中极穴止,反复操作 1 分钟;用双手小鱼际从腹通谷穴开始,沿足少阴肾经循行路线推擦至大赫穴止,再从不容穴开始,沿足阳明胃经循行路线推擦至归来穴止,均反复操作 1 分钟;按揉上脘、中脘、下脘、气海、关元穴各半分钟,按揉双侧天枢、大横穴各半分钟;双掌交叉叠加,掌心轻压在腹部正中神阙穴上,前臂和手部静止性用力,持续振动 1 分钟。

4. 缩腰按摩操。以一手或双手叠加,用掌面在两侧腰部、尾骶部和臀部上下来回按揉 2 分钟;双手掌根对置于腰部脊柱两侧,余四指附于腰际,掌根向外分推至腋中线,反复操作 2 分钟;以一手小鱼际推擦足太阳膀胱经第一侧线,从三焦俞穴开始,至白环俞穴止,重复操作 10 次,再用掌根按揉 2 分钟;双手拇指端分置于腰部脊柱两侧的肾俞穴处向内上方倾斜用力,持续点按 1 分钟;以一肘尖着力于左侧或右侧腰部的腰眼处,由轻而重地持续压腰眼半分钟,然后压对侧腰眼;五指并拢,掌心空虚,以单掌或双掌拍腰部和尾骶部 1 分钟。

5. 催乳按摩法。用手掌从乳房下缘向上推送乳房 40 次,力量适度,手掌向上推时不要超过乳头水平线;用手掌心置于乳头上,施以一压一放的震颤法,每分钟 30～60 次左右,每日不少于 2 分钟。

按摩助阳养生法

中医按摩养生疗法,具有疏通经脉、活血化瘀等功效,可以帮助男人壮阳补肾,增强性功能。

1. 手指刺激。闲暇时,两手食指相勾,反复牵拉。食指是人体经络"大肠经"的通路,食指尖端是"商阳"穴。刺激该穴位,具有明显的强精壮阳之效。而且这个方法不受场合、时间的限制,便于实施。

2. 搓拿。仰卧,双手掌相对,搓摩性器官 1～2 分钟,然后用双手的拇指、食指反复拿捏 2 分钟。用力要轻柔,精神要集中。

3. 鱼际环推。仰卧,用右手大鱼际自阴毛处沿阴囊左侧斜着推至会阴部,再从阴囊右侧推回。天天推 20～30 次,感觉到有兴奋勃起最佳。

4. 深搓强肾穴。站立,用双手掌根反复搓摩背部肾俞穴(第 2 腰椎棘突下旁开 1.5 寸处)约 1 分钟,再反复搓摩尾骨两侧,约 2 分钟。搓摩的力量可以大一些,以局部皮肤微红、有温热感为佳。

5. 双掌推腹。仰卧,两手重叠先沿上腹中线向下推摩至下腹部,重复做 20 次。再分别从两侧的肋弓下缘,向下推摩至大腿根部,重复做 20 次。然后按顺时针方向按摩肚脐周围,并渐渐扩大至整个腹部。按摩 2～3 分钟后,再按逆时针方向,用同样方法按摩腹部 2～3 分钟。

按摩时用力要恰当,因为气力太小起不到应有的刺激作用,气力过大又易产生疲劳感且易损伤皮肤。推拿讲究循序渐进,次数要由少到多,力度可以慢慢加大。除此之外,要持之以恒,每次以 20 分钟为宜,最好早晚各一次,如清晨起床前和临睡前。由于推拿后会微微出汗,所以要注意避风,以防感冒。在过饥、过饱、酗酒或过度疲劳时不要做保健推拿。

按摩面部养生法

以手摩面又称浴面、干洗脸，是我国古代养生的自我按摩手法之一。日常生活中，人们面部的肌肉运动很少，即使运动活动量也很小。而经常以手摩面可以加强面部肌肉运动，使面部皮肤柔软润滑、抵御风寒能力增强，这对于保持面部皮肤红润而有光泽，防治颜面多皱衰老、面神经麻痹、感冒以及牙龈炎等口腔疾病都有益处，同时，从额部向下摩面还有降压醒脑作用。

以手摩面到脸颊时，唾液腺会受摩面刺激产生液体。唾液的基本生理功能是湿润和清洁口腔，消灭产生齿垢的细菌，溶解有害牙齿的物质，软化食物便于吞咽，还能分解淀粉，帮助消化。

摩面方法很简单：每日起床时，面向正南坐，闭目凝神片刻，使形神合一；两手掌相互摩擦至发热，以手掌摩面部。将两手掌竖着，并排贴着额头中部，向下平抹面部至下巴，再从侧面向上平抹至额头，如此平抹 20～40 次。然后再向相反方向平抹 20～40 次。血压正常者，从上往下抹面和从下往上抹面，两个方向的次数应相等；高血压者，从上往下抹面的次数应多些；低血压者，从下往上抹面的次数应多些。摩面应每天 1～2 次，如此坚持数月，会使面部皮肤润泽、肌肉结实、皱纹松开、容光焕发。

起床前，双手掌稍用力上下按摩面部，然后再用左右手按摩面部各 10 次，可促进面部血液循环，增加面部肌肤抗寒能力和预防感冒，日久天长，能减少面部皱纹，保持青春容颜。

老年人在早晚洗脸后可经常按摩面部皮肤，因为正确的按摩，能促进血液循环，加快皮肤新陈代谢，进而增加皮肤的光润度。按摩时力量要轻柔，主要按摩范围包括前额从中央向两侧按摩，上、下口唇周围从中央向两侧下颌按摩，上、下眼眶从内侧向外按摩等。一般每次 5～10 分钟。

摩面时，要注意动作轻柔均匀，不要过急、过重，否则易擦伤皮肤，还易造成皮肤生皱。为了防止皮肤损伤，可以事先抹点润肤膏，效果会更好。

另外，面部皮肤保健还可以采用叩面法。具体方法是：两手手指弯曲，稍微散开，自额部起从左到右、从上到下，紧密地轻轻叩击，将面部皮肤全部叩到，每天叩击 3 次。可以增强面部血液循环，促进面部皮肤、神经健康，使皮肤光泽红润，并能减少面部疾病。

足部按摩养生法

足是人体的第二心脏。俗话说"寒从脚下生"就是说足部受到"寒"的刺激，可以导致人体患许多疾病。人体的各脏腑器官在足部都有其对应的反射区，而由于人与人之间生来存在差异，脚与脚的大小不同，尺寸形状比例又不相近，并非是一种几何相似图形的放大或缩小，所以对反射区的定位并不是绝对的，应是相对的、模糊的、可变的。而实际上，反射区在足部表现为立体区域，这个立体区域是以脏腑器官与体表敏感点相互对应关系的感性经验为基础，对每个反射区大体上规定的一个范围，指出其相对位置。足底部反射区包括肾上腺、肾脏、输尿管、额窦、脑垂体、小脑及脑干、三叉神经、头部、颈项、甲状腺、眼、耳、斜方肌、肺和支气管、心脏、肝脏、胆囊、脾脏、胰、十二指肠、小肠、盲肠、回盲瓣、升结肠、横结肠、降结肠、乙状结肠及直肠、肛门、腹腔神经丛、生殖腺、下肢、上肢,主治相对应器官的疾病,如脑垂体反射区,能治疗一些内分泌疾病,眼部反射区治疗各种眼疾,胃部反射区治疗各种胃病。足底部反射区的按摩方法大多用指关节从上到下进行刮压。足底部常用反射区有:

肾:位于双脚第 2、第 3 跖骨近端,相当于前脚掌"人"字纹交叉顶点下方的凹陷处。主治腰痛、急慢性肾炎、浮肿、风湿、关节炎、高血压、慢性支气管炎等。以一手持脚,另一手半握拳,食指弯曲,以食指第一指间关节顶点施力,按摩 4～6 次。

膀胱反射区:位于双脚掌内侧舟骨下方稍突起处。主治肾、输尿管病变、结石、膀胱炎、尿道炎、原发性高血压、动脉硬化。以食指第一指间关节顶点施力,按压 4～6 次。

脑垂体反射区:拇趾趾腹正中央。主治内分泌失调、更年期综合征等。以食指第一指间关节顶点施力,定点深入按压 3～4 次。

鼻反射区:位于双脚拇趾内侧缘中段延伸到足背拇趾串甲根部。主治鼻塞、流鼻涕、鼻炎、鼻窦炎、鼻出血、上呼吸道感染等。手拇指指端施力,按摩 3～4 次。

头部(大脑)反射区:位于双脚拇趾趾腹全部,右半部的大脑反射带在左脚,左半部大脑的反射带在右脚。主治高血压、脑中风、脑震荡、头晕、头痛、失眠、脑性麻痹及视觉受损等。以食指第一指间关节顶点施力,由拇趾趾端向根部按摩 3～4 次。

眼反射区:位于双脚第 2、第 3 趾根部横纹区域。主治近视、远视、散光、结膜炎、角膜炎、青光眼、白内障、眼底病变等。以食指第一指间关节顶点施力,在该反射区定点按压 5～6 次。

耳反射区:位于双脚第 4、第 5 趾根部横纹区域。主治耳鸣、耳聋、眩晕、晕船、耳部炎症等。

颈项反射区:位于双脚拇趾根部横纹处。主治落枕、颈酸痛、颈椎病、高血压、头痛、头晕、咽喉疾病等。拇指指端施力,沿着拇趾根部,自足背至拇趾与第 2 趾缝再至足底按摩3～4 次。

血压区:位于双脚拇趾横纹下。主治高血压、低血压、颈椎病。拇指揉按法,按摩 3～4 次。

颈椎反射区:位于双脚拇趾根部内侧缘横纹尽头处。主治颈僵硬、颈酸痛、各种颈椎病变(骨刺及颈椎病引起手麻手痛等)。以食指第二节指骨内侧固定于反射区位置,以拇指在其上加压,定点按压 3～4 次。

甲状旁腺反射区:位于双脚掌第 1 跖趾关节内前方凹陷处。主治抽筋、手足麻痹或痉挛、指甲脆弱、白内障,并可用于癫痫发作时的急救。以食指第二节指骨内侧固定于反射区位置,以拇指在其上加压,定点按压 3～4 次。

甲状腺反射区:位于双足底,起于第 1 跖趾关节,至第 1、第 2 跖骨间,再延伸至前脚掌前缘的弧形带状区域。主治甲状腺功能紊乱、甲状腺炎等。以食指侧缘施力,按摩 3～4 次。

肾上腺反射区:位于双脚掌第 2、第 3 跖骨之间,足底部"人"字纹交叉顶点处。主治风湿、关节炎、哮喘、过敏、肾脏病、心律不齐等。以食指第一指间关节顶点施力,按压 3～4 次。

斜方肌反射区:位于双掌第 1、第 2 跖骨之间的缝隙沿前脚掌前缘一指宽的带状区域。主治颈部及肩背酸痛、手无力、手酸麻、落枕等。以食指第一指间关节顶点施力,在该反射区由外侧向内侧按摩 4～5 次。

肺及支气管反射区:肺反射区位于双脚第 2～第 5 趾中间根部的下方,宽约一拇指,支气管反射区位于中间向第 3 趾延伸。主治肺部疾患如肺炎、支气管炎、肺结核、肺气肿、胸闷等。以食指第一指间关节顶点施力,自内侧向外侧按摩 4～5 次。

心反射区:位于左脚掌第 4、第 5 跖骨之间的小凹陷中。主治心脏痉挛、心绞痛、心力衰竭、心律不齐、先天性心脏病。以食指第二指节背面向脚趾方向推按 4～5 次。

脾反射区:位于左脚掌第 4、第 5 跖骨之间的基底部,心脏反射区下缘约一横指宽的区域。主治贫血、食欲不好、感冒。食指弯曲,以食指第一指间关节顶点施力,定点按摩 3～4 次。

胃反射区:位于双脚掌第 1 跖趾关节后凹陷处,约一横指宽的区域。主治胃痛、胃胀、消化不良、急慢性胃炎、胃下垂。食指弯曲,以食指第一指间关节顶点施力,按摩 3～4 次。

胰反射区:在胃反射区下方中指一横指宽区域。主治糖尿病、新陈代谢性疮疡、胰囊肿。食指弯曲,以食指第一指间关节顶点施力,按摩 3～4 次。

十二指肠反射区:位于胰反射区下方中指一横指宽区域。主治腹部饱胀、消化不良、十二指肠溃疡。以食指第一指间关节顶点施力,按摩 3～4 次。

小肠:主治胃胀、胀气腹泻、腹部闷痛、急慢性肠炎、疲倦、紧张。以食指和中指的第一指间关节顶点施力,按摩 4～5 次。

横结肠反射区:位于双脚脚掌中线上,横越脚掌呈一条带状区域。主治便秘、腹泻、腹痛。以食指第一指间关节顶点施力,左脚由内侧向外侧按摩,右脚由外侧向内侧按摩 3～4 次。

乙状结肠及直肠反射区:位于左脚掌跟骨前缘呈一横带状。主治乙状结肠及直肠疾患,如乙状结肠及直肠炎症、息肉、便秘、痔疮等。以食指第一指间关节顶点施力,由外侧向内侧按摩 3～4 次。

肝反射区:位于右脚掌第 3～第 5 跖骨之间,肺反射区下方的区域。主治肝硬化、肝功能不良、肝炎、肝斑、肝肿大、肝脏功能失调造成的营养不良、易疲劳等。一手持脚,另一手半握拳,食指弯曲,以食指第一指间关节顶点施力,向脚趾方向按摩 3～4 次。

生殖腺(男性睾丸,女性卵巢)反射区:位于双足跟正中央处。主治性功能低下、不孕不育症、女性月经前紧张、血带、排卵时腹痛。点按法按摩 3～4 次。

足疗保健养生法

足底有很多人体反射区,所以很早的中医就已经知道足浴保健的好处很多,而发明出了简单有效的足浴养生保健法,也就是通过最简单的浴足和按摩来达到养生的目的。

足疗,即热水泡脚,加之一些科学的脚部按摩。实践证明,足疗是一种简便易行、效果可靠的自我保健养生方法。足疗包括足浴和足部按摩两部分。足部是人体的晴雨表,能够很准确地反映人体的健康状况。

医学对脚部保健非常重视。人体的五脏六腑在脚上都有相应的投影,连接人体脏腑的12 条经脉,其中有 6 条起于足部,脚是足三阴之始、足三阳之终,双脚分布有 60 多个穴位与内外环境相通。如果能坚持睡前用热水泡脚,能刺激这些穴位,促进气血运行、调节内脏功能、舒通全身经络,从而达到祛病驱邪、益气化瘀、滋补元气的目的;还能增强肌体免疫力和抵抗力,具有强身健体、延年益寿的功效。

从理疗学观点看,热水泡脚是一种浸浴疗法。泡脚时,水温以 40～50℃ 为宜,水量以淹没脚的踝部为好,双脚浸泡 5～10 分钟。同时,用手缓慢、连贯、轻松地按摩双脚,先脚背后脚心,直至发热为止。这样,能使局部血管扩张,末梢神经兴奋,血液循环加快,新陈代谢增强。如能长期坚持,不仅有保健作用,还对神经衰弱引起的头晕、失眠、多梦等症状有较好的疗效。如在浴水中加入某些药物,还能防治感冒、脚疾、冻疮和关节痛等症。

足底按摩防治颈椎病。颈椎病又称颈椎综合征,是一种骨骼的退行性病理改变。医学专家研究发现,通过按摩颈椎在足部的反射区,可产生令人兴奋的疗效。力度最初较轻,渐渐增强,以稍有痛感为宜。按摩时间可在闲暇时进行,最好是每天早晚各一次,每次 10～30 分钟,坚持两周以后对一般颈椎病患者即可出现意想不到的效果。

足底按摩可治失眠。每晚临睡时盘腿打坐,足底向上,然后屏气静心排除杂念,用双手大拇指时重时轻地按摩两足底涌泉穴数百下(涌泉穴位于足底前部凹陷处),只要坚持一段时间后睡眠即可得到改善。

足底按摩可缓解压力。现代人工作都非常紧张,大部分人处于亚健康状态,精神经常处于紧张高亢状态而使抑制机能失调,神经官能症、失眠、健忘应运而生。临睡前如果能静心做一下足底按摩,注意力兴奋点落在双脚足底,而使大脑皮层得到抑制,经过一段时间的足底按摩刺激,使兴奋与抑制自然转换、循环正常而保持平衡。最终黑夜睡眠香,白天精神足,生活有规律,脏腑失调也会得到改善,食欲大增,精神充沛,工作效率得到提高。

足底按摩可防癌排毒。科学证明,唾液有防癌作用。而按摩足底涌泉穴,唾液会源源不断涌出,患者一点一点慢慢咽下,对身体大有益处。另外,足底按摩结束后饮一杯凉开水可以排毒。足疗可促进血液循环,饮水后既补充水分,又增强毒素的排泄,肾脏功能得以改善,新陈代谢正常,人就显得轻快而健康。

足底按摩防治孕妇呕吐。有些孕妇呈持续性剧烈呕吐,甚至不能进食、全身乏力、明显消瘦、小便少、皮肤黏膜干燥、眼球凹陷等,足部按摩疗法对此症见效甚快。

足底按摩可美容。足底按摩可以最大限度地排出人体里的毒素,只要掌握一点足底按摩知识,坚持几周,就会惊奇地发现脸面白净而光滑。对于脸上长青春痘的女性来说,足底按摩还可以消除青春痘。

足底按摩可防秃顶和白发。坚持对足底部的按摩刺激,有助于防治须发早白和毛发过多脱落。以拇指指端用力按压足底敏感区域或穴位(如涌泉穴),要有酸痛感,按压数次后停顿一下再压。也可用发夹的钝头或一捆成束的牙签戳压足底。还可用拇指按趾背、食指按压相应的趾腹,同时用力相对按揉。治疗早秃、脂溢性秃发要按揉双足第四趾;防治体虚引起头发枯黄、早白、易折断脱落时应按揉第五小趾;治疗斑秃应按揉第二、第三趾。按揉要均衡有力,每日空余时可进行多次。

护腰强肾养生法

腰为肾之府,腰部气血充足,运行良好,能补肾益气。每天早晚按摩腰部,能强肾壮腰,对治疗肾虚腰痛、风湿腰痛、腰椎间盘突出等腰部疾病有很好的疗效。

1. 按摩腰眼法。腰眼穴位于背部第三椎棘突左右各旁开 3～4 寸的凹陷处。中医认为,腰眼穴居"带脉"(环绕腰部的经脉)之中,为肾脏所在部位。肾喜温恶寒,常按摩腰眼处,能温煦肾阳、畅达气血。

两手对搓发热后紧按腰眼处,稍停片刻,然后用力向下搓到长强穴(位于尾骨端与肛门之间)。每次50～100遍,每天早晚各做一次。

两手轻握拳,用拳眼或拳背旋转按摩腰眼处,每次5分钟左右。

两手握拳,轻叩腰眼处,或用手捏抓腰部,每次3～5分钟。

以两手掌按住两侧腰眼,用力往下搓至尾骶部,共搓揉30次,具有壮腰强肾的作用。

经常用手掌搓腰眼和长强穴,不仅可疏通带脉和强壮腰脊,而且还能起到耳聪目明、固精益肾和延年益寿的作用。

中年人经常搓腰眼,到了老年可保持腰背挺直,还能防治风寒引起的腰痛症。研究证明,按摩腰部既可使局部皮肤里丰富的毛细血管网扩张,促进血液循环,加速代谢产物的排除,又可刺激神经末梢,有利于病损组织的修复,提高腰肌的耐力。按摩腰眼穴对慢性腰肌劳损、急性腰扭伤可起到较好的防治作用,对于椎间盘突出、坐骨神经痛等病也有一定疗效。

2. 强腰健肾法。分别按摩命门穴(在14椎下,第二腰椎棘突下凹陷中)、肾俞(在第二腰椎棘突下,命门穴旁开1.5寸处)、委中穴(在腘窝中央)。按摩腰部,用两手叉腰,大拇指固定,其余四指作扇形来回按摩腰部,然后双手半握拳,轻叩腰部肾区。

坐位,两手掌贴于肾腧穴,中指正对命门穴,意守命门,双掌从上向下摩擦40～100次,使局部有温热感。本法对男子遗精、阳痿、早泄及女子虚寒带下有防治作用。

3. 壮腰健肾法。两腿并立,两手上举后撑腰,两手摸足尖,屈膝起立,早晚做30次。或做仰卧起坐、仰卧举腿,或俯卧,将双手双脚尽量后伸。

4. 敲按护腰法。早晨醒来按摩一下腰部,不仅有利于缓解酸痛,还能有助于全身放松,给腰椎以活力。有些人在早上醒来后会感觉腰部酸痛,这可能与睡觉姿势或腰椎过于劳累有关。如果腰椎经常在没有得到完全放松的情况下就紧接着工作,很容易加重疲劳和疼痛感,长久会对腰椎形成损伤。让身体左侧和右侧交替侧躺,左手和右手握成空拳后,用拇指和食指一侧垂直交替着敲打腰部,或用双手手指揉捏腰部肌肉。特别是位于脊柱两侧的腰背肌最容易劳损,应重点按摩。敲打时,要注意所用的力度,不要太轻也不能太重。有些人腰背部肌肉较硬(可能是和肌肉紧张有关),可尝试着握成实拳进行敲打,力度根据自己能够接受的程度进行。但要注意,敲打和按摩的部位要准确,这样才能起到缓解作用。敲打时,拳头应该不断地移动着敲打,不应总停留在一个部位,每个部位每次停留敲打10次左右,再移到其他位置,反复循环5～10分钟,即可缓解整个腰背部肌肉群的疲劳和紧张。

5. 拳擦腰骶法。站立,两脚分开,与肩同宽,手握空拳,对准腰眼处,用力向下擦至尾骶部,反复擦至腰眼及尾骶部发红、发热为度。一般在100下左右。腰眼处有肾俞穴,腰眼中间是命门穴,皆有补肾壮阳,提高男、女性功能的作用。冬天怕冷者尤其适宜多擦腰骶,务必热透入里,多多益善。

6. 伏案工作者护腰法。工作之余常伸腰部,能使背阔肌、腹外斜肌等肌肉作较强收缩,可以增加心脏循环,达到舒通经络、养肾气、壮腰膝、缓解疲劳的保健目的。站立,双腿分开,两手叉腰,腰向前弯,先按顺时针方向转动10圈,再按逆时针方向转动10圈,此法除能增强腰部肌肉、关节的功能外,对慢性腰肌劳损、腰椎骨质增生、腰椎间盘脱出、风湿性腰痛、坐骨神经痛等也有一定的防治作用。用两手掌或握拳,以腰为轴,前后转动带动双手,右手拍打左腹部，左手拍打右腰部；右手拍打左腰部，左手拍打右腹部。左右拍打上、中、下腹部和左右拍打上、中、下腰部。左右各拍打 100～200 下，可防治腰酸、腰痛、骨质增生、消化不良、腹胀、便秘等。患有严重心血管疾病或骨质疏松的老年人，不建议使用拍打法。

7. 腰部运动减肥法。直立，双足分开同肩宽，脚尖朝前，将腰左右拧转，先慢后快，逐渐增速增力，量力而行，次数由少渐多，但每次不少于 40 次。顺逆转腰减肥：将腰顺时针、逆时针回环转动，角度、速度和力度由小渐大，逐渐增加次数，每次不少于 40 次。腰左右侧屈减肥：将腰向左右反复侧屈，角度、力度、速度逐渐增加，每次不少于 40 次。腰前屈背伸减肥：腰前屈背伸反复运动，角度、力度、速度逐渐增加，每次不少于 40 次。推腰减肥：双手掌推腰背部和双侧侧方腰部，每次各不少于 40 次。如由他人推腰，则取俯卧位。

8. 防治腰痛法。中医按摩养生疗法是治腰痛及腰部养生比较常用的有效方法。腰痛，又称腰脊痛，是指因外感、内伤或挫闪导致腰部气血运行不畅，或失于濡养，引起腰脊或脊旁部位疼痛为主要症状的一种病证。这里介绍几种简单的自我按摩养生手法，最终达到治腰痛和腰部养生的目的，腰痛患者不妨一试。

按穴法。坐位，以左手或右手中指指端按揉人中穴 1～2 分钟；或者以双手中指指尖分别点按委中养生穴（腘窝正中）1～2 分钟，使被按穴位出现酸、麻、胀等感觉为宜。久坐不运动，腰痛不稀奇。此时可按摩后溪穴。后溪穴在手握拳时，掌指关节后横纹的尽头处。坐在电脑前，把双手后溪穴的这个部位放在桌沿上，用腕关节带动双手，轻松地来回滚动，即可达到刺激效果。抽出三五分钟的时间，随手动一下，坚持下来对颈椎、腰椎有着非常好的养护作用。

搓腰法。坐位，先将两手搓热，然后分别放在两侧腰部，交替上下搓腰 150 次，以皮肤有温热感为宜。

叩击法。坐位，双手握拳，用拇、食指面沿着腰肌从上向下或者从下向上交替叩击，以腰部有胀感或皮肤有温热感为宜。

揉肌法。坐位或仰卧位，使腰部肌肉放松，两手叉腰，用两手拇指按揉两侧腰眼，并可沿腰肌上下适当移动，手法由轻到重，再由重到轻，以感觉腰部酸胀发热为宜。

9. 闪腰解救法。搬重物、突然被人撞都可能闪着腰，有时甚至伸个懒腰、打个哈欠、咳嗽一声也会闪腰。

以脊柱腰段为中心的腰部在肌肉、筋膜、韧带等组织的协助下起着支撑整个上半身的作用，中年以后支撑组织发生退行性改变，腰部活动度和负重能力都有所下降，尤其是整天坐着工作的办公室一族，如果缺乏腰部肌肉的锻炼，很可能在弯腰时或因打喷嚏、咳嗽而闪腰。

闪腰了如不当回事或自行错误处理就会加重疼痛，如只是局部疼痛、不能扭动，就应慢慢舒展腰部，并立即选择硬板床平卧休息，使腰部肌肉、韧带、筋膜放松。没有硬板床，可在硬地板上垫一层薄被，暂时平卧休息。扭伤后 1～2 天内用冷毛巾湿敷腰部，有助于破裂的小血管收缩。通常可用毛巾蘸冷水，拧至半干，敷在痛处，每 1～3 分钟换一次毛巾，连续 5～10 次即可。敷的时间不能过长，否则会影响血液正常循环，适得其反。需要注意的是，此时仍处于损伤的急性期，最好不要揉按腰部。过了急性期则需要采用热敷法促进血肿吸收。在腰部盖一层薄布，将拧干的热毛巾敷在患处，上面再加盖一层浸湿的热毛巾以保持热度，每 3 分钟更换一次，每次持续热敷 20～30 分钟。用热水袋也可以，还可将炒热的盐或沙子、谷糠等包在布袋里热敷。

按摩法。症状不重的患者,可在家人的帮助下恢复。如患者俯卧,家人用双手手掌在其脊柱两旁,从上往下,边揉边压,至臀部向下按摩到大腿下面、小腿后面的肌群。按摩几次后,用拇指按压最明显的痛点或取位于腿腘中间的委中穴,由轻渐重,直到感觉酸胀,持续1~3分钟后逐渐减轻压力。稍停片刻,反复5~7次,再用拇指指尖掐痛处。

背运法。患者与家人背靠背站立,将手肘弯曲相互套住,然后家人慢慢弯腰,把患者背起,并轻轻左右摇晃,同时让其双脚向上踢,片刻后放下。

蹲起法。让患者蹲下,两手手臂向上伸直,手掌相对。另一人蹲下用右手大拇指和中指按捏患者腰部最痛处左右两点,使患者感到疼痛而又舒适。两人再同时慢慢站起来,再慢慢蹲下。若能出汗效果更佳。

针刺法。如果患者腰部不能前后左右转动,可针刺其手少阳三焦经外关穴和手太阳小肠经后溪穴。

按穴法。如果患者情况不是太严重,完全可以自己在家治疗——自己或让家人用手按摩外关穴、后溪穴各5~10分钟。外关穴在腕背横纹上2寸,尺桡骨之间;后溪穴位于小拇指根部尺侧,第五指关节后方掌横纹尽头赤白交际处。腰扭伤了,为啥不按摩腰部,反而按摩腕部、手部穴位呢?这是因为按摩外关穴、后溪穴可以起到解表祛风、活络止痛的作用,不仅有助于缓解腰扭伤,而且在一定程度上还可以缓解关节炎、颈椎病。如果按摩以刺激腰部为主,则会进一步加重局部组织的损伤。

脏腑按摩养生法

脏腑按摩源于中国传统医学,从脏腑治疗着手,调理脏腑气血,通过对人体某些部位辨证施治,对内脏功能有明显的调整阴阳平衡的作用。所以,根据各人身体状况有重点地选择1~2个脏器的体表部位进行按摩,可以达到补益和调节脏腑功能的强身延年作用。

1. 按摩肝区。肝脏位于右胁肋,右胁肋也是肝胆经络循行之处。按摩肝区体表部位,能使肝气疏通条达,情志舒畅。一般可采用站立位,年老体弱者可采用坐位。在按摩前要做到全身放松,消除杂念,将注意力集中到肝区。将一手掌重叠在另一手背上(男性左手在内,女性右手在内,内外双手内外劳宫穴对齐)轻轻按摩肝区,先按顺时针方向、后按逆时针方向各按摩30次。按摩完毕,手掌仍停留在肝区,然后作三呼三吸按压,即呼气时手掌轻轻下按,吸气时手掌微微提起,如此重复3次。最后将双手掌搓热摩面,或接着进行心区按摩。

2. 按摩心区。心脏位于左前胸,按摩心区体表部位,能通利血脉,预防因心血瘀阻所引起的各种心脏疾病。体位同肝区按摩法,但注意力集中在心区。心区按摩,手法同前。三呼三吸按压,方法同前。最后将双手掌搓热摩面,或接着进行脾胃区按摩。

3. 按摩脾胃区。按摩脾胃即按摩整个腹部,它能调节脾胃升降,促进肠胃蠕动,有利于消化液的分泌、营养成分的吸收及肠道废物的排泄。长期坚持脾胃按摩能使食欲旺盛、大便通畅、体重增加,故此按摩为养生保健常规方法。体位同前,但注意力集中在胃脘腹部。手法同前,先在胃脘部,然后在脐周腹进行按摩。三呼三吸按压,方法同前。最后将双手掌搓热摩面,或接着进行肺区按摩。

4. 按摩肺区。肺位于两侧胸腔内,按摩肺区即按摩两侧胸廓体表,可使肺的宣发肃降功能正常,全身气机通畅协调,达到防病养生之目的。体位同前,但注意力集中在两侧胸廓上。两手十指自然分开,指距与肋骨的间隙等宽,分别横置于两面胸廓外侧,先用右掌向左分推至胸骨,再用左掌向右分推至胸骨,交替重复各 10 次。接着用手掌在两侧胸廓上做环形摩动,再做上下滑动。最后将两手掌搓热摩面,或接着进行肾区按摩。

5. 按摩肾区。按摩肾区即按摩腰部,能增强肾藏精之功能。每天坚持按摩肾区,使人精力充沛,年虽高而记忆力、听力不衰,腰直不弯,骨质坚密而不疏松。体位同前,腰部保持正直,放松,注意力集中在肾区。两手环腰置于身,用两手劳宫穴或中指指腹端按于同侧肾俞穴,然后向下摩擦至尾骶部,重复进行 10 次。接着用两手中指指端点按肾俞穴各 10 次,再用手掌在肾俞穴做环形摩动 20 次,然后在肾俞穴做三呼三吸按压。最后将两手掌搓热摩面,结束脏腑按摩。

按摩五窝养生法

人体有些部位是养的重点,对这些部位常常按摩,加以养护,能起到增强身体免疫力、预防疾病、延年益寿的作用。

1. 腋窝。双臂交叉于胸前,双手按对侧腋窝,用手指适度地按摩捏拿,每次按捏约 3 分钟;然后,左手上举,用右手手掌拍打左腋下,再上举右手,用左手手掌拍打右腋下,每次拍打 30~50 次,反复操作 5 遍。腋窝处的淋巴组织非常丰富,经常按摩可以宽胸宁神,促进血液循环,提高免疫力。

2. 腘窝。取坐姿或俯卧姿,自己或请家人用两手虚掌着力,连续拍打两侧腘窝。腘窝是膝后区的菱形凹槽,里面的血管和神经非常丰富,经常拍打有行气活血、缓解痉挛的功效。经常按摩腘窝处的委中穴,对常见的坐骨神经痛、小腿疲劳、脖颈酸痛、臀部疼痛等疼痛性疾病都有治疗作用。

3. 肚脐。姿坐位或仰卧姿,用左右手虚掌着力,以前臂发力,连续不断地轻微拍打肚脐 100 次。也可用热敷、按揉等方法刺激肚脐。肚脐的穴位名为神阙,历来被医家视为治病要穴。经常拍打肚脐可起到安神宁心、舒肝利胆、调和气血、通利三焦的作用。

4. 肘窝。取坐姿或仰卧姿,一侧上肢伸直,肘窝向上,用另外一只手虚掌着力,两侧交替拍打各 100 次。如果是家人帮助拍打,可两侧同时进行。肘窝是肘关节前方的一个三角形的凹陷,是经络非常密集的地方,经常按揉可起到行气活血、散淤祛毒的作用。

5. 腰骶窝。坐姿,上身略前俯,用左右手虚掌着力,连续拍打腰骶部 5~10 次。腰骶窝(即腰眼)是人体腰骶部的一个凹陷,承受着整个上身的重量,因此随着年龄的增长,很容易会因腰骶部的劳损而出现腰疼等症状。常按摩腰骶窝有疏松筋骨、消除疲劳的效果。患有严重心血管疾病或骨质疏松的老年人,不建议使用拍打法。

按摩双耳养生法

耳朵像一个倒置在子宫中的胎儿,人身上的器官在耳朵上都会有所体现。如果把耳朵按摩一遍,就等于把四肢和五脏六腑都调理了一遍,这样对延长寿命大有裨益。

1. 提拉耳垂法。中医认为,人之肾气通于耳,扯拉搓揉健身体。晨起后、晚睡前,大拇指在后,食指在前,两手同时提拉耳屏、耳垂,自内向外提拉,手法由轻到重,牵拉的力量以不感疼痛为宜,每次 3～5 分钟。此法对防治头痛、头昏、神经衰弱、耳鸣等疾病有一定的作用。

2. 手摩耳轮法。双手握空拳,以拇指、食指沿耳轮上下来回推摩,直至耳轮充血发热。此法具有健脑、强肾、聪耳、明目等功效。

3. 提拉耳尖法。用双手拇、食指夹捏耳郭尖端,向上提、揪、揉、捏、摩擦 20 次左右,使局部发热发红。此法有镇静、止痛、清脑明目、退热、抗过敏、养肾等功效,可防治高血压、失眠、咽喉炎和皮肤病。

4. 搓弹双耳法。两手分别轻捏双耳耳垂,再搓摩至发红发热。然后揪住耳垂往下拉,再放手让耳垂弹回。每天 2～3 次,每次 20 下。此法可促进耳朵血液循环,健肾壮腰。

5. 双手拉耳法。中医认为,耳朵代表了肾的状况,耳郭呈红紫色说明肾脏循环不好。可多拉拉双耳,有护肾防衰老的功效。将右手绕过头顶向上牵拉左侧耳朵数十次,再用左手绕过头顶牵拉右耳数十次。此法简便易行,效果良好,可以促进颌下腺、舌下腺的分泌,减轻喉咙疼痛,防治慢性咽炎。如再辅以按、摩、搓、揉、点、捏等手法则更能强身健体,敷养肾元。如果能长期坚持拉耳,能促进胆汁分泌,有利于胆道通畅,防止胆囊炎、胆结石等疾病的发生发展;增强免疫力,调节肝脏抗病毒能力,对肝炎病患者的恢复有一定帮助。

6. 双手掩耳法。两手心掩耳,然后用两手的食指、中指和无名指分别轻轻敲击脑后枕骨,发出的声音如同击鼓,所以古人称作"鸣天鼓"。坚持每天睡前重复做 64 次,或者早晚各 32 次,可以预防和治疗眩晕、耳鸣、耳聋、内耳疾病等。睡前鸣天鼓还有助于改善睡眠状况。肾虚患者常表现为精神萎靡不振、睡眠不好,每天睡前鸣天鼓不仅能养神安神,还能促进睡眠,尤其对老年肾虚失眠更为有效。

7. 全耳按摩法。双手掌心摩擦发热后向后按摩腹面(即耳正面),再向前反折按摩背面,反复按摩 5～6 次。此法可疏通经络,对肾脏及全身脏器均有保健作用。

8. 双手扫耳法。以双手把耳郭由后面向前扫,这时会听到"嚓嚓"的声音。每次 20 下,每日数次,只要长期坚持,必能强肾健身。

9. 双手搓耳法。耳朵上有许多细小的血管和穴位,常按摩、捏耳朵对身体有很大的保健作用。双手掌轻握双耳郭,先从前向后搓 1 分钟,再由后向前搓 1 分钟,以使耳郭皮肤略有潮红,局部稍有烘热感为度。每日早、晚各 1 次,搓后顿有神志清爽、精力倍增、容光焕发的感觉。若腰腿酸痛者,用拇指从上向下搓捏耳舟区域。不过,食指用力稍重,拇指仅扶持而随食指滑动,如此搓捏。若失眠或夜深难眠者,在临睡前,食指搓压双耳三角窝区,每次持续 1～3 分钟,可望获得满意而香甜的睡眠。

10. 捏耳防衰法。运用拇指、食指轻巧而有节奏地捏压耳垂的正中区域,每日 2～3 次,每次 1 分钟,持之以恒,既能美白容颜,又能增添双目的神采。如果配合用小指尖点压耳甲腔区域,刺激或调节体内性腺激素,使之保持在较为正常水平,更有助于防衰、抗衰效应的发挥。

11. 双掌压耳法。将双掌根用力挤压耳部,不留一丝缝隙。然后猛然拉开,能有开啤酒瓶一样的"砰"声,反复 9 次。如果拉耳时耳部里面有隐痛,说明耳有潜在的病因,要坚持做。此法可以增强听力,防治耳鸣和中耳炎,对激发、开发小脑,使骨髓充足,产生很好的功效。

12. 轻揉耳轮法。用双手拇、食指捏耳上部,然后再往上提揪,直至该处充血发热。然后以拇、食二指沿耳轮上下来回按压、揉捏耳轮，使之发热发烫，然后再向外拉耳朵。双耳有很多穴位，每天如此轻揉耳轮能起到疏通经络、运行气血、调理脏腑功能的作用。

13. 揉耳益寿法。中老年人经常对耳郭、耳屏进行拉、揉、捏等活动，可以刺激耳郭的末梢神经及微血管，使局部循环加快，并有助于疏通全身经络，增强代谢功能。

揉耳郭：把手掌心放在耳朵上，然后顺时针和逆时针各揉 30 次，以此为一轮，每天起床后和睡前各揉三轮。

捏耳屏：耳屏就是我们的小耳朵，外耳上凸起来的那一块软骨，用双手的拇指、食指同时捏双耳耳屏 30 次为一轮，每天早晨做三轮即可。

松耳郭：把手掌心放在耳朵上，然后双手轻轻内压，松手，每天早晚各做 30 次。

拧耳朵：把食指轻轻插入外耳孔，来回转动 20 次，用力要均匀，左右耳要交替进行，速度不要过快，以防损伤耳内皮肤。

拉耳郭：每天清晨起床后，用右手从头上拉左耳郭上部 20 次，再用左手拉右耳郭上部 20 次。

14. 耳保健操法。耳是人体信息的窗口，也是人体脏腑重要的外相，可以反映全身脏腑经络的信息。耳部保健方法可以调整脏腑，提高肌体的抗病能力，适用于耳部没有外伤疾患的各类人群。

鸣天鼓：天鼓者，指耳中之声。用双手掌掩耳，双手食、中、无名三指轻轻叩击风府穴附近 36 次。此法既可以增强听力，又可以缓解脑疲劳。耳部有外伤及中耳炎不宜应用此法。

振耳道：两手食指指面按压耳道，一按一放，快速振动，使耳道内产生振动，并传至大脑。每次 5～10 分钟。或是用食指塞耳窍，压耳门，然后骤放各三次。此法可以单独作为一种保健方法，可增强听力，醒脑通窍，能防治头晕、耳鸣、耳闭、脑鸣等疾患。中医养生也可与鸣天鼓配合运用增强保健效果。生活中因压力劳累而经常耳鸣的人经常用此法保健，可以缓解症状，健脑聪耳。耳部有炎症的暂不适于应用此法。

旋摩耳轮：以两手掌自上而下按摩耳郭，然后水平方向按摩耳郭前面和后面，以耳部感觉发热为度，每日 2～3 次，有清脑醒神聪耳作用。耳为宗脉所聚，是一个全息器官，全身脏腑、躯干、四肢在耳朵上都有相应的反应点，身体的疾病在相应部位有异常反应点。因此按摩耳郭对全身脏腑有刺激调整作用。对异常反应点的刺激，对慢性疾病还有辅助治疗作用。搓摩耳郭可以促进耳部血液循环，因此耳部受伤及有冻疮时不适于应用此法。

揉耳窍：耳朵被经脉环绕，为宗脉之所聚。经常点揉按摩耳朵周围的穴位，可以调节经脉气血，健脑聪耳。利用各窍穴与经络脏腑之间相互联系、相互沟通的关系，从而调节内脏功能，防病强身。

捻听宫：双手拇指、食指指尖捏起耳屏前方的听宫穴，前推后拉捻动穴位，每分钟 60 次，用力均匀，直至胀痛感传至耳内，维持 5 分钟停止。此法有利耳通窍、健耳防聋的作用。

揉耳前：两手食指分别按揉耳屏前方的耳门、听宫、听会等穴，力度以胀痛感能承受为准，在按切时配合切法、振法、叩法。每次 5～10 分钟。经常揉按可预防和治疗耳鸣，增加听力。

推耳后：用两手中指指面分别置于两耳后，沿翳风、耳壳后、颅息上下来回各推 20～30 次。具有滋养肝肾、降低血压的作用。

叩翳风：两手食指指尖同时叩击揉按两侧翳风。力量自行掌握，至穴位处有胀痛热感，大约 5 分钟。此穴位可有效地缓解耳鸣,健耳通窍。

拉耳郭:耳郭与外耳道及内耳紧紧相连,拉动耳郭牵动外耳道及内耳听神经。双手拇指、食指指面捏紧耳郭根部,一上一下拉动,用力均匀,每分钟 80～100 次连续拉 5 分钟左右。耳内热胀感明显。此法有调理耳部气血,聪耳健脑的作用。

15. 双耳保健法。全身的器官组织在耳部都有投影反射区,所以每天给耳朵做做按摩,其实也就是给全身按摩了一遍。

经常乏力:如果感觉经常气短乏力,活动后容易出汗,白天困倦疲惫,有可能是气虚,需要适当补气。可按压耳穴的心、肺、胃、十二指肠反射区。

手脚麻木:如果经常面色苍白又缺乏光泽、口唇或指甲颜色淡白、手脚麻木或经常心慌心跳或眼睛干涩,有可能是血虚,需要补血。可按压耳穴的胃、胆、肝、十二指肠、心反射区。

怕冷尿频:如果经常感觉手脚冰凉、怕冷尿频、容易感冒、怕吃凉的食物或饮料,有可能是阳虚。可按摩耳穴的心、肾、胃、肾上腺反射区。

眼睛干涩:手心或脚心发热、身上或脸上发热、眼睛干涩、口唇红或脸颊红、便秘或大便干燥是阴虚。可选耳朵的肾、膀胱反射区按压。

脱发白发:脱发与肾精不足、肾气失于固摄有关,白发往往与血虚或血热有关,因此,脱发的保健重点在补肾精补元气,固摄肾气,而白发早生应是清血热或补血为主。可按摩耳穴的肝、胆、心反射区。

容易发火:如果常常发火,脾气坏,有可能会有肝郁或气郁,这时要以疏通全身气机为调理的原则。可按压耳穴的肝、胆、胃反射区。

胸闷腹胀:如果胸闷或腹部胀满、平时痰多或总觉得有痰堵在嗓子里、嘴里黏黏的感觉、身体经常感觉沉重不轻松等症状,有可能是痰湿慢慢侵入身体了,痰湿体质在现代社会非常普遍,而且是众多慢性病最好的温床。化痰利湿的方法很简单,就是多运动少静坐。可按压耳穴的肝、胆、胃、十二指肠反射区。

▶ 刺激头部养生法

头为精明之府,人体之重要 12 经脉和 40 多处大小穴位,以及十多个特殊刺激区均集中在头部。经常对头部进行有效的刺激,的确是一项积极保养人体精、气、神最简单易行、最经济的长寿保健对策。以下介绍的方法虽然简单却非常受用,还有,最重要的就是每天要有好心情,心态好,身体自然会更好。

1. 按摩头部。每晚临睡前,用双手搓摩双耳,并揉提捏按之,然后从后颈至眼眶、额部和整个发根部进行搓摩,最后用双手摩面。用力要均匀,以能忍受和使皮肤微红为宜。一般以从头顶到周围,从头前到头后,从中间到两侧为原则,每次搓摩不超过 10 分钟。可改善脑部血液循环,并有催眠作用。

2. 按摩面部。干燥的天气会造成皮肤严重缺水粗糙,尤其面部时常有紧绷感。建议每天应坚持科学的洗脸方法,首先注意清洁,只有彻底清除脸上的化妆品、灰尘和分泌物,才能保持皮肤的湿润度。其次,如果有条件,洗脸用水最好是软水,软水含矿物质较少,对皮肤有软化作用,凉开水也比直接从水龙头里接的冷水要好。面部按摩可促进血液循环和新陈代谢,防止皮肤衰老。早晨按摩应由下而上轻轻地做直线运动,因为清晨人的肌肉还处于休息状态,没有必要做大范围的用力按摩。而到了晚上,按摩的目的是消除白天所产生的肌肉疲劳,所以需要顺着肌肉的走向,做曲线按摩,尽量大范围、高效率地刺激肌肉。最好在洗完脸擦干后涂抹些面霜或橄榄油进行按摩,这样可以起到更好的滋润作用。每天按摩鼻唇沟两侧的迎香穴10分钟,可以对有呼吸道疾病和心血管系统疾病的人起到较好的保健作用。

3. 按摩头皮。头皮上有很多神经末梢,有些神经末梢距离大脑很近,头皮上的信息很容易传入大脑。手指在头皮上按摩,能轻柔地刺激头皮上的神经末梢,通过神经反射,使大脑皮质的思维功能增强。经常按摩头皮,大脑皮质的工作效率得到提高,兴奋和抑制过程互相平衡,生命力就会增强,使全身更好地适应外界环境。大脑是身体的主宰,大脑的功能增强了,身体各器官的功能就会增强,身体也就更加健康。现代科学研究证明:经常按摩头皮能刺激头皮上的毛细血管,使它们扩张变粗,血液循环旺盛,供给大脑组织更多的养料和氧气。大脑的营养充足了,精力就会更加充沛。头皮血液循环改善了,还有利于头发的生长发育,防止头发脱落和白发。头皮上有百会、上星、脑户、前顶、玉枕等穴位,针灸这些穴位,能够防治疾病。按摩这些穴位,虽不像针灸那样强烈,但是按摩的面积较大,动作轻柔,同样能够通经活络,起到防治神经衰弱、头痛、失眠、老年性痴呆、健忘的作用。此法随时随地均可。按摩头皮时,将左手或右手的五指伸开,用手指头在头皮上轻轻按摩,先前后方向按摩,再左右方向按摩,最后转圈按摩,一般5分钟左右,每天坚持早晚各按摩一次。

4. 抓头按摩。现代医学证明,用手抓头按摩,能促进头皮血液循环,使头脑清醒,并能刺激头皮神经末梢,引起良好的反射作用,还可使神经松弛,从而对大脑产生有益的影响,这对于消除疲劳、改善头皮营养状况、促进新陈代谢、调节皮肤分泌等具有一定的意义。因此,这种按摩法除用于养生保健外,还可防治神经衰弱、高血压、动脉硬化、神经性头痛、脱发、白发和斑秃等疾病。具体操作方法:手心向内,手指张开如抓痒一样。抓时闭眼,心神安定,身体放松。自前额上的头发抓起,由前向后,经头顶至后发际;再从后向前,循环往复,来回梳理。抓时主要用两小指头的罗纹面进行按摩,其他手指随着小指的按摩用指甲抓头皮,动作匀缓轻柔,不可太用力,以免损伤头皮。如果在抓摩头部某一穴位时意念集中于这个穴位,并且在呼气时抓,吸气时停,使意念、气、形(抓摩)三者同时进行,效果更佳。每天早晨起、午休及晚睡前各做1次,每次10分钟左右,平时有空也可多做。

5. 梳头按摩。头发是一个人健康的标志。古代养生家说,"发宜常梳",因为梳头、理顺头发可以疏通血脉,祛除风湿,畅通任督二脉,使头部血液供应充分,可防止脱发。同时,梳发按摩还能起到滋养和坚固头发、健脑聪耳、增加记忆力、散风明目、消除疲劳、乌发及防治头痛的作用。具体操作方法:用十指梳头,要拇指相对,掌心向头,由前向后梳,边梳边揉摩。可以随时随地梳,动作要轻柔,不宜太快,次数以多为好。用梳子梳头要紧贴头皮,轻重适宜,不论头中间还是两侧都应该从额头的发际一直梳到颈后的发根处。最好梳到头皮有热、胀、麻的感觉。每个部位起码梳50次以上方有功效,上限以自己感觉舒服为准。时间以早晨最佳,因为早晨是人的阳气升发之时。要注意梳子的选择,不宜用齿尖过密的,最好用梳齿短秃而稀疏的,角质最好,木质亦可。在梳理时,边梳边握紧一束头发向上揪拉,揪拉时要多握一些,握得要紧,用抖劲,轻重合宜,不宜用劲过猛,宜平均用力,此法可防止脱发。发多且厚的人,可用手指插入发中,用手指肚做环形抚摩;发少的人,可直接用手掌按摩头发。

6. 弹头刺激。弹头时，先用十指在头部前后左右干梳20~30遍，再用指肚有节奏地敲头皮2~3分钟，然后用木梳齿敲头皮2~3分钟，最后重点按摩"上星""百会""印堂""风池"等穴位。这样不仅能促进脑部血液循环，调理好大脑皮层兴奋与抑制；还能除疲劳益健脑，而且对治头疼和脑动脉硬化有一定疗效。

7. 啄头刺激。将五指微屈并稍稍分开，聚拢成梅花形，用一手或两手同时或交替啄击头部，像鸡啄米的样子。啄要用力轻快而有节奏。这种方法刺激性比按摩法大。

8. 双手拍头。坐姿头身正直，然后用双手掌在头部由前向后轻轻而均匀地拍打，力量要轻柔有弹性，双手轻拍约20次。

9. 按摩后脑。两手指交叉抱在后颈枕下部，左右来回横向搓摩约20次，力量要轻柔适中。

全身按摩养生法

1. 头面部按摩可以清脑明目。

浴面。两手掌由鼻翼迎香穴推拿至睛明穴，再上擦至印堂穴，两额太阳穴，过两耳往下擦两颌部回到迎香穴，如此上下左右，往复8次。

叩齿。上下牙齿叩动，先叩两侧，后叩前排门齿，各叩8次。

擦睛。双眼睁大看远方，再看鼻翼，一远一近，交替凝视8次，双眼球从左向上再向右及右下方向转动和反向转动各8轮。

梳头。用两手指从前额梳擦头发至头顶与后顶两侧沿颈项下，先梳中间再梳两侧各8次。

擦耳轮。两手掌从耳尖至耳根用掌根推擦上下各8次。

鸣天鼓。双手掌心掩住全耳，左右手的食指分别压住中指后食指突然弹下，弹击在双侧风池穴上各8次。

2. 胸腹部按摩可以活跃内脏。

揉膻中。始自天突穴，止于鸠尾穴，自上而下用手掌推擦8次。手掌以膻中穴为中心从左向右环形掌揉8次。

理胁肋。用双手掌贴于左右前胸壁，自上而下沿肋骨呈八字形掌摩8次。

熨胸壁。搓热双手掌，紧贴于左右前胸壁16息（一呼一吸为一息）。

摩丹田。以肚脐为中心，上至中脘，下至中极，从左向右由中心逐渐扩大环形掌揉，再从右向左各8轮。

擦小腹。始于曲骨穴，止于神阙穴，上下擦40次。

3. 四肢按摩能健骨调筋。

按摩上肢。先用右手掌根揉左手背向上沿三阳经（臂外侧）向上至肩，再到胸背，再用掌根由胸部沿三阴经（臂内侧）揉至肩、手臂内侧，左右掌及指掌侧。然后左手推拿右手，如此各8次。

按摩下肢。双手掌自腰部双侧同时开始，沿三阳经而下推拿双大腿、小腿之外侧，沿双足外踝至双足背外侧足趾，然后从双足心开始，循足三阴经沿双足内踝至小腿、大腿内侧，再推拿至腹股沟回到腹部，如此上下各8次。

抖手蹬脚。双手腕上下左右抖动各 18 次,然后双手掌贴腰部,左右脚分别向上提,向前蹬出,左右脚各蹬 8 次。

揉劳宫熨擦涌泉。分别以左右手之拇指揉对侧劳宫穴,顺时针、逆时针方向环揉各 16 轮,再将双手掌擦热,分别熨擦对侧的双足涌泉穴各 16 次。

4. 晨起醒脑按摩。

舒指。醒来后不必急于睁开双眼,可先舒张十指,一握一放。反复 10 次。活动双手,能使人体血流加速。

浴面。用双手轻轻地在面部做上下推擦洗脸状,顺序为:口角→鼻旁→前额→太阳→面颊→口角。反复 10 次。

熨目。两手掌相互摩擦,搓热后将两手掌心放置于两眼上,使两眼球有温热舒适感,并轻轻按压眼球。反复 3 次。

点穴。以中指指端依次点揉下列穴位:攒竹、迎香、太阳、下关、颊车。每穴大约 20 秒,以局部有酸胀感为佳。

震天。牙齿咬紧,单掌掌心在头顶百会穴有节奏地轻重适宜地拍击 10 次。

擦胸。以左手在右前胸从上到下横擦 5 遍,然后用右手在左前胸同样操作。

摩腹。以双手相叠,以神阙为中心,顺时针方向摩腹 20 圈。

搓足。以对侧手掌小鱼际擦热足底涌泉穴。

梳头。双手十指微屈,以指端或指腹自前发际向后发际做梳理头发的动作。如此反复 15 次。最后叩齿起床。

按摩美容养生法

现代女性承受着多重压力,如何能够保养既起到养生效果又起到美容功效呢?通过经络调理便能做到。经络调理通过推拿、按摩等方式刺激一些穴位,便能排除体内毒素,调和经络组织,从而达到美容养生的目的。经络美容养生主要有以下方面:

1. 早调心肺。晚上睡觉,人是最安静的时候,心率是最慢的。早晨起来,心率加快,肺活量增大,所以要早调心肺。

每天早起摩擦、按压小拇指尖端,有利心脏健康,胸闷、心慌、晕车、晕船时用力重掐小指尖端,也能迅速缓解不适症状。

经常摩擦、按压拇指尖端,有宣肺、利肺的功效,有助于维持呼吸系统健康。尤其是在秋季,经络运行到手太阴肺经,更是进行呼吸系统保健的最佳时机。咳嗽时用力重掐拇指尖端,还能缓解咳嗽症状。

经常用食指指关节挤压手掌中心,能促进全身血液循环,增加面部红润,减少皱纹,并能宁心安神,镇定神经;对调理月经、肤色都有一定功效;还有利于心脏健康。

2. 午间采阳。中医认为,正午时分是一天中阳气最盛的时候,人体自身的阳气也达到一天中相对较旺盛的状态,因而,在正午温暖灿烂的阳光下散步行走,可促进人体气血运行,加快新陈代谢,振奋人体之阳气。

按摩手肘外侧凹陷处能进行小肠保健,促进营养吸收,可改善枯暗无泽的肤色,使皮肤恢复润泽,对皮肤过敏和暗疮、湿疹有一定作用。女性贫血者经常按摩此处更是好处良多。

用拇指按压或热水热敷足太阴脾经穴位。按压时尽量用力至感到明显酸胀。经常操作能调理脾脏功能,对面色萎黄、皮肤粗糙、毛细血管破裂有较好的作用,能有效抑制面部痤疮的出现,同时能改善消化系统的消化功能,既可减肥,又能健体。

按压臀横纹中央,有利膀胱健康,可改善由于各种原因引起的雀斑、产后内分泌紊乱所致的蝴蝶斑,可改善皮肤过敏、毛发焦枯、唇淡白、目痛多泪等症。

3. 晚调肝肾。肝肾夜里代谢最旺盛。肝肾代谢越好,排毒解毒能力越强,身体就越好。一旦代谢不好了,血液里脏东西太多了,会发生血脂高、胆固醇高、转氨酶高等问题。

闭眼,用中指指腹按压外眼角,是促进胆囊健康的有效方法,还有明目的作用。

摩擦大腿根部至发热,能促进肝脏造血和排毒,对黄褐斑、妊娠斑、痤疮、面色晦暗、面色黑等有较好的疗效,并能促进乳房发育,解除乳房胀痛。为避免皮肤受损,建议在润肤露或沐浴露的滋润下进行。

按摩减肥养生法

1. 按摩脚掌减肥法。每天晚上睡前用拳头,以脚掌为中心,有节奏地敲击脚底,以稍有疼痛感为度,每只脚100次左右。可以消除一天的疲劳,促进全身血液循环,使内脏排毒功能增强、体内血管的排泄功能畅通无阻,加快燃脂速度。

2. 旋转双脚减肥法。全身血液循环不佳,就会发生内脏功能失调和内分泌失调的现象,会出现体内毒素不能及时排除,新陈代谢速度过慢造成脂肪堆积,出现肥胖。简单的脚局部刺激便可以促进血液循环,加快新陈代谢速度。仰卧在床上或地板上,先让双脚在空中晃动,然后像踏自行车一样让双脚旋转。持续两分钟,有助于改善睡眠。

3. 胸背、腰背、臀部减肥法。主要以推、按、拿手法为主,手法不宜过重,以防止损伤胸骨和肋骨,一般每个部位按摩5～10分钟,顺序是先胸部、后背、腰部、臀部,按摩以按、揉为主,手法可稍重一点。

4. 腹部按摩减肥法。主要以摩、按、拿、揉、轻拍等手法为主,先划区域,每次做10分钟左右,以促进肠蠕动,收缩腹部,使脂肪转化为热量,从而得到消耗和吸收、转化,减少腹部脂肪的堆积。波浪式推压腹:两手手指并拢自然伸直,左手叠压在右手上,右手掌指紧贴腹部,从剑突下向小腹部波浪式推压,再用左掌用力推压返回。全腹反复推压共8遍。指按三穴:用右手拇指或双手拇指分别按中脘、双侧天枢(侧重左侧)、关元三穴,每穴约2～3分钟,按的轻重以指下感到波动,疼痛可以忍受为度。按天枢穴时,有时感觉两腰眼处发胀,有寒气循腰眼下行,两足麻木如脱,按指一抬,又有一股热流下行两股之感,这是正常的。复做波浪式推腹两遍结束。

5. 腰部减肥按摩法。腹式呼吸法:操作者取仰卧位,用4～6秒钟吸入空气,使腹部胀满,再用5～8秒钟边呼气边慢慢提足,慢提大腿与床面夹角约50～60度;再边吸气使腹部胀满,边将双足慢慢放于床上,反复共做18次,需每日空腹时做。腰部运动减肥法:操作者直立,双足分开如肩宽,脚尖朝前,将腰左右拧转,先慢后快,逐渐增速增力,量力而行,次数由少渐多,但每次不少于40次。顺逆转腰减肥:将腰顺时针、逆时针回环转动,角度、速度和力度由小渐大,逐渐增加次数,但每次不少于40次。腰左右侧屈减肥:将腰向左右反复侧屈,角度、力度、速度逐渐增加,每次不少于40次。腰前屈背伸减肥:腰前屈背伸反复运动,角度、力度、速度逐渐增加,每次不少于 40 次。

6. 捏脊减肥法。脊柱两侧是足太阳膀胱经的循行路线,这条经脉上有心、肝、脾、胆、胃、大肠、小肠、膀胱等腧穴,故侧重捏脊疗法调节脏腑的功能,使之处于正常动态平衡之中,使脂肪这一病理产物得以消除。捏脊方法:采用俯卧位,选早上或空腹时间进行,10 天为 1 疗程,进行 2～3 疗程后休息 3 天再进行。常规捏脊法:从尾骶部的长强穴处开始,双手拇指与食、中指对捏,把皮肤捏起来,沿脊柱向上推捏直至大椎穴为一遍,每日 1～2 次,每次 5 遍。揉肾俞穴:双手拇指按揉肾俞穴 30 次。

7. 指压减饥、减肥法。指压减饥、减肥法通过指压特定穴位,减轻饥饿感,减少食欲,达到减肥的效果。选穴:耳部敏感压痛点及穴位 3～4 个,经穴选足三里、三阴交、曲池、手三里、中脘、下脘、合谷、章门。指压方法:每次选取经穴 3 个,耳部敏感痛点穴 1～2 个,交替使用,每次选用的穴位不完全重复。经穴用拇指、食指、中指的指尖进行指压,耳穴采用火柴的头部进行按压。采用压—放的方法,每穴持续按压 10 秒钟。指压时间:最好是在饭前或出现饥饿感时进行为佳,一般刺激穴位后数分钟饥饿感就会迅速减轻,每日坚持至少 2 次。注意:饮酒和服用麻醉剂 4 小时之内、刚洗过热水澡及剧烈运动之后、疲劳未恢复之前暂不宜做指压减肥。癌症、糖尿病及使用人工起搏器或其他人工能量调节器者不宜使用这一方法减肥。

按穴防衰养生法

经常按摩人体的相关穴位是一种非常好的养生保健方法,可以放慢生理衰老的速度,达到护心养肾延年的目的。

1. 百会穴。百会穴位于头顶至后脑的黄金分割点上,在头顶正中线与两耳尖连线的交点处。每天早晚按摩百会穴,用中指指腹每秒钟按一次,共按 100 下。也可用手掌按摩头顶中央的百会穴,每次按顺时针方向和逆时针方向各按摩 50 圈,每日 2～3 次。每天坚持按揉,才会见效。经常按摩百会穴,可将人体的一半经络以及大部分穴位带动起来。对于身体渐亏、虚弱的中老年人来说,更可以起到补阳填阴作用。还可用于防治头痛、高血压、低血压、失眠、焦虑、心悸、头晕、健忘、癫狂、心烦、中风、耳鸣、泄泻、便秘、脱肛、耳聋等疾病。

2. 膻中穴。膻中穴在人体躯干的黄金分割点上,位于人体前正中线与两乳头连线的中点,是脏腑之气汇聚的地方。按摩时一般用拇指或中指的指腹,力度以稍有疼痛感为宜。每次按摩 10 多秒即可,6 次为 1 遍,一般每天按摩 3～5 遍。按摩膻中穴可以扩张血管,调整心脏功能,还可防治胸闷、心悸、呼吸困难、咳嗽、呃逆等。

3. 气海穴。气海穴在人体脚底到头顶的黄金分割点上,在肚脐正下方 1.5 寸处(将食指与中指并拢,其宽度即为 1.5 寸),就是常说的下丹田。气海是针灸保健的要穴,有温养益气、强壮全身的作用。可将双手搓热按摩此穴,也可用拇指按揉,每分钟按揉 30 次。可防治腹胀腹痛、大便不通、遗尿、遗精、阳痿、疝气、月经不调、痛经、经闭、崩漏、带下、形体羸瘦、四肢乏力、妇科病、腰痛、食欲不振等。

4. 劳宫穴。在手掌黄金分割点上,握拳屈指时中指尖处。此穴为抗衰老的关键性穴道,因为它能够增强肌体免疫力,并能大幅度改善新陈代谢,让上半身血液含氧量提升,使皮肤红润、年轻、富有弹性。可将双手紧握拳,利用中指的力道按压穴位;也可用左右手拇指交叉进行按摩,时间自由掌握,每天 2～3 次。按摩劳宫穴具有清心火、安心神、强壮心脏的作用,适用于防治失眠、神经衰弱等。

5. 涌泉穴。涌泉穴是肾经的一个重要穴位,在脚掌的黄金分割点上。它位于足前部凹陷处第 2、3 趾趾缝头端与足跟连线的前 1/3 处,是肾经的首穴。将左脚放到右膝上,右拇指按压左涌泉穴(底掌心中线前三分之一凹陷处),双脚轮换各按摩 5 分钟以上,以搓热为好。也可在每晚睡前盘腿而坐,用手按摩或屈指点压双侧涌泉穴,力量以有酸胀感觉为度,每次50～100 下。按摩涌泉时可稍用些力,以能承受并感到舒服为宜。经常按摩此穴,有增精益髓、补肾壮阳、强筋壮骨、祛病延年的功效,对神经衰弱、精力减退、失眠乏力效果显著。

6. 足三里穴。足三里是胃经的要穴。胃消化功能好坏,对身体健康极为重要。位于外膝眼下 10 厘米,用掌心盖住膝盖骨,五指朝下,无名指头处。坐在椅子上,四指弯曲,按放在小腿外侧,将拇指指端按放在足三里穴处,做点按活动,一按一松,连做 36 次。两侧交替进行。足三里穴是中医重要的养生保健穴道,能够强精健体,延缓肌体生理衰老,紧致松弛的皮肤。常按此穴可增进食欲、帮助消化,还可改善心脏功能,调节心律,提高防御疾病的能力。

7. 迎香穴。在鼻翼两侧约 0.5 寸处,也就是眼睛向前正视,从眼珠中心点朝下,在鼻子两侧笑纹中的骨凹陷处。用拇指外侧沿笑纹及鼻子两侧,由上而下,呈正三角形方向按摩。每次按摩 1 分钟,按摩结束后喝一杯温开水促进新陈代谢。迎香穴与面部整体神经乃至肌肤状况都有关系,因其能够拉紧皮肤,所以也被美容医学视为是延缓面部皱纹产生,抵抗面部衰老的重要穴道。

8. 关元穴。关元穴位于腹下部,前正中线上,脐中下 3 寸处。将双手交叉重叠置于关元穴上,稍加压力,快速、小幅度地上下推动,有补益气血助长寿的作用。适宜于各种生殖系统疾病,尤其擅长治疗不孕不育、阳痿、遗精早泄、痛经、月经不调等症。也可以关元为圆心,左手掌或右手掌逆时针及顺时针方向摩动 3～5 分钟,然后随呼吸按压关元穴 3 分钟。能补充肾气,延缓衰老,可防治肾虚、腰酸、掉发、妇科疾病等。

9. 内关穴。屈臂手心向上,用另一手大拇指按压穴位(仰掌微屈腕关节,掌后第一横纹上 2 寸,在两条大筋之间)。内关穴是中医治疗心脏疾病的核心用穴,坚持按摩此穴位 1 个月后,患者呼吸憋闷、心烦心悸等症状会明显减轻或消失,有助于长寿。对心脏疾患,如风湿性心脏病、心肌炎、冠心病等,尤其对预防心梗发作具有突出效果。按摩时稍用力,以感酸、胀为度,左右各按 1～2 分钟。有宁心安神、调节情绪、调节睡眠、调和脾胃、活血通络等作用。

10. 命门穴。两手相互搓热,依次在命门穴(由肚脐中线环绕身体一周,该线与后正中线之交点就是命门穴)上下来回搓热,可做 2～3 分钟。有培补肾阳、通利腰脊的功能,能壮肾补虚,温补脾阳。可防治腰部虚冷疼痛、遗尿、腹泻等症。也可用手指搓擦命门及两肾,以感觉发热发烫为度,然后将两掌搓热捂住两肾,每天做 10 分钟。该穴是强肾补肾的养生要穴,可强肾固本、温肾壮阳,常按摩可延年益寿。

11. 中脘穴。中脘穴位于上腹部,前正中线上,脐中上 4 寸处。将双掌重叠或单掌按压在中脘穴上,顺时针或逆时针方向缓慢行圆周推动,使腹腔内产生热感为佳。具有健脾和胃、补中益气的作用,有助于延年益寿。绝大多数胃及十二指肠疾病,如胃及十二指肠溃疡、慢性胃炎、萎缩性胃炎、胃下垂等,尤其对缓解胃痛和治疗消化不良十分有效。

12. 神阙穴。即肚脐,既是人体任脉上的要穴,又是人体的长寿大穴。该穴位于人体的腹中部,脐中央。手指按在肚脐上,不要做任何揉动,根据自己的舒适程度调节按力大小。按压时平心静气,把意念集中在肚脐上,数自己的呼吸 100 次。可防治中风虚脱、四肢厥冷、风痫、形惫体乏、绕脐腹痛、水肿、鼓胀、脱肛、泻痢、便秘及女性不孕等。

13. 人中穴。人中清晰,是长寿的象征。穴位属督脉。人中有醒神开窍、调和阴阳、镇静安神、解痉通脉等功用,历来被作为急救首选之要穴应用于临床。人中位于鼻子下面上唇正中央的那条沟。用拇指点、按。可防治癫狂痫、中风昏迷、面肿、腰背强痛等。

14. 承浆穴。承浆穴在下唇凹陷处,以食指用力压揉,腔内会涌出津液。糖尿病患者用力压揉此处 10 余次,渴感即可消失,在不缺水的情况下,可不必反复饮水。这种津液不仅可以预防秋燥,而且含有延缓衰老的腮腺素,可使老年人面色红润。

15. 睛明穴。用拇指、中指掐在睛明穴(正坐闭目,目内眦角上方一分处)上,同时食指点按两眉间的印堂穴,可谓“一手点三穴”。点掐时闭气不息,点至自觉气满时为止。点时一松一紧,点压 1～2 分钟。具有疏风清热、通络明目的作用。可防治眼疾、神经性头痛、打嗝。

16. 太阳穴。用两手拇指或食指肚,按住两侧太阳穴(眉梢与外眼角中间,向后约一寸凹陷处),先做顺时针方向揉动 8 次,再做逆时针方向揉动 8 次。可祛风止痛、活络明目,有防治头痛、治疗眼疾的作用。

17. 合谷穴。一手拇指张开,虎口拉开,另一手拇指按压合谷穴位(拇、食指张开,使虎口拉紧,另一手的拇指关节横纹压在虎口上,拇指关节前弯曲,拇指尖所指凹陷处即是穴位)进行揉按,两手交换按压 1～2 分钟。具有通经镇痛、解表清热、开窍醒神、熄风之功效。可防治头面五官疾病,对牙痛有特效。

18. 曲池穴。以拇指尖按摩另一臂的曲池穴(仰掌屈肘,肘横纹头呈现凹陷处即是),两手交换按摩 1～2 分钟。具有祛风解表、调理肠胃、舒缓关节、调理脏腑、泻火去热的功效,是治疗上肢偏瘫的主要穴位。

19. 太冲穴。用大拇指按揉两太冲穴(由第一、二趾间缝向足背上推,至二骨联合前缘凹陷中即是)3～5 分钟。具有清肝泻火、舒肝解郁、调经和血、疏肝理气的作用,是治疗肝病的特效穴。

20. 太溪穴。位于足内侧,内踝后方,内踝尖与跟腱之间的凹陷处。对于肾炎病人,按揉太溪穴可使高血压有一定程度的降低,尿蛋白明显减少。适宜于肾脏疾病、慢性肾炎、糖尿病肾病等。

21. 四缝穴。四缝穴为经外奇穴,是消宿食、化积滞的专属穴位,位于人体第 2、3、4、5 手指掌面近端指关节横纹中央点。可用大拇指的指甲掐按,力度以稍有痛感且能耐受为宜,每个手指掐 2～3 分钟。对胃痛、腹痛、腹胀、消化不良、恶心呕吐、呃逆等症均有辅助治疗作用。

22. 翳风穴。翳风穴是颅后窝部位的重要穴位,位于耳垂后方耳后高骨和下颌角之间的凹陷中。中医学认为,翳风穴具有活血祛风通络、通窍醒神之功效。刺激翳风穴可用于治疗头晕、头痛、耳鸣、耳聋、口眼歪斜等病症。用双手拇指或食指缓缓用力按压穴位,缓缓吐气,持续数秒,再慢慢放手,如此反复操作;或者手指着力于穴位上,做轻柔缓和的环旋转动。按摩时可根据自身情况把两种技法组合起来,每次按摩 10～15 分钟为宜。此法适用于各种人群,且操作不拘于时,一天之中择方便的时候做 1～2 次。对缓解脖子僵硬、头晕、头痛、视力模糊、眼胀、耳鸣、睡眠不好等有较好的效果。

23. 三阴交穴。三阴交位于小腿内侧,脚踝骨的最高点往上三寸处。经常按揉三阴交穴位,既可健脾益血、调肝补肾,还有安神、促进睡眠的效果。每天中午 11 点按揉左右腿的三阴交各 20 分钟,能把体内湿气、浊气等排出去,既可使皮肤光洁细腻,又可调治脾胃虚弱、消化不良、腹胀腹泻等,对中年女性白带过多、子宫下垂等病情的恢复也有不错的效果。每天下午 5～7 点,用力按揉每条腿的三阴交穴各 15 分钟左右,能保养子宫和卵巢,促进任脉、督脉、冲脉的畅通,而且通过补肾,对中年女性提升性欲有很好的疗效。经常在晚上 9～11 点左右按揉两条腿的三阴交各 15 分钟,能帮助调理月经、祛斑、祛痘等。要坚持每天按揉,一个月后才能见效。

注重经络养生法

尽管长寿的方法很多,诸如饮食养生、运动养生、精神养生等,但有一条是必须做到的,也是人们不易理解的养生方法,即经络养生法。

经络,是人体经脉和络脉的总称,它能运行全身气血,联络脏腑肢节,沟通人体上下内外,使人组成一个有机的整体。正因为如此,人体一切生理和病理作用,都在经络系统的调节和控制下进行。中国科学院生物物理所祝总骧教授认为:"经络系统实际是人体的总控制系统,是保持人体健康、长寿的关键。""经络的科学证实为中医各科,尤其是针灸、推拿、气功以及各种民间方法,甚至武术和体育锻炼等找到了现代科学根据。"

所谓经络养生法,即是要使气血在体内周流不断,循环往复。对于中老年人来说,若能做适当的运动或通过不同的手法对不同的经络穴位按摩,能舒筋活血、理气通神、抗衰老,可增强肌体免疫力,减少疾病发生,强健身体,益寿延年。

双手攒拳。端坐,两臂自然放于两股之间,调匀呼吸,然后两手握拳。吸气时放松,呼气时紧握,可连续做 6 次。本功法具有调节气血的作用,随呼吸而用力,对于调整气息及血液循环有好处。而且当用力握拳时,可起到按摩掌心劳宫穴的作用,具有养心的功效。

上举托物。以左手按于右腕上,两手同时举过头顶,调匀呼吸,呼气时双手用力上举,如托重物,吸气时放松,如此做 10～15 次后左右手交换,以右手按于左腕,再做一遍,动作如前。本动作能疏通经络,行气活血,活动上肢肌肉关节。

闭目吞津。端坐,两臂自然下垂置于股上,双目微闭,调匀呼吸,口微闭,如此静坐片刻,待口中津液较多时将其吞咽,连吞 3 次,再上下牙叩动,叩齿 10～15 次。此法能养心安神、健脾。

腹式呼吸。具体方法:吸气时,舌抵上腭,放松腹肌,膈肌收缩,腹壁隆起;呼气时,舌自然下落,腹肌收缩,腹部凹陷。呼吸过程中必须意守丹田,采用吸(3 秒)——呼(6 秒)——停(1 秒)的呼吸方式。腹式呼吸通过慢而深的呼吸来加大肺的通气量,最大限度增加氧气的供应和二氧化碳的排出,同时激发循行于腹部的 9 条经脉与气血运行,促进人体健康。

下蹲运动。每天要进行 20 分钟以双下肢为主的体育锻炼。当进行下蹲运动时,通过全身骨骼肌的活动带动全身经络活跃起来,从而实现全身经络的全面锻炼。

按摩三穴。每日要对合谷、内关、足三里 3 个穴位进行按摩。按摩合谷穴对头部、面部和上肢部位的疾病有一定疗效,如头痛、牙痛、肩周炎等;按摩内关穴对其循行之处组织器官的疾病有一定疗效,如颈椎病、乳腺疾病、腰痛、中风等;按摩足三里穴除对消化系统疾病有疗效外,还对全身所患的疾病有疗效。

摩擦面颊。双手五指分开如爪,自前额向后梳头10次,继而用手掌自上而下摩擦面颊10次,可促进血液循环、防治脑血管病变等。也可在每天早晚将双手搓掌至发热,然后再搓揉面部各60次,可激发面部气血,使面部充盈红润,面肌富有弹性,有防老祛皱、精神焕发的作用。

搓揉耳郭。每天早晚搓揉耳郭各60次,使耳部发热有烧灼感为宜,有防治耳聋、耳鸣和耳源性疾病等作用(有耳病、化脓性中耳炎者禁用)。

叩齿弹舌。每天早晚叩齿各60次,可健齿防牙病和牙齿脱落等。每天早晚弹舌各60次,弹舌是对脑的良性按摩,有健脑护脑之功。

搓摩颈部。颈部是人体经脉通往头部和肢体的重要通道。两手手指交叉,抱在后颈枕下部,左右来回横向搓摩约20次,力量要轻柔适中。也可在每天早晚对颈部按摩各60次,有防治颈椎病、血管性头痛、脑血管病的功能。

按摩肩部。每天早晚按摩各60次,有防治肩周炎、颈椎病的功能。

按摩上肢。每天早晚各按揉60次,即从上内侧腋下(极泉穴)到腕部内侧(内关穴),从外侧腕部(外关穴)到肩部(肩井穴)。常按摩上肢部,可疏通上肢经脉、调和气血,对心血管系统、呼吸系统疾病及上肢病痛有良好的防治效果。

按摩腰部。每天早晚双手叠放在脐部(神阙穴),上下左右顺时针方向按揉60次,然后以同样手法逆时针方向按揉60次,可改善消化系统、生殖泌尿系统功能。

按摩腰部。每天早晚按摩腰部,能强肾壮腰,对治疗肾虚腰痛、风湿腰痛、腰椎间盘突出症等腰部疾病有很好疗效。

体质强壮养生法

中医所说的"养生",即提倡"治未病"。也就是强调预防为主,要求通过各种方法、手段,使得人体无病而强壮。强壮养生法就是遵循这一宗旨,通过按摩经络、穴位和全身协调的导引运动,进而对全身一些重要组织、器官的功能进行调整,促其旺盛,并以此激发人体正气,促进气血运行和化生,从而使得整个肌体处于健康状态。

1. 按摩功。(1)鸣天鼓。此法具有安神益脑作用。方法:双手掌横向分按两耳,掌根向前,五指向后。以食、中、无名指叩击枕部3次后双手掌骤离耳部1次,如此重复10次。(2)擦玉柱。此法具有平潜肝阳、祛风散邪作用。方法:单掌四指及拇指分置颈前喉结两旁人迎穴处(人迎:喉结旁开5厘米,胸锁乳突肌前缘),和缓地上下推擦10次;单掌横置颈后,掌根和四指分按两侧风池穴(风池:颈后枕骨下两侧,胸锁乳突肌与斜方肌之间凹陷中),横向来回擦动10次。(3)舒气会。此法具有舒理、条畅气机作用。方法:双掌相叠,置于两乳中间的膻中穴(膻中:前正中线上,两乳连线的中点,此穴为人体气机聚会之处),上下擦动30次。(4)叩玉关。此法具有激发肾气、壮骨固齿作用。方法:微张口,上下齿稍用力叩动30次。(5)搅沧海。此法具有生发心气、健脑强心作用。方法:舌在口腔上、下牙龈外周从左向右、从右向左各转动10次,产生津液分3口缓缓咽下。(6)摩脘腹。此法具有健脾和胃作用。方法:双掌相叠,置于神阙穴(即脐眼),先逆时针,从小到大摩脘腹30圈,然后再顺时针,从大到小摩动30圈。(7)震命门。此法具有激发肾气、强腰健膝作用。方法:双手握空拳,以拳眼叩命门穴(命门:第二腰椎棘突下),并横向两侧肾俞穴(肾俞:命门穴各旁开约2横指处),来回震叩30次。(8)点曲池。此法具有畅旺气血作用。方法:双臂交叉,食、中指相叠按揉曲池穴(曲池:屈肘呈直角,当肘横纹外端凹陷中,此穴为人体强壮穴)60次。(9)按三里。此法具有促生气血作用。方法:双手食、中指相叠,按揉足三里穴(足三里:膝下4横指,胫骨前嵴外一横指处,此穴为人体强壮穴位)60次。(10)擦涌泉。此法具有滋养肝肾、平衡阴阳作用。方法:单掌横置于涌泉穴(涌泉穴:脚掌前1/3凹陷处)来回擦动60次。

2. 导引术。(1)直掌前推。①分腿站立,与肩同宽,脚尖朝前,两臂自然下垂,双眼平视前方。②两腿弯曲成马步状,同时屈肘直掌,掌心相对,拇指伸直,四指并拢于两肋部。③蓄劲于肩臂指端,使两臂徐徐运力前推至尽处。④双臂内旋,虎口朝下,接着掌变拳如握物状,旋腕,拳眼朝外收于两肋。⑤恢复到①。以上动作重复做4遍。(2)抱月升空。立正;左腿旁跨一步与肩同宽,两臂侧平举;两膝微屈的同时,两手下抱作半圆划弧,两臂交叉屈肘置于胸前;两手翻掌,掌心朝前,运力外展至侧平举,掌心向外;还原成立正姿势;两臂侧上举平肩高,掌心朝上;两臂继续上举至头上的同时,脚跟提起;双手翻腕下按,同时脚跟落地;还原成立正姿势。以上动作重复做4遍。(3)仆虎擒雕。立正;左腿抬起,向前方跨一大步成左弓步,同时两臂屈肘由体前向前扑伸,掌心朝下;双臂、掌下按,左手叉腰,右臂下按于体侧;上体前倾同时右转,右臂从后下划弧至后上举,掌心向后;还原成立正姿势。下面再换方向做。以上动作重复做4遍。(4)调息养气。立正;全身放松;双手缓缓从体侧向上平举,同时深长吸气,与肩平时翻掌朝上,继续上行;双手掌直举至头上时,从头部经眼前划弧下行至立正全身放松的姿势,同时深长呼气。以上调息养气动作连续做8遍。

疏肝理气养生法

肝脏经脉在人体的循行路线是从足大趾外侧开始,沿足背,主要循小腿内侧的中间上行,绕阴器过少腹,上至腹、胸,通过乳房两侧胁肋部止。中医所说的肝病范畴,对照现代医学病名,也就主要概括了部分消化系统疾病,如肝炎、胆道感染、胆囊炎、胆结石等,以及一些神经系统疾病,如肋间神经痛,肝阳上亢所导致的头痛、失眠、高血压、手足拘挛等筋腱疾病,以及青光眼、近视等有关眼睛的疾患。另外,沿肝经循行路线所产生的疼痛、不适症状,均可按照疏肝理气的自我按摩、导引方法操练,如再能结合相应的养生原则和食药补益,则对这类病症的防治可有更明显的效果。

1. 按摩功。(1)舒气会。此法具有舒理、条畅气机作用。方法:双掌相叠,置于两乳中间的膻中穴(膻中:前正中线上,两乳连线的中点,此穴为人体气机聚会之处),上下擦动30次。(2)宽胸法。此法具有宽胸理气和通畅全身气机作用。方法:右手虚掌置于右乳上方,适当用力拍击并渐横向左侧移动,来回10次;以两手掌交叉紧贴乳房上、下方,横向用力往返擦动20次;两手掌虎口卡置于两腋下,由上沿腰侧向下至髂骨,来回推擦,以热为度。(3)疏肋间。此法具有理气疏肝作用。方法:两手掌横置于两腋下,手指张开,指距与肋骨间隙等宽,先用右掌向左分推至胸骨,再用左掌向右分推至胸骨,由上而下,交替分推至脐水平线,重复10次。注意手指应紧贴肋间,用力宜均匀,以胸肋有温热感觉为好。(4)拿腰肌。此法具有健脾益血作用。方法：双手掌虎口卡置于两侧腰肋部肌肉，由上往下至髂部捏拿腰肋肌肉，往返做 10 次。(5)擦小腹。此法具有利气通膈、健脾和胃作用。方法：双手掌分置两肋下，同时用力斜向小腹推擦至耻骨，往返做 20 次。(6)理三焦。此法具有通利三焦、理气养肝作用。方法：两手四指交叉，横置按于膻中穴，两掌根按于两乳内侧，自上而下，稍用力推至腹尽处，共计推 20 次。(7)拨阳陵。此法具有疏肝利胆、和调经气作用。方法：两手拇指分按在两侧阳陵泉穴(阳陵泉：腓骨小头前下方凹陷中，人体筋之会穴)，余四指辅助，先行按揉该穴 1 分钟，再用力横向弹拨该穴处肌腱 3～5 次，以局部有酸麻放射感为好。(8)振胸膺。此法具有理气宽胸、振奋胸阳作用。方法：先用右手从腋下捏拿左侧胸大肌 10 次，再换左手如法操作。将双手手指交叉抱持于后枕部，双肘相平，尽力向后摆动，同时吸气，摆前时呼气，一呼一吸，共做 10 次。(9)运双目。此法具有生发肝气、清肝明目作用。方法：端坐凝视，头正腰直，两眼球先顺时针方向缓缓旋转 10 次，然后瞪眼前视片刻，再逆时针方向如法操作。(10)叹息法。此法具有疏利气机、和调脏腑作用。方法：全身放松，先深吸气后再尽量呼气，于呼气时发出"嘘"音，并尽力瞪目，重复 10 次。

2. 导引术。(1)左右开弓。①分腿直立(稍宽于肩)，两脚平行，脚尖朝前，两臂自然下垂，眼平视前方。②双臂缓缓前举，掌心朝下，举至肩平。翻腕掌心朝上，屈肘握拳。大小臂夹角呈 90 度，肘平肩，拳高平眼。③接上势，向两侧扩展，扩至最大限度，眼看左拳，拳心向内。④双拳松开，缓缓前移到体前变掌，头移向正前，眼看掌心。⑤同③相反方向握拳，再做至④。以上动作重复做 4 遍。(2)单手托天。①立正。②左腿屈膝抬起，同时右臂上托，掌心向上，拇指朝左，虎口张开；左掌下按，指尖朝前。③还原成立正姿势。④同上面的①、②、③，方向相反。以上动作重复做 4 遍。(3)下蹲压胁。①立正。②左脚向左侧旁开一步(宽于肩)，两臂屈肘侧平举，掌心朝下。③右脚向左后方交叉成全蹲，同时掌变拳，两臂挤压胁肋部向下冲拳。④同上面的①、②、③，换方向做。以上动作重复做 4 遍。(4)疏肝嘘气。①立正，全身放松。②双手掌缓缓相叠，右掌在内，左掌置按于下丹田(即关元穴，在脐下一横掌处)。③吸气挺腹，呼气收腹，同时瞪眼发"嘘"音，动作柔缓，呼吸深长。以上动作重复做 4 遍，并发音 6～18 次。

宁心安神养生法

心脏的经脉循行是从胸膺腋下开始，沿上臂的内侧后缘下行，经过肘，小臂内后侧到小指外侧末端止。中医所说的心病范畴，对照现代医学病名，实际上概括了心血管系统疾病，如冠心病、动脉硬化、脉管炎等；神经系统疾病如神经衰弱、神经官能症和脑震荡后遗症等；小肠吸收不良、肠功能紊乱、舌体病等，以及沿心经循行路线所产生的疼痛、不适等病症。以上均可按照宁心安神的自我按摩、导引方法操练，如再能够结合相应的养生原则和食药补益，则更可对这类疾病的防治有着明显的效果。

1. 按摩功。(1)鸣天鼓。此法具有安神益脑作用。方法：双手掌横向分按两耳，掌根向前，五指向后。以食、中、无名指叩击枕部 3 次后，双手掌骤离耳部 1 次，如此重复 10 次。(2)揉神门。此法具有宁心安神作用。方法：右手食、中指相叠，食指按压在左手的神门穴上(神门：腕横纹尺侧端，尺侧腕屈肌腱的桡侧缘凹陷中)，按揉 1 分钟，换手操作。若加按揉双侧内关穴(内关：腕横纹上 3 横指，两肌腱之间)，效果更加显著。(3)捏中冲。此法具有激发心气作用。方法：先以右手拇指、食指挟持左手中冲穴（中冲：中指尖端中央），稍用力按捏数次，随之拔放，操作 10 次。再换手进行。（4）点极泉。此法具有舒心解郁、镇静安神作用。方法：先以右手四指置左侧胸大肌内侧，拇指置按胸大肌外侧，其时食、中指自然点按腋下极泉穴（极泉：腋窝正中），一边捏拿胸大肌，一边以食、中指点揉极泉穴。操作 10 次，然后再换手同法操作。（5）拿心经。此法具有疏通心气、和调脏腑作用。方法：右手拇指置左侧腋下，其余四指置上臂内上侧，边做拿捏，边做按揉，沿上臂内侧渐次向下操作到腕部神门穴处止，如此反复 10 次。再换手操作。（6）甩拍法。此法具有振奋胸阳、活血化瘀作用。方法：两足分开同肩宽，身体自然放松，两手掌自然伸开，以腰为轴转动，带动两臂一前一后自然甩动，到体前时，用手掌面拍击对侧胸前区；到体后时，以掌背拍击对侧背心区。初做时拍击力量宜轻，若无不适反应，力量可适当加重。每次甩打拍击 20 次左右。（7）摩胸膛。此法具有调和心气、畅旺心血作用。方法：右掌按于两乳正中，指尖斜向前下方，先从左乳下环行推摩心区复原，再以掌根在前，沿右乳下环行推摩，如此连续呈"∞"（横 8 字）形，操作 20 次。（8）搅沧海。此法具有生发心气、健脑强心作用。方法：舌在口腔上、下牙龈外周从左向右、从右向左各转动 10 次，产生津液分 3 口缓缓咽下。（9）擦涌泉。此法具有滋养肝肾、平衡阴阳作用。方法：单掌横置于涌泉穴（涌泉穴：脚掌前 1/3 凹陷处）来回擦动 60 次。（10）养心法。此法具有益养气血、安神定志作用。方法：闭目，静息，全身放松，吸气时舌抵上腭，呼气时轻轻发音"呵"字，随气流舌离上腭，呼吸要深长、柔和，一呼一吸为 1 次，共做 10 次。

2. 导引术。（1）开阔胸怀。①立正。②左脚向前跨步成左弓步的同时，两臂经体前向两侧打开成侧平举，掌心朝前。③重心后移，伸直左腿，同时两臂收回体前，掌心相对。④重心再前移成左弓步，重复以上动作 4 次。⑤收腿换向成右弓步。以上动作重复做 4 遍。（2）马步云手。①立正。②左脚旁开一步（比肩宽），两腿微蹲。③重心左移，上体左转，右掌掌心向内；自右向上向左，经面前划弧云转，指尖与眉同高，左掌向下经腹前；向左划弧云手，掌心由外转向内；目随左掌。④上体继续左转，两掌云至身体左侧逐渐翻转，左掌心转向外，右掌云至左肘内侧，掌心转向内，目视右掌。⑤、⑥、⑦同②、③、④，向右再做。此为太极拳中的"云手"动作。以上动作重复做 4 遍。（3）数指宁心。①立正，分腿与肩同宽。②两臂前平举至肩高，掌心朝下。③两膝微屈的同时屈肘两腕外翻，双手由小指、无名指、中指、食指、拇指依次屈指成拳。④同②的动作。⑤还原成①的姿势。以上动作重复做 4 遍。（4）强心呵气。①立正。②双手从两体侧上举，平肩翻掌至头，同时挺腹吸气。③双手从头部如抱球势下行至立正姿势，同时收腹发"呵"音。呼吸深长，动作柔缓。以上动作重复做 4 遍，并发音 6～18 遍。

▶ 健脾益胃养生法

脾的经脉循行是从足大趾内侧开始，沿足弓内侧面上行小腿内侧前缘，过少腹、胃脘直至胸外两侧止。中医所说的脾胃病的范畴对照现代医学病名，概括了消化系统疾病，如胃炎、胃及十二指肠溃疡、消化不良、肠炎、腹泻、便秘等，还包括营养不良、中风后遗症、肥胖症、口腔疾病以及贫血、血小板减少等血液系统疾病，另外还包括沿脾经循行路线所产生的不适等。以上均可按照健脾益胃法的自我按摩、导引方法操练，若再能够结合相应的养生知识和食药补益,则更可对以上各类疾病的防治有着明显的功效。

1. 按摩功。(1) 搅沧海。此法具有生发心气、健脑强心作用。方法:舌在口腔上、下牙龈外周从左向右、从右向左各转动 10 次,产生津液分 3 口缓缓咽下。(2) 摩脘腹。此法具有健脾和胃作用。方法:双掌相叠,置于神阙穴(即脐眼),先逆时针,从小到大摩脘腹 30 圈,然后再顺时针从大到小摩动 30 圈。(3) 荡胃腑。此法具有理气和胃、消积导滞作用。方法:以右手掌按置于中脘穴(中脘:位于肚脐下上维 13 厘米,大约一手掌处),先以掌根稍用力将胃脘向左推荡,继之再以五指将胃脘稍用力推荡向右,往返共做 10 次。(4) 振中脘。此法具有温中补气、健脾养胃作用。方法:双掌相叠于中脘穴处,以均匀的振动手法做 1 分钟。(5) 捏三线。此法具有疏利气机、健脾助运作用。方法:自两乳头和膻中穴向下取 3 条垂上线,以两手逐线自上而下捏拿脘腹部肌肉,三线做 2 次,共做 5 次。(6) 分阴阳。此法具有平衡阴阳、益养脾胃作用。方法:两手除拇指外其余四指并拢,中指相对于剑突下,全掌紧按皮肤。然后自内向外,沿肋弓向胁肋处分推,并逐渐向小腹移动,共做 10 次。因为中医认为,腹左为阳,腹右为阴。(7) 疏肋间。此法具有理气疏肝作用。方法:两手掌横置于两腋下,手指张开,指距与肋骨的间隙等宽,先用右掌向左分推至胸骨,再用左掌向右分推至胸骨,由上而下,交替分推至脐水平线,重复 10 次。注意:手指应紧贴肋间,用力宜均匀,以胸肋有温热感觉为好。(8) 理三焦。此法具有通利三焦、理气养肝作用。方法:两手四指交叉,横置按于膻中穴,两掌根按在两乳内侧,自上而下,稍用力推至腹尽处,共计推 20 次。(9) 按三里。此法具有促生气血作用。方法:双手食、中指相叠,按揉足三里穴(足三里:膝下 4 横指,胫骨前嵴外 1 横指处,此穴为人体强壮穴位)60 次。(10) 揉血海。此法具有行气养血、健脾益胃作用。方法:双拇指分按于两侧腿部血海穴上(血海:屈膝,髌骨内上缘 3 横指处),做旋转按揉 1 分钟。

2. 导引术。(1)张口吞天。①立正,左脚旁开(稍宽于肩),两手叉腰,目视前方。②低头含胸,两膝微屈。③两腿挺直,抬头挺胸,头部尽量后仰,并尽量张口。④恢复①的姿势。以上动作连续做 4 遍。(2)马步冲拳。①半马步站立,两拳抱于腰两侧。②左拳向前冲出,成平拳,拳背向上。③左拳收回到腰部,掌心向上。④、⑤同②、③冲右拳。以上动作重复做 4 遍。(3)扛山举鼎。①立正。②上体向前弯曲,两手抚膝。③两手变拳下落。④身体逐渐直立,双拳似举杠铃式向上举起至头顶。⑤恢复立正姿势。以上动作重复做 4 遍。(4)健脾呼气。①立正。②双手从下丹田处捧掌上行至中丹田(膻中穴,即两乳中间)翻掌,掌心朝上,指尖相对同时吸气挺腹。③双掌在头顶变直掌,掌心朝面下行至中丹田时,翻掌指尖向下,同时收腹呼气并发出"呼"音。④恢复到立正姿势。以上动作重复做 6~18 遍。

▷ 宣肺通气养生法

肺脏的经脉循行是从胸膺开始的,沿上肢内侧前缘过肘,继至小臂内侧前缘出桡骨茎突,继大鱼际到大拇指内侧指甲端止。中医所说肺病范畴,对照现代医学病名,即概括了呼吸系统的疾病,如感冒、咳嗽、哮喘、肺炎、肺气肿、咽喉炎;某些大肠疾病,如肠炎、便秘以及荨麻疹等皮肤病和鼻炎等鼻部疾病,以及沿肺脏循行路线所产生的病痛、不适等病症。以上均可按照宣肺通气法的自我按摩、导引方法操练,再结合相应的养生和食药补益,则对以上疾病的防治有明显的效果。

1. 按摩功。(1)开肺门。此法具有利气宣法作用。方法:首先将双手拇指分别置于双侧肺门穴(肺门:位于胸部正中线旁开 2 横指,胸骨柄、体联结部相平处),按揉 1 分钟。然后,双掌重叠置于膻中穴部,横向两侧胸膺部推擦 20 次。(2)勾天突。此法具有宽胸解郁作用。方法:以手食指尖置天突穴(天突:胸骨上窝正中)处,向下勾点,揉动 1 分钟。(3)调肺气。此法具有调理肺气作用。方法:双手拇指置于中府穴(中府:在胸前壁外上方,平第一肋间隙,距胸正中线旁开 20 厘米处),向上推揉至云门穴(云门:中府穴上 2 横指处),以酸胀为度。然后将拇、食、中指平放于第 1、2、3 肋间,往返推擦 1 分钟。(4)按风池。此法具有祛风散邪、清利头目作用。方法:两手拇指在两侧风池穴(风池:项后枕骨结节下旁两侧凹陷中)上,两小指各按在两侧太阳穴上,其余手指各散置在头部两侧,然后两手同时用力,按揉风池、太阳穴及侧头部 1 分钟。(5)擦大椎。此法具有温阳运气作用。方法:单掌横置于大椎穴(大椎:脊正中,第 7 颈椎棘突下),以大鱼际及食、中指往返擦动,以热为度。(6)拿合谷。此法具有和调肺气作用。方法:右手拇、食指相对拿按、揉动左侧合谷穴(合谷:手背虎口处,拇、食指并拢时肌肉最高点)1 分钟。然后换手操作。(7)清肺经。此法具有清疏肺经作用。方法:右掌先置左乳上方,环摩至热后,以掌沿着肩前、上臂内侧前上方、前臂桡侧至腕、拇、食指背侧,往返推擦 20 次,然后换手进行。(8)振胸膺。此法具有理气宽胸、振奋胸阳作用。方法:先用右手从腋下捏拿左侧胸大肌 10 次,再换左手如法操作。将双手手指交叉抱持于后枕部,双肘相平,尽力向后摆动,同时吸气,摆前时呼气,一呼一吸,共做 10 次。(9)擦迎香。此法具有宣肺利窍作用。方法:双手大鱼际分按两侧迎香穴(迎香:鼻翼两侧近 2 厘米处)上下擦动,边擦边快速呼吸,喷气,以局部发热为度。(10)疏表法。此法具有宣肺疏表作用。方法:以干毛巾拧成柱状,双手抓住两头,屈肘,右手在上,左手在下,过肩沿脊柱两侧上下擦动,先擦一侧,以热为度,再换擦另一侧。

2. 导引术。(1)分波吐纳。①立正。②左腿向前跨一步成左弓步,同时双臂前伸,手背相对。③双臂向外划弧的同时重心移到右腿,双手由掌变拳抱于腰侧,同时深吸气。④重心前移,动作同②,强调快速吐气。⑤动作同③。⑥、⑦、⑧、⑨同②、③、④、⑤,相反方向再做。以上动作重复做 4 遍。(2)旋肩舒展。①立正,分腿与肩同宽。②低头含胸,双肩内旋。③抬头挺胸,双肩外旋。④双臂经体前交叉于体前。⑤双臂扩展。以上动作重复做 4 遍。(3)大雁奋飞。①立正。②左腿前跨,成左弓步。③双臂前平举向上至胸时,双臂尽力外上分开,同时深吸气。④恢复成立正姿势。⑤换方向再做。以上动作重复操练 4 遍。(4)宣肺利气。①立正。②双手捧掌上行至胸处,同时挺腹吸气。③翻掌,掌心向外,双手向外分出,同时收腹呼气,并发"些"音。④双手下落并恢复成立正姿势。以上动作连续做,并发音 6～18 遍。

固肾增精养生法

中医认为,肾在人体中是极为重要的脏器,中医称肾为"先天之本",是人体生命的动力源泉。肾脏的经脉循行是从足心开始的,斜过足跟内侧,沿下肢内侧的后缘上行,过上腹侧,直上胸侧止。中医所说肾病的范畴,对照现代医学病名,即概括了泌尿生殖系统的疾病,如肾炎、膀胱炎、尿路感染、前列腺炎、遗精、早泄、男女不育症,以及月经不调、带下等妇科疾病;骨骼的疾病,如腰痛、颈椎病、肩周炎、牙痛,还有神经系统和一些功能低下的病症,如怕冷、精神萎靡，以及耳鸣、耳聋等耳部疾病和沿肾脏循行路线所产生的病痛、不适等。以上均可按照固肾增精法的自我按摩、导引方法操练，如再能够结合相应的养生和食药补益，则对以上疾病的防治有明显的效果。

1. 按摩功。(1)点肾俞。此法具有通调肾作用。方法：双手拇指挟持腰部，食、中指相叠分按在双侧肾俞穴上，稍用力按揉1分钟左右。(2)叩腰脊。此法具有激发肾气、强腰健膝作用。方法：两手握空拳，用拳眼叩击腰脊两侧，上自尽可能高的部位开始，下至骶部，叩击时可配合弯腰动作，往返做20次。(3)擦腰骶。此法具有温肾振阳作用。方法：身微向前倾，屈肘，两掌尽量上置于两侧腰背部，以全手掌，尤以小鱼际着力，向下至尾骶部快速擦动，以局部发热为度。(4)摩关元。此法具有培补下元、温阳益气作用。方法：左掌横按在命门穴，右掌以关元穴(关元：脐至耻骨连线的3/5处)为圆心，先做逆时针摩腹50次，再做顺时针摩腹50次，然后随呼吸向内、下按压关元穴10次。(5)拿阴股。此法具有通调经气、行气活血作用。方法：首先将右手拇指与四指分开，从左侧大腿内侧上端起，边拿揉股内侧肌肉边向下移，直至膝部，做10次后再换手做。然后以右手掌面推擦左大腿内侧至膝，以局部发热为度，再换手做。(6)擦小腹。此法具有利气通膈、健脾和胃作用。方法：双手掌分置两肋下，同时用力斜向小腹推擦至耻骨，往返操作20次。(7)增髓法。此法具有养血生髓、强腰健脾作用。方法：右手拇指按于左侧三阴交穴(三阴交：内踝上3横指处)，食、中指按于绝骨穴(绝骨：外踝上3横指处，与三阴交相对)，同时稍用力按揉1分钟后向下移动至跟腱处，拇指按于太溪穴(太溪：内踝下凹陷中)，食、中指按于昆仑穴(昆仑：外踝下凹陷中)，亦用力按揉1分钟，然后换手做。(8)擦涌泉。此法具有滋养肝肾、平衡阴阳作用。方法：单掌横置于涌泉穴(涌泉穴：脚掌前1/3凹陷处)来回擦动60次。(9)洗双耳。此法具有引发肾气、利窍益聪作用。方法：首先用两手掌横置按于两耳(拇指向下)，均匀用力向后推擦，回手时将耳背带倒再向前推擦，往返做20次。然后再将双手拇、食指捏住两耳垂做扯抖动作10次，最后再用食指分别插入双耳孔，做快速震颤法数下，猛然拔出，重复做10次。(10)缩二阴。此法具有固肾生精、和调脏腑作用。方法：处于安静状态下，全身放松，顺腹式呼吸法(即吸气时腹部隆起，呼气时腹部收缩)，并在呼气时稍用力收缩前阴和肛门，吸气时放松，重复30次。

2. 导引术。(1)回头望月。①立正。②两手叉腰，左腿旁开一步(稍宽于肩)，低头慢慢转头，眼看左肩。③头部转回正中。④、⑤同②、③，方向相反。⑥头向左后方慢慢仰转。⑦头部回正中。⑧、⑨同⑥、⑦，方向相反。以上动作重复做4遍。(2)环转飞轮。①立正。②左脚向左跨出半步，左手叉腰；右手从后下向上前直臂划弧落下。③恢复立正姿势。④换方向再做。以上动作重复做4遍。(3)撑地扛天。①立正。②膝盖挺直，弯腰。③双臂撑直，掌面抚足，指尖向前。④直立，恢复立正姿势。以上动作重复做4遍。(4)固肾吹气。①立正。②双手从后向前半圆形划弧，同时挺腹吸气。③双膝微屈，双手绕膝部继续划弧，同时收腹呼气，并发"吹"音。④恢复立正姿势。以上动作重复做，并发音6～18遍。

擦烘涌泉养生法

涌泉穴位于足掌凹陷处，祖国医学认为，"肾出于涌泉"。对于肾，医学家们称它为"先天之本"；而足与地气相通，与肾经所系，寒湿邪气易于侵入涌泉犯及肾经，尤其是处于生理功能衰退的中老年人对涌泉更应重视。

据记载,涌泉养生法作为一种民间自我保健方法,在宋代民间即已盛行。《东坡全集》中有这样的记载,当时的闽广地区很多人染有瘴气(疟疾),有个武官却多年安然无恙,且"面红腻,腰足轻快"。后来人们发现,他"每日五更起坐,两足相对,热摩涌泉穴无数次,以汗为度"。于是,很多人竞相仿效。名医华佗将此疗法总结成"足心道",先后传入日本和欧洲。如今又在美国、日本、东南亚和我国的台湾省风靡。涌泉穴养生治病的方法很多,现将几种主要方法做一简介。

1. 睡前将洗净擦干的双脚脚掌心用搓热的两手掌心按摩:用左手掌心按摩右脚掌心涌泉穴 60 次至发热,再以右手掌心按摩左脚掌心涌泉穴 60 次至发热。随即将脚趾略略转动,并将足趾尽量屈伸,不少于 100 次。经常摩擦涌泉穴可使人步履轻捷、足胫强健,并有补肾宁心、镇静安神、舒肝明目等作用。中医学认为脚掌心的"涌泉穴"属足少阴肾经,而手掌心属手厥阴心包经,通过相互摩擦,可使心肾相交,导引肾脏虚火和上身浊气下降。由于温水泡脚能促进脚部血液循环,加上摩擦涌泉穴引导血液下行,起到镇静、降压、安眠、使大小便通畅的作用。

2. 火烘涌泉穴。用中药川乌(或草乌)100 克、樟脑 10 克,共研为细末,用醋调成弹子大小,置于足心踏住,足下放微火烘烤,温度以使人能耐受为度。同时用衣被围住身体,使汗出如渑,即生效。本法可治足部肌肉疲劳与足、膝等关节风湿疼痛等病。

3. 灸涌泉穴。用艾条或艾柱灸涌泉穴 20～30 分钟,每晚临睡前灸一次即可。

4. 热水浸涌泉穴。每晚临睡前用热水洗烫足部,或用热水泡洗双脚约 15 分钟后擦干,然后坐在床上,用右手把住右脚趾,用左手掌搓右脚心,前后搓,转圈搓,搓到脚心发热为止。再换另一侧用同样方法搓。此法对防治老年性足部麻木、发冷、水肿和冠心病、高血压等病症有积极作用。

传统捏脊养生法

捏脊是一种传统养生法,是通过对脊背捏、拿、揉、按等手法,从而达到疏通经络、补肾壮阳、延缓衰老的目的。这种特殊的背部按摩法,对神经衰弱、腰酸背痛、高血压、哮喘、腹泻等老年病也具有良好的康复效果。

肠胃不好不仅会带来口臭、便秘、肥胖等烦人的问题,严重时,还会引起胃溃疡、慢性胃炎等折磨人的病痛。捏脊不仅可以疏通经络、调整阴阳、促进气血运行,最重要的是它能够帮助改善腑脏功能,在健脾健胃方面非常有效果。

脱去上衣,俯卧在床上,两腿伸直,全身放松,然后在背部由上而下轻轻按摩 3 遍,使其肌肉松弛。捏脊的具体方法有两种:一种是用拇指指腹与食指、中指对合,挟持肌肤,拇指在后,食指、中指在前,然后食指、中指向后捻动,拇指向前推动,边捏边向前推移,自骶尾处开始,一直推到项枕部为止。另一种是手握空拳,拇指指腹与屈曲的食指桡侧部对合,挟持肌肤,拇指在前,食指在后,然后拇指向后捻动,食指向前推动,边捏边向前推移,也可从尾骶部开始,一直捏到项枕部为止。上述两法选一种即可,一般重复 3 遍。

捏脊是沿着脊背督脉的循行路线,对这条路线上针对肠胃脾脏的各个穴位进行针对性捏提按摩,通常是在空腹状态下进行,饭后最好休息 2 小时后再进行。手法以每捏 3 下用力拎起肌肤为刺激最重。

想要真正做好捏脊，就要遵循3个要点。保持俯卧或半俯卧姿势，以背部松弛平坦为目的。捏脊的部位为脊背的正中线，从尾骨部起至第七颈椎。每捏3次提一下肌肤，称为"捏三提一法"。也可"捏五提一法"，也可单捏不提，视病痛轻重决定。

无论是捏还是提，都要掌握手法力度，开始用轻手法，然后逐渐加重，结束之前再用轻手法。"捏""提"结束后，再用两手大拇指分别按在肾俞穴位置，各以旋转式手法按摩30圈。然后以双手沿脊背按摩数遍，令被按摩者有微温感觉。

捏脊疗法每日1次，每次10分钟左右，7次为一个疗程，休息3～7天再进行第二轮。若脊背部位有皮肤破溃、炎症或红肿，则可暂停2天；对于头昏、高血压者，捏脊时，只能由上往下捏，不可由下往上捏。

手搓身体养生法

按摩是一种很好的保健养生疗法，常按摩身体各部位，可强身健体、防病养生。平常可多做以下几个简单的动作。

1. 搓脸。将双手手掌稍用力搓热，平放在面部按摩面部，再用两手中指分别由前沿鼻两侧向下至鼻翼两旁，反复揉搓，到面部发热为止；然后闭目，用双手指尖按摩眼部及周围。可促进面部血液循环，增加面部肌肤抗寒能力和预防感冒。日久天长，能减少面部皱纹，保持青春容颜。

2. 搓额。用手左右轮流上下轻搓额头50次，经常搓额可以清醒大脑，还可以延缓皱纹的产生。

3. 搓鼻。用双手食指搓鼻梁的两侧。经常搓鼻可以使鼻腔畅通，并可起到防治感冒和鼻炎的作用。

4. 搓耳。用拇指、食指沿耳郭从上到下捏搓，搓红、搓热为度；也可用两手掌按住两耳把两耳推过去，再拉回来，一般以20次左右为宜。通过刺激耳朵上的穴位来促进全身健康，并可以增强听力，对强肾效果更好。

5. 搓颈。先用两手食指、无名指反复按摩颈后部的风池、风府穴，力量由轻到重，直到局部发热，然后左右前后转动颈部，速度要慢，但幅度要大。

6. 搓胸。两手平贴胸部，自上至下稍用力搓，每次36下，每日早晚各做1次。春天搓胸擦背能提高免疫机能，有利强身健体、预防疾病。经常搓胸能起到安抚心脏的作用。

7. 搓腰。坐位，先将两手搓热，然后分别放在两侧腰部，用力往下搓至尾骶部，交替上下搓腰50次，以皮肤有温热感为宜。既可补肾壮腰和加固元气，还可以防治腰酸腰痛。

8. 搓手。双手先对搓手背50次，然后再对搓手掌50次。经常搓手可以促进大脑和全身的兴奋枢纽，增强双手的灵活性、柔韧性和抗寒能力，还可以防止裂口，延缓双手衰老。

9. 搓腹。先左手后右手，先顺时针后逆时针地轮流搓腹部各50次，可促进消化，防止积食和便秘。

10. 搓腿。坐在床上，双手从左腿大腿根开始，自上而下摩擦腿，搓到脚踝位置，一条腿连做20次，然后换另一条腿。这样做能够增强腿力，保护关节，防止肌肉萎缩和静脉曲张。

11. 搓足底。先用左手搓右足底50次，再用右手搓左足底50次。可起到促进气血运行、舒筋活络、阴阳恢复平衡状态的作用，激化和增强内分泌系统机能，加强人体免疫和抗病能力，并可增强足部抗寒能力。对老年人来说，更具有祛病健身功效。

12. 搓脚趾。用手抓住双脚的大趾做圆周揉搓运动，每天揉搓几次，每次 2～3 分钟。也可用手做圆周运动来揉搓小趾外侧，只要 5 分钟即可。由于计算能力是与小脑相关的，而小趾又是小脑的反射区，故而揉搓小趾还有助于增强计算能力。

综合养生篇

国际卫生组织颁布了"五快三良"的健康标准,即吃得快、便得快、睡得快、说得快、走得快和良好的个人性格、良好的处世能力、良好的人际关系。这里以响应"人人都关心和爱护他人和自己健康"的号召,为提高自我保健能力,提出科学养生十个方略。

一贯知足。知足者贫亦乐,不知足者富亦忧,知足才能常乐。乐为长寿之要诀,如何做到笑口常开,这虽是一个综合素质的问题,却也与知足不知足关系甚大。人到老年要正视现实,在现实生活中获得乐趣,以平和之心颐养天年,会更加珍惜生命,热爱大自然,身心自然平衡。

二目远眺。这里所说的二目远眺,具有高瞻远瞩之意。人生在世充满着各种各样的矛盾,不可能一帆风顺。如何化解矛盾,确实需要站得高一点,看得远一些。倘能坚定理想信念,顺应自然,则于身心健康大有裨益。

三餐有节。"早吃饱,午吃好,晚吃少"。吃饭做到不偏食,有节制,有规律,这对身体有好处;反之,饱一顿,饥一顿,最容易伤胃。人要健康长寿,让胃先年轻。故三餐有节,十分重要。饮食有节,其目的除了为肌体补充恰当的营养,也是照顾保护脾胃。饮食有节制,保持膳食平衡,做到不过甜、不过咸、不过辣、不过酸,宜清淡、稀软,主副搭配,荤素混合,食必细嚼慢咽。这样既充分保持食物的营养,也避免造成营养过剩。饮食的时间相对固定,掌握早食常宜早,晚食不宜迟,夜食多遭损的原则。中医认为,脾胃的正常功能,是人体气机有规律的升降出入的枢纽,与整体的健康息息相关。每天所吃食物的种类要多,食量要少。不可暴饮暴食,多食新鲜蔬菜、水果等高纤维素食品,适量进食动物蛋白。垃圾食品、油炸、腌渍、熏烤的食物及动物内脏、罐头、香肠等均被营养学家列为致癌和导致血管硬化的危险食品,应尽量避免。

四季常动。经常锻炼身体的人,衰老速度显著延缓。不过不能过度运动,要量力而行,因时制宜,确保安全。

五谷皆食。据报道:我国四大主粮——大米、小麦、玉米、大豆,如单一食用,其吸收利用率仅占 51%～70%;而混合吃,可达 80% 甚至 90% 以上。玉米还有降低胆固醇、治疗高血压的作用。常食花生、豆类,可使气血旺,心身健壮。食五谷杂粮可补充人体所需的多种维生素,而偏食者可导致人体所需的某种微量元素缺乏,严重者还可导致某种疾病。所以要延年益寿,须五谷皆食,不偏食。

六欲不张。人生在世,欲念难消,诸如食欲、色欲、财欲、权欲、名欲等。西方哲人说得颇为透彻:"欲望是文明时代不灭的'动力'"。"人是欲望的复合物"。肯定人的欲念,但绝非为纵欲论张目,大凡人欲,须有理有节,一俟超过了尺度,便为纵欲。古人云:"欲不可以纵,纵则成灾。"老年人气血衰弱,抵抗力不强,这方面尤其不能忽视。只有严防内外病因的侵扰,才能保证身健体壮。

七分忍让。气能伤肝肾,伤神经,伤脾胃,使人肝气不畅,胃肠功能紊乱,严重时亦能致人精神失常,郁郁寡欢而亡,不良情绪对人体健康是十分有害的。同事、朋友和亲人间难免有矛盾,学会包容,多一分宽容、忍让,会使事业、友情、家庭更加稳固、长久。如果过分地追求完美,不断指责他人的过错,就会失去朋友和合作伙伴。与人交往以诚相待,与人发生争执时,"忍"字当先。能忍则安,能忍则百气消,能忍则家庭和睦。一不生真气,二主动忍让,则心宽人乐,活得轻松愉快。

八方交往。离开了自然界,人将无法生存;离开了社会生活,人将不成其为人。一个人倘若与世隔绝,必然像鲁滨逊一样痛苦不堪;倘若没有朋友,也就像生活在没有阳光的空间里。人生之旅,交友是一大乐趣。老年医学研究证实,孤独是威胁老年人健康的大敌。长期孤独,加速大脑老化,催人早衰,还可能引起老年性痴呆等疾病。老年人应广交益友,增加生活情趣。

九薄烟断。说酒薄,即适量,切勿酗酒;说到烟,那是必断的。事实证明,戒烟于人、于己都有好处。

十分坦荡。与人交往不可避免地会发生不如意的事,如果缺乏大度胸怀,就必然觉得活得累,活得苦。因此,我们应当宽容人、理解人、谅解人,踏踏实实做事,宽怀大度为人。

整体综合养生法

人是一个统一的有机整体,无论哪一个环节发生了障碍,都会影响整体生命活动的正常进行。所以,养生必须从整体出发,必须注意到生命活动的各个环节,要全面考虑,综合调养。

综合调养的内容,不外乎着眼于人与自然的关系,以及脏腑、经络、精神情志、气血等方面,具体说来大致有:顺四时,慎起居,调饮食,戒色欲,调情志,动形体以及针灸、推拿、按摩、药物养生等诸方面内容。总之,按养生之道的规律生活是中心环节。整体出发,综合调养,主要告诫人们养生要有整体观念,其要点大致如下:

1. 养宜适度。养生能使人增进健康、益寿延年,但在实际调养过程中也要适度,就是养不要太过,也不可不及。过分注意保养,就会瞻前顾后,不知所措,稍劳则怕耗气伤神;稍有寒暑之变,便闭门不出;认为食养可益寿,便强食肥鲜;恐惧肥甘厚腻,而节食少餐。虽然意求养生,但却因养之太过而受约束,这也不做,那也不行,不仅于健康无益,反而有害。所以,养生应该适度,按照生命活动规律,做到合其常度,才能真正达到"尽终其天年"之目的。

2. 养勿过偏。综合调养亦应注意不要过偏。过偏大致有两种情况:一种情况是认为"补"即是养。于是,饮食则强调营养,食必进补;起居则强调安逸,以静为第一;为求得益寿延年,还以补益药物为辅助。当然,食补、药补、静养都是养生的有效措施,但用之太偏而忽略了其他方面,也会影响健康。食补太过,则营养过剩;药补太过,则会发生阴阳偏盛;过分静养,只逸不劳,则动静失调,都会使人体新陈代谢失调。一种情况是认为"生命在于运动",使肌体超负荷运动,消耗大于供给;忽略了动静结合、劳逸适度,同样会使新陈代谢失调。虽然主观愿望是想养生益寿,但结果往往事与愿违。所以,综合调养主张动静结合、劳逸结合、补泻结合、形神共养,要从肌体全身出发进行调养,不可失之过偏。

总之,综合调养强调从整体出发,全面、协调、适度,还要因人、因时、因地不同而分别施养。

手部活动养生法

人的手与大脑关系密切,中老年人多活动手指或刺激手掌,有利于延缓大脑衰老,对预防老年痴呆有一定帮助。因此,中老年人最好每天坚持做手部运动。

1. 手指按摩。先按摩左手,右手的拇指和食指按压左手拇指两侧,感觉疼时再坚持 10 秒钟。右手食指和拇指分别上下夹住左手拇指,用力按压,坚持 3 秒钟。换右手按摩,方法相同。对多数穴位和反射区来说,不痛不会有效果,所以需要刺激强一点,痛感重一点。但用力也不可过重,只要有明显的痛感即可。按摩时,用力要先轻后重,逐渐增加力量,到能接受的最大限度为止。按摩时男性先左手,后右手;女性相反,先右手,后左手。如没有足够的时间,只要按摩一只手上的穴位就可以了。

2. 十指相扣。逐一按摩十个手指的指尖,或者左右手指尖相互扣点,这样能达到醒脑、缓解情绪的作用。

3. 十指相敲。双手的十指相对,互相敲击。此法可刺激手指上的井穴,既锻炼了手的灵活性,也练了肝气,对大脑也很有好处。手脚冰凉的女性,可经常进行十指相敲,血脉可以通到四肢末梢。

4. 手指交叉。当感到大脑反应迟钝、注意力不集中时,不妨把双手手指交叉地扭在一起,就可以适当缓解。哪只手的拇指在上,产生的效果不同,故应交替进行,一般交叉 3 秒钟就要换一次。各扭 10 下之后,再将手指朝向自己,从手指根部把双手交叉在一起,并使双手手腕的内侧尽量紧靠在一起。同样,两手拇指上下交叉各进行 10 次。也可将双手十指交叉,用力相握,然后猛力拉开,对肌肉给予必要的刺激。

5. 掐揉手指。掐揉刺激指甲边上的肉,能调整自律神经功能,令副交感神经活跃,提高免疫力。具体做法:用一只手的大拇指和食指依次掐揉另一只手的大拇指、食指、中指以及小指指甲根两侧的肉,每处掐揉 10 秒,力度以稍有痛感为宜。需要注意的是,不要按揉无名指,尤其是夜间,否则会令交感神经过于活跃,使人兴奋。

6. 揉折手指。揉捏小指根部正中,早晚各 10 次;将小指向内折弯,再向后拨,反复做屈伸运动 10 次;常揉搓中指尖端,每次 3 分钟,对大脑血液循环很有好处,有利于防止衰老。

7. 曲指练习。或坐或站,伸出两手,手心相对。左手按拇指→食指→中指→无名指→小指顺序依次将五指弯向掌心;而右手的动作比左手慢 1～2 拍,或按相反顺序弯曲。常做此练习可使老年人益智健脑防衰老。

8. 旋转拇指。如果感到体力不足,试着让拇指做 360 度旋转。旋转时必须让拇指的指尖尽量画圆形。起初也许会感到不顺,但反复进行几次以后,拇指就会有节奏地旋转,而且觉得心情舒畅。一般让拇指按顺时针方向及逆时针方向各自旋转 1～2 分钟即可。

9. 自我握手。左右手掌靠拢在一起交替对握,关键在于右手拇指要有意识地用劲抓住左手的小鱼际,左手拇指抓住右手的小鱼际。紧握 3 秒钟后双手分开。左右相互紧握 5～

6 次。

10. 闲时拍手。如果早上爱睡懒觉,白天昏昏沉沉,记忆力不佳,注意力不太集中,就应该进行拍击手掌的锻炼。方法很简单:先把双手向上方伸展,强烈地拍击手掌 3 次。接着,双手收回到胸前,再拍击 3 次,反复进行。拍手时手腕要用力伸展,尽量使双手的中指牢牢靠拢。

11. 刺激手掌。调节脏腑手心中央是劳宫穴,若每天早晚握拳用中指相互敲打左右手劳宫穴 36 下,再按摩整个手掌,就能疏通气血津液、调节脏腑功能,达到强身保健的目的。也可用手指连续揉按劳宫穴 20 下,既有助于血液循环,又对安定交感、副交感神经有效。

12. 经常搓手。三九寒天,养成搓手的习惯对身体健康大有好处。一是能锻炼手指,使手指更加灵活自如,对大脑也有一定的保健作用;二是可以促进手部血液循环,防止冻疮发生;三是工作在室内的人经常搓手,可以促进血液循环和新陈代谢,预防感冒。

13. 手跑运动。手跑运动的形式多种多样,可活动手指的关节,甩动腕部、臂部和肘部(仿效抛保龄球和发乒乓球的动作),目的是促进血液循环,让手臂的所有关节都能活动开。

14. 常玩乐器。若能经常弹琴,手、眼、脑之间默契配合,对大脑是一种有效的锻炼。中老年人可以经常弹钢琴、弹电子琴、拉手风琴、拉二胡、吹笛子等,对防止脑衰极为有益。

15. 玩健身球。玩健身球可以对手掌的多个穴位起到良好的按摩作用,对增强脏腑功能颇有益。

16. 套橡皮筋。在食指和中指上套上一根橡皮筋,使橡皮筋成“8”字形,然后用拇指把橡皮筋移套到无名指上,仍保持“8”字形。依此类推,直到套到小指上以后再返回,反复进行,对大脑有良好的刺激作用。

17. 握捏健身圈。握捏健身圈不仅可以锻炼手部肌肉,活动关节,而且通过五指捏握,健身圈上的粒状突起可进一步刺激手部穴位,对促使脑部供血通畅、消除大脑疲劳、增强思维能力有良好效果。

18. 学打算盘。打算盘在健脑益智方面是一种行之有效的方法,它能充分锻炼手指,从而刺激大脑。

19. 揉搓核桃。将两个核桃放在手心里揉来搓去,不仅可以很好地活动每根手指,缓解脑疲劳,还可以防止老年痴呆。

20. 旋转网球。双手夹住网球,慢慢而有力地旋转,通过网球对整个手掌进行刺激。还可以把双手手指互插,夹住网球按 3 秒钟后分开,然后再度掀按。如此反复进行多次。

刺激脚部养生法

脚在人体的最下端,得到的营养远不如其他部位。但它却承载着人的整个体重,因此最容易衰老,而人老不老先看脚,脚的衰老从而引起人老。中医脚底养生,可以达到治病强身的目的。因为脚部特定部位与体内各脏器之间有着直接的联系,脚底部存在着各脏器的反射区,某些脏器发生病变后,可以在其反射区上反映出来。按摩和刺激相应的反射区,可以促进血液循环,调整脏腑功能,收到治病强身之效,有利于健康长寿。

1. 脚趾运动。中医认为,人体的各个脚趾都与脏腑相通。肺、大肠属金,对应大趾;脾、胃属土,对应二趾;心、小肠属火,对应三趾;肝、胆属木,对应四趾;肾、膀胱属水,对应五趾。

脚趾位于人体的末端,远离心脏,足尖部的血液循环较差。脚趾产生病理的改变会通过经络反馈到相应的脏腑器官,产生多种症状。日本医学家研究发现,经常活动脚趾可以健胃。坚持做脚趾运动,胃肠功能就会逐渐增强,消化不良、便秘或腹泻等症状将会得到改善。脚趾运动养生的方法主要有:练习用脚趾抓地、抓鞋底,一次抓5分钟左右,两只脚可以分别进行,也可以同时进行,每天2~3次。也可试着用脚二趾和三趾或大拇指和二指夹住一支铅笔或其他物品,可拉伸处于足底筋膜下的肌肉组织群,对经络形成刺激,持之以恒,胃肠功能就会逐渐增强,消化不良、便秘或腹泻等症状将会得到改善。还可将两腿伸直,低头,身体向前弯,以两手扳足趾关节各20~30次,能锻炼脚力,防止腿足软弱无力。脚趾运动对于缺乏运动的人来说,尤其具有积极的作用。另外,多走路也有同样的效果,因为一个人在走路时有近一半的重量是由脚趾来承担的,走路将促进脚趾的血液循环和经络运行,起到一定的保健养生功效。

2. 揉搓脚趾。可以用手抓住双脚的大趾做圆周揉搓运动,每天揉搓几次,每次2~3分钟。也可用手做圆周运动来揉搓小趾外侧,只要在睡觉前揉5分钟就行了。还可以坐在床上,用左右手大拇指依次按摩5个脚趾缝,然后用大拇指、食指捏5个脚趾的根部,次数越多越好,可预防多种疾病。胃肠功能较弱的人,若每天练习用脚二趾、三趾夹东西,或用手指按摩足趾36下,并持之以恒,胃肠功能会逐渐好转。坐着时的双脚是闲着的,可以一边工作一边用双脚不停地抓地,然后旋转双脚以活动踝关节。经常练习这个动作,可以有效缓解疲劳,防治失眠、头痛、眩晕。

3. 脚趾瑜伽。用脚趾模仿手指做出"石头""剪刀""布"的姿势猜拳,这样能充分活动脚趾,锻炼到腿上的经络,有利于刺激大脑,让头脑变得更加灵活,调节自律神经;同时,还能通过脚趾、脚腕的活动放松脚部肌肉,消除脚部疲劳,有增强脚趾力量以及脚部灵活性的效果。具体做法:先将双脚放松,吸气并将所有的脚趾向下都卷曲抓扣、握紧就代表"石头"(此动作反映的是头部血液循环情况,凡是睡不好、脑供血不足、精神压力大的人不容易做得标准),呼气并放松脚趾;然后吸气并将大脚趾向上打开就代表"剪子"(此动作反映的是腰部情况,腰椎有问题或者是腰肌劳损的人不容易做得标准),呼气并放松脚趾;最后将五个脚趾全都打开,每个脚趾头都不挨着就代表"布",脚趾打得越开,经络就越通畅。

4. 按揉穴位。经常按揉脚部穴位,有利于养生。一是涌泉穴。涌泉穴位于脚心部,每天早晚用手掌快速揉搓涌泉穴100下,接着揉搓各脚趾100下,直到有热感为佳,就能帮助双脚保暖,并且起到暖肾、保肾的作用。二是大敦穴。大敦穴是肝经的第一穴位,在大脚趾内侧趾甲缝旁边。大敦穴又是一个井穴,"井"是源头的意思。在脚拇趾趾甲边际最靠第二趾之外有大敦穴。大敦穴可以按摩,也可以艾灸,有清肝明目之功效,可使人的头脑清晰,神清气爽。三是行间穴。行间穴在大脚趾和二脚趾缝上,是一个泻心火的穴位。春天肝火盛,会导致牙痛、腮帮子肿、口腔溃疡、鼻出血、舌尖长泡等症,这表明火已经从肝经进入心经,多揉行间穴,可以散发心火。四是太冲穴。太冲穴在大脚趾缝往脚背上4厘米处,堪称人体第一要穴。有人把太冲穴比作人体的出气筒,因为它是肝经的原穴、腧穴和火穴,最能消散肝气火火。通过按揉太冲穴,可以把人体郁结的气最大限度地冲出去。大脚趾与二脚趾结合的地方向脚脖子方向推,推到两个骨头连接的尽头就是太冲穴,找到最痛点,从太冲穴向行间穴方向推揉。

5. 双脚踩豆。准备一个50厘米左右见方、20厘米高的纸箱子,剪去箱顶,于箱底部铺上一层黄豆,光脚在上面踩 15 分钟。因为黄豆大小适中,对脚底穴位的刺激也相对温和,可以相对轻缓地促进新陈代谢,排毒和燃脂双管齐下。需要提醒的是,太饿或者太饱的时候都不要做,做完后立刻喝杯水,排毒效果会更好。

6. 光脚转球。背和脚看上去虽然离得很远,但足底肌膜、小腿肌肉与背部及颈部肌膜都有关联,如果常常觉得腰酸背痛,可坐在椅子上,用光脚转动网球。当脚部感到疲劳的时候,用网球刺激脚底可得到缓解。开始转动网球时,脚底会感到相当疼痛,坚持一段时间后,这种疼痛感就会逐渐变为舒适感,脚部的疲劳也会在不知不觉中消除了。每天进行 2～3 次,每次 2～3 分钟。此法不但能够防止足弓抽筋,搓散淤积在脚底的沉积物,通过周身经络排出体外,使人体全身气血畅通,身体自然就健康,充满活力,而且能舒缓背部肌肉紧张和疼痛的症状,消除便秘,有利于养生。

7. 足踏卵石。光脚走在铺有鹅卵石的路上,让凸凹不平的路面按摩足底,对解除病痛和健身很有益处,是一种很好的强身健体方法。由于脚底有着与内脏器官相联系的感区,光着脚走路能使足底肌肉筋膜、韧带、穴位及神经末梢尽量与地面的沙土、草地以及不平整的卵石面接触,从而调节人体全身的各部分功能,最终达到强身健体作用。脚痛、扭伤、外伤、肿胀、冠心病、高血压、肝肾功能不良等慢性病恶化患者不宜赤脚走鹅卵石。年老体衰的老年人,要穿上软底防滑的布鞋或厚袜子,一般情况下每次踩石不要超过 15 分钟。

8. 赤足踩沙。足部与全身脏腑经络关系密切,承担身体全部重量,刺激足部穴位可以调整人体全身功能,预防脏腑病变。经常赤足踩沙锻炼,就是一种美妙的足底按摩法。

9. 脚踩木棍。准备一根直径 3～5 厘米、长 10 厘米较直的圆形木棍,以能放下双脚为宜。轮流采用三种姿势坚持锻炼:①双脚踩在木棍上,然后左右脚一上一下交替踩棍,让木棍刺激脚底各个部位,5～10 分钟即可。最好赤脚,因为赤脚对穴位刺激大,效果更好(采用此法时要注意安全,防止滑倒)。②坐在椅子上,赤脚踩在木棍上,双脚前后来回滚动木棍 10 分钟左右。③仰卧在床上,双脚高抬踩放在墙壁上的木棍上 5～8 分钟。长期坚持踩踏木棍不仅可刺激脚部穴位,有舒经活络、畅通气血的作用,还能促进新陈代谢,增强脏腑功能,达到养生、防衰、延寿的目的。

10. 捶脚健身。用一根棒轻轻捶击脚心,每次 50～100 下,使之产生酸、麻、热、胀的感觉,左右脚各做一遍。通过捶击刺激脚底神经末梢,促进血液循环,可收到健身防病之功效。

11. 敲击脚底。以脚掌为中心,有节奏地向四周放射进行敲击脚底,以稍有疼痛感为度。也可以盘腿坐在床上或椅子上,把脚放在另一条腿的膝盖上,这样比较容易敲击。每只脚分别敲 100 次左右,不可用力过度。每天晚上临睡前用拳头敲击脚底,可促进全身血液循环,使内脏功能得以增强。

12. 脚底摩擦。由于脚底离心脏最远,末梢血液循环不畅时双脚怕冷,容易患失眠症。将双脚合拢相互摩擦,便可以在短时间内酣然入睡。方法是仰卧在床上,举起双脚,然后用劲相互摩擦,如果双手也同时进行摩擦则效果更好。只要用力摩擦 20 次左右,脚部就会感到温暖,产生睡意。

13. 脚底日光浴。早晨或傍晚脱掉鞋袜,将两脚心朝向太阳晒 20～30 分钟,专家称其为脚心日光浴。此法的妙处在于让阳光中的紫外线直射脚心,可促进全身新陈代谢,加快血液循环,增强内脏器官的功能,提升内脏器官的活力,使其功能得到充分发挥。凡是实行脚底日光浴的人,夏天不易中暑,一年四季不易感冒。此法对佝偻病、鼻炎、贫血、低血压等疾病有较好的疗效。不要隔着玻璃晒太阳,因为大部分紫外线会被玻璃所吸收而达不到应有的效果。

14. 揉搓脚底。人脚上的 60 多个穴位与五脏六腑的 12 条经脉有着密切的联系,布满了相关全身器官的反射区。但由于脚部离心脏甚远,抵抗力低下,是人体的主要薄弱环节,容易遭受寒湿邪气的侵袭,可见人体健康与否,和脚部健康关系极大,所以脚部的保健就比其他部位显得更为重要。脚部保健并对全身健康有益的最重要方法是揉搓涌泉穴(即脚心中央凹陷处)。经常用热水浸泡后搓此穴,既可以温补肾经、益精填髓、舒筋活络、平衡阴阳,又可以舒通心肾、滋生肾水、抑制肾脏虚火、排泄体内毒素杂物;既可以促进下肢血液循环、御寒暖体、缓解肌肉紧张、消除各种疲劳,又可以舒肝明目、清肺理气、祛风湿、助消化、通大便、止泻痢;同时,还能治疗头顶痛、疝气、肾炎、性功能衰退、小儿惊风、失眠、高血压、冠心病、心悸、咽喉肿痛、脚裂以及老年性四肢麻木等几十种疾病。右手搓左脚,左手搓右脚。由脚跟向上搓至脚趾,再向下搓回脚跟为一下,共做36下;两手大拇指轮流擦脚心涌泉穴,共做 100 下。脚底集中了全身器官的反射区,经常搓脚可以强化全身各器官,治失眠,降血压,消除头痛。每天晚上洗脚后、上床前搓足心 20 分钟,对健足强身十分有益。现代医学研究证明,搓摩足心,可促进血液循环,刺激该处的神经末梢,促进尿酸排出,祛病延年。根据中医理论:常摩足心,既有滋阴降火、强腰健肾、益精补髓的功效,还有改善体质、提高肌体免疫力的功能。

15. 按压脚跟。长期伏案工作或坐办公室的人容易驼背,纠正这种姿势的最简单的方法就是刺激脚后跟。背部之所以弯曲,是由于支持内脏重量的脊椎两侧的肌肉变得衰弱,只有刺激脊椎两侧的肌肉,才能使背部挺拔起来。脊椎两侧的肌肉通过膀胱经与脚后跟相连接,刺激脚后跟可以纠正驼背的姿势。方法是用手指强力按压脚后跟各个部位,力度以感到疼痛为佳。按压脚后跟能刺激肾经穴位,还可有效防治骨质疏松症。

16. 脚跟常磕。身体直立,手叉腰,两脚跟完全靠拢,脚尖分开,用力把足跟抬起,再让脚跟自由下落,做2～4个八拍;然后脚跟分开,双脚成平行站立,脚尖向正前方,重复刚才的磕地动作,也做2～4个八拍。双脚磕地时,根据自身情况决定动作轻重,但要让身体明显感到振动。整个身体要保持直立,抬头挺胸。通过磕足跟,可以将振动经双腿传至盆腔、腹部,对腹腔和盆腔器官形成良好的振动。这种振动对身体能产生全面的良性刺激,对健康很有益。

17. 浴足养生。浴足与通常的洗脚相似,但又不尽相同。开始时水不宜过多,浸过脚趾即可,水温在 40～50℃。浸泡一会儿后,再逐渐加水至踝关节以上。同时两脚不停地活动或相互搓动,以促进水的流动。每次持续 20～30 分钟,以身上感到微热为好。可起到促进气血运行、舒筋活络、阴阳恢复平衡状态的作用。对老年人来说,更具有祛病健身的功效。若用冷热水交替浴足,还可收到治疗头痛、失眠、心绞痛、鼻炎、支气管炎、足扭痛等效果。中医学认为,春天泡脚升阳固脱,夏天泡脚除湿祛暑,秋天泡脚肺润肠蠕,冬天泡脚丹田温灼。所以,睡前用温热的水泡一泡脚,对促进身体血液循环,加速新陈代谢大有好处。如果在泡脚的水里适当加入药物,还可以治疗某些慢性疾病。如用活血通络药物熬水泡脚,可以治疗高血压;用疏风除湿药物熬水泡脚,可以治关节炎;如果想通过泡脚达到减缓腰腿冷痛,可以放入当归、川芎;若是要减缓头晕目眩,则可放入菊花、夏枯草;如果是要祛燥去脚气,那就放入艾草等。

18. 刷脚美容。通过适当地刺激脚底,就能够刺激到肾上腺,促使肾上腺分泌激素,激发皮肤细胞的活力,促进新陈代谢,减少色素沉淀,从而使得肌肤白皙而富有弹性。这种脚心美容法简便易行,每天洗脚后,用丝瓜络或用天然纤维制成的刷子之类用力摩擦脚心,可促进体内相关激素的分泌,天长日久,就能够使皮肤白嫩起来。

19. 赤脚健美。在家中脱掉鞋袜赤脚行走,有以下好处:①可锻炼脚心不着地的部分,而这部分又是人体平衡的重要支撑点,如果人体平衡功能不强,体内各部位负担不一,就会导致健康质量下降;②赤脚可使5个脚趾保持一定间隔自由运动,而不是像穿上鞋袜那样紧紧贴在一起。正是因为脚趾之间协调的动作,人的行走姿势才健美、自然,故赤脚锻炼不仅强身,而且健美形体。

20. 足弓拉伸。平躺在床上,抬起并伸直腿,用一条毛巾裹在足前部,然后双手拉动毛巾,拉伸大脚趾根部球状关节和脚踝,直到膝盖伸直、足部慢慢指向自己的鼻子。常练此法可有效地拉伸足跟筋膜,并能缓解足跟痛。

腿部运动养生法

"人老腿先老"已成为人们的共识,因而健身防老抗衰应先从腿部锻炼开始。

1. 按摩腿部。双手抱紧一侧大腿,稍用力从大腿根部向下按摩,一直到足踝,然后再从足踝部按摩至大腿根。用同样方法按摩另一条腿。每条腿按摩10~20遍,可刺激下肢血液循环,使腿关节灵活,腿肌与步行能力增强,还能预防老年人下肢静脉曲张、肌肉萎缩等。

2. 拍腿揉腿。弯腰或是坐着让双腿下垂,用双手同时轻轻拍打双腿,由上至下反复拍打数十遍。以两手掌紧扶小腿,旋转揉动,每次揉动20~30次,两腿交换揉动6次。此法可以疏通血脉,加强腿的力量,防止腿脚酸痛和乏力。常揉小腿肚内侧还可防治脾胃疾病。

3. 扭膝运动。双脚并排,膝部紧贴,身体微微下蹲,双手按膝,分别按顺时针和逆时针方向旋转各30次。运动时间和运动量应根据自身情况而定,以运动时和运动后无明显疲劳不适感为宜。扭完双膝后再随意地活动活动肢体,如抖抖手腕,或下蹲起立,或原地踏步等。能疏通血脉,增强膝部关节韧带等组织的血液循环和柔韧灵活性,对预防关节炎等有好处,还可防治下肢乏力、膝关节疼痛等。但膝关节本身有病变的患者不宜做扭膝运动。

4. 抬高双腿。腿脚经常疲劳的老年人,每天将双腿抬起2~3次,使双脚平行或高于心脏部位,然后双手旋转揉搓小腿3~5分钟,可使下肢血液回流至肺和心脏的速度加快,头部得到充足而新鲜的血液、氧气供给,同时对脚部穴位、反射区也是一个良性刺激。

5. 甩腿运动。一手扶树木或墙壁,先向前甩动小腿,使脚尖向前向上翘起,然后向后甩,将脚尖用力向后,脚面绷直,腿亦伸直。两腿交换后各甩20~30次,共做2~3个循环。甩腿时,上身正直,频率不要过快。经常甩腿,能疏通血脉,增强膝部关节韧带等组织的血液循环和柔韧灵活性,延缓衰老,也有助于预防小腿抽筋、下肢软弱无力、下肢萎缩、半身不遂等病症。

6. 转腿抱膝。仰卧,双腿分开,分开的幅度与腰宽相等。左膝轻轻屈曲,尽量向右侧倾倒,左肩紧贴床进行吸气。然后,右臂带动胸部向倒膝相反的方向扭转,此姿势应尽可能保持长一点的时间。反复做2～3次,左右交换做。仰卧,两腿分开,分开的幅度与腰同宽。两臂平举,上体抬起,屈左膝,右手抱膝,维持一会儿之后身体还原放松。反复做2～3次后左右交换,以同样方式再进行2～3次。转腿抱膝运动每天做两次,能强肝助胰,逐渐提高身体机能,淡化老年斑。

7. 收腹举腿。仰卧躺在斜板上,两臂伸直,双手握住头后的支撑物,上体固定不动,双腿伸直向上做收腹举腿运动。两腿尽量贴近胸部再放下,再举腿,依次进行。斜板固定的角度可根据自己的体能状况,如腰腹力量较好,斜板的坡度可大一些,力量小,坡度可小些。收腹举腿时,两腿伸直,膝盖不要弯曲;腿放下时,速度减慢,可拉伸腹部肌肉;一组做10～15次,做完后休息1～2分钟,再做下一组练习,可做2～3组。每周做2～3次。此项锻炼可提高腰腹肌力,扩展胸部,增强呼吸机能。

8. 蹬腿运动。入睡前,可平躺在床上,双手紧抱后脑勺,由缓到急进行蹬腿运动,每次3分钟,然后换另一条腿,反复8次。这样可使腿部血液畅通,尽快入眠。

9. 双脚晃动。全身血液循环不佳,就会发生内脏失调的现象,出现诸如头痛、食欲不振等亚健康征兆。简单的脚部刺激可促进血液循环。仰卧在床,先让双脚在空中晃动,然后像踏自行车那样有节奏地旋转,只要持续5～6分钟,全身血液循环就会得到改善,此法还可以使腿肚和膝盖内侧的肌肉得到伸展,彻底消除腿部疲劳。冬天怕冷的人如果在就寝前实行此法,就会感到全身温暖,有助于改善睡眠。

10. 足跟走路。将足尖跷起来,用足跟走路,这样是练小腿前侧的伸肌,行百步,可以疏通足三阳经。老年人应注意避免站立不稳而摔倒。患有较严重的骨质疏松症的人不宜用此法。

11. 倒退行走。倒退行走时足尖先着地,重心向后移到足跟,每次倒退百步为宜。这样有利于静脉血由末梢向近心方向回流,同时也改变了脑神经支配运动的定式,启用了不少平时不常运用的神经结构,可防止脑萎缩。

12. 侧方行走。先向右移动50步,再向左移动50步。人向侧方行走时,主要是锻炼内收、外展肌群,补练日常向前行走时运动量较小的肌群。另外,侧方行走可使平衡功能得以强化,有预防共济失调的作用。

13. 踮脚运动。常做踮脚运动,可锻炼小腿前侧的伸肌,促进足三阳经的气血运行。在踮脚过程中,人体内的血液会随着腿部肌肉的一松一紧而快速流动,对增加老年人血液循环、延缓身体衰老很有益处。人在踮脚时,由于双侧小腿后部肌肉的收缩挤压,可促进下肢血液回流,加速血液循环,从而缓解下肢酸胀和静脉曲张、跟骨增生和皮肤色素沉着,在久坐或久站后可以有意识地做踮脚运动。将双足并拢着地,用力抬起脚后跟,然后放松,每次保持5～10秒,重复20～30次。此法有益于心血管健康,锻炼小腿肌肉和脚踝,有效而快速地减轻疲劳,防止静脉曲张。踮脚走路,就是足跟提起完全用足尖走路,行走百步,可以锻炼屈肌,能牵拉锻炼肾经,有强肾作用;从经络角度看,还有利于通畅足三阴经。老年人要量力而行,最开始练习踮脚走路时,每走10～20步就恢复正常走法,两种走法交替进行,每次踮脚最多走50步。初期练习时一定要小心,可以先扶住一些东西,熟练后再慢慢放开。踮着脚尖走楼梯,可以使血压平稳,而且精神饱满。与平地行走相比,登楼梯的运动量更大,不但可以使肌肉、呼吸器官及循环器官得到锻炼,而且能使腰部和脚部肌肉得到增强,全身机能得到改善。同时,由于尽可能踮着脚尖走楼梯,脚前掌得到锻炼,与之联系的内脏和大脑功能还会得到相应增强。踮脚登楼时思想要高度集中,当心因迈步不稳而摔倒。

14.单脚站立。初练时也许很不习惯,甚至可能感到非常痛苦,可以先让双脚后跟稍微离开地面一些,习惯以后再踮着双脚的脚尖站立,最后过渡到踮着一只脚的脚尖站立。单脚站立时,可先踮着右脚的脚尖站立1～2分钟,然后再踮着左脚的脚尖站立1～2分钟,反复轮流进行。经常这样练习对腰部、脚部的强化作用非常显著,更重要的是有利于增强内脏功能。

注重护胸养生法

1.擦胸。在古代,人们已经发现通过摩擦胸部刺激胸腺、提高免疫力的方法。经由摩擦的胸腺细胞开始变得活跃起来,而胸腺素的浓度得到部分恢复,从而达到延年益寿的功效。擦胸方法很简单,坐、卧姿势均可。将双手擦热后,用右手掌按在右乳上方,手指斜向下,适度用力推擦至左下腹;然后再用左手掌从左乳上方,斜推擦至右下腹,如此左右交叉进行,每次5分钟左右。还可兼做擦背动作,用双手反交叉于后背,沿着腰背部(脊柱两旁)适度用力上下来回擦背,每次5分钟左右。每天早起和晚上睡前各做一次,午饭1小时后加做一次。中老年人长期坚持擦胸练习,可使胸腺细胞重新焕发青春,改善脏腑血液循环,促进胃肠和肺肾的代谢,增强胸腺素的分泌,提高人体免疫功能,延缓衰老。

2.捶胸。站立,全身自然放松,冬天宜脱掉棉衣,双手握拳,先用左拳击右胸,由上到下,再由下到上。然后再用右拳捶左胸。左右各200次。捶胸后,接着捶几下背,深呼一口气或长啸一声,更有助于呼吸吐纳。老年人可由别人同时捶背部,效果更佳。捶胸可震荡心脏,激活心肺部位瘀阻,使心肺正常工作,免疫功能得到增加,气血运行畅通。捶胸时动作要先慢后快,快慢适中,不要过猛。

3.拍胸。五指并拢,手掌微屈,用掌拍击胸部。既可单手(右手拍左胸),亦可双手同时拍击两侧胸部。自上而下,反复数遍。如果是老年慢性支气管炎患者出现呼吸不畅、胸内烦闷时,可以用拍打按摩的方法达到宽胸顺气的作用。方法是:两手交替摩搓胸部,由一侧肩部自上而下呈斜线搓至另一侧肋下角处,两手各重复10次。然后两手自两侧肩部自上而下拍打胸部,拍胸时掌心要中空,用力不可过大;从上到下拍打一遍记为一次,两侧胸部各拍10次,家人两手掌心中空,置于背部脊柱两侧,老年人呼气时由里向外拍打,拍打时老年人含胸将背部稍向前屈;待再次呼气时,由外向内拍打,并将背部挺直。这样重复10次。

4.挺胸。挺胸可以使肺活量增加20%左右。肺活量增加后,身体各部位获得的氧气也便增加了,可使丰富的血液顺利输送到脑部,保证大脑所需的乙酰胆碱、卵磷脂等营养物质的供应,保持敏捷的思维、良好的记忆。此外,养成抬头挺胸的良好姿势还可减少腰背酸痛感和脊柱弯曲,延缓衰老的进程。平时就有挺胸习惯的,可以配合做一些扩胸和摆臂的锻炼。如果还未养成习惯,在日常散步时,要有意识地抬头挺胸,同时不妨多参加一些对挺胸有帮助的活动,如跳交谊舞等。

5.摩胸。用双手搓摩胸部,同时兼行按压。可使胸阳振奋,胃气疏通。能增加抵御外邪的能力,使人少患感冒。

6.推胸。用双手手掌自胸部向上推动,经肩前方至上肢内侧,反复3～5次,动作宜轻柔缓慢,并有一定的渗透力。

注重揉腹养生法

揉腹养生是一种比较适合老年人使用的自我保健方法。祖国医学认为，揉腹可以使胃、肠、腹壁肌肉强健，增强消化液的分泌以及肠胃的蠕动能力，促进血液循环，以利于食物的消化和营养的吸收，从而达到强身健体、延年益寿的目的。

揉腹具有保健作用。揉腹能使胃肠及腹部肌肉强健，促使血液、淋巴液循环，促进胃肠蠕动和胃液分泌，使吃进的食物能消化吸收。

揉腹可以预防胃肠溃疡的发生。发生消化道溃疡的关键是胃酸分泌过多。常揉腹，可促使胃肠黏膜产生前列腺素，防止胃酸过量产生。

揉腹可以治疗便秘。经常便秘的人可以在早晨醒后、晚上睡前仰卧床上，双腿屈曲，用手逆时针方向旋转按摩肚脐部位，每次 50～100 次，10 天左右即可见效。

揉腹可以治疗失眠。睡前仰卧床上，一边用手绕脐揉腹，一边计数，右手累了换左手，一般揉腹 60～70 次便有倦意，这时停止揉腹，很快即可入睡。

揉腹可以减肥健美。具体方法：以两手的食指、中指、无名指按剑突下（即心窝部），先向左、后向右揉圆各转 21 圈；三指由剑突下再向下顺摩，边摩边移，摩至耻骨联合处为止，往复 21 次；由耻骨联合处向两边分摩而上，边摩边移，摩至剑突下为止；以脐为中心，用右手掌向左绕 21 圈，再以左手掌向右绕摩 21 圈。

揉腹养生一般宜选择在夜间入睡前和早晨起床前进行，揉法简便易行。揉腹时应取仰卧位，凝神静心，排除杂念，以右手掌按顺时针方向绕肚脐揉腹，先从肚脐开始转圈，一圈接一圈逐步扩大，直至揉遍全腹。揉时手法应柔软舒缓，用力适度，次数可多可少，数十遍之后，再换左手以相反运转方向揉数十遍。关键在于长年累月不间断，方能收奇效。

揉腹前应排空小便，也不宜在过饱或过饥的情况下进行，消化道疾病出血或炎症期间不宜揉腹。

擦背捶背养生法

俗话说"通则不痛，痛则不通"，很多白领一天到晚坐在办公室，久了就容易背痛，肌肉容易僵硬，血液循环不畅，尤其是背心窝。如果平常用梳背或梳柄常拍打或按摩背部，可以起到促进血液循环的养生作用。

擦背是一项很适合中老年人的养生方法。方法非常简单，只需每天坚持在上床前用毛巾和热水揩身擦背，每次 20 分钟左右，直到皮肤发红，四肢温暖，全身舒适。然后上床，在被窝里用手掌按摩胸腹四肢，以加强健身效果。毛巾的摩擦和水温的刺激，使皮肤毛细血管扩张，淋巴液回流量增加，对血液循环和血液的再分配产生了良好的影响；揩身擦背还能刺激皮肤神经末梢，影响中枢神经和内脏器官的功能，有利于消除疲劳，降低血压。对初练者来说，在练习擦背养生法时要注意预防感冒。开始擦的时间不要过长，2～3 分钟即可，以皮肤发红发热为好。擦背养生法不仅是局部皮肤的一种锻炼，同时，由于擦背时精神振奋，手臂不停地活动，因此也是一种全身性的养生运动，对心肺功能都有好处。

捶背是古老而又立竿见影的健身方法，人的背部有数十个重要穴位，捶背刺激穴位可反射性地刺激神经系统,尤其对中枢神经系统的平衡有良好的调节作用。能舒经活络,使血液通利,肌肉放松,有利于防治腰酸背痛及腰肌劳损;能促进血液循环,调节神经机能。白日捶背使人头清目明,精神振奋;睡前捶背可安心宁神,催人入睡,对防治失眠有较好效果;可增强人体免疫功能,防癌抗癌。日本学者早就发现,经常捶背可以促进脑腺肽的分泌,而脑腺肽具有很强的抗病毒、抗毒素和抑制细胞变异的作用,因此可有效地增强人体免疫力和防癌抗癌。正确的捶背方法:坐姿,腰背自然直立,双目微闭,放松,两手握成空拳,捶脊背中央及两侧,各捶 30 次。捶背时要从下向上,再从上到下,先捶脊背中央,再捶左右两侧。捶背的时间最好是下午 3～5 时,这是膀胱经值令的时候,养生效果最好。手法要协调均匀,着力富有弹性,每天一次即可,每次捶背 50～60 下。为方便起见,捶背最好在夫妻间进行,每晚睡前互相捶拍,双方收益。如果只有一个人,也可试着于每天早、中、晚坚持练撞背功各一遍。双足与肩等宽,站立于一平面墙壁之前,约相隔 15 厘米,全身放松,协调一致,身体后仰,突然用背部撞击墙壁,借撞击的反作用力身体前倾,如此连续撞击 50 次为一遍。力度因人而异,不可过重。撞背能壮腰肾,通经络,改善血液循环,促进新陈代谢,从而可有效地预防肩周、腰肌劳损、腰椎增生等疾病。撞背功可以壮腰肾,加快组织修复,血脉疏通,气血流畅,气行血活而筋脉自利,则疼痛可止。

勤练嘴功养生法

日常生活中,老年人如能做到"勤于动嘴",将对养生健体、延年益寿大有好处。

1. 少食多餐。老年人的消化功能和心脏功能均有减退,如一次进餐量过多,会加重消化系统和心脏的负担,不利于保健,也易发胖。少食多餐能在保证营养摄入的前提下,将身体负担减少到最小。老年人最好每天吃 4～5 餐,每次六七成饱为宜,胃、肠、胰、胆和心脏有病的人及肥胖者更应注意。

2. 细嚼慢咽。研究表明,吃饭时细嚼慢咽,不仅对肠胃好,还可以增加头部的血液循环,延缓衰老,锻炼大脑,预防痴呆。这是因为用力咀嚼时,咀嚼肌和面部肌肉都能得到锻炼,面部便会显得饱满,皮肤也更为紧致。咀嚼肌的运动还能刺激大脑细胞,使大脑的思维能力得到提高。进餐时细嚼慢咽,还可改善面部血液循环,增强皮肤代谢,延缓老年斑形成。营养科专家对于想要减重的人建议是少吃多餐,而且提倡细嚼慢咽。因为人体在吃的同时也在消耗能量,而且吃得越慢,饱腹感越强。如果吃饭过快,饱腹感来得慢,无形之中吃的量变多,消耗的能量也相对较少。增加进餐次数,减少进餐食量,比一次性消耗大量食物对于减重更有效。

3. 干嚼食物。干嚼既是机械性和化学性综合消化的第一道工序,也是影响胃、肠下一道消化工序的启动力量。干嚼食物避免了囫囵吞枣,可充分感觉食物的味道。因此,将食物干嚼后吞咽是一种良好的进食方法。干嚼食物可增强口腔的咀嚼运动,更重要的是它能产生一系列有利于消化的反射动力,刺激唾液腺分泌唾液,从而对整个消化过程产生极大影响。唾液生成每天需要 1 000～1 500 毫升的水和其他原料,这些均来自血液,它还需要消耗氧气和能量。所以,对久卧病床的人,口腔内干嚼食物是一种消耗能量、可产生生理功能的健身运动。干嚼食物的锻炼可以显著提高大脑的思维能力,能增加脑细胞的信息传递,提高大脑的工作效率,起到防止大脑老化和预防老年痴呆的作用。可供干嚼的食物多种多样,如饼干、面包干、炒货类等。但咀嚼食物的刺激强度和刺激时间要够,因为任何刺激都要有一定的刺激强度和刺激时间,才能激起肌体反应和产生相应的生理效应。

4. 善于漱口。连续漱口5分钟左右,中枢神经系统就会开始兴奋,漱口结束后瞬间分泌出的大量唾液会加剧这种兴奋,对大脑起到良好的保健作用。

5. 勤咽唾液。唾液内含有淀粉酶、黏蛋白、球蛋白、溶菌酶、生长激素等成分。常咽唾液有增强脾胃功能、促进消化吸收等作用,故有"咽津益寿"之说。老年人可每天早、中、晚各做一次"咽津功",舌舐上腭,将生出的唾液缓缓咽下,重复数次,就能宁心静气。也可用舌头在口中上下搅动36次,产生的唾液分3次咽下,有邪火不生、气血畅通、利五脏、益寿延年的功效。

6. 勤于交谈。国外有一心理学家曾进行过孤独对人体影响的实验。应试者在与世隔绝的环境里生活两天后均出现呆滞、麻木的表情,且动作的协调灵敏性大大降低。许多调查结果也表明,没有亲密朋友、参加社会活动少的人患病率更高,寿命也更短,而勤于动嘴交谈的老年人身体更健康。

7. 唱歌发笑。唱歌不仅能使人心情愉快,还能增强免疫力。老年人多唱歌,多开怀大笑,能放松大脑,有效地预防老年痴呆的发生,有益于延年益寿。

8. 勤于叩齿。叩齿是传统的养生之道,简便易行效果佳。文献记载,名医陶弘景,年过八旬,牙齿完好,身体健壮,他的主要健身方法就是叩齿法。

电脑一族养生法

1. 合理使用电脑。

(1)合理摆放电脑。尽量别让屏幕的背面朝着有人的地方,因为电脑辐射最强的是背面,其次为左右两侧,屏幕的正面反而辐射最弱。以能看清楚字为准,至少50～70厘米的距离,这样可以减少电磁辐射的伤害。调整好电脑显示器和座椅的相对高度。当人的视线与向地心垂线的夹角为115度左右时颈部肌肉最放松。普通的写字桌为人低头书写设计,作为电脑桌高度不合适,上网时长时间昂着头颈椎会很快劳损。如果没有条件更换专门的电脑桌,可以将座椅逐步垫高,直到颈部感觉放松为止。

(2)谨防眼睛中招。办公室电脑一族面部中衰老最明显的地方就是双眼。要注意用眼习惯,每隔1小时就要休息5～10分钟,远眺放松。显示屏的亮度要适中,不可过亮,背景尽量选择多色素的,在读长篇文本时白底黑字和黑底白字交替使用,中间可以试着做眼球操(交替转动眼球,顺时针3下,逆时针3下)。尽量不要在黑暗中看电脑。

(3)与鼠标手拜拜。电脑一族每天重复在键盘上敲键盘和移动鼠标,导致局部神经损伤,出现手部麻木、灼痛、腕关节肿胀、手部动作不灵活甚至无力等"腕管综合征"。可尝试依次做以下几个动作:按顺时针和逆时针转动手腕25次;吸足气用力握拳,用力吐气,同时急速依次伸开小指、无名指、中指、食指,左右手各做10次;用一只手的食指和拇指揉捏另一只手的手指,从大拇指开始,每指各做10秒钟,平稳呼吸;双掌合十,前后运动摩擦致微热,每天3分钟,有助于促进血液循环,缓解手腕肌肉酸痛,防治腕关节骨质增生。

(4)当心长出一张"电脑脸"。经常与电脑打交道的人,由于长时间面对没有生命的电脑屏幕,与人的交流越来越少,会在不知不觉中生出一张表情淡漠、冷峻的"电脑脸":发色枯黄、神情呆滞、没有笑容,并往往缺乏生活热情,敏感多疑,以自我为中心,固执己见或对某事耿耿于怀。对此,需保持合适欲望,拥有快乐的心态;多与亲朋好友联络,通过面对面的交流增进感情。另外,积极参与体育锻炼能大大释放心理压力,缓解疲劳。

2. 适当运动锻炼。

(1) 水中慢跑。自由自在的水中慢跑是最理想的运动。因为在水中慢跑,能平均分配身体负载,比陆地跑有明显的优势,而且在深水中,跑步者下肢不受震荡,因而不易受伤,运动后会有通体舒畅的感觉。水的阻力是空气阻力的 12 倍,在水中跑 45 分钟相当于陆地跑 2 小时,水中慢跑对肥胖者尤其适用。

(2) 登山。登山是极佳的有氧运动,可以促进新陈代谢,加速血液循环,还可以提高耐力和腿部力量,增强心肺功能。此项运动非常适合在密不透风的电脑房里、整天被电脑散发的混浊气体和辐射困扰而头脑昏沉的人。

(3) 打保龄球。只要打保龄球时姿势正确,全身 200 多块肌肉都能得到锻炼。

(4) 逛街。这是最受女性欢迎的休闲方式之一,也是一种很好的有氧运动。逛街不仅让女性在不知不觉中锻炼了身体,还愉悦了心情,是两全其美的养生健身方法。女性逛街少则两三个小时,多则一天,不停地运动可以增加腿部力量,消耗体内大量的热量,达到健身的效果。

3. 抗击电脑辐射。对于电脑一族来说,每天不得不面对的就是电脑辐射。电脑辐射不利于身体健康,也会使皮肤干燥粗糙,面部长斑点。怎样将电脑辐射降到最低,延缓衰老,减轻皮肤问题呢?

电脑屏幕亮度不要太大,屏幕亮度越大,电磁辐射越强。身体和电脑屏幕应尽可能保持不少于 50～70 厘米的距离。用完电脑后要及时洗脸,去除脸上吸附的电磁辐射颗粒。

多喝绿茶、菊花茶,绿茶中含有的氨基酸和儿茶素最多,是辐射的解毒剂。枸杞、菊花、红枣一起泡茶美容防辐射,可以清心明目,而且枸杞清肝明目,能防止视力衰退,提高免疫力。

在空调房里工作应该注意补水保湿,常备一瓶补水保湿喷雾,随时随地给肌肤保湿。并要保持室内通风,空气流动。

多吃胡萝卜、豆芽、番茄、海带、瘦肉、动物肝脏等富含维生素 A、维生素 C 和蛋白质的食物,加强肌体抵抗电磁辐射的能力。能抗辐射的食品还有海带、黑木耳、油菜、青菜、芥菜、卷心菜等。

电脑前摆放仙人掌,既能美化环境,又能净化空气挡掉大量辐射,美观与养生两不误。

开车一族养生法

专家提醒,开车一族每天吃一个橙子,不仅能净化车厢里的空气,还有助于排出人体内的毒素。正常人饭后吃橙子或饮橙汁,还有解油腻、消积食、止渴、醒酒的作用。橙子中含有丰富的维生素 C,能增加肌体抵抗力,增加毛细血管的弹性,降低血中胆固醇,因此也非常适合高脂血症、高血压、动脉硬化者食用。

开车消耗体能较少,许多人又缺乏健身运动,身体大多偏胖,因此,驾车族应尽量减少油脂摄入,避免饮食过量,这样可防止头晕、困倦,饱餐之后血液分配至消化系统较多,影响心脑供血,往往出现心脑轻度缺血缺氧,驾车人容易头脑不清醒而造成事故。

不少驾车族喜欢喝浓茶或者咖啡提神,然而,随着时间的积累,人体会对浓茶或者咖啡产生耐受性,而耐受性的产生,必然引起浓茶或者咖啡用量的增大,浓茶或者咖啡用量的增大又会因利尿太过而损伤阴津。因此,开车族应尽量喝白开水,并根据身体状态选择冷热。

开车由于要集中精力,睁大眼睛,观察前方情况,故较费眼神,尤其是在夜间开车,更是用眼过度,易耗肝血,故驾车族应多食用如猪肝、羊肝、鸡肝、鸭肝、猪血、糯米、黑米、高粱、燕麦、刀豆、南瓜、扁豆、红枣、桂圆、核桃、栗子等,以食养方式滋补肝血,从而达到明目养肝之目的。另外,可多喝清肝明目的菊花茶、枸杞茶,多吃胡萝卜和维生素 A 片,以保护视力,防止眼疾。

针对"久坐伤肝"这一点,平时多吃些维生素 C 含量高的水果。此外,久坐的人特别会发胖,容易患高脂血症,这类人群需要服用一些具备降压调脂、有减肥功能的茶饮,试试苦丁茶、决明子茶,会有不错的效果。

开车族应尽量减少夜间活动和夜宵,要养成日出而作、日落而息的生活规律,随意打乱生活节奏,人体会有很多不适,睡眠不足也会影响次日驾车的安全性。

夜猫一族养生法

睡眠不足会导致新陈代谢失调。经常熬夜或作息不正常的人不仅老得快,健康也会严重受损。所以,应该尽量避免熬夜。如果需要熬夜,那么熬夜后进行调养和锻炼很有必要。

1. 加强营养。应注意优质蛋白质的补充,动物蛋白质最好能达到蛋白质供应总量的一半。因为动物蛋白质含人体必需氨基酸,这对于保证熬夜工作者提高工作效率和身体健康是有好处的。

熬夜的人多半是做文字工作或经常操作电脑的人,在昏黄灯光下苦战一夜容易使眼肌疲劳、视力下降。维生素 A 及维生素 B 对预防视力减弱有一定效果,所以要多吃胡萝卜、韭菜、鳗鱼等富含维生素 A 的食物,以及富含维生素 B 的瘦肉、鱼肉、猪肝等动物性食品。

皮肤在得不到充足睡眠的情况下会出现营养流失,因此,在晚餐时多补充一些含维生素 C 或含有胶原蛋白的食物,例如猪蹄或肉皮冻,有利于皮肤恢复弹性和光泽。此外,还应适当补充热量,吃一些水果、蔬菜及蛋白质食品如肉、蛋等补充体力消耗,但千万不要大鱼大肉地猛吃。吃一些花生米、杏仁、腰果、核桃等干果类食品,它们含有丰富的蛋白质、维生素 B、维生素 E、钙和铁等矿物质以及植物油,而胆固醇的含量很低,对恢复体能有特殊功效。

2. 药膳调养。鸭蛋炖生地:将鸭蛋 1 个和生地 20 克加适量水炖至蛋熟,蛋去壳后再放入汁中炖 20 分钟,加少许冰糖调味,食蛋饮汁,每日 1 次或每周 2～3 次。适合熬夜后口燥咽干、牙龈肿痛者食用。

猪腰炖杜仲:将猪腰 1 个和杜仲 25 克加适量水炖 1 小时,每日或隔 2～3 日服食 1 次,有滋补肝肾、强壮筋骨之功效,适用于熬夜后腰酸背痛、四肢乏力者食用。

酸枣仁百合粥:虽说熬夜很累,可由于压力、兴奋,常会使得人体循环紊乱,反而失眠。如果能事先煮好酸枣仁粥及百合酸枣仁,熬夜后喝上一些,对于安眠极有帮助。酸枣仁粥味美、方便,无任何副作用。可将炒酸枣仁 300 克加水 1 500 毫升煎至 1 000 毫升后去渣,粳米 100 克洗净后放入酸枣仁煎液中煮粥,加少量食盐调味即可食用。酸枣仁具有宁心安神、敛汗生津、镇静助眠的功效,非常适合因熬夜导致的虚烦不眠者食用。另外,还可将酸枣仁 10 克煎水后去渣,加入用清水泡 24 小时并洗净的新鲜百合 300 克,煮熟食用,防治失眠效果也很好。

菊花蜜汁饮:接连熬夜,使人的肤色晦暗,可将鲜菊花 300 克用水煮开,熬至浓汁后再加入少量蜂蜜制成膏。每晚取 15 克用白开水冲服。菊花不仅清肝明目,祛毒散火,制成饮料喝后还能润泽肌肤,延缓衰老。

薄荷枸杞饮:熬夜后上火最好不要靠喝清热解毒的凉茶来败火,因为熬夜容易耗阴,所以才导致上火,为了人体"阴"能恢复,此时应该多喝具有滋阴清热的茶饮,如薄荷、枸杞、金银花、麦冬等花草茶。需要注意的是,由于金银花、麦冬易伤胃并会引起腹泻,不适宜长期饮用,一旦症状有所缓解就不要再饮用了。而薄荷、枸杞性质温和,可以长期作为保健茶饮用。另外,还可以多吃苹果、梨、萝卜、黄瓜等蔬果。对于喜欢吃海鲜的人来说,在此期间最好放弃享受美食,以免造成吃海鲜类食物"火"上浇油的情况。

3. 按摩护肝。在睡眠过程中,凌晨 1 时至 3 时应进入深度睡眠状态,这个时期是养肝血的最佳时间。经常熬夜的人最应注意保护肝脏的健康。体内淋巴液与血液循环是否通畅,会影响身体对于废物、毒素等物质的排出速度。正确的按摩手法能维持血液循环的顺畅,加速代谢,顺利处理体内废物。从四肢末梢朝心脏方向按摩,可以推动淋巴及血液流动,能使肌肉的代谢更加旺盛,提供给细胞更多促进代谢的营养素和帮助脂肪燃烧的氧气,同时加速排出废物。每当熬夜时,可以做简单的肝脏按摩运动。这样既可以缓解身体疲劳,对肝脏又有一定的保护功效。将两手搓热,手指正对乳中肋骨下方点按。按摩时要根据自身情况掌握力道,不应太过用力而造成身体损伤。

4. 转体消除疲劳。将两只手交叉抱住前胸,左手在外。身体慢慢往左扭转,深吸气直到不能吸为止,然后缓缓吐气。身体往右扭转再做一遍。左右方向重复此动作 5 次,对于缓解熬夜带来的疲劳有很好的效果。

5. 拍打提神。犯困是所有熬夜者要克服的难关,狂喝咖啡固然能提一时之神,但喝多了也会带来诸如发胖、骨质疏松、影响前列腺等副作用。如果在此时将脑袋、颈部、大腿、腰背等感觉疲惫的部位都拍打一番,不仅能促进气血运行、消除肌肉疲劳,还能起到促进血液循环、提神醒脑的作用。

6. 倒立健身。熬夜会使得人的大脑极为疲倦,而久坐不动也会使人处于缺氧状态。可以选择在墙边倒立 2 分钟,坚持不了的人可以用垫子垫在脑袋下,只要能维持这个姿势就行。不过,有心脑血管疾病的人忌用此方法。练习倒立不仅可以增加大脑血液供应,提高反应能力,能够增神、提智、清脑,防止直立和劳累带来的一些疾病,还能延缓衰老。此法对晚上不能熟睡、记忆力减退、头发稀少、食欲不振、精神不能集中、抑郁、腰痛、肩膀酸硬、视力减退、精力衰退、全身乏力、便秘、头痛等具有良好的保健作用。对于女性来说,时常倒立还能预防子宫疾病和消除腰部赘肉。

7. 泡澡养生。泡澡是维持身心平衡最简单的方法之一,利用泡澡、洗浴的方式,可以促进血管收缩、扩张。同时,泡澡也能促进老旧角质更新,保持肌肤光滑细致。但是心脏不好的人并不适合常泡热水澡,这类人群不妨试试热水泡脚,使脚部血管扩张,促进全身血液循环,同样能达到健身养生的目的。

常用中医养生法

中医养生，历史悠久，渊源极深。在中医第一部经典巨著《黄帝内经》中，就提到了很多养生方法。历代医家在探寻中医养生真谛的道路上不断前行，归纳总结出了不少行之有效的养生方法。下面介绍几种比较常用的中医养生方法，希望对读者的健康有所借鉴。

1. 饮食养生。合理饮食可以调养精气，纠正脏腑阴阳之偏，防治疾病，延年益寿。中医养生理论认为，饮食要以"五谷为养，五果为助，五畜为益，五菜为充"，还要重视五味调和，否则会因营养失衡、体质偏颇、五脏六腑功能失调而致病。老年人应多吃富含抗氧化剂维生素 C 和维生素 E 的草莓和菠菜。菠菜内的"类黄酮"物质可防治老年人眼睛的"黄斑变性"。不过菠菜性属寒凉，食用时不妨辅佐辛温的芥末或鲜生姜。进食必须有规律，不要过饱或过饥；根据需要、身体情况调节饮食，注意食物的营养、软硬、冷热；饮食必须全面，忌讳偏食，因为食物和药物一样有寒热温凉四性及酸苦甘辛咸五味，而且各有归经；饮食要因时、因地、因人制宜；掌握饮食禁忌，注意饮食之间、饮食与疾病、饮食与药物的关系；注意饮食卫生，注重饮食定时、定量的规律。

2. 动形养生。古人在医疗及生活实践中摸索形成了诸如按摩、气功、太极拳、八卦掌、五禽戏等动形方式，以强身延年。当然，人若劳累过度，则容易引起"劳伤"，即久视伤血、久卧伤气、久坐伤肉、久立伤骨、久行伤筋。要经常参加体育锻炼，特别是生育过的女性，更要经常参加一些力所能及的体育锻炼和户外活动，每天至少半小时。如健美操、跑步、散步、打球、游泳、跳舞等，可增强体力和造血功能。当然，过多过激烈的运动，不但起不到锻炼的作用，还会对身体产生伤害，必须选择适合自己的锻炼方法。

3. 静神养生。静神养生在传统中医养生学中占有重要地位。神是生命活动的主宰，保持神气清静，心理平衡，可以保养天真元气，使五脏安和，有助于预防疾病、增进健康和延年益寿。心情愉快，性格开朗，不仅可以增进肌体的免疫力，而且有利于身心健康，同时还能促进身体骨骼里的骨髓造血功能旺盛起来，使得皮肤红润，面有光泽。所以，应该经常保持乐观的情绪。思想上要安闲而少欲望，心境要安定而没有恐惧，如此就能对身体进行良好的保养，减缓衰老和减少疾病的发生。

4. 修身养性。凡追求健康长寿者首先应从修身养性做起，如平日应排除各种妄念，养成良好品行和现代科学健康的生活方式，多说好话、多行善事，常做有利于他人的事，可使自己心胸开阔、心情愉悦、情绪安定，从而维持身心健康。

5. 调气养生。人体元气有化生、推动与固摄血液、温养全身组织、抗拒病邪、增强脏腑机能的作用。营养失衡、劳逸失当、情志失调、病邪夹击等诸多因素，可致元气虚、陷、滞、逆等症候，而使肌体发生病理性变化。中医调气养生法主张通过慎起居、顺四时、戒过劳、防过逸、调饮食、和五味、调七情、省言语、习吐纳等一系列措施来调养元气、祛病延年。养气的好方法就是深呼吸做到四个字："深"——一呼一吸都要到头；"长"——时间要拉长放慢；"匀"——要均匀；"细"——不能粗猛。

6. 经络养生。经络是遍布人体全身的"网络"系统，它控制着血和气的运行流动，以保证各组织系统的正常功能。《黄帝内经》说，经络具有决生死、处百病、调虚实之作用。古代养生学家认为，疏通经络可作为摄生的重要措施，而最简便的方法就是经常刺激、按摩、针灸三个重要穴位即合谷穴、内关穴和足三里穴。合谷穴可以防治颜面及五官方面的疾病，内关穴有助于防治心脏疾患，足三里穴则对预防五脏六腑特别是消化系统的疾病最有效。也可以用经络按摩养生法。取坐位，头身正直，然后用双手手掌在头部施轻拍法，由前向后，均匀拍打，力量要轻柔有弹性，20次；两手指交叉，抱在后颈枕下部，左右来回横向搓摩约20次，力量要轻柔适中；双手五指分开如爪，自前额向后梳头10次，继而用手掌自上而下摩擦面颊10次。

7. 顺时养生。天有四时气候的不同变化，地上万物有生、长、收、藏之规律，人体亦不例外。因此，古人从衣食住行等方面提出了顺时养生法。人的五脏六腑、阴阳气血的运行必须与四时相适应。因时制宜地调节自己的生活行为，有助健体防病。春天人体阳气升发向上。中医认为春属木属肝，喜调达而恶抑郁，因此确保心情舒畅，切忌情志沉闷忧郁，这就是顺应春令的调神养生法则。春天要入夜方卧，清晨即起，并舒缓形体，适当锻炼，保持活泼向上的情绪。夏天人体阳气也相对强盛，要顺应阳盛长养之气的特点，使阳气宣通，心气旺盛，以发挥其功能。人们应精神饱满，热情洋溢，夜间可适当晚睡，但早晨应起床锻炼。秋天人们应顺应阳气渐降、万物收敛的特点，使肺气清肃、气血和平。此时应早睡早起，精神安定宁静，神气收敛。冬天人们应顺从阳气闭藏、万物蛰伏的季节特点，精神含蓄，使阳气固密，注重休养生息、固护肾气，要早卧晚起，注意避寒保暖。

8. 进补养生。传统医学十分推崇用滋补药物调理阴阳、补益脏腑、滋养精血，合理进补可以强身、防病、祛病。但进补既要辨证，又要适量，还应考虑顺应四时。服用补药时，如系入肺药，在秋季较合适；如系温补药，则在冬季比较适宜。老年人喝黄芪茶能提高免疫力，强心抗衰老。到中药店买250克（打碎的）黄芪，加入党参200克，连同16粒红枣一起放在药壶里煎，每次一小碗，20天为一个疗程。贫血者应进补养血药膳：可用党参15克，红枣15枚，煎汤代茶饮；也可用麦芽糖60克，红枣20枚，加水适量煮熟食用；还可食用首乌20克，枸杞20克，粳米60克，红枣15枚，红糖适量煮成的仙人粥，有补血养血的功效。

9. 固精养生。精血是人体营养物质中的精华部分，是生命的物质基础，五脏六腑得精血的供养，才能保持其正常功能。如性欲无节，精血亏损过多，就会造成身体虚弱、病变百出、减损寿命。而保养阴精则可延缓衰老。固精食物有栗子、樱桃、燕窝、银耳、枸杞子、韭菜、裙带菜、鸡肉、鸡肠、泥鳅、乌鱼、乌贼鱼、龟肉、蛙肉、甲鱼、黑豆、红枣、牛肉、虾、雀肉等。可在睡前或睡醒之后练习固精法。姿势为侧卧或仰卧。两手食指塞住双耳，拇指置于耳后，其余三指蜷曲。不可太轻或太重，适度为宜。闭嘴，用鼻呼吸，5分钟左右即可，直到感觉"气达脚板"。

10. 减毒养生。人若喜怒无常则会导致体内阴阳、气血失调。劳累过度会损伤脾气，伤于饮食则生湿、热、痰浊。这种致病因素被人体视为"毒"，因此提出以"减毒"来保全真气的养生之道。通过饮食调理，可以有效减少体内积聚之毒，可免生疾患，防止早衰，进而延年益寿。可以多喝些蜂蜜水，能滋补强身、排毒养颜；早上起来先空腹喝一大杯温的柠檬水排毒；地瓜的纤维质松软易消化，可促进肠胃蠕动，有助于排便，薏仁可促进体内血液循环，发挥利尿消肿作用。

黄金分割养生法

人们经过长时间经验积累发现，大自然中所有美丽的动植物，在它们的形体构造上都有一个固定的比值，使它们散发出一种令人着迷的气质，这个比值就是 0.618，也就是黄金分割点。养生专家认为，人体很多时候也遵循黄金分割率，很多保健点都与黄金分割点不谋而合，找准人体的黄金保健点就能延缓衰老。

养生从 38 岁开始。如果把人的一生定为 100 岁，最容易出现健康问题的年龄在 62 岁左右，在此之后，身体开始全面加速老化。一般人最顶峰的年龄在 38 岁左右，因此对年轻人来说，38 岁已经有了经济、家庭等支撑，这时加大对养生的投入，可以很好地抗击衰老。

常按摩五大黄金穴。人体按黄金分割点来找，有五大黄金穴，常按摩黄金穴可抗衰老。一是百会穴，在头顶至后脑 0.618 处的头顶正中心；二是涌泉穴，从脚后跟到脚趾的 0.618 处的脚心；三是关元穴，从脚底到头顶的 0.618 处，在肚脐下四横指处；四是印堂穴，从下巴算起，位于头部 0.618 处，在两眉连线的中点；五是膻中穴，在人体的中间部分、躯干 0.618 处，在两乳头连线中间。这五大穴位是抗衰老的要穴，平时多按揉。

睡眠黄金点 7.5 小时。一天即一个昼夜 24 小时，如果将白昼和夜晚视为各 12 小时，按照黄金分割点定律，那么最理想的睡眠时间刚好是夜晚 12 小时的 0.618，约 7.5 小时。一般来讲，睡眠宜早，入睡时间不超过晚上 10 点，老年人不超过晚上 9 点，是最好的作息规律。

护齿黄金点 50 岁。牙齿到了 59～80 岁基本会脱落，因此护牙齿的黄金分割点在 35～50 岁。对于 50 岁以上的人来说，有个简单实用的方法来护齿：少喝浓茶改成嚼茶叶，茶叶以绿茶最好，既可以护齿，也可以去除口腔异味。

防老年斑护好内脏黄金点。面容的抗衰老除了按摩黄金穴外，重点还在于护好内脏。而内脏的黄金点在肝肾，肝肾不好的人黄褐斑、老年斑长得特别厉害。专家说，护肝肾的黄金点在后背，经常用空心掌拍后背能加速肝肾排毒，皮肤颜色会变好。已经长了斑的人可以配合自制面膜，用生杏仁肉 30 克（注意选择苦杏仁，因为苦杏仁有美白作用），水 200 毫升，放入打碎机中打碎，加两勺甘油，当面膜敷面。

按性格选养生法

不同的性格与习性，不但影响着对事物的看法和处世之道，而且与个人的身心健康及寿命关系很大。养生方法因个人性格而异。不同性格的人，要选择适合自己的修性养生方法。

豁达开朗的人，生性豪爽，言行坦率，毫不掩饰，善于交往，坦诚相见，应该说这是一种优良的性格，会受到大家的肯定。但这种性格的人大多会因对事物考虑简单而出现偏差，也很容易被激怒，从而引发疾病。要保持良好的平静心态，不计得失，面对现实以及疾病都有积极意义。

孤傲自尊的人，高傲自大，唯我独尊，英雄逞强，好为人师，专横跋扈，独断专行，性情急躁，易于发怒。这种性格的人极容易患心脑血管方面的疾病，如高血压、冠心病、脑血栓等，会直接影响健康甚至危及生命。这种性格的人不妨多读点书，尤其是养生保健方面的书。

可以从书中增长知识,学点方法,拓宽眼界,开阔胸怀,移情易性,强化修养。能够正视自己,客观认识和评价自我。通过与书中人与事的交流,平衡人体阴阳气血,增强免疫功能。

多愁善感的人,孤僻消沉,心胸狭窄,离群独居,抑郁寡言,不露声色,神情呆滞,自寻忧烦。这种性格的人极容易得神经系统与消化系统疾病,如神经衰弱、失眠惊恐、慢性胃炎、应激性消化道溃疡及抑郁症等。这种性格的老年人,最好常听歌曲、音乐,借此除忧解愁,心胸豁朗,缓解紧张情绪,辅助治疗疾病,特别是对忧郁、焦虑、消沉、妄想、恐惧等症,都有一定的疗效。

谨小慎微的人,胆小怕事,懦弱多疑,谨慎有余,胆识不足,交友甚少,适应性差,应变力弱。这种性格的中老年人,容易加速心理与生理的衰老进程。要强迫自己与亲友多交往,在与各种人的接触中增加胆识,扩大视野,敢于暴露个人心中的不快之事,学会界定大事与小事,慢慢懂得一些果断的处理方法。至于一些生活琐事,不必谨小慎微、惶惶不安,要淡然处之,从而减少焦虑和烦恼,增加快慰和宽心。

反应迟钝的人,思维缓慢,不喜交际,不爱活动,遇事沉默,很少表态,墨守成规,适应力差。这种性格的人,最易患抑郁症和痴呆症,而且病体缠绵,久治不愈。欲求改变,唯有自救。尽情地发泄和倾诉,可以自言自语,或与人畅谈。这是十分重要的心理行为方式,可以发泄内心世界与感情上的压抑,倾吐心中不满、积怨与愤恨,从而可以获得精神状态和心理状态的平衡协调。

拖拉散漫的人,生活中丢三落四,对事业缺乏相应的目标等。研究证实,自律性、组织性强的人要比意志薄弱的人多活 2～4 年。研究人员认为,能控制自己的人不容易染上抽烟、酗酒的恶习,所以寿命更长。

脾气暴躁的人,每次发脾气都会让心脏的磨损更多一层,给自己的身体增加一份负担。脑中风、心肌梗死等病症的发生,大多因生气、遇到重大压力事件等引起。

忍耐忧郁的人,与脾气暴躁的人不同,有些人遇到事情惯于忍气吞声,把悲愤、生气、郁闷压在心底。这类人不但在社交方面处于劣势,而且身体素质也大打折扣。研究表明,这种性格的人易患外周动脉疾病,早亡的几率更大。因为他们更易受负面情绪影响,而忽略快乐的感受。

钻牛角尖的人,遇事较真,有股不达目的不罢休的劲头。这样的人在科研开发上容易做出一番成就,但如果为鸡毛蒜皮的小事计较,不利于身心和谐,加快衰老。不如凡事多从不同角度想想,给自己和周围的人一个“中间地带”。

多疑嫉妒的人,人际关系大多不是太好,容易孤独、郁闷、惴惴不安,严重的还会产生被害妄想。研究表明,对别人怀有敌意、处处提防的人,内心承受更多的压力,从而导致体内一种蛋白质含量骤升,该蛋白质和心脏病、糖尿病有很大关系。

人的性格迥然不同,养生之道妙方万千,但都要以“和”为贵。无论是哪一种类型的性格,都有喜、怒、忧、思、悲、恐、惊的情绪变化,反复产生刺激,心理失去平衡,疾病不期而至。这就需要正确对待人生,提高自身内在素质。总之,性格没有绝对好坏之分,善于发挥性格的长处,扬长避短,使身心愉悦,才能延年益寿。

人的寿命与遗传基因、生活习惯等息息相关,性格特征也有很关键的作用。美国“MSN 健康生活网”刊出最有益长寿的个性特征:

1. 认真。美国斯坦福大学心理学家刘易斯·特曼进行了一项涉及 1 500 名儿童的长寿研究。结果发现,认真是长寿的一大标志。认真品格具体包括做事井井有条、深谋远虑、持之以恒、责任心强。认真的人会设立目标并达到目标,因而生活满意度更高。专家同时告诫,认真固然重要,但是千万不要只对某一种行为过于痴迷专注,而忽略了生活的其他方面。

2. 擅交往。充满爱意的人际关系可促进积极情绪,孤僻性格则易导致消极情绪,增加压力、炎症和心血管疾病危险。专家建议,通过兴趣爱好交友,参加读书俱乐部等,有助于扩大社会交往,有益长寿。

3. 乐观。美国叶史瓦大学的尼尔·巴兹莱博士及其同事完成的研究发现,百岁老人虽然生活不同,但都对人生有乐观或者积极的态度。

4. 爱帮助人。美国密歇根大学心理学家萨拉·康拉思博士研究发现,真心实意地帮助他人可以增寿4年。康拉思博士表示,给他人无私的帮助可以激发自身体内的"护理行为系统",进而降低压力激素,促进"亲密激素"等有益身体恢复的激素分泌。

5. 勤奋。心理学教授霍华德·弗里德曼的研究发现,工作勤奋并在工作中体现人生意义的人寿命最长。过早退休而无所事事不利于延年益寿。事实上,一些退而不休的人更长寿,但是退休后工作不宜太过努力或投入。

6. 适度"神经过敏"。日本东京都立老年医学研究所针对70名100～106岁东京居民的研究发现,最具神经质的老年人心理健康问题和抑郁症危险更大,但适度"神经过敏",即有点小担心的人更加长寿。有些小忧愁的人比伴侣早亡危险低50%。

7. 对新事物持开放心态。美国一项调查发现,很多百岁老人能够使用电子邮件,通过网络搜索旧日老友,甚至在网上约会。新事物、新科技有助于老年人锻炼大脑,同时增强老年人社交。

8. 对衰老坦然接受。美国耶鲁大学公共卫生学院贝卡·莱维博士最新研究发现,对衰老持积极态度的人更长寿。18岁之前对衰老表现出负面态度的人,60岁后发生心血管疾病的危险会增加2倍。

老年交替养生法

交替保健法,对延缓人体衰老,保持和恢复老年人的健康十分有效。

1. 上下交替。实验证实,上下交替的锻炼能够使上下肢都得到均衡的锻炼,如在走路时手握小哑铃,有意识地甩手。

2. 前后交替。人们平时跑步、走路、骑自行车等运动都是"向前"的,偶尔不妨尝试后退着走路或者仰泳等"向后"的运动。后退能提高身体的协调性,也能让大脑思维更活跃。这些反向行走对腰臀、腿部肌肉有明显的锻炼效果。

3. 左右交替。大多数人平时都习惯使用右手,如果多活动左手左腿,能让大脑的两个半球交流更频繁。可以学学"左书",用左手练毛笔字效果更佳,还可用左手持拍颠乒乓球、左手掌推墙壁等。

4. 体脑交替。人年老之后比较注重身体的锻炼,实际上脑力锻炼也很重要。在进行跑步、游泳、爬山等体力活动的同时,也可以背诗歌、玩智力游戏等。

5. 冷热交替。可以试试在冬天用凉水洗脸,身体好的甚至可以尝试冬泳。但患有心脑血管疾病的老年人不能贸然下水。

6. 动静交替。有的老年人喜静,喜欢下棋、书法,有的老年人却喜动,就爱登山、打球。为了达到既增强体质又锻炼大脑的目的,最好动静结合,体脑交替。老年人要每天坚持户外运动,同时也要保持 8 小时的睡眠,多看益智书籍,养花种草、下棋、练书法都是不错的选择。

适度忙碌利养生

美国成人教育家卡耐基说过:"要忙碌,要保持忙碌,它是世界最便宜的药——也是最美好的药。""忙"也是老年人的一种养生方法。

1. 忙而得乐。老年人在劳逸适度的前提下,干自己有兴致的事,尽管终日忙碌,但可以排除孤独感和失落感,带来心理上的欢乐和充实,保持精神上的良好情绪。忙是运动,而生命在于运动。

2. 忙而忘忧。人活世间,不如意事十有八九,尤其是人到老年,不如意的事会更多。但如果老年人一心忙于自己想干、能干、会干的事情上,其他事情就会居于次要位置,自然就会忘记烦恼和忧愁。人的精力是有限的,无事才生非。正事都忙不过来,就没有时间和精力想闲事、生闲气了。这样自然心态好,身心受益,自然会健康长寿。美国心理学专家雷米博士曾经做过专门研究,发现世界上最忙碌、最紧张的名人,通常要比普通人的寿命高出 29%。

3. 忙而忘病。对于老年人来说,躯体疾病会更多。但老年人忙于自己钟情的事情就心旷神怡,就来精神。精神一愉快,自然有益于疾病的康复,哪有不长寿之理。

做小动作养生法

养生并不一定需要花费太多的时间、金钱和精力,其实,在家或在办公室可以做一些小动作,就可以达到增强免疫力、养生保健、延年益寿的目的。这些方法既十分简单,又很容易做到,关键在于能否持之以恒。

1. 发常梳。中医学研究认为,人体之重要十二经脉和四十多处大小穴位以及十多个特殊刺激区均汇聚于头部。如以梳子替代小银针,对这些穴位和经脉进行"针灸性"的按摩或刺激,将会起到疏通十二经脉,促进大小周天血液循环,使气血流畅,调节大脑神经功能,增强脑细胞新陈代谢,延缓脑细胞衰老,增强记忆力,醒脑提神,还能消除各种劳累疲倦、失眠烦躁、三叉神经痛、偏头痛,以及能够使人耳聪目明等多种作用,甚至还能起到意想不到的美容效果。最好晨起后梳一遍,中午休息后梳一遍,晚上休息前再梳一遍,每遍以 2 分钟梳60~100 次为宜。只要能持之以恒地梳头,就会感到头清目明,精力充沛,睡眠良好,白发变黑,食欲增加。平时空闲时也将手掌互搓至掌心发热,叉开五指,从前额向后梳,经后脑再回到颈部,并按摩头部百会、后顶等穴位,有安神醒脑、引气养血、通关开窍的作用。可以防止头痛、耳鸣、白发和脱发。女性坚持梳头,不但可以疏通头部血流、滋养头发、防止脱发,还可起到按摩、刺激作用,能平肝、开窍守神、止痛明目等。梳头时一定要全头梳,每个部位起码梳 50 次以上方有功效。

2. 头常摇。双手叉腰，闭目，垂下头，缓缓向右扭动，直至复原位为一次，共做 6 次。反方向重复做 6 次。经常做可以令头脑灵活，预防颈椎疾病。注意要慢慢做，否则会头晕。也可以在工作间隙做些转颈、前俯、后仰的头部运动，或用空拳轻轻叩击头部，不仅能解除颈部肌肉疲劳，还能改善大脑血氧供应，健脑提神，治疗由神经衰弱引起的失眠等。还可以每天 3 次做摇头晃脑运动，不停地上下点头，左旋右转脖颈，每次 5 分钟左右。这种轻柔的颈部运动，可增强头部血管的抵抗力，使颈部的肌肉、韧带、血管和颈椎关节因此增强了耐力，从而减少胆固醇沉积于颈动脉的机会，是预防和减少中风、高血压、颈椎病简单有效的措施。摇头晃脑应逆时针或顺时针慢悠悠地摇晃。还可以仰卧在床上或地板上，像做仰卧起坐那样两手抱于颈，头微微抬起。两脚原地踏步（脚心不一定要着地），动作宜小不宜大，收左脚时头向右摆动，收右脚时头向左摆动，同时心情一定要愉快放松，用意不用力。

3. 齿常叩。叩齿，指上下牙有节奏地反复相互叩击的一种自我保健养生法。中医学认为，经常叩齿，不仅能强肾固精，平衡阴阳，疏通局部气血运行和经络畅通，促进脸颊肌肉活动，使脸颊丰润，防止双颊下垂，延缓老年性肌体萎缩带来的凹脸瘪嘴状，还能促进牙床血液循环，提高牙齿抗龋能力和咀嚼功能，增加唾液的分泌量，改善并及时充盈其中组织营养，增强牙齿的抗病抗菌能力，从而使牙齿更加坚固。由于老年人肾气逐渐衰退，肾所主骨也逐渐衰退，齿也随之损坏、脱落。要想健齿，可每天早上起床和睡觉前刷完牙后，轻柔地将上下牙齿互相叩击，然后用食指按压上下牙龈肌肉，每次 5～10 分钟。坚持每天叩齿还可以促进面部血液循环，增加大脑的血液供应，使皱纹减少，起到延缓衰老的作用。具体做法：精神放松，口唇微闭；心神合一，默念叩击；先叩臼牙，再叩门牙；轻重交替，节奏有致。终结时，再辅以"赤龙（舌头）搅海，漱津匀吞"法则会使效果更佳。也可将口微微合上，上下排牙齿互叩，无需太用力，但牙齿互叩时须发出声响，叩 36 下。可以通上下颚经络，保持头脑清醒，加强肠胃吸收，防止蛀牙和牙骨退化。

4. 津常吞。唾液中含有淀粉酶、溶菌酶、黏液球蛋白、免疫球蛋白、无机盐、碱性离子和多种活性因子，不仅可帮助消化吸收，改善糖代谢，中和胃酸，保护和修复胃黏膜，快速止血，软化收缩血管，健齿强肾，还有杀菌、解毒、增加免疫力、抗癌、促进组织细胞再生和抗衰老的作用。而吞咽津液又是简单易行的办法，是中医养生家非常注重的一个部分。口微微闭合，将舌头伸出牙齿外，由上面开始，向左慢慢转动，一共 12 圈，再将口水吞下去。然后再由上面开始，反方向转动 12 圈。也可以将口微微闭合，舌头不在牙齿外边，而是在口腔里，围绕上下颚转动。左转 12 圈后吞口水，然后再反方向做一次。吞口水时尽量想象将口水带到下丹田。唾液含有大量酵素，能调和荷尔蒙分泌，因此可以强健肠胃。日本食品研究所发现"唾液可以消除从氧气和食物中产生的对人体十分有害的自由基"，唾液还有很强的防癌效果。美国乔治亚大学医学院专家的研究表明，致癌作用很强的黄曲霉素和 3.4 -苯并比及亚硝酸盐与唾液接触 30 秒后就会消失，并建议"每口饭最好咀嚼 30 次"。所以常咽唾液是有一定道理的。

5. 耳常按。耳朵上穴位很多，按照生物全息律的说法，是个倒立的胎儿，经常揉压弹压，等于给全身做保健。扯拉、按摩、搓揉、点捏耳朵，实际上就是对双耳进行各种形式的物理刺激。耳门附近有耳门穴、听宫穴、听会穴，临床上可针刺、点压这 3 个穴位治疗耳鸣、耳聋。平时，可以将两手掌同时紧压左右耳门，以出现酸胀感为度，持续 5～6 分钟为宜。此方法具有清窍开利，促进局部血液循环和营养代谢，有利于预防耳鸣、耳聋。在按压耳门的同时用双手的中指和食指叩击后脑,起到醒脑开窍作用,能防治头痛、头晕等。拉耳保健法的操作方法是:以右手从头上拉左耳 14 下(即用右手绕过头顶向上拉左耳),再用左手从头上拉右耳 14 下(即用左手绕过头顶向上拉右耳)。此法简便易行,效果良好,如再辅以按、摩、搓、揉、点、捏等手法,则更能强身健体,敷养肾元。如果长期不间断,能促进胆汁分泌,有利于胆道通畅,防止胆囊炎、胆结石等疾病的发生发展;增强免疫力,调节肝脏抗病毒的能力,对肝炎的恢复有一定的帮助。只要持之以恒,就能收到延年益寿的奇效。将双掌根用力挤压耳部,不留一丝缝隙,然后猛然拉开,应该有"噗"的一声,重复做 10 下,可增强听力,防治耳鸣和中耳炎。双手掩耳,将耳朵反折,双手食指扣住中指,以食指用力弹后脑风池穴 10 下。每天临睡前后做,可以增强记忆力和听觉。以手掌紧压住双耳数秒,然后迅速脱离,此法可振动耳膜,减缓耳窝退化;闲时也可常按摩耳朵,不论揉、挑、弹各种手法均可,可改善头痛、晕车等诸多不适,体质虚弱者常按摩耳朵,还可防止感冒。

6. 脸常擦。脸面是诸阳所聚汇之处,五脏之气都上注头面,经常擦脸,可以使面部气血充盈流动,皮肤光泽柔润,有益健康。用手掌或干毛巾在脸部抹擦数回,胳膊等裸露处也可以用此法抹擦,能促进面部血液循环,使皮肤润泽,减少皱纹,还可消除斑块和防治感冒。站立或取坐位,两眼微闭,将两手掌相互搓热后覆于两腮及下颌部,五指并拢,小指贴于鼻侧,掌指上推,经眉间印堂,上推至额部发际,然后向两侧擦至两鬓(掌指部经眉头、眉腰、眉尾),再向下搓擦,经面颊(十指沿耳根进行)至腮部、下颌。如此反复,搓擦至面部有热感为止。早晚各搓擦面部一次。面部毛细血管丰富,常搓擦可促进面部血液循环,滋润皮肤,增加颜面的光泽,增强面部皮肤肌肉弹性,有利于除皱消斑和延缓面容衰老,并有提神明目和预防感冒、眼疾、耳疾等作用。女性将双手对搓,由慢到快,由轻到重,手搓热后捂在脸上,保持 1 分钟,想象皮肤变得光滑了,再自内而外划圆,感觉好像抚摸在丝绸上一样。同时以意念配合。坚持干擦脸,可以促进脸部血液循环,气血流通顺畅,防止皮肤松弛,使眼袋和皱纹慢慢变得舒展,这样自然会红润有光泽,延缓衰老。

7. 目常运。人到中老年,视力多有不同程度的减退,多做运目眨眼运动可以减缓视力衰退的速度。方法:做时收心定神、全身放松,用力闭眼,再睁开,然后两眼球向左右两侧做运目运动,反复进行。闭眼时眼眶要特别用力,心思集中于眼睛;睁眼时尽量放松,每次锻炼 5 分钟,每天至少 3~4 次。运目眨眼能促进眼部四周的血液循环,增加眼球各部的血液供应,保护视力。先左右,后上下,各转动眼球 10 次,再眨眼睛 50~100 下,最后眼球不动,远眺 1 分钟后闭目,用左右手两拇指、中指揉眼睛 50 次。经常眨眼,能延缓眼肌衰老,提高视神经的灵活性,增强视力,减少眼疾。平时有空就进行"眨眼运动",即稍加用力闭眼后,持续 10 秒钟左右再睁开,反复进行,每次 4~5 分钟,每天至少 3 次。此法可通过眼球一开一闭的锻炼来兴奋眼肌,增加眼球的弹性,促进局部血液和房水循环,增加眼球滋润,防止视力衰减。合眼,然后用力睁开眼,眼珠打圈,望向左、上、右、下四方;再合眼,用力睁开眼,眼珠打圈,望向右、上、左、下四方。重复 3 次。有助于眼睛保健,防止近视、老花眼、视力疲劳。自寻手部柔软的部位,揉按眼睛、眼眶四周,促进眼周血液循环,可明目、醒脑,还兼具美容作用。取坐位,两眼微闭,缓缓转动眼球。先按左、上、右、下方向连续转动 9 圈,再向右、上、左、下反方向转动 9 圈,然后将眼睛缓缓睁开。每天早晚各进行一次,或在用眼疲劳时进行。这样运动眼球可以锻炼眼外肌,增进睫状肌对晶状体凸度的调节能力,改善视力,消除视疲劳,推迟眼睛老花。另外,运动眼球还能促进眼部组织的血液循环,增强视神经、动眼神经及眼肌的功能,对眼球能起到保护、滑润作用,不易发生眼疾。早上起床前、晚上入睡前,闭眼,眼球从右向左、从左向右慢慢转动10次。别小瞧这个动作,不仅能有效调节眼球功能,纠正近视远视,还可解决眼干、眼涩等问题。闭着眼睛,开始先顺时针转动眼球36次,然后逆时针转动眼球36次,再用食指按住承泣穴(目视正前方,黑眼球正下方,眼眶骨上的这个点,就是承泣穴)反复地揉搓。此法对白内障、老花眼、近视眼都有治疗和预防的作用。

8. **鼻常捏。**鼻是呼吸系统的起始部分,鼻腔内壁有黏膜和丛毛,黏膜上有丰富的血管网,可以温暖、过滤和湿润进入的空气,有效保护呼吸系统。常用两手食指摩擦鼻翼两旁的迎香穴1分钟,也可在鼻上搓捏或用手指自鼻尖向上沿鼻梁正中推至印堂,反复10余次。能促进嗅觉灵敏,减少鼻过敏或呼吸道感染机会。鼻子及其周围有些穴位,揉一揉可以保持鼻窍通畅,还能防止鼻炎。

9. **颈常动。**人的颈部连着大脑和躯干,经脉、血管、神经都从这里走,如果出现问题,对肌体的影响很大。每天用手指指腹轻轻地在颈部捋一捋、按一按,促进气血运行,既能起到保健作用,也能及时发现是不是有肿块。毕竟,甲状腺、淋巴都在这个地方,早发现病变,就可以及时就诊治疗。将头缓缓向后仰至最大限度时,下颌再向上探伸;头向左转至最大限度时,下颌再向左侧探伸;头向右转至最大限度时,下颌再向右侧探伸,然后转正,重复2遍。转头时不要闭眼,以免头晕。此练习可保持颈部柔顺。也可将头部从左至右旋转,再反方向从右至左旋转;再双肘侧平举,双手握拳,一拳置于另一拳上,抵住下颌,做向前的低头动作,尽量克服双手的阻力;然后将双手指尖放在颧骨上,用大拇指从下巴至两耳反复推拿下巴肌肉。每天练习15～25分钟,一段时间后颈部皮肤的弹性就能逐渐恢复。

10. **肩常耸。**肩颈部有脊椎及许多通往头部的重要血管,常转动颈部,耸耸肩膀,帮助肌肉活络,年老时发生脑血管疾病的几率会大幅降低。每天早晨起床后,第一件事便是耸肩运动。即将双肩上提,缓慢放松,如此一提一松,反复进行,做5分钟左右。不仅能使肩部的神经、肌肉、血管得以放松,活血通络,还能防治肩周炎。还可以在工作之余,将左手自然上甩拍右肩,右手拍左肩交替进行。

11. **胸常扩。**心肺在胸中。两拳紧握,两侧上肢同时向外、向后伸开,连续做15次左右为一个过程,每天重复3～4次。也可将手掌伸开,五指合拢,从两胁往胸口擦去,以擦拭部位感到发热为度,既能保护胸壁肌肉,还能增强心肺功能。

12. **腰常伸。**所谓伸懒腰,就是指伸直颈部、举抬双臂、呼吸扩胸、伸展腰部、活动关节、松散脊柱的自我锻炼。现代医学认为,人体血液循环是靠心脏和肌肉的收缩来完成的,尤其是离心脏较远的静脉血管,就更要靠肌肉的收缩来加速血液流回心脏。人们在伸懒腰时,通常的程序是先打一个哈欠,然后双手张开、头向后仰、腰往前挺。这一连串的动作分解开来,有着各自不同的作用。打哈欠时,需要大口呼气、吸气,如此不但能够增加吸氧量,呼出更多的二氧化碳,还能促进人体新陈代谢。手臂上抬的过程中,会对胸腔器官有一个挤压作用,利于心脏充分舒缩,有养护心脏的作用。头向后仰有利于血管舒畅地把血液输送到大脑,使大脑能得到充足的营养,从而消除疲劳,振奋精神。腰向前挺,则可起到伸展腰部、活动筋骨、放松脊柱的作用,以防出现腰肌劳损,并及时纠正脊柱过度弯曲。

13. **腰常摆。**双腿分开,与肩同宽,做身体和双手有韵律地摆动动作。当身体扭向左时,右手在前,左手在后,在前的右手轻轻拍打小腹,在后的左手轻轻拍打位于第二腰椎与第三腰椎棘突之间的"命门"穴位。反方向重复。最少做 50 下,做够 100 下更好。还可将右手顺弯腰之势向左脚尖伸展,起身,换左手向右脚尖伸展,轮替数回。常扭腰、转腰,可以强化肠胃,固肾气,防止消化不良、胃痛、腰痛。另外,将双手摩擦生热,然后同时上下摩搓后腰两侧肋下(也就是肾区)36 次,每日早晚各一遍,可起到防治腰痛、补肾益精、防老抗衰的作用。

14. 腹常揉。揉腹,就是用手来回按摩腹部,包括腹壁、腹腔以及内脏的一种养生保健法。中医认为,腹为人体五脏六腑之宫城,阴阳气血之发源。勤揉腹,即可以调整脾胃、通和气血、增补神元、敷养肾精、充实五脏、驱外感之诸邪、清内伤之百症。经常揉腹部,有助于消化吸收,加速胃肠蠕动。现代医学证实,揉腹既有强健脾胃、胃肠和腹壁肌,还有治疗中老年性便秘、胃肠溃疡、周期性失眠、前列腺炎、肾炎、疝气、遗精、高血压、冠心病、肺心病的疗效。揉腹还能促进腹壁脂肪的自行收缩和消减,是行之有效的"减肥法宝"。揉腹的具体方法是:先用右手大鱼际在胃脘部按顺时针方向揉摩 120 次,然后下移至肚脐周围揉摩 120 次,再用左手全掌揉摩全腹 120 次,最后逆向重复一遍。也可沿腹部四周,从右下开始向上,继之向左,再从左上向下,顺向揉摩。还可将手搓暖后两手交叉,围绕肚脐顺时针方向揉 36 下,揉的范围由小到大,可以帮助消化、吸收、消除腹部鼓胀。揉摩方式和次数可因人而异,不必拘泥。由于腹藏五脏,经络甚多,除饱食或空腹不宜施行外,凡腹部患有炎症、阑尾炎、肠梗阻、急性腹痛、内脏恶性肿瘤等最好不揉腹。另外,还可用双手推拿腰部两侧,以梳理环绕腰腹的带脉,减少脂肪。

15. 肢常摇。伸肢就是四肢经常进行伸展运动。四肢的经常运动,能促进全身血液循环,增强代谢,能使各个系统的功能提高,特别是可以使循环系统和呼吸系统的功能得到很大的改善,有效地预防心脑血管疾病、糖尿病等。两手握固,连同双肩一起,先左后右向前转,如同转动辘轳状,左右各转 24 次;再两手叉腰,向前后踢脚,左右腿各踢 10 余次;最后平稳坐好,提起左脚,脚尖向上缓缓伸展,快到伸直时,脚跟稍用力向前下方蹬出。做完 5 次,换右脚再做 5 次。此法每日早晚各做一遍。能活动四肢关节,舒筋通络,使神经、肌肉、骨骼得到锻炼,放松身体,改善局部紧张现象,延缓衰老。对患有四肢麻木、疼痛的老年人来说,也可做四肢运动:坐在椅子上,伸直身体,两肩向后用力使背肌收紧,两肩胛骨靠拢;也可以身体紧缩收腹,双手用力支撑,收紧臀大肌,臀部从椅子上微微抬起;或者双腿屈膝抬起,双手抱住小腿,尽力使膝盖贴近胸部;再或者双手叉腰,左右转动腰部至最大幅度。这几组运动都能起到缓解四肢酸痛的作用。

16. 身常悬。人过了中年,身体开始发生肌肉萎缩、关节僵直、心肺功能降低、身体变矮等一些退化性变化,悬身运动能使全身的肌肉得到牵伸,减轻腰部的压力,尤其使上肢和腰背部的肌肉得到锻炼,改善这些部位的血液循环,避免肌肉萎缩和骨质增生等一系列退化现象,对预防和治疗中老年人最容易发生的肩周炎、腰背酸痛、驼背等都有良好的功效。悬身运动,就是把自己"吊"起来,就是用双手握住比自己稍高的单杠、结实的门框等,根据身体状况,双手用力上拉,身体尽量向上,两脚离开地面。如果因为两臂无力,两脚不能完全离地,将两脚后跟提起来,用两脚尖着地也可。每天锻炼 2～3 次,每次 2～5 分钟,要长期坚持才有效果。

17. 肤常浴。用手掌、干毛巾沐浴周身皮肤,及全身按摩,像洗澡一样,古人称为干沐浴,能疏通经络,活跃气血,抗衰老防疾病。具体方法:将两手搓热,一般从头顶百会(两耳尖直上与前正中线交叉处)开始,顺次面部、肩臂、胸部、腹部、后背至左右腿,从上而下依次擦之。可使周身气血通畅,舒筋活血,皮肤润泽而富有弹性,抗老防病。

18. 拳常握。端坐,两臂自然放于两股之间,调匀呼吸,然后两手握拳,用力紧握。吸气时放松,呼气时紧握,可连续做 6 次。随呼吸而用力,对于调气息及血液循环有好处。而当用力握拳时,可以起到按摩掌心劳宫穴的作用,具有养心的功效。若每天早晚握拳用中指相互敲打左右手劳宫穴(位于手心中央)36 下,再按摩整个手掌,就能疏通气血津液、调节脏腑功能,达到强身保健的目的。另外,将双手握拳,一紧一松,反复多次,或反复屈伸五指,有舒筋活络、延年益寿的作用。

19. 手常推。端坐,将双手伸直,两手的掌心相对平放在胸的正前方,这时右手食指可以顺着左手中指的最末端并且沿着手掌的中心线向前推移,一直到手肘窝的中心,做 25 次,用右手食指从左手小指尖端沿手掌靠身体一侧推移至肘窝,做 25 次;换手,用左手推右手,方法同上,分别推 25 次。具有清心、祛火、除烦的功效。也可用手做上举托物的动作:端坐,左手按于右腕上,两手同时举过头顶,调匀呼吸。呼气时,双手用力上举,如托重物,吸气时放松,反复做 10～15 次,左右手交换,再做 1 遍,动作如前。具有疏通经络、行气活血的功效。如果常用手玩健身球或揉核桃、十指交叉、十指相敲、搓手、甩手等活动,就可以增加双手的灵敏度及手脑联系,缓解脑疲劳,延缓衰老。另外,用一只手的大拇指和食指依次掐揉另一只手的大拇指、食指、中指以及小指指甲根两侧的肉,每处掐揉 10 秒,力度以稍有痛感为宜。能调整自律神经功能,令副交感神经活跃,提高免疫力。需要注意的是,不要按揉无名指,尤其是夜间,否则会令交感神经过于活跃,使人兴奋。

20. 手常甩。甩手甩腿是流行于我国民间的简便易行的健身养生法。每天甩手 5 分钟,会令人神清气爽,精神抖擞,同时,甩手还能有效缓解神经衰弱、失眠、健忘等症。甩手的主要作用是促进血液循环,对关节、穴位等能起到一定作用。从经络上看,甩手是利用震动原理,刺激“十指连心”的各部位,在有节奏的兴奋与抑制中,使手上的几条经络畅通。甩手可通气血,疏通经络,刺激脑细胞,增加食欲,促进新陈代谢,补气益血,镇静安神,改善体质。肩部放松,下肢自然站立,两脚开立与肩同宽,双膝微屈,双手伸直,前后摆动,先将右下肩拉后,利用惯性,将拉往后的右下臂经过胸前区至反肩上的时候,务使下臂内侧拍到下腭。上述动作左右交替,每侧摆 20～30 次,共 2～3 个循环。蹲马步,十个脚趾轻轻抓地,微微提肛,舌抵上腭,缓缓上抬手臂至与肩平行,再自然甩落至身后。每次 5～10 分钟,最好每日做 2～3 次。这套动作可以活动手三阴、手三阳 6 条经络,因此能调节气血,平衡阴阳,升清降浊。将身体站直,两脚与肩等宽,脚伸直,腿稍弯,全身放松,两臂同向前后摇甩,向后用力,向前不用力,两臂伸直不宜弯。次数视各人情况而定。甩手时保持轻松动作,速度适中,不要太快,才能达到锻炼的目的。

21. 掌常鼓。自然站立,全身放松,排除杂念,两手掌心相对,鼓掌动作宜缓慢,用力要适度,以鼓掌后手掌胀热为宜,连击 30 次为一遍。每天早、中、晚各做一遍。鼓掌不但能促进血液循环,健脑益智,增强记忆,消除疲劳,提高思维能力,还可以预防手指麻木的情况发生,治疗末梢神经炎、手部麻木痉挛、高血压、便秘、更年期综合征等多种疾病。如果早上爱睡懒觉,白天昏昏沉沉,记忆力不佳,注意力也不集中,应该进行拍击手掌的锻炼。先将双手向上方伸展,强烈地拍击手掌 3 次;接着将双手收回到胸前再拍击 3 次,反复进行。手腕要用力伸展,尽量使双手的中指牢牢靠拢,此法有助于增强大脑功能。手背为手之阴阳两经汇聚、交接之处,若每天早晚拍打手背各 36 下,可调和阴阳,疏通经络,加速血液循环,预防寿斑出现,促进寿斑消失。

22. 腿常抖。对于老年人来说,抖腿能促进血液循环,对养生大有裨益。老年人体力受限,很少有机会到户外放松。长时间待在房间里,轻则使肌肉松弛且弹性降低,下肢酸胀,身体倦怠乏力,重则会影响血液循环。老年人本身血管硬化,肢体末梢血液循环不良,适当抖腿,能够很好地促进下肢血液流动,让血液回流加快,防止肢体血栓和静脉曲张的形成;还能使肌肉、关节、韧带得到充分放松,维持并增强肌肉关节的活力。长期练习,可以增强平衡能力,降低跌倒的风险。当困乏欲睡时,下肢抖动还能抵消一部分疲劳。对老年人来说,久坐还可能引发下肢深静脉血栓,当猛一站起时,血栓可能脱落,随静脉回流到心脏,再到达肺部,引起致命的肺栓塞。因此,经常抖腿,对预防栓塞也有很好的效果。抖腿的动作很简单,端坐于一把木椅上,双腿与椅子垂直,背部离开椅背,坐直,然后让双腿左上右下或左下右上地来回抖动,每次 3～5 分钟。也可以边抖边用双拳轻轻敲打大腿正面和侧面,然后将双腿前伸绷直,拉伸膝关节和韧带,臀部组织受到牵拉,恢复到久坐前的肌张力。随后站起来行走一阵,会感到放松和舒服。抖腿时不要像平时一样跷着二郎腿;久坐后抖腿会立刻见效,平时闲暇时也可以做此动作,长期坚持对下肢平衡大有裨益。

23. 腿常压。中老年人非常适合做"正""反"两种压腿的运动,不仅可刺激不常活动的肌肉,促进血液循环,练拉腿部韧带,练习髋关节、踝关节的柔韧性,增加腰、腿及胸部肌肉的力量和韧性,还能避免腹部脂肪积累,从而保持精神振奋,延缓器官机能的衰老,起到健身的效果。正压腿时,面对一根单杠(高度要由低到高,初试者应以大腿根为齐),身体自然站立,上身保持正直,下肢放松;让重心落在右脚(右脚不要往外撇),慢慢抬起左脚,放在单杠上,上身依然保持正直,同时向前挺胸收腹,全身放松;上身向前慢慢弯腰,同时慢慢向下压左腿,一直到头能碰到小腿为止。在保持弯腰的情况下,利用腰背的一上一下带有惯性力的运动,以进一步拉动腿部韧带、肌肉。最后,上身伸直后再重复以上步骤。压右腿的步骤与上述压左腿相同,如此交替压腿。起初锻炼时,如果头碰不到小腿,腰能弯到哪里就弯到哪里,经过一个锻炼的适应过程,以后再逐渐达到要求。随着难度的增加,单杠的高度应慢慢增加,以增加肌肉的力量和韧带的柔韧性。反压腿与正压腿正好相反,是背对单杠,双手扶住单杠,一只脚钩在单杠上,另一只脚与单杠垂直向前(不要往外撇)。身体往单杠上靠,感觉到大腿前侧肌肉完全拉伸为止,再回到原位为完整动作,然后重复运动。

24. 步常散。挺直胸膛,轻松地散步。每天坚持散步,对全身的血液循环、淋巴循环都有很好的帮助,在排毒、助眠、增加活力等方面都有有益的作用。常见散步为每天半小时或 1 小时,身体感觉到微热即可,有肩周炎者可以在散步时大力摆臂,散步时配合爬坡、攀登等可以锻炼心肺功能,有慢性胃痛者在散步中可配合按摩腹部。年龄较大或体能较差的老年人每次走半小时左右亦可,要循序渐进,量力而行,微汗即可。

25. 常打坐。打坐主要针对心理压力过大、情绪不稳定者,非常适合在快节奏的生活下越来越浮躁的现代人。如果感觉经常疲惫不堪、心浮气躁,那么不妨每天抽空打打坐,排除杂念,会使心情放松。具体方法:坐姿不强求,坐于高椅、板凳自便,双腿交叉最好于毯状物上盘腿而坐,五指张开,放于膝或大腿上;全身处于微微绷紧中的放松状态,挺胸、展肩、收腰、收颌,头顶像放了一碗水或一本书的感觉;双眼睁开,看所有的一切都逐渐进入广阔状态,刚开始不习惯,可先闭一会儿眼睛,再看自己的鼻尖,慢慢凝神后再抬眼;深呼吸,即腹式呼吸,一边呼吸,一边进入大脑空白状态,可以想象大海、森林。刚开始打坐 10～20 分钟即可,当双腿和脚掌麻胀感增强,可将双腿收起后交叉,双手相交,抱膝而坐,深呼吸至双腿不麻后再起立。

26. 肛常提。提肛是中医独有的养生方法,又叫撮谷道,好处甚多。唐朝医学家孙思邈认为,肛门周围的肌肉应时常处于运动状态才能养生健体,尤其对防治痔疮有特别疗效。现代医学认为,包括大肠在内的肛门及周围的提肛肌和肛门括约肌至少每天要间歇收(提)缩 100 次。如大便后要及时做提肛运动,并将提肛时间延长到 2～3 分钟。这样既有利于控制排便的肛门外括约肌功能的快速恢复,又能预防外括约肌破损而引起大便失禁等疾症。提肛可以改善盆腔内血液循环,减少肛门疾病的复发,对便秘也有不错的治疗效果,是一项可以长年累月进行的养生方法。提肛运动过程中,肌肉的间接性收缩起到"泵"的作用,增强肛门括约肌等提肛肌肉群的功能以预防及治疗因为该肌肉群松弛所引起的疾病,提高肛门、直肠的抗病能力。能防治痔疮、前列腺增生、大便失禁和女性应力性尿失禁、阴道松弛、痛经、子宫脱垂等疾病。提肛的具体做法是:放松全身,吸气时收腹,迅速收缩并提升肛门,停顿 2～3 秒,再缓慢放松呼气,反复 10～15 次。无论何时都可以练习,最好是每天早晚各做 20～30 次。

27. 穴常按。对合谷、内关、足三里三穴进行按摩,对全身的神经、肌肉、组织、器官可起到显著的兴奋作用,有病则治病,无病则强身。具体方法:每天定时用大拇指或中指分别按压足三里(位于膝关节外膝眼直下四横指处,具有调理脾胃、补中益气、通经活络、疏风化湿、扶正祛邪之功能。能提高多种消化酶的活力,增加食欲,帮助消化,并可增强大脑工作能力,改善心功能;增加红细胞、白细胞、血色素和内分泌激素含量,提高肌体抗病能力)、合谷(位于手背面第一、二掌骨之间,近第二掌骨桡侧。主治头痛、面瘫、五官疾病及高热抽搐等)、内关穴(位于腕横纹上 2 寸,掌长肌腱与桡侧腕屈肌腱之间,主治心悸、高血压、癫痫、哮喘、胃痛、恶心、呕吐等)各一遍,每穴每遍按压 5 分钟,每分钟按压 15～20 次。

老年人锻炼要注意适度原则,尤其是对于患有心脏病的老年人来说,锻炼时一旦出现头晕等症状,一定要停下来。